Gesunde Haut

Bernd Kardorff

Gesunde Haut

Die Haut und Hautkrankheiten von A bis Z

3., überarbeitete und erweiterte Auflage

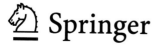 Springer

Bernd Kardorff
Haut-, Allergie-, Venen- und Laserpraxen
Mönchengladbach-Rheydt und Neuss-
Korschenbroich, Nordrhein-Westfalen
Deutschland

ISBN 978-3-662-63159-1 ISBN 978-3-662-63160-7 (eBook)
https://doi.org/10.1007/978-3-662-63160-7

Die Deutsche Nationalbibliothek verzeichnet diese Publikation in der Deutschen Nationalbibliografie; detaillierte bibliografische Daten sind im Internet über http://dnb.d-nb.de abrufbar.

Fotonachweis Umschlag: © New Africa/stock.adobe.com

Planung/Lektorat: Diana Kraplow
Springer ist ein Imprint der eingetragenen Gesellschaft Springer-Verlag GmbH, DE und ist ein Teil von Springer Nature.
Die Anschrift der Gesellschaft ist: Heidelberger Platz 3, 14197 Berlin, Germany

Für Iwa und Lilu

Vorwort

In keinem anderen medizinischen Fachbereich haben sich in den letzten Jahren so viele Neuerungen ergeben wie in der Dermatologie (Lehre von den Hautkrankheiten). Die Bandbreite der Tätigkeiten eines Hautarztes hat sich in den letzten Jahren enorm erweitert und wird sich in den nächsten Jahren ebenso rasch weiterentwickeln. Die Behandlung von Hautkrankheiten, auch von Hautkrebs, wird durch neue Immuntherapien, Biologika, Antikörper, kleine Moleküle, u. v. m. immer spezieller und gezielter. Auch Behandlungsmöglichkeiten auf der Ebene des Erbgutes von Hautzellen (Gentherapie) durch Auftragen mit Botenstoffen beladener Cremes werden nicht mehr lange auf sich warten lassen. Insbesondere die Telemedizin wird z. B. mittels der Videosprechstunde das Arbeitsfeld der Hautärztinnen und Hautärzte erweitern. Dadurch wird zumindest eine rasche erste fachärztliche Einschätzung von Hautkrankheiten und Pigmentmalen für immer mehr Menschen ermöglicht. Die Versorgung nicht mobiler oder abgelegen wohnender Patientinnen und Patienten kann dadurch bereits in naher Zukunft möglicherweise deutlich verbessert werden.

Zu den ureigenen Aufgaben eines Dermatologen gehören neben der Behandlung von Erkrankungen der Haut, Haare und Nägel auch die Therapie von Venenleiden (Phlebologie), allergischen Erkrankungen von Haut, Augen und Atemwegen (Allergologie), die Behandlung und Untersuchung von Pilzerkrankungen (Mykologie), die Therapie von Geschlechtskrankheiten (Venerologie), die Diagnostik von umweltmedizinischen Erkrankungen oder auch die Diagnostik und Therapie von Enddarmleiden, wie z. B. Hämorrhoiden (Proktologie). In den letzten Jahren sind noch zusätzliche Betätigungsfelder, wie das große Gebiet der Lasermedizin von Haut und Haaren mit unterschiedlichsten Lasertypen, die operative ästhetische Medizin (z. B. Lifting oder Lidplastiken) und die nicht-operative kosmetische Medizin mit Schwerpunkten im Bereich des Anti-Agings, der Faltentherapie oder der Aknebehandlung als spezielle Aufgaben des Dermatologen hinzugekommen.

Die Haut ist nicht nur das größte Organ des Menschen, sondern auch das „offensichtlichste". Beinahe sämtliche Kontakte zu den Mitmenschen spielen sich über die Haut ab, sei es durch Berührungen, durch den ersten Eindruck oder durch die Begutachtung des Gegenübers. Der Zustand von Haut und Haaren sagt oft sehr viel über den einzelnen Menschen aus. Das geflügelte Wort von der „Haut als dem Spiegel der Seele" ist sehr oft zutreffend. Dem äußeren Erscheinungsbild und somit zum großen Teil der Haut werden in unserer Gesellschaft überragende Bedeutung beigemessen. Die Beschaffenheit der Haut kann über Erfolg und Misserfolg, teilweise sogar über ganze Lebenswege und berufliche wie private Laufbahnen entscheiden. Eine „gesunde Haut" zu haben, ist immens wichtig geworden. Demnach zählen Dermatologinnen und Dermatologen heutzutage mit zu den bedeutendsten Ansprechpartnern in Sachen äußeres Erscheinungsbild und Vertrauenspersonen in Fragen körperlicher Schönheit und intimer Probleme.

Mit ca. 16 Mio. Patienten (ca. jeder fünfte Bundesbürger) pro Jahr gehören die Dermatologinnen und Dermatologen zu den meist besuchten Ärzten. Die Therapie und vor allem die Diagnostik (Erkennung) von Hautkrankheiten erfordert eine hochspezialisierte vieljährige Ausbildung und umfasst eine fast unüberschaubar große Zahl von Fachbegriffen und Erkrankungsbezeichnungen, sodass oftmals auch Ärzte anderer Fachrichtungen und Angehörige anderer medizinischer Berufe bei der Nennung dieser Fachbezeichnungen ratlos sind. Mit diesem Lexikon möchte ich zum einen Licht in das Dunkel der Fachbegriffe für Patienten bringen, die sich nach dem Hautarztbesuch nochmals über ihr Hautleiden und die Behandlungsmöglichkeiten informieren möchten, aber gleichzeitig auch Medizinstudent/innen, Ärzt/innen anderer Fachrichtungen, MFA's und Schwestern und Pfleger über die brandneuen und aktuellen Therapiemöglichkeiten unterschiedlichster medizinischer und kosmetischer Probleme mit dem Ziel „*Gesunde Haut*" aufklären.

Juli 2021   Bernd Kardorff

Anmerkung
*Aus Gründen der besseren Lesbarkeit verwende ich in diesem Buch überwiegend das generische Maskulinum. Dies impliziert immer **alle** Formen **und** schließt **alle** Leser*innen ein.*

Sicherheitshinweis
Das vorliegende Lexikon von A–Z wurde mit größtmöglicher Sorgfalt erstellt. Es erhebt jedoch keinen Anspruch auf Vollständigkeit, weder bei der Auswahl der geschilderten Erkrankungen, noch bei der Diagnostik und Therapie. Wissenschaftliche und medizinische Erklärungen werden so präzise formuliert, wie es für den Einstieg in das Fachgebiet Dermatologie sinnvoll und möglich ist, ohne dass die Verständlichkeit leidet. Das Lexikon bietet eine große Hilfe für das Erkennen von Hautkrankheiten und das Verständnis der Behandlungsmöglichkeiten. Es bietet aber keine Anleitung oder Befähigung für eine Eigen- oder Fremdtherapie.

Danksagung

Ich möchte mich bei den Fachärztinnen für Haut- und Geschlechtskrankheiten Frau **Dr. Inga Rotter d'Orville** und Frau **Dr. Lida Massoudy** aus der Haut-, Allergie- und Venenpraxis in Korschenbroich ganz herzlich für das wissenschaftlich fundierte Überprüfen der Stichwörter, das Korrekturlesen, die Aktualisierungen und Ideen für neue Themen bedanken. Der in Neuss/Korschenbroich und Mönchengladbach praktizierenden Dermatologin **Cristina-Ioana Neamtu** möchte ich zusätzlich noch für die sehr guten Bild- und Illustrationsvorschläge danken.

Mein weiterer Dank gilt **Johanna Carolin Kardorff, Simon Kardorff** und **Ina-Maria Kardorff** für das Korrekturlesen, Überprüfen auf Verständlichkeit, neue Themenvorschläge und ihre Geduld.

Inhaltsverzeichnis

A

ABCDE-Regel: Kriterien, nach denen der Hautarzt ein auffälliges Muttermal, ein frühes ► malignes Melanom aber auch Melanome späterer Stadien beurteilt und von unauffälligen Muttermalen unterscheidet. A = asymmetry (Asymmetrie), B = border (Begrenzung), C = color (Farbe), D = diameter (Durchmesser), E = elevation/enlargement (Erhabenheit, Vergrößerung). Der Arzt bedient sich bei der Untersuchung oft eines sog. ► Dermatoskops. Dabei handelt es sich um ein spezielles Hautauflichtmikroskop, welches auch computerunterstützt arbeiten kann. ► Computergestützte Videoauflichtmikroskopie

ABCDE-Regel

Kriterien, nach denen der Hautarzt ein auffälliges Muttermal, ein frühes ► malignes Melanom aber auch Melanome späterer Stadien beurteilt und von unauffälligen Muttermalen unterscheidet. A = asymmetry (Asymmetrie), B = border (Begrenzung), C = color (Farbe), D = diameter (Durchmesser), E = elevation/enlargement (Erhabenheit, Vergrößerung). Der Arzt bedient sich bei der Untersuchung oft eines sog. ► Dermatoskops. Dabei handelt es sich um ein spezielles Hautauflichtmikroskop, welches auch computerunterstützt arbeiten kann.
► Computergestützte Videoauflichtmikroskopie.

Abrocitinib

ist ein vielversprechender Wirkstoff aus der Gruppe der ► JAK-Inhibitoren zur Behandlung der mittelschweren bis schweren ► Neurodermitis.

© Der/die Autor(en), exklusiv lizenziert durch Springer-Verlag GmbH, DE, ein Teil von Springer Nature 2021
B. Kardorff, *Gesunde Haut,* https://doi.org/10.1007/978-3-662-63160-7_1

Abstrich

Entnahme von Haut- oder Schleimhautmaterial zu Untersuchungszwecken, i. d. R. mit einem Watteträger, um eine Untersuchung z. B. auf Pilze oder Bakterien durchzuführen. Das Abstrichmaterial wird meist sowohl auf einem Objektträger (kleines Glasplättchen) zur direkten mikroskopischen Untersuchung wie auch auf einer Kulturplatte (Nährboden) (siehe Abb. 4 in Kap. P) zum Anzüchten von Keimen ausgestrichen (▶ Pilzkultur).

Abszess

Syn. Eiterbeule. ▶ Eiter-Ansammlung in einer durch krankhafte Vorgänge entstandenen Gewebehöhle. Sehr schmerzhaft, häufig durch Eiterbakterien (z. B. Staphylokokken) bedingt. Das meist nötige Aufschneiden eines Hautabszesses bringt durch die Eiterentleerung i. d. R. schnelle Erleichterung für die Patienten (Abb. 1). Manchmal können Abszesse auch durch das Auftragen von sog. Zugsalbe (▶ Ichthyol) zur spontanen Öffnung und Entleerung oder auch zur Rückbildung gebracht werden. Gelegentlich ist die Gabe innerlicher ▶ Antibiotika erforderlich.

Achselhöhlen

Die Achselhöhlen (Axilla, axi = Achse/griechisch) sind Hautareale mit besonderen Eigenschaften: Aufgrund der hohen Anzahl an ▶ Schweißdrüsen, des Luftabschlusses durch den Haut-auf-Haut-Kontakt (Okklusion) und der verstärkten Schweißbildung liegt der ▶ pH-Wert in den Achselhöhlen mit 6,5 deutlich über dem physiologischen (natürlichen) pH-Wert von etwa 5,5. Dadurch entsteht eine sogenannte Lücke im Säureschutzmantel. Deshalb können sich vermehrt

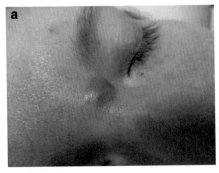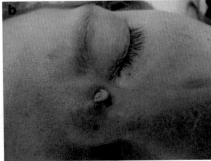

Abb. 1 a, b Schmerzhafter Abszess der Nasenwurzel vor und direkt nach operativer Eröffnung mit Eiterentleerung

bestimmte ▶ Bakterien in den Achselhöhlen ansiedeln (▶ Hautflora). Diese produzieren bei der Verstoffwechslung von ▶ Talg und Schweiß, der aufgrund der schlechten Belüftung der Achselhöhlen nur schlecht verdunsten kann, geruchs-intensive Substanzen wie z. B. Ammoniak, organische Amine (aus Ammoniak entstanden), Mercaptane (übelriechende, alkohol-ähnliche chemische Verbindung mit Schwefel) und unangenehm riechende kurzkettige Fettsäuren und Steroide (Hormon-Vorläuferprodukte).
▶ Deodoranzien.

Acitretin

ist als Vitamin-A-Säure Abkömmling ein Arzneistoff aus der Gruppe der ▶ Retinoide. Er dient der inneren Behandlung von ▶ Psoriasis und anderen Ver-hornungsstörungen an der Haut. Aufgrund der Gefahr von Fehlbildungen dürfen Schwangere nicht damit behandelt werden. Typische Nebenwirkungen sind trockene Haut und Schleimhäute.

Acne

▶ Akne.

Adalimumab

▶ Biologikum der Klasse ▶ TNF-alpha-Blocker, ▶ Psoriasis. ▶ Biosimilars verfügbar.

Adapalen

▶ Retinoid der dritten Generation zur äußerlichen Behandlung der ▶ Akne.

ADK

Arbeitsgemeinschaft Ästhetische Dermatologie und Kosmetologie e. V.

ADP

Arbeitsgemeinschaft Dermatologische Prävention.

Adrenalin

Das Alarmhormon des Körpers wird im Nebennierenmark gebildet. Es beschleunigt den Puls und erhöht den Blutdruck. Bei einem ▶ anaphylaktischen ▶ Schock ist Adrenalin eines der wichtigsten Medikamente.

AGNES

ist die Arbeitsgemeinschaft Neurodermitisschulung e. V. und ist der Dachverband für ▶ Neurodermitisschulung in Deutschland. Auf der Internetseite https://www. neurodermitisschulung.de können Patienten das nächstgelegene Schulungszentrum finden. Die AGNES – Akademien veranstalten u. a. Ausbildungslehrgänge für patientenbezogene Berufsgruppen zum „Neurodermitistrainer".

AHAs

Syn. Alpha-Hydroxysäuren.
▶ Milchsäure, ▶ Fruchtsäuren.

AIDS

Syn. Acquired immuno deficiency syndrome = Erworbenes Immundefektsyndrom verursacht durch ▶ HI-Viren (Human immunodeficiency virus, HIV).

Die HI-Viren sind in der Lage, wichtige Zellen, die sog. Helferzellen, des Immunsystems zu befallen. Dies hat zur Folge, dass das Immunsystem mit fortschreitender Erkrankung zunehmend geschwächt wird. Eine HIV-Infektion ist noch nicht gleichbedeutend mit AIDS. Erst wenn erste Symptome der Schwächung des Immunsystems auftreten, spricht man von AIDS.

Die Ansteckung mit HIV erfolgt über Körperflüssigkeiten wie Sperma, Scheidensekret, Blut und Muttermilch. Am häufigsten wird HIV durch Geschlechtsverkehr übertragen. Daher kann jeder von HIV betroffen sein, der ungeschützten Sexualverkehr ohne die Verwendung von Kondomen hat. Zu den Risikogruppen in Deutschland gehören insbesondere Männer, die Sex mit Männern haben, Personen mit ständig wechselnden Sexualpartnern und Drogensüchtige bei gemeinsamer Nutzung von Spritzen. Das Infektionsrisiko durch eine Bluttransfusion ist verschwindend gering, da Blutkonserven heutzutage auf HIV untersucht werden. Im Gegensatz zu den Entwicklungsländern ist in Deutschland eine Übertragung von HIV durch eine infizierte Schwangere auf das Kind durch Maßnahmen wie Behandlung der Mutter während der Schwangerschaft, Kaiserschnittentbindung und Vermeidung von Stillen selten. Eine Ansteckung durch alltäglichen Körperkontakt, durch Speichel oder durch Insekten gilt als ausgeschlossen. Die Schwächung des Immunsystems durch das HI-Virus äußert sich darin, dass eine stark erhöhte Anfälligkeit gegenüber Infekten besteht, dass selbst banale Infekte schwer verlaufen und dass ein erhöhtes Risiko für die Entwicklung bestimmter Tumoren besteht.

Personen, die an AIDS erkrankt sind, leiden z. B. an Durchfällen, an ▶ Hefepilzinfektionen, an ▶ Abszessen, an ▶ Gürtelrosen, an ▶ Herpesinfektionen, an schweren Lungenentzündungen, an den verschiedenartigsten ▶ Tumoren, an Entzündungen des Gehirns etc.

Bleibende Schwellungen der Lymphknoten, Fieber, ▶ Ausschlag, seltener auch ein ungewöhnlich früh auftretendes ▶ seborrhoisches Ekzem können erste Anzeichen der Erkrankung an AIDS sein.

Bei Verdacht auf eine HIV-Infektion wird ein HIV-Test nach der fraglichen Ansteckung und ca. drei Monate danach durchgeführt. Ein HIV-infizierter Patient kann jahrelang beschwerdefrei sein. Wann es zur AIDS-Erkrankung kommt, kann keiner voraussagen. Der Patient ist aber ohne Behandlung dennoch infektiös für andere Menschen.

Liegt eine HIV-Infektion vor, so wird nach heutigem Stand der Dinge mit der Therapie begonnen, wenn die Blutwerte nicht in Ordnung sind, auch wenn der Patient noch keine AIDS-typischen Symptome aufweist. Aktuell hat sich eine Kombinationstherapie von mehreren sog. Virostatika durchgesetzt, also Medikamente, die gegen den Virusbefall menschlicher Zellen wirken. Zudem müssen die Begleiterkrankungen von AIDS behandelt werden (Infektionen, Tumoren). Durch die sog. antiretrovirale Therapie kann die HIV-Infektion zwar nicht geheilt werden, aber für die meisten unter Therapie stehenden Betroffenen ist ein weitgehend normales Leben mit nur geringer Einschränkung der Lebenserwartung möglich. Die Mehrheit der HIV-Infizierten, insbesondere in den Entwicklungsländern, hat aber (noch) keinen Zugang zu einer solchen Therapie.

Trotz aller Bemühungen und Fortschritte in der AIDS-Forschung hat der konsequente Schutz vor Ansteckung oberste Priorität. Eine Impfstoffentwicklung befindet sich immer noch in der Phase klinischer Studien.

Akne

Definition Meist in der Pubertät auftretende Erkrankung der ▶ Talgdrüsen und Haarbälge. Die Akne ist eine der häufigsten Hautkrankheiten überhaupt. Fast bei jedem Menschen treten zumindest ganz minimale Anzeichen der Akne während der Pubertät auf. Jungen und Mädchen sind etwa gleichhäufig betroffen, wobei bei Jungen der Verlauf oft schwerer ist. Mit Ende der Pubertät heilt die Akne meist ab, ihr Verlauf kann sich aber auch noch weit ins Erwachsenalter ziehen. Auch Menschen, die in der Pubertät kaum betroffen waren, können im Laufe des Lebens noch eine Akne entwickeln.

Ursachen Für das Auftreten und die Art der Akne können verschiedene Faktoren eine Rolle spielen. Hierzu zählen Erbfaktoren, wobei nur die Neigung zur Akne und nicht die Akne an sich vererbt wird. Eine wesentliche Ursache für die Ent-

stehung der Akne liegt in einer „fettigen Haut" durch Überfunktion der Talg-
drüsen. Mitverantwortlich für diese Talgdrüsenüberfunktion sind u. a. Hormone.
Oft liegt ein zu großer Einfluss männlicher Geschlechtshormone (Testosteron) vor.
Daneben spielen Hautbakterien und eine Verstopfung der Haarbälge durch eine
Überproduktion von Hornzellen eine Rolle für das Auftreten der Akne. Seltenere
Auslöser sind äußere Faktoren wie z. B. Kontakt zu Chemikalien (u. a. Brom,
Chlor) oder die Anwendung falscher (z. B. zu fettiger) Kosmetika.

Der Einfluss einzelner Nahrungsmittel (wie z. B. die oft beschuldigte
Schokolade) auf das Auftreten und den Verlauf der Akne wird heute als eher
gering eingestuft, obwohl grundsätzlich eine „gesunde" Ernährung auch wichtig
für eine „gesunde" Haut ist.

Symptome An der Haut von Gesicht, Dekolleté, Schultern und Rücken zeigen
sich je nach Art und Schwere der Akne ▶ Komedonen (Mitesser), ▶ Papeln,
▶ Pusteln (typische Eiterpickel), ▶ Zysten, entzündliche Knoten (Abb. 2), eingesunkene Narben oder überschießende Narben (▶ Keloid).

Häufigste Variante ist die *Acne vulgaris* („gewöhnliche Akne", „vulgäre
Akne"), die nach Art der Hautveränderungen in drei Formen eingeteilt wird:

- *Acne comedonica:* Hauptsächlich offene und geschlossene ▶ Komedonen (Mit-
  esser).
- *Acne papulopustulosa:* ▶ Papeln und ▶ Pusteln im Gesicht, Dekolleté, an
  Schultern und Rücken (typische Pickel, wie in der Werbung meist gezeigt).
- *Acne conglobata:* Schwerste Form mit ausgeprägt fettiger Haut, vielen
  schmerzhaften roten Knoten (Abb. 2) und ▶ Abszessen sowie Ausbildung von
  ▶ Fistel-Gängen. Abheilung meist unter Bildung von dicken Brückennarben
  und ▶ Keloiden.

Abb. 2 Starke Acne vulgaris
(conglobata) mit ▶ Papeln,
roten Knoten, eingesunkenen
Narben und vereinzelten
kleinen ▶ Pusteln sowie
einem Abszess neben dem
rechten Nasenflügel

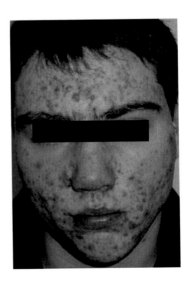

Weitere Formen sind z. B. die sehr schwere *Acne inversa* mit Eiterbeulen (▶ Abszess) in den Leisten, Achselhöhlen und am Gesäß, die *Acne medicamentosa* (durch Medikamente wie z. B. Doping-Mittel, Anabolika „Body-Builder-Akne"; ▶ Kortison innerlich über einen langen Zeitraum verursacht ▶ Steroidakne) oder die *Acne venenata* (durch Kontakt zu Chemikalien wie Chlor, Teer, Öl oder fettenden Kosmetika [▶ Kosmetikakne] ausgelöst). Die sog. *Acne excoriée* kommt insbesondere bei Mädchen und Frauen mit eher leichter Neigung zu Akne vor. Diese Patientinnen rufen Hautveränderungen wie Krusten, Kratzspuren und Narben v. a. durch Manipulationen („Knibbelzwang!") hervor. Würden die Patientinnen mit ihren Fingern nicht ständig an kleinsten Mitessern und ▶ Papeln quetschen, so würden die für andere sichtbaren Spuren im Gesicht und an den Schultern nur ein Bruchteil betragen. Übrigens: Die vielzitierte Aktentaschen-Akne ist rein komödiantischen Ursprungs und kein medizinischer Fachbegriff!

Aknenarben entstehen, wenn tiefere Hautschichten durch die Ausbildung von ▶ Pusteln (Eiterpickel) geschädigt werden. Diese zur Narbenbildung führende Gewebeschädigung wird u. a. durch unfachmännisches Quetschen am besagten Pickel noch verstärkt. In der Regel bleiben die entstehenden „Mininärbchen" weitgehend unauffällig. Bei den häufigsten kosmetisch und in schweren Fällen auch psychisch beeinträchtigenden Aknenarben handelt es sich um eingesunkene Narben im Gesichtsbereich.

Therapie Ziele der Aknetherapie durch den Dermatologen sind je nach Erkrankungsform das Bremsen der Talgproduktion, das Beheben der Verhornungsstörung im Bereich der Talgdrüsenausführungsgänge, welche zum Talgstau führt, die Bekämpfung der Entzündungsreaktionen und die Reduktion der Zahl der mitverantwortlichen Akne-Bakterien. Die Therapie und Hautpflege sollten individuell mit dem behandelnden Dermatologen abgesprochen werden. Erst kürzlich wurde nach den Ergebnissen einer Jugend-Forscht-Arbeit von selbst betroffenen Jungforscherinnen publiziert, dass es notwendig ist, die jahreszeitlichen Schwankungen im Hautfeuchtigkeitsgehalt bei der Therapie der Akne zu berücksichtigen. Zur Hautreinigung bieten sich je nach Hautempfindlichkeit mechanische Peeling-Präparate (Rubbelcremes), milde Waschsyndets oder antibakterielle Reinigungsgele an. Bei stark fettiger Haut mehrmals täglich mit einem milden Präparat reinigen; keine Anwendung von herkömmlicher Seife (zerstört den Säureschutzmantel der Haut, ▶ Hautreinigung)! Keine Anwendung von Fettsalben/Salben (verstopft die Hautporen, verstärkt die Akne)! Eröffnen von ▶ Komedonen und ▶ Pusteln nur unter der Anleitung einer Kosmetikerin oder eines kosmetologisch versierten Dermatologen. In vielen Hautarztpraxen sowie bei Kosmetikerinnen wird eine professionelle und hygienisch einwandfreie Ausreinigung der Aknehaut, die sog. Aknetoilette angeboten. Die vom Dermatologen verschriebenen medizinischen Präparate zur äußerlichen Anwendung enthalten bei der Komedonen-Akne meist Schälmittel wie Vitamin-A-verwandte Stoffe (Tretinoin, Isotretinoin, Adapalen) oder Azelainsäure. Bei der papulopustulösen Form (Acne papulopustulosa) werden oft antibakterielle Wirkstoffe wie Benzoylperoxid (sehr wirksam, aber Achtung: Kann Haare und farbige Kleidungsstücke ausbleichen) oder örtlich wirksame Antibiotika wie Erythromycin, Clindamycin oder Tetracyclin verschrieben. Eine ausgesprochen wirksame Methode zur Behandlung sowohl der Komedonen-Akne wie auch der Akne papulopustulosa stellt das ▶ Chemical-Peeling (Fruchtsäurepeeling, ▶ Peeling) dar. Bei sehr schweren Akneformen, bei denen sich eine rein äußerliche Therapie als nicht wirksam genug erweist, kommen innerliche Medikamente zur Anwendung. Bei starker Pustelbildung (Eiterpickel) sind dies zumeist Antibiotika wie Minocyclin, Doxycyclin, Clindamycin, Tetracyclin oder Erythromycin.

Bei sehr stark entzündlichen und zur Vernarbung neigenden Akneformen (s. Abb. 2) kommt nach genauer Abwägung von zu erwartender Wirkung im Verhältnis zu den auftretenden Nebenwirkungen und nach definitivem Ausschluss einer Schwangerschaft im Behandlungszeitraum von einigen Monaten eine innerliche Behandlung mit ▶ Isotretinoin in Betracht. Oftmals werden weibliche Patienten, bei denen der Verdacht auf einen Überschuss an männlichen Hormonen besteht oder die Symptome einer Vermännlichung aufweisen, mit speziellen Hormonen (Antiandrogenen) kombiniert mit einer Anti-Baby-Pille behandelt.

Zum Abdecken unschöner Aknepickel ist eine Reihe von Präparaten in der Apotheke oder beim Dermatologen erhältlich, die nicht nur kosmetisch gute Dienste leisten, sondern zum Teil auch noch einen positiven therapeutischen, antikomedogenen (anti = gegen, ▶ Komedo, ▶ komedogen) Effekt haben. Generell sollte bei der Anwendung von Kosmetik darauf geachtet werden, dass ausdrücklich auf der Packung erwähnt wird, dass das Mittel für Akne-Haut geeignet ist, nicht-komedogen wirkt (▶ Komedo) oder auch nicht okklusiv, d. h. porenverstopfend ist.

Bereits aufgetretene *Aknenarben* sind durch Cremes oder Tabletten nicht mehr zu beeinflussen. Hier helfen nur Verfahren, mit denen narbig veränderte Hautanteile entfernt werden, damit sich „normale" Hautschichten regenerieren können. Flache Narben lassen sich in der Regel sehr gut durch ▶ Chemical-Peeling (Fruchtsäure- ▶ Peeling) angleichen, bei etwas tieferen Narben kommen als erfolgversprechende Methoden die Dermabrasion (Fräsen der Haut) oder das modernere und besser steuerbare Abschleifen der Haut mit einem (▶ Erbium-) Laser oder einem ▶ Fraxel-Laser (CO_2-Fraxel) in Betracht. Einzelne sehr tief eingesunkene Narben können aus kosmetischen Gründen auch durch vorsichtiges Ausstanzen und Anheben auf Hautniveau gebracht werden. Im Gegensatz zum ▶ Fruchtsäurepeeling sollten die genannten operativen Verfahren nur bei der ausgeheilten Akne durchgeführt werden, um Wundinfektionen durch neu auftretende „Eiterpickel" zu vermeiden.

Akne inversa

▶ Hidradenitis suppurativa.

Akne vulgaris

„Gewöhnliche Akne". Häufigste Form der ▶ Akne.

Aknenarben

▶ Akne.

Aknetoilette

Ausreinigung der Aknehaut beim Dermatologen oder bei der Kosmetikerin (▶ Akne).

Aktinische Keratose

(Abb. 3) Syn. Raue Lichtschwiele, Lichtwarze, Lichtschaden der Haut.

UV-Licht-bedingte Hautkrebsvorstufe oder frühestes Stadium eines ▶ Plattenepithelkarzinoms (▶ Carcinoma in situ), die sich zum Stachelzellkarzinom (▶ Spinaliom) (siehe Abb. 7 in Kap. S), dem zweithäufigsten Hautkrebs nach dem ▶ Basaliom, weiterentwickeln kann und daher behandlungspflichtig ist. Die Hautveränderungen sind im Anfangsstadium nur als wenige Millimeter große, sandpapierartig raue Hautstellen zu ertasten und entwickeln sich dann zu meist gelblich-bräunlichen oder rötlich verfärbten, erhabenen Hautverhornungen mit festhaftenden, trockenen Schuppen (siehe Abb. 7 in Kap. S). Einzelne aktinische Keratosen können sich bis zu einem Durchmesser von ca. 1 cm ausbreiten, mehrere benachbarte aktinische Keratosen können jedoch auch zu einer plattenartigen größeren Fläche (▶ Feldkanzerisierung) zusammenwachsen. Die nach Abkratzen der Schuppen entstehende Wunde verheilt nicht, sondern bildet neues

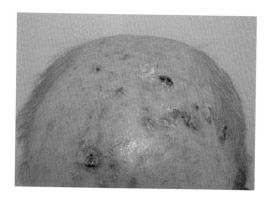

Abb. 3 Bereits ausgesprochen dicke und borkige Aktinische Keratosen, ▶ Feldkanzerisierung, ▶ Androgenetische Alopecie, Lichtschäden durch ▶ ultraviolettes Licht, ▶ Teleangiektasien und ▶ Basaliomnarben der Kopfhaut bei einem 73-jährigen Patienten

Hornmaterial aus. Betroffen sind fast ausschließlich häufig sonnenbestrahlte Körperpartien wie unbehaarte Kopfhaut, Gesicht, Handrücken, Nacken, Dekolleté, Unterarme und Unterschenkel.

Die Tendenz zur Ausbildung von aktinischen Keratosen und von ▶ Spinaliomen ist steigend, da in den letzten Jahrzehnten die ▶ UV-Licht-Belastung der Haut deutlich zugenommen hat. Besonders gefährdet sind hellhäutige Personen und Personen, die sich berufsbedingt häufig im Freien aufhalten bzw. sich häufig der Sonne oder UV-Strahlung aussetzen (▶ Berufskrankheit 5103). Die lichtbedingte Hautschädigung häuft sich über Lebensjahrzehnte an und wird meist erst in der zweiten Lebenshälfte sichtbar. In Deutschland sind über 10 % der 60- bis 70-jährigen Menschen von aktinischen Keratosen betroffen. Im Alter über 70 Jahren steigt die Häufigkeit noch weiter an.

Zur Entfernung der aktinischen Keratosen stehen verschiedene Möglichkeiten zur Verfügung. Hierzu zählen das Vereisen (▶ Kryotherapie), das Herausschneiden (▶ Exzision mit Skalpell oder ▶ Laser) oder das tiefe Abkratzen (Kürettage) sowie die ▶ Photodynamische Therapie (PDT). Weitere Behandlungsmöglichkeiten bestehen in der Anwendung von Medikamenten in Form eines ▶ Gels (▶ Diclofenac), einer ▶ Creme (▶ Imiquimod) oder einer Lösung zum Auftragen auf die Haut. Zu den Wirkstoffen, die hierbei eingesetzt werden gehören ▶ Diclofenac in Hyaluronsäuregel, 5-Fluoruracil (allein oder in Kombination mit Salicylsäure), ▶ Imiquimod und Kaliumhydroxid. Bei fast allen dieser Behandlungsmethoden verläuft der Heilungsprozess über mehr oder weniger ausgeprägte Rötungen, Verschorfungen und Krustenbildung und kann teils mit Schmerzen einhergehen. Viele Patienten haben nicht nur eine einzelne aktinische Keratose, sondern flächige lichtgeschädigte Hautareale (z. B. Glatze), in denen sich schon Hautveränderungen befinden, die mit dem bloßen Auge noch nicht sichtbar sind. Für diese Fälle eignet sich besonders die ▶ Photodynamische Therapie oder auch die Kombination verschiedener Behandlungsmöglichkeiten. So können z. B. dickere aktinische Keratosen zunächst durch Vereisung, Kürettage oder Laserbehandlung entfernt werden. Anschließend kann eine Flächenbehandlung mit einem wirkstoffhaltigen Gel oder einer Creme erfolgen. Neben Anzahl und Ausmaß der aktinischen Keratosen spielen bei der Wahl der Behandlungsmethode auch individuelle Wünsche und Eigenschaften (wie z. B. die Schmerzempfindlichkeit) des jeweiligen Patienten eine Rolle.

Wer einmal von einer aktinischen Keratose betroffen war, hat ein erhöhtes Risiko, dass sich an gleicher oder anderer Stelle erneut eine aktinische Keratose bildet. Daher sind auch nach erfolgreicher Behandlung von aktinischen Keratosen regelmäßige Kontrollen durch den Hautarzt erforderlich. Da die aktinische Keratose auch als ganz frühes ▶ Plattenepithelkarzinom angesehen wird, spricht man bereits vom weißen Hautkrebs.

▶ Präkanzerosen.

Akupunktur

Die Stimulation von sog. Akupunkturpunkten ist eine der ältesten und am weitesten verbreiteten Heilmethoden der Welt. Durch Einstiche mit Nadeln an genau festgelegten Punkten der Haut können Störungen im Körperinneren beseitigt oder gelindert werden. Diese Akupunkturpunkte liegen alle auf imaginären „Energieleitbahnen" des Körpers, die man als Meridiane bezeichnet. In ihnen kreist nach altchinesischer Auffassung die sogenannte Lebensenergie mit ihren Anteilen YIN und YANG. Diese beiden lebenserhaltenden Kräfte sind im Körper gleichzeitig, jedoch als Gegenpole, wirksam. Ihr völliges Gleichgewicht im Organismus stellt den idealen Gesundheitszustand dar. Ein Ungleichgewicht führt auf Dauer zu Krankheit. Es gibt verschiedene Möglichkeiten, auf Akupunkturpunkte einzuwirken. Sticht man Nadeln in sie ein, so bezeichnet man dies als klassische Akupunktur, außerdem kann man sie auch durch Wärme (Moxibustion), Ultraschall, Laserstrahlen oder durch Druck mit dem Finger bzw. mit einem Stift (Akupressur) reizen. Betrachtet man an einer Akupunkturpuppe die über den Körper verlaufenden Meridianbahnen, wird verständlich, dass auch z. B. fern vom Ort eines Schmerzgeschehens gelegene Akupunkturpunkte in der Behandlung eine Rolle spielen können. Die Akupunkturärzte verwenden bei der Behandlung sehr feine Nadeln, daher ist eine Akupunkturbehandlung gut zu ertragen. Der geringe Schmerz beim Einstich einer Akupunkturnadel ist vergleichsweise viel schwächer als derjenige, der mit einer Spritze einhergeht. Auch Kinder ab ca. acht Jahren können mit Akupunktur behandelt werden. Dafür verwendet man spezielle, ganz besonders dünne Nadeln. Neben dem minimal spürbaren Einstich fühlen besonders für die Akupunktur empfängliche Patienten häufig ein kurzzeitiges, ziehendes Gefühl im Verlauf der zugehörigen Energieleitbahn, wenn ein Akupunkturpunkt ganz exakt getroffen wurde. Neben der klassischen Körperakupunktur gibt es noch die sog. Ohrakupunktur. Deren Philosophie besagt, dass die Ohroberfläche eine Reflexzone darstellt, auf der alle Organe des Körpers abgebildet sind. Hierbei wird die Form des Ohres mit der typischen Körperhaltung eines in sich zusammengerollten Embryos im Mutterleib verglichen. Manche Akupunkturärzte gehen davon aus, dass sie über die entsprechenden Reflexzonen am Ohr nicht nur wirksam therapieren können, sondern auch sog. Störherde des Körpers wie Narben, tote oder eitrige Zähne, chronisch entzündete Kieferhöhlen, entzündete Mandeln und alle sonstigen Entzündungen auffinden können. Die Untersuchung erfolgt oftmals durch Messung von Spannungsdifferenzen an der Ohroberfläche mithilfe eines kugelschreiberähnlichen Akupunkturpunktsuchgerätes, um den exakten Akupunkturpunkt ausfindig zu machen. Die Behandlung geschieht durch Stechen von Nadeln in die notwendigen Punkte am Ohr, gegebenenfalls zusätzlich am Körper.

Therapiert werden können durch Ohr- bzw. durch Körper-Akupunktur vor allem Erkrankungen, die auf eine gestörte Organfunktion zurückzuführen sind. Bei zerstörten Strukturen, z. B. einer Gelenkzerstörung bei starker Arthrose, kann die Akupunktur nur noch eine Linderung der Schmerzen bewirken, aber nicht die Gelenke reparieren. Genauso wenig können durch Akupunktur Gallen- oder Nierensteine aufgelöst oder Knochenbrüche geheilt werden. Jedoch können die Schmerzen nach einer Operation gelindert werden.

Notfallmäßig darf akupunktiert werden bei Herzschmerzen, Gallenkoliken, Nierenkoliken, Zahnschmerzen, Asthmaanfällen – aber *nur zusätzlich zur üblichen schulmedizinischen Behandlung.* Im Bereich der Dermatologie und Allergologie wird die Akupunktur sehr erfolgreich zur Behandlung von Allergiesymptomen, wie beim Heuschnupfen (▶ Rhinitis allergica) oder beim allergischen Asthma (▶ Asthma allergicum) eingesetzt. Oftmals sind die Patienten sogar in der Heuschnupfensaison ohne oder nur mit wenigen zusätzlichen Medikamenten beschwerdefrei. Sehr gute Erfolge werden auch bei der Raucherentwöhnung durch unterstützende Akupunktur erzielt.

Alexandritlaser

Der langgepulste Alexandritlaser ist ein hochentwickeltes technisches Gerät, das einen energiereichen Lichtstrahl der Wellenlänge 755 nm (eine einzelne bestimmte Farbe des Farbspektrums) aussendet. Diese bestimmte Wellenlänge bewirkt in Kombination mit einem Puls im Millisekundenbereich, dass die Energie des Laserlichtstrahls beim Zusammentreffen mit ▶ Melanin (brauner Hautfarbstoff) bzw. oxidiertem Hämoglobin (sauerstoffreicher Blutfarbstoff) in Wärme umgewandelt wird. Dies führt zur gezielten Zerstörung einer Haarwurzel (Abb. 4a, b) bzw. eines Blutgefäßes, je nach Einstellung der Energieintensität und Pulslänge (Zeitdauer, mit der der Laser die Haut mit einem energiereichen Impuls bestrahlt). Dieser Lasertyp ist für die langanhaltende Haarentfernung u. a. auch bei ▶ Pseudofollikulitis (siehe Abb. 7 in Kap. P) bzw. für die Behandlung oberflächlicher vaskulärer (▶ Teleangiektasien, ▶ Couperose) Veränderungen (Blutgefäßveränderungen) besonders gut geeignet.

▶ Laserepilation, ▶ Haarentfernung, traditionell, ▶ Rubin-Laser-Epilation.

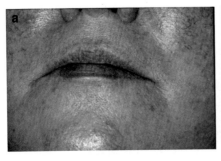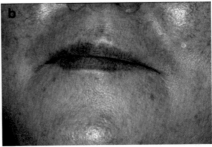

Abb. 4 a, b Feiner schwarzer Damenbart einer 51 -jährigen Frau mit gleichzeitig bestehenden ▶ Teleangiektasien der Wangen im Rahmen einer erstgradigen ▶ Rosacea; Zustand vor (**a**) und nach (**b**) erfolgreicher Laser-Epilation

Alfatradiol (17α-Estradiol)

▶ Wirkstoff, der ein Abkömmling vom weiblichen Geschlechtshormon Östrogen ist, jedoch nur örtlich an der Kopfhaut wirkt und deshalb auch für die Behandlung von Haarausfall bei Männern zugelassen ist. Dieser Wirkstoff greift direkt an der Haarwurzel an. Die Behandlung erfolgt täglich über eine Dauer von mindestens drei bis sechs Monaten. Die Erfolgskontrolle kann über das Durchführen eines ▶ Trichogramms (▶ Trichoscan®) erfolgen.

Alitretinoin

Ein Wirkstoff aus der Gruppe der ▶ Vitamin-A-Säure-Abkömmlinge (Retinoide), der in Kapselform innerlich zur oftmals sehr erfolgreichen Behandlung hartnäckiger, schwerer und chronischer ▶ Handekzeme eingesetzt wird. Als Nebenwirkungen kommen anfänglich manchmal Kopfschmerzen vor, eine eintretende Schwangerschaft muss wie bei allen Vitamin-A-Säure-Medikamenten komplett ausgeschlossen werden und manche Medikamente wie z. B. die ▶ Antibiotika Tetrazykline (hier z. B. Hirndruckerhöhung) vertragen sich nicht miteinander.

Alkali-Resistenz-Test

Hauttest zur Ermittlung der Widerstandsfähigkeit gegenüber Laugen. Simuliert den häufigen Hautkontakt mit Putz-, Reinigungs-oder Spülmitteln.

Alkohol

Alkohol in seiner Funktion für die dermatologische ▶ Lokalbehandlung trocknet, löst und entfettet die Haut.

Allantoin

Inhaltsstoff von Hautpflegeprodukten. Allantoin ist ein Produkt des Proteinstoffwechsels. Es fördert die Wundheilung und beschleunigt die Zellregeneration. Äußerlich angewendet, zeigt es zusätzlich eine keratolytische (Hornschicht erweichende) Wirkung. ▶ Narbenspezifikum.

Allergen

Allergieauslösende Substanz oder Kontaktstoff (z. B. ▶ Nickel im Modeschmuck, Pollen, Hausstaubmilben[kot]).

Allergenkarenz

Vermeiden des Kontakts mit dem ▶ Allergen. Z. B. kann der Kontakt zu Nahrungsmittelallergenen durch Vermeiden des Verzehrs dieser Nahrungsmittel unterbunden werden (▶ orales Allergiesyndrom). Der Pollensaison kann der (glückliche) Heuschnupfenpatient durch einen Aufenthalt im Hochgebirge entfliehen. Nickelallergiker verzichten auf das Tragen von nickelhaltigem Kunstschmuck usw. Die Allergenkarenz ist die effektivste Therapie allergischer Beschwerden, nur leider ist sie nicht immer und überall praktikabel.

Allergie

Definition Erworbene Überempfindlichkeitsreaktion des Körpers, die durch spezifische Antikörper (meist IgE-Antikörper) oder durch spezielle weiße Blutkörperchen vermittelt wird.

Ursachen Das Immunsystem des Körpers, das eigentlich zur Abwehr schädigender Einflüsse wie beispielsweise Krankheitserregern dient, reagiert bei einer Allergie mit einer übersteigerten Abwehrreaktion auf eine an sich für den Körper ungefährliche Substanz. Stark vereinfacht dargestellt entsteht eine Allergie dadurch, dass das Immunsystem beim Kontakt mit einer bestimmten Substanz sich diese „merkt". Beim erneuten Kontakt mit dieser Substanz werden dann spezielle Antikörper oder weiße Blutzellen aktiviert, um diese Substanz anzugreifen. Somit müssen bereits vorher mindestens ein bis mehrere Kontakte zu der allergieauslösenden Substanz, die auch ▶ Allergen genannt wird, stattgefunden haben, bevor sich allergische Reaktionen zeigen.

Prinzipiell kann jeder Mensch in jedem Lebensalter eine Allergie entwickeln. Bei manchen Menschen besteht aber eine vererbbare Neigung zu Allergien, die als ▶ Atopie bezeichnet wird und oft mit der Neigung zur ▶ Neurodermitis verbunden ist.

Symptome Bei den häufigsten Allergien unterscheidet man ▶ Soforttyp-Reaktionen, die wenige Sekunden bis Minuten nach dem Kontakt mit dem ▶ Allergen auftreten, von Spättyp- Allergien, die erst viele Stunden bis Tage nach dem Kontakt auftreten.

Allergische Soforttyp-Reaktionen können sich z. B. in Juckreiz, Ausschlag, Nesselfieber (Quaddeln), Heuschnupfen, Bindehautentzündung, Magen-Darm-Beschwerden, Durchfällen oder Asthma äußern. Die seltene Maximalform der Soforttyp-Reaktion ist die lebensbedrohliche Kreislaufschwäche und Verengung der Atemwege, die als ▶ anaphylaktischer Schock bezeichnet wird. Beispiele für Allergene, die Soforttyp-Reaktionen auslösen, sind Pollen, Milben, Tierhaare, Schimmelpilze, Latex, Nahrungsmittel (siehe Abb. 6 in Kap. P), Insektengifte oder Medikamente.

Spättyp-Allergien können eine allergische ▶ Kontaktdermatitis (= Kontaktekzem) auslösen und sich als Rötung, Schuppung und Juckreiz der Haut bemerkbar machen. Häufige Kontaktallergene sind z. B. ▶ Nickel und Kobalt.

Diagnostik Zur Allergiediagnostik stehen verschiedene Hauttests zur Verfügung. Die meisten allergischen ▶ Soforttyp-Reaktionen können mithilfe eines ▶ Pricktests und die meisten Spättyp-Allergien mithilfe eines ▶ Epikutantest diagnostiziert werden. In der Regel werden Allergietestungen ambulant durchgeführt. Bei bestimmten Allergenen wie z. B. Medikamenten kann eine Testung unter stationären Bedingungen erforderlich sein. Neben den Hauttests können spezielle Blutuntersuchungen zur Allergiediagnostik eingesetzt werden (▶ RAST). Wichtige Allergien werden in einen ▶ Allergiepass eingetragen.

Therapie Die Behandlung richtet sich nach der Art der Allergie und nach der Ausprägung der Symptome. Grundsätzlich sollte der Kontakt mit dem auslösenden Allergen so weit wie möglich vermieden werden (▶ Allergenkarenz). Bei bestimmten häufig vorkommenden Allergenen, wie z. B. Pollen oder Hausstaubmilben, ist eine völlige Kontaktvermeidung natürlich nicht möglich. Zur Linderung der allergischen Symptome werden häufig ▶ Antihistaminika und/oder antiallergische, entzündungshemmende Nasensprays bzw. Augentropfen eingesetzt. Das allergische Asthma wird je nach Schwere mit Sprays zum Einatmen behandelt, welche die Atemwege erweitern und/oder die Entzündung in den Atemwegen reduzieren. Schwerere allergische Symptome können die Einnahme von ▶ Kortisontabletten erforderlich machen. Bei sehr schwerem allergischem Asthma kann zusätzlich zur Behandlung mit Asthmasprays eine Therapie mit ▶ Anti-IgE-Antikörpern erfolgen. Durch eine ▶ Hyposensibilisierung kann die Überempfindlichkeit gegenüber bestimmten Soforttyp-Allergenen abgeschwächt werden. Kontaktallergien der Haut werden i. d. R. mit entzündungshemmenden Cremes oder Salben behandelt.
▶ Pseudoallergie.

Allergiepass

Ein Ausweis mit persönlichen Angaben, der vom Hautarzt ausgestellt wird, wenn eine Allergie festgestellt bzw. vermutet wird. In dem Pass sind z. B. allergieauslösende Medikamente oder Kontaktallergene (▶ Kontaktdermatitis, ▶ Epikutantest) aufgelistet, damit z. B. Apotheker oder andere Ärzte über bestehende Allergien informiert sind, wenn der Ausweis vorgelegt wird. Bei Kontaktallergien auf Kosmetika und Pflegeprodukte kann man die Inhaltsstoffe der eigenen verwendeten Produkte mit den im Allergiepass genannten Stoffen vergleichen, um evtl. manche Pflegeprodukte zu meiden. Das Aufführen von z. B. Pollenallergenen im Allergiepass macht wenig Sinn, da man dem Wetter eigentlich im Gegensatz zum Apotheker keinen Allergiepass vorzeigen kann.

Allergietest

Test zum Nachweis einer bestimmten ▶ Allergie.
▶ Pricktest (siehe Abb. 6 in Kap. P), ▶ Epikutantest, ▶ Provokationstest, ▶ RAST.

Allergisches Kontaktekzem

Syn. allergische Kontaktdermatitis.
▶ Kontaktdermatitis.

Allergologe

Zusatzbezeichnung für einen Arzt, der besonders auf die Diagnostik und Therapie allergischer Erkrankungen spezialisiert ist und dafür speziell ausgebildet wurde.

Allergologie

Lehre von den ▶ Allergien bzw. den allergischen Erkrankungen.

Alopecia areata

Kreisrunder Haarausfall. Die Alopecia areata wird auch „kreisförmiger Haarausfall" genannt. Meist bestehen nur einzelne Kahlstellen (Abb. 5), die nach einiger Zeit spontan wieder zuwachsen, sich manchmal jedoch zu zunehmend größeren Kreisen (Abb. 6) entwickeln können.

In seltenen Fällen entwickelt sich aus der Alopecia areata ein totaler Haarausfall (Abb. 7). Wichtig ist zu wissen, dass auch dann die Haarwurzeln intakt bleiben, sodass jederzeit die Möglichkeit besteht, dass wieder normales Haar nachwächst. Bei der Alopecia areata handelt es sich um eine ▶ Autoimmunkrankheit weitgehend ungeklärter Ursache. Im Regelfall tritt der Haarausfall plötzlich auf und es sind nur kleine, münzgroße Stellen an der Kopfhaut oder im Bartbereich betroffen. Meist erfolgt ein spontanes Nachwachsen der Haare auch ohne Therapie. Der Vorgang bleibt häufig sogar vom Patienten unbemerkt, wenn er nicht zufällig einen Friseurtermin hat. Es tritt keine Vernarbung an den betroffen

Abb. 5 Eine einzelne, eher zufällig entdeckte kahle Stelle mit teils abgebrochenen und teils schon nachwachsenden Haaren bei einer 30-jährigen Frau

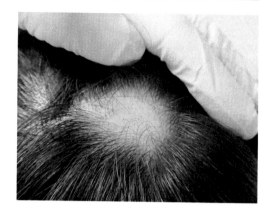

Abb. 6 Junger Mann mit fortschreitender Alopecia areata; die kahlen Kreise auf der Kopfhaut nehmen an Größe zu

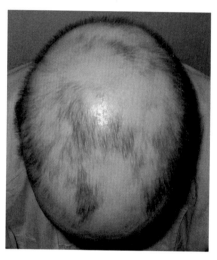

Stellen ein; die Haarfollikel bleiben erhalten, sodass ein Nachwachsen jederzeit möglich, der Zeitpunkt aber nicht vorhersagbar ist. Häufig wachsen die Haare nach 4–6 Monaten zuerst weiß nach. Bei kompletter Glatzenbildung spricht man auch von Alopecia areata totalis, bei vollständigem Verlust der Körperbehaarung von Alopecia areata universalis (Abb. 7).

Da die eigentliche Ursache der Alopecia areata ungeklärt ist, kann nur versucht werden, die Symptome des Haarausfalls zu behandeln. Das Behandlungsspektrum reicht vom einfachen Abwarten über individuelle Therapieversuche durch Auftragen kortisonartiger Lösungen, örtliche Reizbehandlungen (z. B. ▶ Cignolin-Therapie), Bestrahlungen (z. B. ▶ PUVA-Bad-Therapie örtlich nur an der Kopfhaut durchgeführt), örtliche (Kortison-) Spritzentherapie im kahlen Areal, ▶ PRP-, PRF-Therapie, Auftragen von Immunmodulatoren oder haarwachstumsstimulierenden Substanzen (▶ Minoxidil) bis zur innerlichen Einnahme von Zink oder Kortisonpräparaten. Die sogenannte Topische Immuntherapie mit z. B.

Abb. 7 Dame mit
Alopecia areata universalis
mit komplettem Verlust
sämtlicher Kopf- und
Körperbehaarung; die
fehlenden Augenbrauen sind
nachtätowiert worden

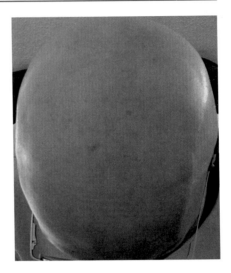

▶ DCP (Diphencyprone), die eine vergleichsweise hohe Erfolgsquote hat, wird nur in wenigen spezialisierten Zentren ([Uni-] Kliniken, vereinzelt auch in hochspezialisierten Hautarztpraxen) bei Patienten durchgeführt, die einen ausgeprägten Haarausfall aufweisen und bei denen die übrigen Verfahren keinen Effekt gezeigt haben.

In Erprobung mit bereits guten ersten Studienergebnissen befinden sich ▶ Januskinasen-Inhibitoren wie ▶ Tofacitinib oder ▶ Ritlecitinib.

Alopecie

Sichtbarer Haarverlust von ca. mind. 60 % der Kopfbehaarung (Abb. 3 und 6).
▶ Haarausfall, ▶ androgenetische Alopecie der Frau und des Mannes.

Alpha-Hydroxysäuren

Syn. AHAs, ▶ Milchsäure, ▶ Fruchtsäuren.

Altersflecken

(Abb. 8) Syn. Lentigines seniles. Bräunliche Pigmentflecken auf der lebenslang stark sonnenbelasteten Haut von Gesicht, Handrücken und Unterarmen. Oft kosmetisch störend. Therapeutisch sind z. B. ▶ Lasertherapie (▶ Fraktionierte Lasertherapie) oder ▶ Fruchtsäurepeeling möglich. Muss vor der Behandlung unbedingt sicher von einer ▶ Lentigo maligna abgegrenzt werden.

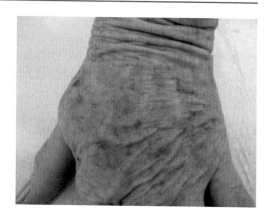

Abb. 8 Altersflecken des Handrückens einer 75-jährigen Dame, verursacht durch jahrzehntelange Sonneneinwirkung

Altershaut

Symptome Abnahme von Hautelastizität, Durchblutung und Feuchtigkeit (siehe Abb. 14 in Kap. H) mit zunehmendem Alter, verminderte Produktion von Talg (Hautfett) und Schweiß, Abnahme des unter der Haut gelegenen Fettgewebes, erhöhte Verletzlichkeit der kleinen Haut-Blutgefäße mit verstärkter Neigung zur Bildung von blauen Flecken (▶ Hämatom, ▶ Purpura senilis), vermehrtes Auftreten brauner Pigmentmale und sog. ▶ Alterswarzen (▶ Seborrhoische Warze). Bei nicht ausreichender ▶ Hautpflege (z. B. rückfettende Körperlotion) kommt es leicht zum sog. Altersjuckreiz oder sogar zum ▶ Exsikkationsekzem (Austrocknungsekzem) der Haut.

Veränderte Hautfunktion Bereits ab dem dritten Lebensjahrzehnt beginnt sich die Haut zu verändern: Die Schutzfunktion nimmt ab, die Stoffwechselvorgänge in den Zellen verlangsamen sich, die Haut verliert verstärkt Feuchtigkeit und ihre Elastizität nimmt ab. Dabei ist das Lebensalter nicht allein ausschlaggebend für den Zustand der reiferen Haut: Umweltbedingte Einflüsse auf die Alterung der Haut spielen eine große Rolle. Spannung, Elastizität und die Zellerneuerungsfähigkeit von Hautbereichen, die kaum dem Sonnenlicht ausgesetzt waren, lassen erst im hohen Alter nach, während dies in stark ▶ UV-Licht exponierten Arealen schon frühzeitig geschieht. Stark lichtexponierte Areale sind vor allem Gesicht, Schultern, Dekolleté und Handrücken. Da die ▶ Talg- und ▶ Schweißdrüsen-Aktivitäten im Alter abnehmen, fehlen wichtige Substanzen zum Aufbau des Hydrolipidfilms (schützenden Fettfilms) und des Säureschutzmantels (▶ pH-Wert). So kommt es zu trockener, fettarmer und spröder Haut. Diese reagiert deutlich empfindlicher gegenüber Seifen und alkalischen Lösungen (Laugen), wie sie in verschiedenen Reinigungsmitteln vorkommen. Die Anwendung solcher Produkte entzieht der Haut zusätzlich schützende Fette (Lipide) der Oberhaut (▶ Hautreinigung). Die Folge ist eine weitere Austrocknung der Haut durch Erhöhung des Wasserverlustes über die oberste Hautschicht (▶ Epidermis).

Es bildet sich eine raue Hautoberfläche mit kleinen Einrissen der Hornschicht, die Haut spannt und es kann zu Juckreiz (▶ Exsikkationsekzem) kommen. Östrogene (weibliche Geschlechtshormone) beeinflussen den Feuchtigkeitshaushalt der Haut positiv. Vermindert sich die Östrogenproduktion in den Wechseljahren, kommt es zu strukturellen Hautveränderungen.

Das mikroskopische Bild (▶ Histologie) der Altershaut zeichnet sich durch folgende Veränderungen in den drei ▶ Hautschichten Subkutis (Unterhaut), Dermis (Corium oder Lederhaut) und Epidermis (Oberhaut) aus: Im Zuge der Hautalterung schwindet allmählich das subkutane Fettgewebe (Unterhautfettgewebe). Die ▶ Dermis (Lederhaut) wird dünner, das Bindegewebe verliert seine normale Faserstruktur und Wasserbindungsfähigkeit. Die elastischen Fasern gehen zugrunde, wodurch Falten entstehen. In der ▶ Epidermis (Oberhaut) geht die exakte Anordnung der einzelnen Zell-Lagen verloren. Es werden weniger Epidermiszellen gebildet, die Zellgröße nimmt ab. Dadurch wird die Oberhaut dünner.
▶ Hautalterung, ▶ Erythrosis interfollicularis colli.

Alterswarzen

(Abb. 9 und 10). Syn.: Seborrhoische Keratosen. Warzenartige, gutartige, nicht ansteckende, hellbraune bis schwarze Hautveränderungen, die bei vielen Menschen mit zunehmendem Lebensalter vermehrt auftreten. Vereinzelt finden sich solche „Wärzchen" aber auch schon bei 20-jährigen. Medizinisch gesehen sind die Alterswarzen harmlos, es besteht aber bei vielen Patienten der Bedarf, sich die Alterswarzen entfernen zu lassen, da diese oft als unschön empfunden werden oder an manchen Stellen durch Reibung an den Aufliegestellen der Kleidung zu Juckreiz führen können. Zur Therapie werden verschiedene Verfahren eingesetzt wie die ▶ Kryotherapie oder das Abkratzen der Warzen. Die schönsten, i. d. R. völlig unsichtbaren und narbenfreien Ergebnisse lassen sich derzeit wohl mit dem ▶ Erbium-YAG-Laser erzielen. Da das kosmetische Ergebnis eine große Rolle bei dem Wunsch nach der Entfernung spielt, wird dann meistens auch das Verfahren

Abb. 9 Hellbraune und dunkelbraune ▶ Alterswarzen der Kopfhaut; am linken und rechten Bildrand finden sich rote ▶ senile Angiome (Rubinflecken)

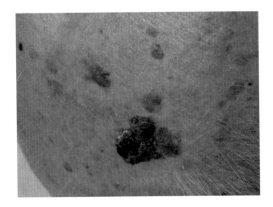

Abb. 10 Zahlreiche hellbraune Alterswarzen des Oberkörpers

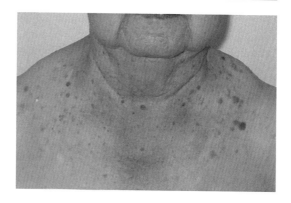

mit den besten kosmetischen Ergebnissen gewählt. Aufgrund der manchmal sehr dunklen Farbe und des relativ raschen Auftretens stellen die seborrhoischen Warzen jedoch eine der häufigsten ▶ Differenzialdiagnosen zum schwarzen Hautkrebs (▶ Malignes Melanom), so dass bei der Entfernung häufig auch eine ▶ Histologie angefordert wird.

Amalgamtätowierung

(Abb. 11) Dunkle, blaue bis blaugraue Pigmentierung in der Mundschleimhaut in der Nachbarschaft eines mit Amalgam gefüllten Zahnes. Amalgam ist eine Legierung aus verschiedenen Metallen, u. a. Silber, Kupfer und Quecksilber. Entweder beim Setzen der Amalgamfüllung oder beim Entfernen der Füllung ist etwas von dem Material über kleine Verletzungen in die Mundschleimhaut gelangt. Es handelt sich um die häufigste bleibende Pigmentierung in der

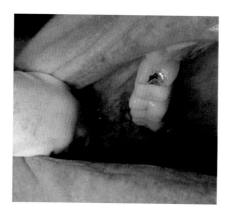

Abb. 11 Amalgamtätowierung nach Entfernung von Amalgamfüllungen im hinteren oberen Backenzahnbereich

Mundschleimhaut. Sie ist schmerzfrei und gilt als harmlos. Unterschieden werden muss sie vom ▶ Melanom der Mundschleimhaut oder von kleinen Einblutungen durch Verletzungen, wie nach dem Verzehr von Salzstangen oder harten Chips.

Anämie

sog. „Blutarmut". Für eine Anämie bestehen mannigfaltige Ursachen. Eine Anämie kann durch eine Bildungsstörung, durch einen gesteigerten Abbau oder durch einen Verlust der roten Blutkörperchen verursacht sein. Am häufigsten für die Belange der Hautarztpraxis ist sicherlich die Eisenmangelanämie bei jungen Frauen, die dann zu ▶ Haarausfall, Blässe und Abgeschlagenheit führen kann. In Europa haben ca. 10 % der Frauen im gebärfähigen Alter eine Eisenmangelanämie.

Ein Eisenmangel kann durch eine mangelhafte Eisenaufnahme mit der Nahrung (Vegetarier, Veganer), durch einen gesteigerten Bedarf (in der Schwangerschaft, im Wachstum, bei stillenden Frauen und bei Sportlern), durch einen chronischen Eisenverlust (Magengeschwüre, Krebserkrankungen, ▶ Hämorrhoiden etc.) oder durch zyklische Eisenverluste wie bei der Menstruation der Frau oder durch häufiges Blutspenden bedingt sein.

Die Therapie der Eisenmangelanämie besteht neben dem Abstellen einer evtl. gefundenen Ursache darin, dass der Arzt z. B. Eisentabletten verordnet. Diese müssen u. U. bis zu drei Monaten vom Patienten eingenommen werden. Als Nahrungsergänzung können eisenreiche Säfte (sog. „Kräuterblut") im Reformhaus bezogen werden. Der Therapieerfolg wird durch Blutuntersuchungen kontrolliert. Hierbei ist für den Dermatologen gerade in Bezug auf ▶ Haarausfall der Eisenspeicherwert (Ferritin) entscheidend.

Anakinra

▶ Biologikum der Klasse ▶ Interleukin-1-Blocker. Einsatz v. a. bei rheumatischen Erkrankungen, auch mit Hautbeteiligung.

Analekzem

Akute oder chronische Entzündung der Haut im Bereich der Analöffnung (Darmausgang). Die Patienten sind besonders durch den äußerst quälenden Juckreiz und den Drang zum Kratzen an dieser unangenehmen Stelle beeinträchtigt. Es bestehen mannigfaltige Ursachen für die Erkrankung. Vom Hautarzt werden i. d. R. folgende Ursachen abgeklärt: ▶ Hämorrhoiden (▶ Proktoskopie), ▶ Mariske, ▶ Hautpilz, chronische Irritationen (Reizungen durch z. B. raues oder Recycling-Toilettenpapier, Fahrradfahren, Analverkehr), mangelhafte oder übertriebene Analhygiene sowie auch ein ▶ allergisches Kontaktekzem (z. B. auf gefärbtes oder duft- und

konservierungsstoffhaltiges Toilettenpapier) (siehe Abb. 1 in Kap. R). Auch eine ▶ Psoriasis vulgaris kann an dieser Stelle auftreten, ohne dass sich an einer anderen Stelle des Körpers ein Hinweis für diese Erkrankung ergäbe.
  ▶ Analfissur.

Analfissur

Hochschmerzhafter Einriss der Analschleimhaut häufig verbunden mit einem Schließmuskelkrampf. Häufig kommt es zum plötzlichen Auftreten brennender oder stechender Schmerzen nach heftigem Pressen bei zu hartem Stuhlgang oder Verstopfung aber auch bei starken Durchfällen. Der Schmerz kann Stunden andauern. Aus Angst vor dem schmerzhaften Toilettengang kann sich auch zusätzlich noch eine Verstopfung entwickeln. Zur Behandlung werden vom Arzt (▶ Proktologe) örtliche Betäubungsmittel sowie zur Nachbehandlung sog. Analdehner eingesetzt. Wird die akute Analfissur nicht ausbehandelt, kann sie im Verlauf von Wochen und Monaten in ein chronisches Stadium übergehen. Dann hilft meist nur noch eine operative Therapie. In letzter Zeit wird auch vermehrt über ausgezeichnete und unkomplizierte Therapieerfolge durch den Einsatz von ▶ Botulinumtoxin berichtet.
  ▶ Analekzem.

Analprolabs

Ein Hervortreten (Vorfall) der Analschleimhaut aus dem Schließmuskel nach außen. Tritt z. B. im fortgeschrittenen Stadium eines Hämorrhoidalleidens (▶ Hämorrhoiden) oder nach mehreren Entbindungen auf. Lässt sich häufig von den Patienten z. B. nach dem Stuhlgang wieder mit der Hand zurückschieben. Therapieoptionen: ▶ Sklerosierung, ▶ Lasertherapie von Hämorrhoiden oder Operation. (siehe Abb. 1 in Kap. R).
  ▶ Rektumprolaps.

Analvenenthrombose

Akute Entwicklung eines sehr schmerzhaften, prallelastischen, blauen Knotens an der Analöffnung (Darmausgang). Dieser Knoten entsteht oft beim oder nach (meist hartem) Stuhlgang, nach Anstrengung, Verletzungen (auch längeres Fahrradfahren, Analverkehr) oder auch nach einer Entbindung. Der schmerzhaft tastbare Knoten besteht aus einem verschlossenen Blutgefäß (▶ Thrombose) im Enddarmbereich, einer sog. Analvene.
  ▶ Venen.

Anamnese

Krankengeschichte. Die vom Patienten oder seinen Angehörigen erinnerten und mitgeteilten Vorerkrankungen sowie die Ereignisse, die zu einer aktuellen Krankheit geführt haben.

Anaphylaktischer Schock

Lebensbedrohliche Situation im Rahmen einer maximalen allergischen Reaktion, die sich durch Juckreiz und Kribbeln im Bereich der Mundschleimhaut sowie an Handtellern und Fußsohlen ankündigen kann. In Folge können ▶ Quaddeln (▶ Urticaria), Atemnot, Übelkeit, Blutdruckabfall bis hin zum Atem- und Kreislaufstillstand auftreten. Als häufige Auslöser gelten Arzneimittel, Nahrungsmittel und Insektengifte. Es müssen sofortige ärztliche Notfallmaßnahmen ergriffen werden. ▶ Allergie, ▶ Insektengiftallergie.

Androgene

Männliche Geschlechtshormone, die sowohl bei Männern wie auch bei Frauen natürlich in unterschiedlichen Konzentrationen vorkommen. Diese Androgene stimulieren die Talgdrüsenentwicklung und Talgproduktion. Mit der Pubertät nimmt die Menge an Androgenen im jugendlichen Körper deutlich zu, sodass es zum Auftreten der ▶ Akne kommt.

Androgenetische Alopezie

Männlicher Haarausfall. ▶ Androgenetische Alopezie des Mannes, ▶ androgenetische Alopezie der Frau.

Androgenetische Alopezie der Frau

„Männlicher Haarausfall vom weiblichen Typ", ▶ Androgenetische Alopezie des Mannes.

Ursachen Eine Veranlagung für diese Art des ▶ Haarausfalls haben schätzungsweise 30–50 % der Frauen. Aber bei längst nicht allen Frauen wird diese ▶ Alopecie im Rahmen der Hormonumstellung in den Wechseljahren sichtbar. Hierbei sinken die weiblichen Hormone (Östrogene) relativ ab, und die männlichen Geschlechtshormone (Androgene) nehmen in Relation zu. Bei Frauen scheint jedoch nicht das Enzym (Bio-Katalysator) 5α-Reduktase wie bei den Männern (▶ Androgenetische

Alopezie des Mannes) sondern eine zu geringe Aktivität eines Enzyms namens Aromatase eine Rolle zu spielen.

Verlauf, Symptome Beim männlichen Haarausfall des weiblichen Typs kommt es zu einer zunehmenden Ausdünnung im Mittelscheitelbereich mit bleibendem dichtem Haarkranz im Mittelscheitelbereich (Abb. 12 und 13). Zu einer kompletten Kahlheit wie bei Männern kommt es auch im Scheitelbereich bei Frauen so gut wie nie.

Diagnose Die Stellung der Diagnose ist anhand des typischen Haarausfallsmusters i. d. R. einfach (Abb. 13). Andere mögliche Ursachen des ▶ Haarausfalls sollten abgeklärt werden. I. d. R. wird auch ein ▶ Trichogramm (▶ Trichoscan®) erstellt.

Therapie: Die örtliche Behandlung kann z. B. erfolgreich mit einem Abkömmling des weiblichen Geschlechtshormons (Östrogen) durchgeführt werden. Dieses ▶ Alfatradiol (17α-Estradiol) wird als Lösung täglich auf die Kopfhaut aufgetragen. Bei begleitendem ▶ Kopfekzem bieten sich Kombinationen von Östrogenen und ▶ Kortison an. Gut wirksam ist das zwei × tägliche Auftragen einer das Haarwachstum stimulierenden 2 %igen ▶ Minoxidil-Lösung. Bei stärker fortgeschrittenem Haarausfall kann auch eine innerliche Hormontherapie mit sog. Antiandrogenen erfolgen, um den Einfluss männlicher Hormone abzuschwächen. Eine gleichzeitig empfängnisverhütende Wirkung ist bei gebärfähigen Frauen unbedingt notwendig. Nutzen und Risiken müssen sorgfältig gegeneinander abgewogen werden (z. B. kein Einsatz bei Raucherinnen empfohlen). In letzter Zeit gibt es zunehmend Studien, Erfahrungsberichte und eigene Erfahrungen, die eine sehr gute

Abb. 12 Typische androgenetische Alopezie der Frau

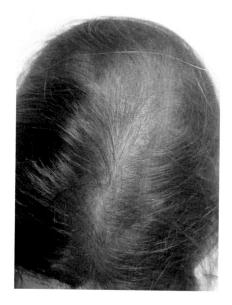

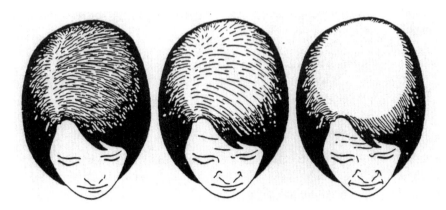

Abb. 13 Einteilung des weiblichen Haarausfallmusters nach Ludwig. *Stadium I:* beginnende Haarlichtung in der Scheitelregion; *Stadium II:* deutliche Haarlichtung im Scheitelbereich; *Stadium III:* ausgeprägte Haarlichtung an weiten Teilen der Oberseite des Kopfes, der vordere Haarsaum bleibt auch in diesem Stadium charakteristischerweise bestehen

Wirkung der ▶ PRP/PRF-Therapie (▶ Vampirlift) mit körpereigenem Stammzellen- und Plättchen-reichen Blut bestätigen. In fortgeschritteneren Stadien sind auch optische Verdichtungen, Friseurtechniken, Einflechten von Haaren, Haarteile oder Perücken oder eine ▶ Haartransplantation mögliche Optionen.

Androgenetische Alopezie des Mannes

(siehe Abb. 3 und 15). Bei ca. jedem zweiten Mann lichtet sich im Laufe des Lebens das Haupthaar deutlich sichtbar. Der männliche Haarausfall ist erblich (genetisch) bedingt und es handelt sich hierbei nicht um eine Krankheit. Dennoch sind heutzutage immer mehr Männer mit dieser eigentlich natürlichen Entwicklung unzufrieden und fühlen sich unattraktiver und älter aussehend als gleichaltrige Männer mit vollen Haaren. Selbst schlechtere berufliche Aufstiegsmöglichkeiten durch frühzeitigen Haarverlust werden von den Medien suggeriert.

Ursachen Mehrere Gene (Erbmaterial) sowohl von väterlicher wie auch von mütterlicher Seite sind für die Ausprägung des männlichen Haarausfalls ursächlich. Verantwortlich für das Ausfallen der Haare ist ein Abkömmling des männlichen Geschlechtshormons Testosteron. Dieses sog. Dihydrotestosteron (DHT) wird im Körper durch ein Enzym (Bio-Katalysator) namens 5α-Reduktase hergestellt (s. Abb. 14). Sowohl Eunuchen (kaum männliches Geschlechtshormon) als auch Männer, die einen natürlichen Mangel an 5α-Reduktase und somit an DHT haben, entwickeln keine Glatze. Die für die Produktion der Haare verantwortlichen Haarfollikel schrumpfen unter dem Einfluss von DHT (Miniaturisierung der Haarfollikel) und bilden langfristig nur noch dünne, kaum sichtbare Härchen aus,

Abb. 14 Dihydrotestosteron (DHT) wird durch das Enzym (Biokatalysator) 5α-Reduktase (5αR) aus Testosteron (T) gebildet; durch Hemmung dieses Prozesses werden die Menge an DHT vermindert und die Haare vor dem Ausfallen geschützt

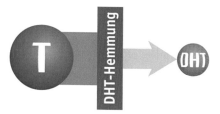

was zu kahlen Stellen führt. Nur die Haare am Hinterkopf sind biologisch lebenslang vor DHT geschützt, weswegen man Haare aus diesem Bereich auch für ▶ Haartransplantationen (Verpflanzungen) mit dauerhaftem Effekt nutzt.

Symptome und Verlauf Die ▶ Alopecie beginnt mit den Geheimratsecken (Stadium I–II) manchmal schon direkt nach der Pubertät. Zusätzlich oder später kommt es zum Haarausfall im Bereich des Haarwirbels (Vertex, Scheitel), dem höchsten Punkt des Schädels, mit dem Bild einer Tonsur (Stadium II–IV). Irgendwann verschmelzen die kahlen Stellen zu einer großflächigen Glatze (Stadium VII). Lediglich am Hinterkopf sowie an den Schläfen bleibt ein dichter Haarkranz erhalten (s. Abb. 15). Dermatologen teilen den Haarausfall insgesamt in 7 (vereinfacht 4) Stadien ein (s. Abb. 16).

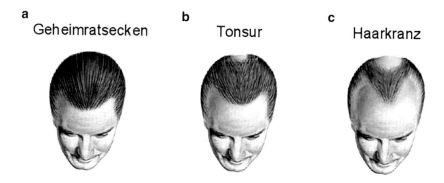

a Geheimratsecken **b** Tonsur **c** Haarkranz

Abb. 15 **a–c** Androgenetische Alopezie des Mannes. **a** Geheimratsecken. **b** Tonsur. **c** Haarkranz

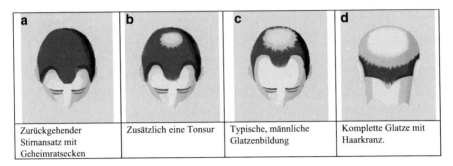

| Zurückgehender Stirnansatz mit Geheimratsecken | Zusätzlich eine Tonsur | Typische, männliche Glatzenbildung | Komplette Glatze mit Haarkranz. |

Abb. 16 a–d Stadien des männlichen Haarausfalls. **a** Zurückgehender Stirnansatz mit Geheimratsecken. **b** Zusätzlich eine Tonsur. **c** Typische, männliche Glatzenbildung. **d** Komplette Glatze mit Haarkranz

Diagnose Die Diagnosestellung ist aufgrund der typischen Haarausfallstadien und der Familien- ▶ Anamnese (Opa, Vater oder Brüder mit Glatze) i. d. R. sehr einfach. Unterstützend oder zur Erfolgskontrolle einer eingeleiteten Behandlung können ▶ Trichogramme (▶ Trichoscan®) erstellt werden.

Therapie Erst seit wenigen Jahren bestehen effektive Möglichkeiten, den männlichen Haarausfall bereits in seiner Frühphase zu stoppen bzw. sogar ein dichteres Haarwachstum zu erzielen. Auf dem freien Markt (in Drogerien und Apotheken) wird eine große Zahl von Haarwuchsmitteln angepriesen, die oftmals nicht in wissenschaftlichen, sog. Doppelblindstudien gegenüber einem ▶ Placebo untersucht wurden. Diese Mittel bleiben hier unerwähnt. Eine hohe Wirksamkeit während der Zeit ihrer Einnahme weisen ▶ Finasterid-haltige Tabletten auf, die das für die Bildung von DHT verantwortliche Enzym 5α-Reduktase (siehe „Ursachen") blockieren (s. Abb. 14). Bei der Einnahme muss sich der Patient jedoch über das mögliche Auftreten des zurzeit noch seltenen ▶ „Post-Finasterid-Syndroms" im Klaren sein. Weiterhin sehr gut wirksam ist auch nach Studienlage die äußerliche Behandlung mit einer das Haarwachstum stimulierenden 5 %igen ▶ Minoxidil-Lösung. Ebenfalls gute Wirksamkeitsnachweise gibt es für die äußerliche Anwendung eines nicht hormonwirksamen Abkömmlings des weiblichen Geschlechtshormons (Östrogen). Dieses ▶ Alfatradiol (17α-Estradiol) wird als Lösung täglich auf die Kopfhaut aufgetragen. Eine neue Methode mit guter Wirkung stellt die ▶ PRP/PRF-Therapie mit Injektionen aus eigenem, plättchen- und stammzellreichen Blut dar. Für Männer mit schon relativ fortgeschrittenem Haarverlust besteht außerdem noch die Möglichkeit der operativen ▶ Haartransplantation. (siehe „Ursachen").

Angiom

(siehe Abb. 3 und 4 in Kap. L, Abb. 1 in Kap. K, Abb. 1 in Kap. H) Blutadergeschwulst, Blutschwamm.
▶ Rubinfleck, ▶ senile Angiome, ▶ Hämangiom, ▶ Lippenrandangiom.

Anhidrosis

Fehlende Schweißabsonderung, Unfähigkeit zu schwitzen.

Anthralin

▶ Cignolin, ▶ Cignolin-Therapie.

Anti-Aging

Sammelbegriff für Maßnahmen gegen das Altern allgemein, im dermatologischen adapalen Sektor speziell Maßnahmen gegen die Hautalterung: z. B. Faltenunterspritzung mit körperfremdem oder körpereigenem Material, Therapie mit Hormonen, gezielte Hautpflege, Lasertherapie zur optischen Verjüngung, Lifting, ▶ Fadenlift, Faltentherapie mit ▶ Botulinumtoxin, Einnahme spezieller (Vitamin-)-Präparate u. v. m.

Im Rahmen sog. Anti-Aging-Konzepte wird anfangs durch verschiedene Leistungs- und Labortests, Analyse der Schlafqualität, Körperfettanalyse sowie Messung der Knochendichte das „tatsächliche biologische Alter" des Menschen bestimmt. Schlaf, Essgewohnheiten und die Nahrungszusammensetzung werden nach Anti-Aging-Regeln umgestellt, Entspannungstechniken erlernt, mögliche negative Stressfaktoren im beruflichen und sozialen Umfeld abgebaut sowie ein Sport- und Bewegungsprogramm erstellt. Vitamine und Spurenelemente werden anhand der Laboranalysen ergänzt. Sehr umstritten und noch lange nicht ausgereift ist die viel umworbene Gabe von z. B. Wachstumshormon, DHEA oder Melatonin. Geworben wird mit jüngerem Aussehen, strafferer Haut, positiver Veränderung des Verhältnisses von Fett und Muskelmasse, größerer sexueller Potenz sowie geistiger Frische als Merkmale eines ausreichend hohen Wachstumshormon-Spiegels im Blut. Die Gabe von Wachstumshormon mit dem Ziel, die Konzentration von Wachstumshormonen eines älteren auf das Niveau eines jüngeren Menschen anzuheben, kann nicht als unbedenklich angenommen werden. Ein Absinken des Wachstumhormonspiegels entspricht dem natürlichen Verlauf des Älterwerdens und hat wichtige Funktionen gerade bei der Aufrechterhaltung der Gesundheit. In Tierversuchen hat man z. B. festgestellt, dass Mäuse mit einem nicht altersgerechten zu hohen Wachstumshormonspiegel früher versterben. In anderen Untersuchungen wurden erhöhte Krebsraten und Gefäßschäden sowie unproportionale Vergrößerungen von z. B. Händen, Füßen und Kinn festgestellt. Somit ist lediglich zu einer Ergänzung des Wachstumshormons bei *nachgewiesenem Wachstumshormonmangel* im Verhältnis zum Lebensalter zu raten. Häufig über das Internet angebotenes Wachstumshormon zum Einnehmen kann z. B. überhaupt nicht in wirksamer Form über den Darm aufgenommen werden. Eine nach derzeitigen Erkenntnissen gesündere Alternative, ist die Anregung der körpereigenen Ausschüttung von Wachstumshormon und Melatonin durch gelegentliches Weglassen der Abendmahlzeit nach 17 Uhr (Dinner cancelling) und leichte körperliche Aktivität vor dem zu Bett gehen in Absprache mit dem Arzt (z. B. nicht für Zuckerkranke geeignet!).

▶ Freie Radikale, ▶ Altershaut, ▶ Hautalterung, ▶ Faltenbehandlung, ▶ PRP/PRF, ▶ Hyaluronsäure.

Antibiotika

Bakterien hemmende oder abtötende Wirkstoffe pflanzlichen (z. B. wurde Penicillin als Produkt eines Pilzes entdeckt) oder chemischen Ursprungs. Antibiotika können in Medikamenten zur äußerlichen Anwendung wie auch in Tabletten, Kapseln oder Spritzen enthalten sein. Manche Antibiotika haben neben der keimabtötenden Wirkung auch einen hautstabilisierenden und das Immunsystem der Haut fördernden, entzündungshemmenden Effekt (▶ z. B. Erythromycin), sodass sie in äußerlich anzuwendenden Zubereitungen häufig enthalten sind, ohne dass die zu behandelnde Hautkrankheit direkt durch Keime verursacht wird.

Antigen

Stoff, der die Bildung von ▶ Antikörpern auslöst. Allergieauslösende Antigene werden auch ▶ Allergene genannt.

Antihistaminika

In der Dermatologie auch als Antiallergika, d. h. als Mittel gegen ▶ Allergien bezeichnet (H1-Blocker). Sie hemmen die Wirkung des körpereigenen Hormons ▶ Histamin, welches u. a. den Juckreiz bei Mückenstichen auslöst. Sie werden z. B. bei Heuschnupfen (▶ Rhinitis allergica), starkem Juckreiz oder Nesselsucht (▶ Urticaria) eingesetzt. Hierbei werden die älteren Präparate aufgrund ihrer Eigenschaft, müde zu machen, von den neueren, sog. nicht-sedierenden („nicht müde machenden") Antihistaminika unterschieden. Bei Juckreiz- oder Allergie-bedingten Schlafstörungen kann die ermüdende Wirkung jedoch durchaus noch erwünscht sein. Wirkstoffe und Präparate der aktuellen Antihistaminika-Generation sind z. B. Levocetirizin, Desloratadin, Mizolastin, Fexofenadin, Ebastin oder Rupatadin. Bei ▶ Levocetirizin und Desloratadin handelt es sich um Weiterentwicklungen der bereits sehr effektiven Wirkstoffe Loratadin und ▶ Cetirizin. In der Inneren Medizin werden Antihistaminika auch gegen z. B. Magenübersäuerung eingesetzt (H2-Blocker).

Anti-IgE-Antikörper

Hierbei handelt es sich um ▶ Wirkstoffe einer neuen Gruppe von Medikamenten, die zur Behandlung allergischer ▶ Soforttypreaktionen eingesetzt werden können. Diese Anti-IgE-Antikörper verbinden sich mit dem sog. ▶ IgE-Antikörper, der normalerweise durch Bindung an Entzündungszellen, u. a. juckreizauslösende Botenstoffe wie das ▶ Histamin freisetzt. Durch aber die Bindung von Anti-IgE-Antikörpern an die IgE-Antikörper soll diese Reaktion unterbunden werden. In Deutschland ist bereits ein solches Mittel zur Behandlung des schweren allergischen ▶ Asthmas ab sechs Jahren und der schweren chronischen (spontanen) ▶ Urtikaria ab zwölf Jahren zugelassen (Wirkstoff: Omalizumab). Es wird alle 2–4 Wochen unter die Haut gespritzt. Der komplette Wirkeintritt kann bis zu 16 Wochen dauern, bis alle bereits aktivierten ▶ Mastzellen abgebaut sind. Vorgesehen sind diese neuen Medikamente auch für die Behandlung z. B. von hartnäckiger ▶ Rhinitis allergica und ▶ Nahrungsmittelallergien (z. B. Kuhmilchallergie oder Erdnussallergie v. a. in den USA).

Antikörper

Eiweißstoffe, die vom Immunsystem zur Abwehr gegenüber einem ▶ Allergen oder auch ▶ Antigen gebildet werden. Antikörper werden auch Immunglobuline genannt. Sie dienen der körpereigenen Abwehr gegen Gifte, Viren, Bakterien, u. a. Die für die Auslösung von ▶ Soforttypallergien verantwortlichen Antikörper sind Immunglobuline vom Typ IgE.

Antimykotika

Arzneimittel, die eine Pilzinfektion behandeln. Man unterscheidet Antimykotika, mit denen die Haut eingecremt oder eingesprüht wird und Antimykotika, die der Patient in Form von Kapseln oder Tabletten einnimmt. In der Dermatologie entscheidet der Arzt je nach Schweregrad der Pilzinfektion, ob eine örtliche (lokale) Behandlung (siehe Abb. 1 in Kap. C) ausreichen wird oder ob die Einnahme von Antimykotika nötig ist. Vor jeder Behandlung gegen eine Pilzinfektion wird eine ▶ Pilzkultur angelegt. Neuerdings, je nach Bedarf und Möglichkeit, wird auch eine ▶ PCR durchgeführt. Je nach Ergebnis der Pilzkultur, also je nach angezüchtetem Pilz, kann das ausgewählte Antimykotikum, welches den Pilz abtöten soll, beibehalten oder ausgetauscht werden. Einige lokale Antimykotika wirken auch gegen Bakterien (z. B. ▶ Ciclopirox). Diesen Umstand macht man sich zunutze, um eine eventuelle bakterielle Begleit- ▶ Infektion mit zu behandeln. Liegt eine schwerere Pilzinfektion der Haut (▶ Hautpilz) oder der Nägel (▶ Nagelpilz) vor, wird eine örtliche Behandlung nicht ausreichen. Es müssen dann Tabletten oder Kapseln verabreicht werden (z. B. ▶ Terbinafin).

Da diese sog. systemischen Antimykotika in seltenen Fällen auch schwere Nebenwirkungen hervorrufen können, werden i. d. R. regelmäßige Blutkontrollen zur Verträglichkeit des Präparates durchgeführt.

▶ Mykologie, ▶ Mykose, ▶ Pilzkultur, ▶ Hautpilz, ▶ Terbinafin, ▶ Candidose, ▶ PCR, ▶ Fluconazol, ▶ Itraconazol.

Antioxidantien

schützen die Zellen. Es sind natürliche oder synthetische Substanzen, die aggressive Sauerstoffmoleküle, die auch als ▶ freie Radikale bezeichnet werden, daran hindern, schädliche Prozesse in Gang zu setzen. Der Schutz funktioniert ähnlich wie bei dem alten Küchentrick, bei dem man die Schnittflächen von Obst oder Gemüse mit Zitronensaft beträufelt, um ein Anlaufen, also ein Oxidieren zu verhindern. Antioxidantien werden auch Radikalfänger genannt. Zu den Antioxidantien gehören z. B. ▶ Coenzym Q10, Vitamin C, Zink, Selen, ▶ Retinol oder ▶ Vitamin E.

Anti-Schweiß-Therapie

Folgende Maßnahmen und Methoden werden gegen verstärktes Schwitzen (▶ Hyperhidrosis) empfohlen: ▶ Deodorantien, luftige Körper- und Fußbekleidung (keine Synthetik, keine geschlossenen Turnschuhe als Alltagsschuhe). Meiden von durchblutungsfördernden Speisen (scharfe Gewürze) und Getränken (heiß, Kaffee, Alkohol). Spezielle Anti-Schweißmittel zum Auftragen, z. B. mit *Aluminiumchlorid-Hexahydrat*. Innerlich: Salbei-Dragees oder -Tees. Gut wirksam aber sehr zeitaufwendig ist die ▶ Leitungswasseriontophorese. Sehr zuverlässig wirksam ist die Anwendung von ▶ Botulinumtoxin, durch die für ca. sechs Monate das lästige Schwitzen an einzelnen Körperstellen (Achselhöhlen, Handflächen, Fußsohlen, Stirn-, Wangen- und Nackenbereich) fast komplett, weitgehend nebenwirkungsfrei und sehr bequem abgestellt werden kann. Als operative Verfahren stehen die Absaugung und das Auskratzen der Schweißdrüsen im Bereich der Achselhöhlen zur Verfügung. Das Verfahren ist sehr wirksam, es bestehen jedoch die Risiken von Vernarbungen der Achselhöhlen und Wundinfektionen. Die fortgeschrittenste operative Methode ist die Laser-assistierte Schweißdrüsensaugkürettage. In letzter Zeit gewinnen auch andere Verfahren mit Lasern und Radiofrequenz an Bedeutung. Innerliche Medikamente, sog. Antihidrotika, haben oftmals eine gute Wirkung, aber auch mögliche Nebenwirkungen wie Mundtrockenheit und Störungen beim scharfen Sehen. Eine Durchtrennung des Sympathikusnerven im Brustkorbbereich (Sympathektomie) oder seine chemische Ausschaltung mittels Injektion von hochkonzentriertem Alkohol (Sympathikolyse) stellen den letzten Lösungsweg (Ultima ratio) dar.

▶ Minor'scher Schweißtest, ▶ Schweißdrüsen, ▶ Schweißdrüsenerkrankungen, ▶ Deodoranzien, ▶ Schweißdrüsenabsaugung.

ApDD

Arbeitsgemeinschaft physikalische Diagnostik in der Dermatologie. Eine Gruppe von meist Dermatologen und Wissenschaftlern, die sich im Rahmen der ▶ DDG mit den neuen bildgebenden Verfahren in der Dermatologie beschäftigt.
> ▶ Konfokale Laserscanmikroskopie, ▶ OCT.

Aphthen

Kleine, schmerzhafte, weißliche Geschwüre, meist der Mundschleimhaut (Abb. 17), seltener im Genitalbereich. Heilen nach 1–2 Wochen im Regelfall ab. Schwer zu beeinflussen, ggf. Anwendung entzündungshemmender oder betäubender Gele oder Lösungen. Auslöser bleibt meist ungeklärt. Gelegentlich Zusammenhang mit inneren Erkrankungen oder Speisen.
> ▶ Behcet-Erkrankung.

Apremilast

ist der erste Arzneistoff aus der Wirkstoffgruppe der Phosphodiesterase-Hemmer, der in Tablettenform zum Schlucken für die Behandlung der mittelschweren bis schweren ▶ Psoriasis und ▶ Psoriasisarthritis zugelassen wurde.
> ▶ Crisaborole.

Aptos-Fäden

> ▶ Russische Fäden, ▶ Fadenlift.

Abb. 17 Sehr schmerzhafte, wiederholt auftretende Aphthe an der Zungenspitze

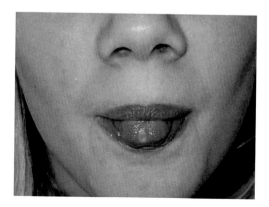

Argonlaser

Einer der ersten dermatologisch eingesetzten Lasertypen. Einsatzgebiete sind v. a. kleine Gefäßerweiterungen (▶ Teleangiektasien), ▶ Couperose, Gefäßneubildungen.

Arterien

Syn. Schlagadern, Pulsadern, die das Blut vom Herzen zu den inneren Organen, Armen und Beinen hin transportieren.

Arthropathie

Gelenkerkrankung, im Bereich der Hautkrankheiten z. B. zusammen mit der Schuppenflechte (▶ Psoriasis) auftretend, dann ▶ Psoriasisarthropathie genannt.

Arzneiexanthem

„Ausblühen" oder „Ausschlag" der Haut und der angrenzenden Schleimhäute durch Arzneimittel (Abb. 18, siehe Abb. 3 in Kap. P). Dabei wurden die Medikamente typischerweise in therapeutisch üblicher und nicht zu hoher Dosierung verabreicht. Am häufigsten sind Antibiotika wie Sulfonamide, Ampicillin, Amoxicillin und andere Penicilline ursächlich. Aber auch Schmerzmittel wie Acetylsalizylsäure (z. B. Aspirin), Harnsäureblocker wie Allopurinol, Anti-Krampf-Mittel (gegen Epilepsie) oder Beruhigungsmittel können zu einem „Ausblühen" der Haut führen.

In der Regel kann der Arzt nicht vom „Ausschlag" der Haut auf das auslösende Medikament schließen, sondern er versucht, im Rahmen des Patientengesprächs (▶ Anamnese) alle eingenommen Medikamente, außerdem die zeitlichen Zusammenhänge, frühere Unverträglichkeiten (▶ Allergie) sowie aktuelle Begleiterkrankungen (Virusinfekte) zu ermitteln. Arzneiexantheme können theoretisch erst Wochen (häufig acht bis 14 Tage) nach der letzten Einnahme zu einem Hautausschlag führen. Arzneiexantheme sind wahrscheinlich allergisch bedingt. Deshalb sollte im Rahmen von allergologischen Testungen das unter Verdacht stehende Medikament – soweit möglich und notwendig – untersucht werden. Manche Medikamente können nur stationär, d. h. unter Krankenhausbedingungen, ausgetestet werden. Auch wenn es nicht gelingt, das verantwortliche Medikament zu identifizieren, ist die Ausstellung eines Allergiepasses zu empfehlen, in dem der verdächtigte Wirkstoff vermerkt ist. Eine Testung auf Medikamente, die man problemlos ersetzen kann, wie z. B. veraltete Schmerzmittel, ist in der Regel nicht notwendig. Handelt es sich bei den verdächtigten Auslösern jedoch um Medikamente, die für den Patienten dringend erforderlich sind (z. B. spezielle Herz- oder

Abb. 18 Arzneiexanthem am Oberkörper eines 14-jährigen Jungen; die Hautveränderungen sind acht Tage nach Ende einer Penicillintherapie (▶ Antibiotika) aufgetreten

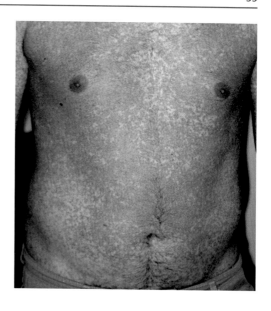

Blutdruckmittel), um aktuelle Betäubungs- oder Schmerzmittel, die in vielen verschiedenen z. B. Kopfschmerztabletten enthalten sind oder um gängige, i. d. R. gut verträgliche und oft angewendete Antibiotika (wie Penicilline), dann ist der mit einer Medikamententestung verbundene Aufwand sinnvoll. In einigen Fällen erleichtern Blutuntersuchungen wie ▶ RAST oder ▶ CAST, bei der die möglichen Auslöser direkt mit den Blutzellen in Kontakt gebracht werden, das Auffinden des verantwortlichen Medikamentes.

   ▶ Exanthem, ▶ Provokationstest, ▶ CAST, ▶ RAST.

Asthma allergicum

Syn. Allergisches Asthma. Atemnot. Verengung der Atemwege, erschwertes Ausatmen, pfeifende Atemgeräusche. Zugrunde liegt eine ▶ Allergie vom Soforttyp gegenüber z. B. Pollen, Tierhaaren, Hausstaubmilben.

   ▶ Soforttypreaktion, ▶ Anti-IgE-Antikörper.

Atherom

Syn. Grützbeutel (Epidermoidzyste, Trichilemmalzyste). Kugelig tastbare, prallelastische, gutartige Hautveränderung zwischen der Größe einer Erbse und eines Tennisballs, häufig an der Kopfhaut oder am Hodensack (siehe Abb. 5 in Kap. S) (aber auch an jeder anderen Stelle möglich) vorkommend, hat häufig eine mittig gelegene kleine Öffnung, aus der sich übelriechendes Material aus einer Art unter der Haut gelegenem Säckchen entleert oder ausdrücken lässt. Kann bei Bedarf

Abb. 19 Atherom
(Grützbeutel) am
Oberschenkel; das Bild
zeigt die vollständige
operative Entfernung des
kleinen Säckchens sowie
die Absonderung von ▶
Talg aus der Öffnung an der
Hautoberfläche durch Druck
der Pinzette

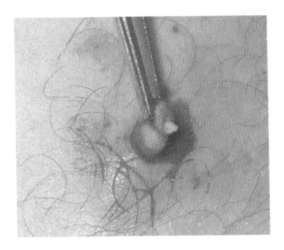

operativ entfernt werden, wobei nach Möglichkeit das „Säckchen" komplett entfernt werden muss, um ein Nachwachsen zu verhindern (Abb. 19). Dies gestaltet sich gelegentlich schwierig, je nach Dauer des Bestehens und der Häufigkeit abgelaufener Entzündungen. Bakterielle Infektionen durch das Einwandern von Keimen in das Beutelchen sind möglich. Dann bestehen starke Schmerzhaftigkeit und die Gefahr einer ▶ Abszessentstehung.

    ▶ Talgdrüsenzyste, ▶ Zyste.

Athlete's foot

▶ Fußpilz.

Atopie

Anlagebedingte, d. h. vererbte Überempfindlichkeit von Haut und Schleimhäuten, die zum einen dazu führt, nach Kontakt mit verschiedenen Umweltstoffen Allergien auf diese zu entwickeln, zum anderen mit einer erhöhten Neigung für die Ausbildung von Ekzemen (▶ Atopisches Ekzem) einhergeht. Zu den typischen atopischen Erkrankungen gehören der Heuschnupfen (▶ Rhinoconjunctivitis allergica), das allergische ▶ Asthma, die ▶ Neurodermitis (Atopisches Ekzem), verschiedene Nahrungsmittelallergien sowie die allergische ▶ Urtikaria (Nesselsucht).

    ▶ Asthma allergicum, ▶ Atopie-Score.

Atopie-Score

In Erlangen entwickelter Fragebogen mit Punktesystem, an dessen Ergebnis man die Neigung eines Menschen ablesen kann, eine ▶ Neurodermitis zu entwickeln. Abgefragt werden z. B. Woll- oder Textilunverträglichkeit oder das Vorliegen von Allergien, aber auch äußere Erscheinungsmerkmale wie ausgedünnte Augenbrauen, doppelte Lidfalte, ▶ Ichthyosis-Hand (siehe Abb. 1 in Kap. I) fließen in die Bewertung mit ein.

Atopische Dermatitis

(siehe Abb. 4 in Kap. B, Abb. 5, 6 und 7 in Kap. N) Synonyme: ▶ Neurodermitis, Atopisches Ekzem, Endogenes Ekzem, Neurodermitis constitutionalis atopica.

Atopisches Ekzem

Synonyme: ▶ Neurodermitis, Atopische Dermatitis, Endogenes Ekzem, Neurodermitis constitutionalis atopica.

Atrophie der Haut

Verdünnung der Haut, speziell der beiden oberen Hautschichten Epidermis (Oberhaut) und Dermis (Lederhaut). Ursachen dafür können zum einen Hauterkrankungen wie z. B. der ▶ Lupus erythematodes oder auch die in früheren Jahren gefürchtete missbräuchliche und unkritische Anwendung stark kortisonhaltiger Salben sein, wie auch langjähriges übermäßiges Sonnenbaden oder Sonnenbankbenutzung.

Auflichtmikroskopie

Syn. Dermatoskopie. Starke Vergrößerung von Hautstrukturen am Patienten mittels direkter Mikroskopie. Dient der Beurteilung der oberflächlichen Hautgewebeveränderungen durch eine Hautkrankheit und somit der Diagnosefindung. Wird häufig als Entscheidungshilfe bei der Beurteilung von Gut- oder Bösartigkeit von Hautmalen eingesetzt.

▶ Dermatoskop, ▶ Computergestützte Video-Auflichtmikroskopie, ▶ ABCDE-Regel.

Augenlidoperation

▶ Blepharoplastik.

Austrocknungsekzem

Syn. ▶ Exsikkationsekzem. Juckende, trockene, rote Haut durch zu viel Seife, Duschgel, zu häufiges Duschen, lange und heiße Schaumbäder.

Autoimmunkrankheit

Hierunter fallen verschiedene leichte bis sehr schwere Erkrankungen, denen gemeinsam ist, dass körpereigene Zellen oder Abwehrzellen gegen Zellen des eigenen Körpers „kämpfen".
▶ Sklerodermie, ▶ Dermatomyositis, ▶ Lupus erythematodes, ▶ Vitiligo, ▶ Alopecia areata.

AVK

Arterielle Verschlusskrankheit. Verengung der das Blut vom Herzen in die Beine transportierenden Schlagadern. Führt zu Schmerzen beim längeren Gehen, häufigem Zwang zum Stehenbleiben (Schaufensterkrankheit), später auch zu Schmerzen in Ruhe, mit dem Verlangen, die Beine aus dem Bett nach unten hängen zu lassen und letztendlich evtl. auch zum Absterben von Gewebe (▶ Nekrose) mit nachfolgender Amputation (Raucherbein).
▶ Diabetisches Fußsyndrom.

Azoospermie

Das Fehlen von reifen, beweglichen Spermien im ▶ Spermiogramm (männliche Samenuntersuchung).

B

Beispielstichwort

Berufskrankheit 5101 (BK 5101): Die Definition der Deutschen Gesetzlichen Unfallversicherung (DGUV) für eine Berufskrankheit der Haut lautete viele Jahre lang: „Schwere oder wiederholt rückfällige Hauterkrankungen, die zur Unterlassung aller Tätigkeiten gezwungen haben, die für die Entstehung, die Verschlimmerung oder das Wiederaufleben der Krankheit ursächlich waren oder sein können." Jedoch fällt der Unterlassungszwang ab 2021 weg, was möglicherweise zu einer Zunahme der Anerkennung von Berufskrankheiten der Haut führt. Die häufigsten betroffenen Diagnosen sind hierbei das Handekzem (▶ Degenerativ-toxisches Handekzem) durch Feuchtarbeit und die Kontaktallergie durch hautbelastende Substanzen (▶ Kontaktdermatitis). Bei ca. 18.000 bestätigten Fällen eines beruflichen Zusammenhangs pro Jahr, kam es bislang jeweils nur zu ca. 500 Anerkennungen als BK 5101 aufgrund des fehlenden Kriteriums der Unterlassung. ▶ Hautarztbericht.

Babyhaut

Die Babyhaut hat genauso viele Hautschichten wie die Erwachsenenhaut. Sie unterscheidet sich aber in einigen wichtigen Merkmalen von der Haut des Erwachsenen: Die Babyhaut ist nur etwa ein Fünftel so dick wie die Haut eines Erwachsenen und deshalb insgesamt weniger widerstandsfähig. Durch eine sehr viel geringer ausgeprägte Hornschicht (▶ Epidermis), deren Zellen auch weniger dicht gepackt sind, ist die Barrierefunktion (Schutzfunktion) der Hornschicht im Vergleich zur reifen Erwachsenenhaut noch stark eingeschränkt. Deshalb können auf die Haut aufgebrachte Substanzen leichter in tiefere Hautschichten eindringen und vom Körper aufgenommen werden. Die Abwehrfunktion der Baby- und

© Der/die Autor(en), exklusiv lizenziert durch Springer-Verlag GmbH, DE, ein Teil von Springer Nature 2021
B. Kardorff, *Gesunde Haut*, https://doi.org/10.1007/978-3-662-63160-7_2

Kleinkinderhaut (▶ pH-Wert) ist durch die geringe Aktivität der ▶ Talg- und ▶ Schweißdrüsen noch relativ schwach. Erst in der Pubertät nimmt die Talgdrüsenabsonderung durch die hormonellen Umstellungen (▶ Akne) zu. Die geringe Pigmentierung (Färbung) der Haut führt zu einer erhöhten ▶ UV-Licht-Empfindlichkeit, da die ▶ Melanozyten zwar schon vorhanden, aber noch wenig aktiv sind.

Aufgrund dieser Unterschiede ist die Babyhaut besonders empfindlich gegenüber chemischen und physikalischen Einflüssen sowie Keimen und Austrocknung. Auch die Fähigkeit zur Wärmeregulation ist bei relativ großer Körperoberfläche wegen der bereits erwähnten geringeren Schweißabsonderung und der vergleichsweise langsamen Anpassungsfähigkeit der Hautdurchblutung deutlich geringer ausgeprägt als beim Erwachsenen.

▶ Haut.

Bade-PUVA-Therapie

▶ PUVA-Therapie.

Bakterien

(Syn. Bazillen, Keime) Einzellige Lebewesen, die sowohl Krankheitserreger als auch nützliche Mitbewohner des Menschen, z. B. auf der Haut oder im Darm, sein können.

Balanitis

Entzündung der Eichel des männlichen Glieds, sehr häufig durch ▶ Hefepilze (▶ Candidose) ausgelöst (siehe Abb. 1 in Kap. C). Es gibt aber auch nichtansteckende Balanitiden.

Balneo-Photo-Therapie

Kombination aus einem medizinischen Bad (Balneo) und gleichzeitiger oder nachfolgender künstlicher Sonnenbestrahlung (Photo), sehr wirksam bei vielen chronischen und juckenden Hautkrankheiten, speziell bei ▶ Neurodermitis, ▶ Psoriasis und ▶ Lichen ruber. Als Badezusätze werden entweder Salz (Sole) in verschiedenen Konzentrationen (i. d. R. 3–15 %) oder lichtempfindlichmachende Substanzen (sog. ▶ PUVA-Bad) eingesetzt.

Verschiedene chronische Hautkrankheiten bessern sich deutlich bei einem Urlaub am Meer, bei dem die erkrankte Haut Kontakt zu Salzwasser und Sonnenlicht hat. Aus dieser Beobachtung ist die wissenschaftlich gut überprüfte Balneophototherapie entstanden. Hierbei wird sozusagen in der heimischen

Hautarztpraxis ein Urlaub am Meer simuliert. Allerdings meist ohne Cocktails und Kokosnüsse. Stattdessen findet ein angenehmes Bad in einer mit einer speziellen Salzlösung oder einer noch intensiveren Psoralen-Lösung statt, und nach ca. 20–30 min Badezeit geht es in eine UV-Kabine (ähnlich einer Sonnenbank im Stehen), die ganz spezielle, selektierte Teile künstlichen Sonnenlichts abgibt. Die Behandlung mit Salz und UV-Licht nennt sich Photo-Sole-Therapie, die Behandlung mit dem Lichtsensibilisator Psoralen heißt Bade-PUVA-Therapie (Das P vor UVA steht für Psoralen.) ▶ PUVA-Bad.

Bereits nach 4–5 Behandlungssitzungen stellen sich die ersten, merklichen Befundbesserungen ein. Je nach Befund und Verlauf werden ca. 15–35 Behandlungssitzungen 1–3 × pro Woche in Folge durchgeführt.

Balneotherapie

Behandlung großer Hautflächen durch wirkstoffhaltige Badezusätze (z. B. Kamille, Öl, Jod, Salz – Sole-, ▶ Ichthyol etc.) im Rahmen von Voll- oder Teilbädern.

Baricitinib

Arzneistoff (kleines Molekül) aus der Gruppe der ▶ Januskinasen-Inhibitoren zur Behandlung der mittelschweren bis schweren ▶ Neurodermitis in Tablettenform. Handelsname: Olumiant®.

Barrierefunktion der Haut

Die Haut erfüllt eine Schutzfunktion für den Körper gegenüber der Umwelt. Zusätzlich hat sie eine eigene Schutzschicht, bestehend aus Fetten, Feuchtigkeitsfaktoren und gebundenem Wasser, die vor mechanischen Kräften, Witterungseinflüssen und Austrocknung schützt. Durch Überbeanspruchung der Haut kann die Hautbarriere angegriffen werden, und es kommt z. B. zum ▶ Austrocknungsekzem.

Basaliom

(Syn. Basalzellkarzinom; Abb. 1 und 2) Halbbösartiger Hautkrebs, der zwar an Ort und Stelle sowohl in die Breite als auch in die Tiefe zerstörend wächst sowie unbehandelt auch tiefliegendes Knochengewebe zerstören kann, jedoch so gut wie nie Tochterabsiedlungen im Körper setzt. Das Basaliom ist der häufigste Hautkrebs und eine der häufigsten Krebsarten des Menschen überhaupt. Aufgrund der fehlenden Streuneigung und des meist langsamen Wachstums kann das Basaliom

Abb. 1 Basaliom der
Nasenwurzel (in der
Bildmitte); typisch:
perlschnurartige Knötchen

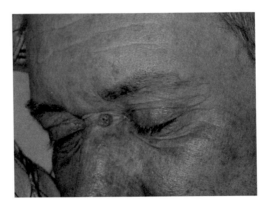

Abb. 2 In den Haaren vor
dem rechten Ohr versteckt
gewachsenes Basaliom mit
▶ Teleangiektasien und
Krusten

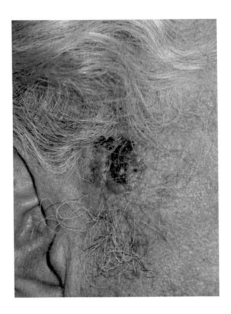

in den allermeisten Fällen geheilt werden. Obwohl das Basaliom zusammen mit
dem ▶ Spinaliom auch als „weißer Hautkrebs" bezeichnet wird, sieht es meist
nicht typisch weiß aus. Frühe Formen sind oft unscheinbar und können wie ein
kleines hautfarbenes Pickelchen aussehen. Im fortgeschrittenen Stadium kann
sich ein großes und tiefes Geschwür zeigen, welches nässen kann und häufig mit
Krusten belegt ist. Da die frühen Formen des Basalioms von den Betroffenen
oft gar nicht bemerkt werden, können regelmäßige Ganzkörperuntersuchungen
beim Hautarzt (▶ Hautkrebsscreening) helfen, Basaliome möglichst früh zu
erkennen. Bei einem ungewöhnlichen nicht heilenden Pickel, einer über Monate
bestehenden schuppenden rötlichen Stelle oder bei nicht heilenden Wunden bzw.
nicht heilenden Verschorfungen sollte zur Abklärung ein Hautarzt aufgesucht

werden. Wenn Verdacht auf ein Basaliom besteht, verwendet der Hautarzt häufig ein ▶ Auflichtmikroskop zur genaueren Untersuchung. Um die Diagnose zu bestätigen, kann die Entnahme einer Gewebeprobe (▶ PE) erforderlich sein. Hilfreiche moderne Methoden zur „unblutigen" Diagnose eines Basalioms sind auch nach Leitlinie die ▶ Konfokale Laserscanmikroskopie (siehe **Abb. 1 in Kap. O**) und die ▶ Optische Cohärenz-Tomographie (OCT). Die Standarttherapie des Basalioms ist die vollständige operative Entfernung. Bei frühen, oberflächlichen Formen des Basalioms kommen auch alternativ weniger ▶ invasive Therapieverfahren in Betracht. Hierzu zählen die ▶ Photodynamische Therapie, die Lasertherapie, die ▶ Kryotherapie sowie die Therapie mit bestimmten äußerlichen Medikamenten in Cremes. Wenn aufgrund der Ausdehnung und Lokalisation des Basalioms oder aufgrund des Alters und des Gesundheitszustandes des Patienten die Operation eines größeren Basalioms nicht möglich ist, kann auch eine Strahlentherapie (▶ Röntgenweichstrahltherapie, „schnelle Elektronen", o. Ä.) in Erwägung gezogen werden. Für die seltenen Fällen von sehr weit fortgeschritten Basaliomen, die schon größere und tiefere Gewebebezirke zerstört haben oder Tochtergeschwulste in andere Organe gesetzt haben, steht auch eine Art Chemotherapie zur Verfügung.

Da auf zumeist lichtgeschädigter Haut im Laufe des Lebens noch weitere Basaliome entstehen können, sind regelmäßige hautfachärztliche Kontrollen zur Früherkennung und Nachsorge notwendig.

▶ Konfokale Laserscanmikroskopie, ▶ Optische Cohärenz Tomographie (OCT).

Basalzellkarzinom

▶ Basaliom; s. Abb. 1 und 2, Abb. 1 in Kap. O.

Basalzellschicht

Unterste Schicht der Oberhaut (Epidermis), von der aus Zellteilung und Zellreifung der Hautzellen beginnen, die sich immer weiter nach oben schieben, schließlich absterben und als Horn(haut)zellen die Haut schützen, bis sie ebenfalls durch nachwachsende Zellen abgestoßen werden. Bei manchen Hauterkrankungen (z. B. ▶ Psoriasis) ist die Zellteilungsrate so stark erhöht, dass die Hornzellen gar nicht so schnell abgestoßen werden, wie sich neue Zellen nachbilden. Dadurch entsteht eine verdickte, silbrige, schuppende Hornzellschicht.

Behçet-Erkrankung

(Syn. M. Behçet) In der Türkei und in Südostasien häufigere, bei uns seltener vorkommende chronisch entzündliche Allgemeinerkrankung, die ein insgesamt sehr vielschichtiges Krankheitsbild mit Beteiligung von Schleimhäuten, Haut, Augen, Gelenken, Magen-Darm-Trakt, Urogenitalsystem und Gefäßsystem aufweist. Typisch sind das gleichzeitige Auftreten von ▶ Ulzerationen (▶ Aphthen) der Mund- und Genitalschleimhaut sowie Augenveränderungen.

Berufskrankheit 5101 (BK 5101)

Die Definition der Deutschen Gesetzlichen Unfallversicherung (DGUV) für eine Berufskrankheit der Haut lautete viele Jahre lang: „Schwere oder wiederholt rückfällige Hauterkrankungen, die zur Unterlassung aller Tätigkeiten gezwungen haben, die für die Entstehung, die Verschlimmerung oder das Wiederaufleben der Krankheit ursächlich waren oder sein können." Jedoch fällt der Unterlassungszwang ab 2021 weg, was möglicherweise zu einer Zunahme der Anerkennung von Berufskrankheiten der Haut führt. Die häufigsten betroffenen Diagnosen sind hierbei das Handekzem (▶ Degenerativ-toxisches Handekzem) durch Feuchtarbeit und die Kontaktallergie durch hautbelastende Substanzen (▶ Kontaktdermatitis). Bei ca. 18.000 bestätigten Fällen eines beruflichen Zusammenhangs pro Jahr, kam es bislang jeweils nur zu ca. 500 Anerkennungen als BK 5101 aufgrund des fehlenden Kriteriums der Unterlassung.
   ▶ Hautarztbericht.

Berufskrankheit 5103 (BK 5103)

▶ Aktinische Keratosen als Frühstadien oder Vorstufen des ▶ Plattenepithelkarzinoms, sowie das ▶ Spinaliom selbst können bei Mitgliedern der Deutschen Gesetzlichen Unfallversicherung (DGUV) als Berufskrankheit der Nummer 5103 bei ihrer zuständigen Berufsgenossenschaft (BG) anerkannt werden. Dies trifft auf Outdoor Worker zu, da bestimmte Hautkrebserkrankungen durch langjährigen Einfluss von UV-Strahlung bei Arbeiten im Freien „arbeitsbedingt" verursacht werden können. Typische betroffene Berufe sind z. B. Dachdecker, Maurer, Arbeiter im Straßenbau, etc. Ca. 8000 Verdachtsfälle werden derzeit pro Jahr gemeldet. Die ▶ DDG empfiehlt, auch das ▶ Basaliom als Berufskrankheit anzuerkennen.

Abb. 3 Ausgeprägte rötlich-blaue Besenreiser an der Innenseite von linkem Knie und Oberschenkel; größere Venen und Varizen sieht man hellbläulich durch die Haut schimmern

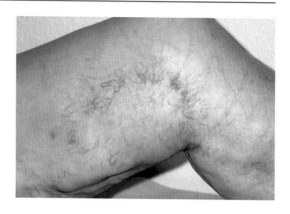

Besenreiser

Definition Besenreiser sind die kleinste Form von Krampfadern der Beine (Abb. 3).

Ursachen Besenreiser haben i. d. R. keine krankhafte oder medizinische Bedeutung. Sie entstehen aufgrund einer Veranlagung, wobei Frauen häufiger betroffen sind als Männer.

Das vermehrte Auftreten von Besenreisern kann – muss aber nicht – ein erster Hinweis auf ein Venenleiden (Krampfadern der größeren Blutgefäße) sein (▶ Varikosis).

Symptome Es handelt sich um deutlich sichtbare, rot-bläuliche bis violette Erweiterungen kleinster Blutgefäße, die entweder einzeln oder auch in Netz- oder Spinnenform Vorkommen.

Therapie Da die Besenreiser an sich ungefährlich sind, müssen sie aus medizinischen Gründen nicht unbedingt behandelt werden. Häufig besteht aber seitens der Betroffenen der Wunsch, die Besenreiser entfernen zu lassen, wenn diese als unschön bis hässlich empfunden werden und aus kosmetischen Gründen stören.

Durch eine entsprechende Behandlung können die Besenreiser meist weitgehend verschwinden, dies schützt aber natürlich entsprechend disponierte Menschen nicht davor, erneut Besenreiser zu entwickeln. Dies geschieht aber nicht, wie oft fälschlicherweise behauptet wird, weil Besenreiser entfernt wurden und das Blut sich einen neuen Weg suchen muss, sondern weil sich ohnehin neue Besenreiser entwickeln würden. Als immer noch erfolgversprechendste Methode gilt weiterhin die ▶ Verödung, entweder alleine oder sehr erfolgreich auch in Kombination mit einer ▶ Laser-Therapie (▶ Farbstofflaser). Sämtliche neueren Therapieversuche mit Lasern oder auch Elektroden als Monotherapie werden mit dem Erfolg einer Verödung verglichen. Einige der derzeit häufig hochgelobten Lasersysteme können ihren Versprechungen nicht gerecht werden. Eine erfolgreiche Laserbehandlung ist oft nur bei ganz zarten, rötlichen und sehr oberflächlichen Besenreisern möglich.

Betschwiele

▶ Hornhautschwiele.

Beugenekzem

(s. Abb. 4) ▶ Ekzeme in den Ellenbeugen und den Kniekehlen werden „Beugenekzeme" genannt. Sie sind typisch für das Vorliegen einer ▶ Neurodermitis.

Biologicals (Syn. Biologika, Einzahl Biologikum)

Hiermit werden biotechnologisch hergestellte Medikamente bezeichnet, die Krankheitsprozesse im Körper gezielt beeinflussen. Sie werden in lebenden Zellen erzeugt, die den Wirkstoff produzieren. Biologicals können bei bestimmten chronisch-entzündlichen Krankheiten wie zum Beispiel Morbus Crohn (Darmkrankheit), „Rheuma" und ▶ Psoriasisarthritis eingesetzt werden. Im Bereich der Hautkrankheiten stehen Biologicals u. a. zur Behandlung von ▶ Psoriasis (Schuppenflechte) und ▶ Neurodermitis zur Verfügung. Die enthaltenen Wirkstoffe sind v. a. Antikörper, die u. a. an körpereigene Rezeptoren andocken können. Die Wirkung soll sich durch eine gezielte Hemmung derjenigen weißen Blutkörperchen (T-Lymphozyten) entfalten, die für die spezielle krankheitsver-

Abb. 4 ▶ Ekzem der linken Ellenbeuge bei ▶ Neurodermitis mit Rötung, Schuppung, ▶ Lichenifikation und Kratzspuren

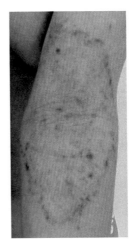

ursachende ▶ Entzündung verantwortlich sind. Dies geschieht über eine gezielte Beeinflussung und Inaktivierung bestimmter Botenstoffe (▶ Zytokine). Dadurch soll eine Beeinflussung der Erkrankungen direkt an der „Wurzel" der gestörten Abläufe im Immunsystem (Abwehrsystem des Körpers) erfolgen. Langfristige Vorteile dieser Therapie sollen in einer verbesserten Wirksamkeit bei geringeren Nebenwirkungen bestehen, da die antientzündliche Wirkung gezielt nur die verursachenden Zellen treffen soll und nicht, wie bei der Behandlung mit z. B. ▶ Kortison, viele Zellen des Immunsystems beeinflusst werden. Da auch diese Medikamente chronisch-entzündliche Erkrankungen nicht dauerhaft ausheilen, sondern nur unterdrücken, müssen sie über einen längeren Zeitraum verabreicht werden. Dies erfolgt meist in Form von Spritzen, die im Abstand von zweimal pro Woche bis hin zu einmal in drei Monaten ins Unterhautfettgewebe (▶ Subkutis) injiziert werden. Aufgrund der aufwändigen biotechnologischen Herstellung sind Biologicals sehr teure Medikamente, und auch Biologicals können ernstere Nebenwirkungen haben. Daher werden sie bei Psoriasis und Neurodermitis eher bei schwereren Krankheitsverläufen eingesetzt, wenn andere Therapien nicht ausreichend wirksam sind. Unterschiedliche ▶ Zytokine können das Angriffsziel der Biologika darstellen: z. B. hemmen ▶ Adalimumab, ▶ Etanercept, ▶ Infliximab, ▶ Golimumab und ▶ Certolizumab, die krankheitsfördernden Effekte des Tumornekrose-Faktor-Alpha und werden als ▶ TNF-α-Blocker bezeichnet. Andere Wirkstoffe hemmen unterschiedliche ▶ Interleukine oder die Interleukin-Rezeptoren (Andockstationen). Beispiele hierfür sind ▶ Ixekizumab, ▶ Brodalumab, ▶ Secukinumab, ▶ Tildrakizumab, ▶ Dupilumab oder ▶ Guselkumab.

▶ DMARD, ▶ Biosimilars, ▶ Januskinasen-Inhibitoren (JAK-Hemmer).

Biopsie

Gewebeentnahme, Probenentnahme (▶ PE). ▶ Optische Biopsie ▶ Konfokale Laserscanmikroskopie (KLSM, RCM).

Biorevitalisierung

Unterspritzung der Haut mit nicht-vernetzter körperidentischer ▶ Hyaluronsäure zur Erhöhung des Feuchtigkeitsgehalts und optischen Verjüngung insbesondere bei Knitterfältchen als ▶ Anti-Aging- Maßnahme, zur Geweberegeneration, gegen ▶ Hautalterung.

Biosimilars

sind nachgebaute Arzneimittel, die genau wie ihre Originale, die ▶ Biologicals, in lebenden Zellen erzeugt werden. Sie können erst nach Ende des Patentschutzes zugelassen werden. Die Wirkstoffe der Biosimilars sind im Gegensatz zu den ▶ Generika nicht 100 % identisch mit dem Originalpräparat, da es durch die Lebendproduktion in unterschiedlichen Organismen Schwankungen gibt. Für die Zulassung entscheidend ist jedoch, dass es für den Behandlungserfolg keine relevanten Unterschiede gibt und die gleiche Sicherheit wie beim Original gewährleistet sein muss.

Blasensucht

▶ Pemphigus.

Blepharoplastik

(Syn. ▶ Lidplastik) Unter dem Begriff „Blepharoplastik" werden alle Operationstechniken zusammengefasst, die am Oberlid zur Verbesserung von ▶ „Schlupflidern" (siehe Abb. 1 in Kap. S) und am Unterlid zur Verbesserung von „Tränensäcken" und erschlaffter Haut dienen.
   ▶ Plasmagenerator.

Blickdiagnose

▶ Klinischer Befund.

Blutschwamm

▶ Hämangiom, ▶ Angiom.

Borrelien

Bakterien, die durch Zeckenbissübertragung beim Menschen die sog. ▶ Borreliose hervorrufen können.
   ▶ Zecken.

Borreliose

Erkrankung, die durch ▶ Borrelien verursacht wird. Überträger sind ▶ Zecken. Die Erkrankung kann verschiedene Organsysteme befallen. Im Verlauf der unbehandelten Erkrankung treten u. a. Hautveränderungen, Gelenkentzündungen, Nervenentzündungen, Lähmungen sowie Hirnhaut- und Gehirnentzündungen auf. Die Erkrankung muss mit Antibiotika behandelt werden. Das erste sichtbare Stadium stellt die Wanderröte (▶ Erythema chronicum migrans; siehe Abb. 3 **in Kap. E**) dar.

Botulinumtoxin (vornehm nur Botulinum)

(Falten- oder Schweißgift) Durch das Einspritzen minimaler Mengen des Mittels (z. B. Botox® o. a.) wird zum einen eine überschüssige Schweißbildung – z. B. an Händen und Füßen sowie in den Achselhöhlen (siehe Abb. 6 in Kap. M) – zuverlässig gehemmt, zum anderen verschwinden Falten durch eine zeitweise Stilllegung der kleinen verantwortlichen Muskeln. Die Wirkung hält etwa 3–12 Monate an.

Botulinumtoxin ist eigentlich ein Bakteriengift, welches sich z. B. in verfallenen, geblähten Konservendosen befindet und durch Lähmung der Muskeln des Verzehrenden Auslöser tödlicher Lebensmittelvergiftungen sein kann. Doch gerade die muskellähmende Giftwirkung macht die seit 1993 als Medikament zugelassene Substanz zur Behandlung von Gesichtsfalten geeignet. Nach ▶ Injektion winziger Mengen z. B. in die Stirnmuskeln sind das faltenverursachende Stirnrunzeln (Denkerstirn, Reibeisenstirn, Alain-Delon-Stirn) oder der „böse

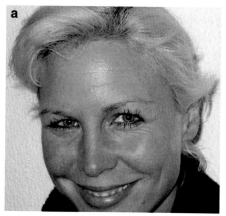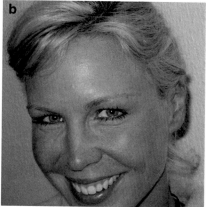

Abb. 5 a, b 32-jährige Patientin **a** vor und **b** drei Wochen nach Behandlung der Lachfältchen (periorbital), Sorgenfalten (Stirn) und „Zornesfalte" (Glabella) mit Botulinumtoxin A. Neben dem faltenglättenden Effekt wirkt das ganze Gesicht entspannter, frischer und um mehrere Jahre jünger und jugendlicher

Blick" (Augenkneifen, Zornesfalte; siehe Abb. **1 in Kap. Z**) für mehrere Monate nicht mehr möglich. Auch Krähenfüße (Lachfältchen) entspannen und glätten sich (Abb. 5). Die Entspannung der Muskulatur und somit die sichtbare Faltenglättung beginnt nach etwa 2–5 Tagen und erreicht ihr Maximum nach 14 Tagen. In den Monaten der Wirkung wird die faltenverursachende mimische Muskelbewegung teilweise sogar verlernt.

Nebenwirkungen treten, wenn überhaupt, nur für kurze Zeit auf und bestehen z. B. in leicht hängenden Augenlidern oder bei der Behandlung vermehrter Schweißbildung an Händen und Füßen in einer kurzzeitigen Beeinträchtigung der Feinmotorik. Ursprünglich wurde Botulinumtoxin nur bei der Behandlung neurologischer Erkrankungen – wie Schreibkrampf, Lidkrampf oder Schiefhals – eingesetzt. Die Einsatzgebiete haben sich stetig erweitert. Eine sehr gute Wirkung hat sich gegen Migräne gezeigt. Auch bei Spannungskopfschmerzen sind gute Erfolge beschrieben, wie auch beim Bruxismus (Zähneknirschen). In fast allen medizinischen Erkrankungsfeldern gibt es inzwischen sinnvolle Einsatzgebiete für den heutzutage als Botulinum abgekürzten Wirkstoff. Im Rahmen der minimal ▶ invasiven Eingriffe gibt es kein anderes Verfahren, welches bei richtiger ▶ Indikation durch einen dermatologischen Experten vergleichbar gute optische Verjüngungseffekte an der Haut erzielen kann, wie die Botulinumtherapie.

▶ Anti-Schweiß-Therapie, ▶ Faltenbehandlung.

„Branding"

Bewusstes Zufügen von ▶ Narben durch drittgradige ▶ Verbrennung (meist mit etwa 1200 °C heißem Stahl für 1–2 s, Blech-„Branding") aufgrund einer psychischen Störung, eines unangebrachten Körperkults oder eines sicherlich falsch verstandenen Schönheitsideals auf der Suche nach Aufmerksamkeit und Anerkennung; leitet sich von den aus Wildwestfilmen bekannten Brandzeichen zur Markierung von Mitgliedern einer Rinderherde ab.

▶ „Cutting", ▶ „Implanting", ▶ „Tongue Splitting".

BRAVA (-AFT)

▶ Brustvergrößerung, -formung und -straffung, nicht-operativ.

Brustvergrößerung, -formung und -straffung, nicht-operativ, ohne und mit Eigenfetttransplantation

Die Methode wurde von dem US-amerikanischen Arzt Dr. Roger Khouri über viele Jahre entwickelt und im Jahre 2003 von Dr. Kardorff u. a. im Rahmen einer 4-teiligen Fernsehrealdokumentation im deutschsprachigen Europa eingeführt. Die

Abb. 6 Ein spezieller
Sport-BH hält die
Kunststoffexpansionsschalen
(„domes") in stabiler
Position, um ein möglichst
bequemes Tragen des
Unterdrucksystems zu
garantieren

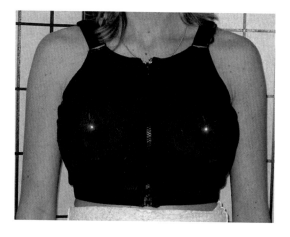

„BRAVA" genannte Methode ist ein in wissenschaftlichen Studien überprüftes und patentiertes System zur nichtoperativen Formung, Straffung und Vergrößerung der weiblichen Brust. Das Wort „BRAVA" ist ein Akronym für „vacuum bra", zu deutsch also „Vakuumbüstenhalter".

Ursprünglich mussten die Patientinnen für eine erfolgreiche Brustvergrößerung über einen Zeitraum von mindestens zehn Wochen konsequent täglich zwei als „domes" bezeichnete Kunststoffexpansionsschalen tragen, die über einen sich klebrig anfühlenden Silikonrand an der Haut haften und mit einem speziellen Sport-BH in stabiler Position gehalten werden (Abb. 6). In den Kunststoffschalen herrscht ein für die Patientinnen kaum spürbarer konstanter Unterdruck von etwa 20 mmHg, der über eine kleine, „smart-box" genannte Minipumpe innerhalb des BH erzeugt wird. Diese „smart-box" enthält gleichzeitig einen Minicomputer, der speichert, wie lange pro Tag ein therapeutisch ausreichender Unterdruck bestanden hat.

Bevor es zur eigentlichen Gewebevermehrung kam, bemerkten die Patientinnen von Anfang an eine Brustgrößenzunahme durch eine deutliche Wassereinlagerung (▶ Ödem) in der Brust.

Durch den kontinuierlichen sanften Unterdruck kommt es zu einem gleichmäßigen Wachstum von Fett- und Drüsengewebe, sodass ein erschlaffter Hautmantel aufgefüllt werden kann und die Brust wieder, wie z. B. vor einer Schwangerschaft, voller und formschöner ist.

Nach den damaligen Beobachtungen hatte die Brust nach etwa fünf von zehn Wochen der Tragezeit ungefähr die Größe angenommen, die auch nach Beendigung der Anwendung und nach Abklingen des bestehenden Ödems dauerhaft bestehen blieb. Im Durchschnitt konnte eine Volumenzunahme je Brust von 100 ml, was etwa einer Körbchengröße entspricht, erzielt werden. Die nichtoperative Unterdruckmethode ist für Patientinnen mit den Körbchengrößen A und B geeignet, die sich eine natürliche Vergrößerung und Straffung ihrer Brust wünschen und operative Risiken sowie implantierte Fremdkörper mit allen möglichen Komplikationen und Folgebehandlungen strikt ablehnen. Die einzigen relevanten Nebenwirkungen der Methode spielten sich an der Haut ab (Reizungen, ▶ Dermatitis, ▶ Follikulitis).

Seit mehreren Jahren ist man jedoch bei den meisten Patientinnen von der ursprünglichen Methode der mehrmonatigen Tragezeit des Vakuum-BH-Systems abgekommen und beschränkt die Tragezeit auf gut erträgliche vier Wochen. Untersuchungen haben gezeigt, dass die Brust innerhalb der vier Wochen Vakuumtherapie optimal auf einen autologen Fetttransfer (AFT, ▶ Eigenfett-transplantation) vorbereitet ist. Dabei wird abgesaugtes, körpereigenes Fett zur Formung und Auffüllung der Brust verwendet. Anschließend wird der Unterdruck-büstenhalter nochmals für 7–14 Tage zur Stabilisierung des eingefüllten Fetts getragen. Diese Kombi-Methode nennt sich BRAVA-AFT und hat in Studien eine Erhöhung des Brustvolumens um 233 ml nach einem Jahr gezeigt, im Vergleich zur reinen Fetttransplantation (Lipofilling) ohne Vakuum-Expander, die 134 ml Volumenzunahme erreichte.

Brimonidin

ist ein Wirkstoff, der zuerst als Augentropfen der Therapie des „grünen Stars" diente und seit geraumer Zeit auch in Gelform zum hauchdünnen Auftragen für die Behandlung von Symptomen der ▶ Rosacea eingesetzt wird. Ein Zeichen der Rosacea ist die flächige Rötung des Gesichts (▶ Erythem) durch viele ganz feine Äderchen. Brimonidin verengt diese kleinen Blutgefäße für einen Zeitraum von 8–10 h und wirkt dabei vergleichsweise wie abschwellende Nasentropfen. Die richtige Dosierung muss von den Patienten erst einmal eingeübt werden. Korrekt dosiert gibt es während der Wirkdauer einen hervorragenden Effekt gegen die Gesichtsrötung. Dosiert man zu schwach, ist der Effekt zu gering, dosiert man über, machen die behandelten Stellen im Gesicht den Eindruck einer ungesunden Leichenblässe.

Brodalumab

▶ Biologikum der Klasse ▶ Interleukin-17 A-Rezeptor-Blocker. ▶ Psoriasis. Handelsname: Kyntheum®.

BVDD

Der **B**erufsverband der **D**eutschen **D**ermatologen vertritt die berufspolitischen und wirtschaftlichen Interessen von über 5000 Hautärztinnen und Hautärzten in ganz Deutschland. Auf der Homepage https://www.bvdd.de gibt es unter der Rubrik „Für Patienten" zahlreiche nützliche Informationen rund um die Haut und

Allergien. Aktuelle Themen und Aktionen (z. B. Hautkrebs, Berufserkrankung, Umgang mit chronischen Hautkrankheiten), Hautarztsuche, Ratgeber und sogar ein ▶ Pollenflugkalender sind dort zu finden.

C

Café-au-lait-Fleck: (Milchkaffeefleck). Angeborener hellbrauner Fleck der Haut, entwickelt sich bis zu einer Größe von etwa 2–10 cm im Durchmesser. Kommen mehr als fünf dieser Flecken an der Haut vor, kann dies ein Hinweis auf das Vorliegen einer Erbkrankheit (▶ Neurofibromatose) sein. Einzelne Flecken sind allerhöchstens kosmetisch störend und können dann durch ▶ Camouflage abgedeckt werden. Auch ist eine Aufhellung der Milchkaffeeflecken durch Lasertherapie möglich.

Café-au-lait-Fleck

(Milchkaffeefleck). Angeborener hellbrauner Fleck der Haut, entwickelt sich bis zu einer Größe von etwa 2–10 cm im Durchmesser. Kommen mehr als fünf dieser Flecken an der Haut vor, kann dies ein Hinweis auf das Vorliegen einer Erbkrankheit (▶ Neurofibromatose) sein. Einzelne Flecken sind allerhöchstens kosmetisch störend und können dann durch ▶ Camouflage abgedeckt werden. Auch ist eine Aufhellung der Milchkaffeeflecken durch Lasertherapie möglich.

Calcineurininhibitoren

▶ Kortisonfreie Wirkstoffgruppe, die das Enzym (Biokatalysator) Calcineurin gezielt in speziellen weißen Blutkörperchen (T-Zellen) blockiert und dadurch die Ausschüttung entzündungsfördernder Botenstoffe hemmt. Äußerlich in Form von z. B. Creme angewandt, wirken Calcineurininhibitoren (-hemmer) schnell und effektiv gegen ▶ Entzündung und Juckreiz. Die beiden ersten zur Behandlung der Neurodermitis zugelassenen Wirkstoffe dieser Gruppe waren ▶ Pimecrolimus (Elidel®) und Tacrolimus (Protopic®), welches auch schon als Generikum erhältlich ist.

Calcipotriol

ist ein Vitamin-D-Abkömmling (▶ Calcitriol) und wird als Arzneistoff zur ▶ topischen Behandlung der ▶ Psoriasis eingesetzt. Dabei werden entzündungsfördernde ▶ Zytokine gehemmt und antientzündliche Zytokine gefördert.

Calcitriol

Vitamin D. Ein Vitamin mit hormonartiger Wirkung, welches vom Körper selber im Zusammenhang mit Sonnenlicht hergestellt werden kann. Es ist somit nicht „essenziell" und muss nicht, wie einige andere Vitamine, zwingend mit der Nahrung aufgenommen werden. Es kann aber bei Mangel durch Nahrungsergänzungsmittel im Körper angereichert werden. Die Wirkungen im menschlichen Körper sind vielfältig: Über den Kalziumstoffwechsel wirkt es gegen Knochenschwund (Osteoporose), es hat Einfluss auf Nervensystem, Blutdruck und Muskulatur und beeinflusst das Immunsystem vorteilhaft. Im Bereich der ▶ Dermatologie hat es vorteilhafte Wirkungen gegen die ▶ Psoriasis und auch die Abwehr von Infekten scheint verbessert zu sein. Ein hoher Vitamin-D-Spiegel im Blut wird z. B. auch mit milderen ▶ COVID-19- (Corona)Verläufen in Zusammenhang gebracht.
▶ Calcipotriol.

Calciumhydroxylapatit, Calcium-Hydroxylapatit

Zählt zu den naturidenten, biologisch abbaubaren Füllsubstanzen (▶ Filler). Es ist besonders geeignet zur Volumenaugmentation (Aufbau) im Bereich von Wangen, Kinn, Jochbögen oder auch bei eingefallener Haut der Handrücken sowie Nasolabial- und Marionettenfalten. Es gibt einen Soforteffekt nach dem Spritzen durch die Gelzubereitung und einen länger anhaltenden Effekt durch den Calciumhydroxylapatit induzierten ▶ Kollagenaufbau. Als Filler weist der Wirkstoff eine sehr hohe Hebekapazität der Haut auf. Der Abbau des Mittels erfolgt sehr langsam aber vollständig über die Fresszellen (Makrophagen). Der Inhaltsstoff ist natürlicher Bestandteil von Knochen und Zähnen, daher wird der Filler deshalb auch schon mal etwas unpräzise zur Erläuterung als „flüssiger Knochen" bezeichnet.

Camouflage

Abdeckung kosmetisch störender Farbveränderungen der Haut (z. B. ▶ Naevus flammeus, ▶ Café-au-lait-Fleck, ▶ Vitiligo, ▶ Depigmentierung) durch ein wasser- und abriebfestes, schweißbeständiges Spezial-Make-up.

Candidose

▶ Hefepilz- ▶ Infektion durch Pilze der Gattung Candida, zu 80 % Candida albicans. Betroffen sind häufig die großen Hautfalten (▶ Achselhöhlen, Leisten, Bauchfalten), die Fingerzwischenräume bei Menschen mit ständigem Wasserkontakt, die Gesäß- und Genitalregion bei Kleinkindern, der Genitalbereich von Mann (Abb. 1) und Frau sowie die Mundhöhle (Soor; siehe Abb. **4 in Kap. P**). Die Diagnose kann durch Entnahme eines ▶ Abstrichs und Anlegen einer ▶ Pilzkultur gesichert werden. Begünstigt wird die Candidose durch z. B. feuchtwarmes Klima, Fettleibigkeit, starkes Schwitzen, Zahnprothesen, enge Kleidung, ständige Feuchtigkeit (z. B. nach dem Wasserlassen unter der männlichen Vorhaut) oder auch durch Zuckerkrankheit (Diabetes). Auch das zu lange Tragen eines Kondoms nach erfolgtem Samenerguss stellt eine Feuchtbelastung dar, die einer Hefepilzausbreitung Tür und Tor öffnen kann. In den Hautfalten und Fingerzwischenräumen (Schwimmhäuten) geht die Candidose mit Einrissen (▶ Rhagaden), Rötungen (▶ Erythem) und Schuppung einher. Bei Kleinkindern am Gesäß und bei Männern im Eichelbereich (▶ Balanitis) finden sich v. a. Bläschen und streuende rötliche ▶ Papeln. In der Mundhöhle zeigen sich weißliche bis bräunliche, schwer abstreifbare Beläge, v. a. auf der Zunge.

Abb. 1 Candidose an Eichel und Vorhaut des männlichen Gliedes

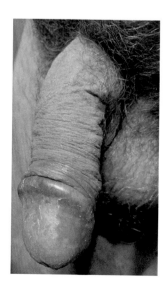

Die Therapie erfolgt nach Möglichkeit durch eine Verringerung oder Vermeidung der Faktoren Feuchtigkeit und Wärme, z. B. durch selteneren Wasserkontakt der Hände, besseres Abtrocknen bzw. im Genitalbereich Abtupfen nach dem Duschen und „frei strampeln lassen" ohne Windel bei Kleinkindern, wenn gerade mal kein großes Geschäft erwartet wird. Die Hautfalten, Fingerzwischenräume und das männliche Glied werden mit antimykotischen ▶ Pasten oder ▶ Cremes äußerlich behandelt (▶ Antimykotika). Für Zunge und Mundhöhle gibt es Haftsalben oder Mundgele mit gegen Hefepilze gerichteten Wirkstoffen. Candidosen des weiblichen Genitalbereichs können mit entsprechenden einzuführenden Tabletten, Cremes oder Vaginalzäpfchen behandelt werden. (▶ Antimykotika, z. B. ▶ Ciclopirox). Eine gleichzeitige Behandlung von Sexualpartnern ist zu empfehlen, um eine Wiederansteckung im Sinne eines Ping-Pong-Effekts zu vermeiden.

Carbamid

(▶ Harnstoff, Urea).

Carboxytherapie

Therapieverfahren der ästhetischen Medizin zur ▶ Faltenbehandlung und zum ▶ Anti-Aging. Hierbei wird CO_2-Gas mittels dünner Nadeln ca. 1–4 mm tief in das Fettgewebe injiziert. Eingesetzt wird die Methode u. a. zur Hautverjüngung, Reduzierung von Augenringen, Cellulite und Schwangerschaftsstreifen. Das Kohlenstoffdioxid täuscht einen Sauerstoffmangel im Gewebe vor, der zu einer reaktiven Mehrdurchblutung mit Verbesserung der Mikrozirkulation führt und einen Fettzellenabbau sowie eine gesteigerte Kollagenproduktion bewirken soll, was zu einem Straffungseffekt führt. Mehrfache Sitzungen sind meist erforderlich. Ein möglicher Vorteil der Carboxytherapie ist das Fehlen allergischer Reaktionen, da nur mit CO_2 behandelt wird.

Carcinoma in situ

Frühestes Krebsstadium, Oberflächenkarzinom; Krebs, der noch nicht in tiefere Schichten vorgedrungen ist; i. d. R. durch vollständige operative Entfernung heilbar. ▶ Aktinische Keratose, ▶ Morbus Bowen.

CAST

Akronym für **C**ellulärer **A**ntigen-**S**timulations-**T**est. Es handelt sich um einen Bluttest, dessen Ergebnis Hinweise auf Unverträglichkeiten gegenüber verschiedenen Stoffen bieten kann. Hierbei werden die verdächtigten Stoffe in direkten Kontakt mit den weißen Blutkörperchen (Leukozyten) des Patientenbluts gebracht. Mit dem CAST können Reaktionen insbesondere gegen Medikamente und Nahrungsmittelzusatz-stoffe nachgewiesen werden.

Cellulite

Die Cellulite ist eine bei Frauen häufig zu beobachtende orangenschalenartige Hautveränderung, die sich v. a. am Gesäß und an den Oberschenkeln zeigt (Orangenhaut). Man unterscheidet drei Stadien. Hauptkriterium für die Beurteilung ist das sog. Matratzenphänomen, welches durch Kneifen hervorgerufen wird und Vorwölbungen sowie Dellenbildungen im Bereich der Oberschenkel-Gesäß-Region zeigt.

Stadium 0: (davon kann man fast nur träumen): glatte Hautoberfläche im Stehen und im Liegen, kein Matratzenphänomen im Kneiftest.

Stadium 1: glatte Hautoberfläche im Stehen und im Liegen, ausgeprägtes Matratzenphänomen im Kneiftest.

Stadium 2: glatte Hautoberfläche im Liegen, im Stehen spontanes Matratzenphänomen, typisch für Frauen jenseits des 35. Lebensjahres.

Stadium 3: nachweisbares Matratzenphänomen im Stehen und im Liegen.

Therapeutisch scheint nur eine Kombinationstherapie Effekte zu erbringen. Grundpfeiler der Therapie sind eine Ernährungsumstellung hinsichtlich einer vitaminreichen und fettarmen Kost, gezielte körperliche Betätigung, Stoppen von Rauchen und Gewichtszunahmetendenzen und ggf. auch Gewichtsreduktion. So genannte Anti-Cellulite-Cremes schneiden in Tests bislang durchweg schlecht ab. Über unterschiedlichste Massageanwendungen, Lymphdrainagen und Stromtherapien werden unterschiedliche Erfolge berichtet. Verfahren, die verklebte und verhärtete Bindegewebsstränge und sog. Septen lösen oder zerstören, scheinen die derzeit besten Ergebnisse zu liefern. Hierbei wird entweder mit starkem Druck wie durch eine große Teigrolle gearbeitet. Selber lässt sich Druck durch eine Faszienrolle auf die verhärteten Faszienstränge bringen. Oder spezielle unter die Haut eingeführte Lasersonden (wie bei der ▶ Lasertherapie von Krampfadern) oder kleine scharfe Messer durchtrennen die bindegewebigen Verhärtungen (Subzision). Zum Teil erfolgreiche Versuche gibt es auch beim ▶ Microneedling, der ▶ Dermotonie oder der ▶ Mesotherapie.

Cellulitis

Nicht mehr gebräuchlicher Ausdruck für ▶ Cellulite, da das Anhängsel ▶ „itis"
eigentlich immer eine Entzündung beschreibt.

Ceramide

Ceramide sind die wichtigsten schützenden Fette (Lipide) der Oberhaut.

Certolizumab Pegol

▶ Biologikum der Klasse ▶ TNF-alpha-Blocker, ▶ Psoriasis. Es gilt nach
Studienlage als relativ sicher auch bei Anwendung in Schwangerschaft und Stillzeit.

Cetirizin

▶ Levocetirizin (▶ Antihistaminika).

Checkpointinhibitoren

Die Checkpoints des Immunsystems sind wichtige Kontrollstationen im Verlauf des menschlichen Abwehrsystems, die verhindern sollen, dass körpereigene Zellen vom eigenen Immunsystem angegriffen werden. Manche bösartige
Tumoren (Krebsarten) überlisten diese Checkpoints, sodass auch die Tumorzellen nicht durch das Immunsystem angegriffen und vernichtet werden können.
Bei den Checkpointinhibitoren handelt es sich somit um zur Anti-Tumor-
Therapie produzierte ▶ Antikörper, die an den Checkpoints Signale abschalten
können, die die Tumorabwehr verhindern. Das Immunsystem kann dann wieder
effektiv die bösartigen Tumore bekämpfen. Es können somit in manchen Fällen
nebenwirkungsreichere Chemotherapien vermieden werden. Aber auch die
Checkpointinhibitoren können durch das Ausschalten der „Freund-Feind-
Erkennung" zu ungewollten Schäden an Organen führen, wenn sie durch die
Killerzellen des Immunsystems angegriffen werden. Im Bereich der Hautkrank-
heiten finden diese neuen Antikörper u. a. Einsatz zur Behandlung des streuenden
(metastasierenden) ▶ Melanoms oder des aggressiven ▶ Merkelzellkarzinoms.
Es gibt z. B. folgende Antikörper mit einer Auswahl von Wirkstoffnamen:
Anti-CTLA-4-Antikörper (Ipilimumab), Anti-PD-1-Antikörper (Nivolumab,
Pembrolizumab) und auch PD-L1-Inhibitoren (Atezolizumab, Durvalumab und
Avelumab).

Cheilitis

Allgemeiner Ausdruck für Lippenentzündungen unterschiedlicher Ursache, z. B. verursacht durch ▶ Herpes labialis, ▶ Lip-Leck-Ekzem, ▶ Neurodermitis. Bei Verursachung durch Sonnenlicht spricht man von aktinischer Chiellinis, die eine ▶ Präkanzerose darstellt und dringend behandlungsbedürftig ist. ▶ Aktinische Keratose, ▶ Power-PDT.

„Chemical peeling"

Es werden das oberflächliche (meist mit ▶ Fruchtsäuren), das mitteltiefe (Trichloressigsäure, ▶ TCA) und das tiefe (▶ Phenol) Peeling unterschieden. ▶ Peeling.

Chemochirurgie

Behandlung der Haut mit ätzenden Substanzen, „Chemikalien" (z. B. Säuren) oder auch flüssigem Stickstoff, um gezielt Gewebe (z. B. die oberen ▶ Hautschichten) oder krankhafte Veränderungen (z. B. ▶ Warzen, ▶ aktinische Keratosen) zu zerstören.

Chemotherapie

Hemmung von Infektionserregern (Keimen) und Tumorzellen mit Substanzen, die in der Lage sind, Krankheitserreger oder Geschwulst-(Tumor-)Zellen relativ gezielt zu schädigen. Umgangssprachlich hat sich der Begriff „Chemotherapie" ausschließlich für die Behandlung von Krebspatienten durchgesetzt, aber auch die ▶ Antibiotikatherapie ist eine Chemotherapie. In der Dermatologie wird die Chemotherapie gegen bösartige Erkrankungen v. a. bei bestimmten Stadien des ▶ malignen Melanoms oder der ▶ Mycosis fungoides eingesetzt. Die klassische Chemotherapie wird immer mehr durch eine individualisierte Therapie mit z. B. Antikörpern ersetzt, die ganz gezielt auf die Eigenschaften der bösartigen Tumore abgestimmt sind. ▶ Immuntherapie.

CHIVA-Methode

Behandlungsverfahren zur Therapie von ▶ Krampfadern. Das Prinzip der Methode basiert auf der Vorstellung, dass sich Krampfadern auf ihren ursprünglichen Durchmesser zurückbilden können, wenn der Blutfluss in die falsche

Richtung gestoppt wird. Um den Blutfluss zu normalisieren, werden bestimmte Adern durch eine ▶ mikrochirurgische Venenexhairese (siehe Abb. 3 in Kap. B) operativ unterbunden, nachdem die zu operierenden Adern mittels einer Ultraschalluntersuchung festgelegt worden sind.
  ▶ Dopplersonographie, ▶ Duplexsonographie.

Chloasma

(Syn. Melasma; Abb. 2) Meist hormonell und sonnenlichtbedingte, aber auch parfümstoff- oder verletzungsbedingte bräunliche Pigmentstörungen (▶ Hyperpigmentierung) im Gesicht, zu 90 % bei Frauen auftretend, z. B. während der Pilleneinnahme oder Schwangerschaften; lediglich kosmetisch störend, Therapie nur auf Wunsch. Sehr effektiv ist das „Chemical ▶ Peeling". Auch Laserverfahren werden eingesetzt (▶ Fraktionierte Lasertherapie). Spezielle Bleichmittel für die Haut können ebenfalls versucht werden; evtl., verdächtige Substanzen (Parfum, parfümierte Seifen) im Gesichtsbereich nicht mehr verwenden, direkte Sonnenbestrahlung, auch Sonnenbank, meiden. Das Wiederauftreten (▶ Rezidiv) des Chloasmas kann auch durch eine erfolgreiche Bleichtherapie nicht verhindert werden, wenn entsprechende verursachende Faktoren erneut einwirken.

Chondrodermatitis helicis

Kleines, derbes, v. a. bei Druck sehr schmerzhaftes Knötchen an der äußeren Ohrmuschel (siehe Abb. **4 in Kap. R**). Die Patienten können auf der Seite des betroffenen Ohres vor Schmerz meist nicht mehr schlafen. Meist ist eine ▶ Exzision notwendig. Erfolge sind auch durch ▶ Kryotherapie, ▶ kortisonhaltige Salben oder ▶ Lasertherapie möglich.

Abb. 2 ▶ Chloasma; ▶ Hyperpigmentierung von Oberlippe und Wangen. Durch die Braunfärbung der Oberlippe wurde ein Damenbart vorgetäuscht; Abheilung durch ▶ Fruchtsäurepeeling

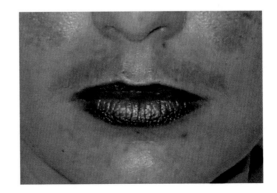

Chromhidrose

Absonderung von farbigem Schweiß im Bereich der Achseln, seltener im Gesicht, bevorzugt bei dunkelhäutigen Menschen. Der Schweiß ist dabei meist blauschwarz, seltener auch gelb-grünlich.
► Schweißdrüsenerkrankungen.

Chronisch-irritatives Kontaktekzem

(Chronisch-irritative Kontaktdermatitis).
► Kontaktdermatitis.

Chronisch-venöse Insuffizienz

(CVI; siehe Abb. 3 in Kap. B, **Abb. 1 in Kap. U**).
► Varikosis.

Ciclopirox

Wirkstoff zur äußerlichen Behandlung von ► Pilzerkrankungen mit breitem Wirkungsspektrum, das auch die Sporen (sehr widerstandsfähige Fortpflanzungsform) der Pilze erfasst. Je nach Stadium der Pilzerkrankung und Beschaffenheit der Haut (z. B. trocken oder nässend) eignet sich die Anwendung von Ciclopirox als Gel, Creme, Vaginalcreme, Lösung, Puder oder Spezialnagellack.

Ciclosporin (Cyclosporin A)

ist ein aus Pilzen isolierter Arzneistoff aus der Gruppe der Immunsuppressiva. Es wurde ursprünglich zur Verhinderung von Abstoßungsreaktionen nach Transplantationen eingesetzt. Relevante Nebenwirkungen können die Beeinträchtigung der Nierenfunktion und Bluthochdruck sein. Regelmäßige Blutdruckkontrollen und Blutuntersuchungen sind bei Einnahme erforderlich. In der Dermatologie wird es innerlich zur Behandlung der ► Psoriasis und ► Neurodermitis eingesetzt. Aufgrund eines erhöhten Hautkrebsrisikos wird parallel keine ► UV-Therapie durchgeführt.

Cignolin

(Anthralin, Dithranol).
► Cignolintherapie.

Cignolintherapie

(Dithranoltherapie) Seit 1916 bewährte Therapiemethode der Schuppenflechte
(▶ Psoriasis). Früher wurde Cignolin/Dithranol aus dem Mark der Araroba- oder
Goabäume in Brasilien gewonnen. Inzwischen wird es synthetisch hergestellt.
Cignolin wirkt vorwiegend in der erkrankten Haut. Dort verlangsamt es die Zell-
teilung und ruft eine Entzündung innerhalb der Schuppenflechteherde hervor
(Cignolinreizung). Die übermäßige Schuppung der Haut wird zurückgedrängt.

Eine der wichtigsten chemischen Eigenschaften von Cignolin besteht darin,
dass es in Verbindung mit Sauerstoff, also an der Luft, schnell zerfällt. Damit ist
eine rasche Braunfärbung zu erklären, die sowohl Badezimmerarmaturen, Wäsche
und Handtücher als auch blonde Haare verfärbt. Auch die gesunde Haut in der
Umgebung der Schuppenflechteherde kann sich braun verfärben. Diese ▶ Hyperpigmentierung kann Wochen, selten auch Jahre lang bestehen bleiben. Beim Auftragen von Cignolin werden gelegentlich auch Juckreiz oder ein Brennen bemerkt.

Der größte Vorteil von Cignolin gegenüber den allermeisten anderen
Psoriasismedikamenten besteht darin, dass Langzeitnebenwirkungen trotz der
Anwendung seit 1916 nicht bekannt geworden sind. Cignolin wird in Haut-
kliniken oft als Ganztagstherapie angewendet. Alle zwei oder drei Tage wird
die Cignolinkonzentration gesteigert, sobald keine Hautreizung mehr auftritt.
Begonnen wird die Behandlung meist mit Konzentrationen von 0,05 %. Eine
Steigerung erfolgt i. d. R. bis zu maximal 4 %. Am Abend werden die Stellen
mit einer fettreichen Salbe gepflegt. Treten stärkere Reizungen auf, wird eine
Cignolinpause von einem bis zwei Tagen eingelegt. Bei der auch zu Hause gut
durchführbaren Minutentherapie wird mit einer höheren Konzentration gestartet:
Eine 1 %ige Dithranolsalbe wird für zehn Minuten aufgetragen und danach kalt
bis lauwarm abgewaschen. Neuere Cignolinsalben setzen den Wirkstoff „mikro-
verkapseltes Dithranol" nur bei Hauttemperatur frei und ermöglichen dadurch
eine „fleckenfreie" Behandlung, wenn die Salbe nach einigen Minuten Einwirkzeit mit kühlerem Wasser (<30 °C) wieder von der Haut abgespült wird. Durch die
Entwicklung neuerer v. a. innerlicher Behandlungsverfahren (z. B. ▶ Biologika)
nimmt die Bedeutung der relativ zeitaufwändigen Cignolintherapie insbesondere
bei großflächigem Befall mit Schuppenflechte immer mehr ab.

Circumcisio

Beschneidung; operative Entfernung der Vorhaut (▶ Präputium) des männlichen
Gliedes aus medizinischen (wiederholte Entzündungen, ▶ Phimose, ▶ Lichen
sclerosus et atrophicus) oder religiösen Gründen, spaßeshalber auch „Mütze ab"
genannt.

Clavus

(► Hühnerauge). Durch Druck, Reibung, Fußfehlstellung, Fußgewölbeverlust, enges oder unpassendes Schuhwerk hart verdickte und dadurch auch Schmerzen verursachende Hornhaut an Zehen und Fußsohlen. Wird häufig mit ► Verrucae vulgares (Viruswarzen) verwechselt.

CO$_2$-Laser

Aufgrund der starken Absorption (Energieaufnahme) infraroter Strahlen in Wasser eignet sich der CO$_2$-Laser (Wellenlänge: 10.600 nm) sehr gut zum Schneiden und Verdampfen von Gewebe. Das Abtragen von Gewebe mit dem CO$_2$-Laser ist genau steuerbar. Das Operationsgebiet ist in der Regel trocken und übersichtlich, da Blut- und Lymphgefäße bis zu einem Durchmesser von 1 mm verschlossen werden, was sich bei leicht blutenden Hautveränderungen und Menschen mit erhöhter Blutungsneigung bewährt.

Das Einsatzspektrum des CO$_2$-Lasers entspricht nahezu demjenigen des ► Erbium-YAG-Lasers. Es gibt jedoch einige Unterschiede: Aufgrund der sehr großen Hitzeentwicklung ist die Behandlung mit dem CO$_2$-Laser i. d. R. etwas schmerzhafter und wird meist in örtlicher Betäubung (► Lokalanästhesie) durchgeführt. Bei sehr zarten Hautveränderungen (z. B. am Hals oder an den Handrücken) ist beim Einsatz des CO$_2$-Lasers Vorsicht geboten, da die entstehende Zone abgestorbenen Gewebes (► Nekrose) im Zielbereich des Lasers etwas größer ist und damit auch das Narbenbildungsrisiko steigt. Jedoch eignet sich diese Technologie besonders gut zur Behandlung von kleinen Fältchen. Neben dem Entfernen der Fältchen durch die Verdampfung der oberflächlichen Haut wird als Späteffekt der Therapie eine Neubildung der kollagenen Fasern angeregt, die noch bis zu drei Monaten nach dem Eingriff zu einem Strafferwerden der Haut führt. Dieser Folgeeffekt scheint deutlich stärker zu sein als beim Erbium-YAG-Laser, auch wenn die Rötungen der Haut nach der Lasertherapie etwas länger anhalten. Ein sehr sicheres und großes Einsatzgebiet findet der CO$_2$-Laser in seiner Variante als „Fraxel"-Laser (► Fraktionierte Lasertherapie). Hierbei schießt die Laserenergie nur viele kleine Minipunkte in die zu behandelnde Hautfläche, lässt dabei aber mehr als 50 % der Fläche intakt, sodass sich zwar die gewünschte Wirkung durch die Laserimpulse entfalten kann, die Abheilung aber deutlich beschleunigt ist und die Narbenbildungsgefahr minimiert wird (siehe Abb. 5 in Kap. F).

Coenzym Q$_{10}$

(Ubichinon). Kommt in allen Zellen vor. Die Bedeutung von Coenzym Q$_{10}$ liegt in seiner zentralen Rolle beim Abbau von Nährstoffen (Kohlenhydrate, Fette und Aminosäuren) und der Energiegewinnung. Studien konnten zeigen, dass sich die Zeichen der Hautalterung durch äußerlich aufgetragenes Coenzym Q$_{10}$ reduzieren lassen, weshalb diese Substanz in bestimmten Antifaltencremes enthalten ist. ▶ Empfindliche Haut, ▶ Hautalterung, ▶ Altershaut.

Computergestützte Haaranalyse

▶ TrichoScan, Trichoscale.

Computergestützte Videoauflichtmikroskopie

(Digitale Epilumineszenz). Mithilfe einer digitalen Computerkamera werden Hautveränderungen stark vergrößert und können somit auflichtmikroskopisch beurteilt werden. Das zusätzliche Anfeuchten (Immersion) der zu beurteilenden Hautpartie lässt aufgrund der jetzt aufgehobenen Lichtbrechung an der Hautoberfläche eine Beurteilung tieferer Hautschichten zu. Ihr größtes Einsatzgebiet findet die Methode bei der Beurteilung pigmentierter (meist brauner) Hautveränderungen, wie z. B. Muttermale (▶ Naevus, siehe Abb. 13 in Kap. H, Abb. 1 in Kap. N), ▶ Alterswarzen und ▶ Altersflecken, um eine Entscheidungshilfe zu erhalten, ob möglicherweise eine bösartige Veränderung (▶ Hautkrebs) droht oder schon vorliegt.

Die Methode hilft dem Hautarzt zu entscheiden, ob ein Muttermal operiert werden muss, ob eine regelmäßige Kontrolle notwendig ist oder ob es sich definitiv um eine gutartige Veränderung handelt. Durch die Methode ist es häufig sogar durch die tiefere Beurteilung möglich, die operative Entfernung von für das bloße Auge auffälligen Naevi zu vermeiden. Eine besondere Stärke dieser Untersuchung ist das Abspeichern der kontrollbedürftigen Pigmentflecken im Computersystem des Hautarztes, was einen Vergleich der Male im Zeitverlauf ermöglicht. Dieses wiederholte Untersuchungsverfahren nennt sich Sequenzielle digitale Dermatoskopie und wird z. B. ausdrücklich in der Leitlinie zur Früherkennung des schwarzen Hautkrebses (▶ Melanom) erwähnt.

Die computergestützte Videoauflichtmikroskopie ermöglicht zudem eine Aussage darüber, auf welche Art eine Hautveränderung entfernt werden sollte. Bei zu Bösartigkeit neigenden, aber auch bei kosmetisch störenden Naevi ist z. B. von einer verdampfenden Lasertherapie abzuraten, da hierbei eine histologische Untersuchung (▶ Histologie) erfolgen muss.

Die mit dem Computerauflichtmikroskop aufgenommen Bilder können auch mithilfe von Computerprogrammen auf Gut- oder Bösartigkeit analysiert werden, was jedoch nicht die Diagnose durch den Hautarzt ersetzten, sondern allenfalls unterstützen kann. Insbesondere die ▶ Künstliche Intelligenz (KI) spielt für die Begutachtung videomikroskopisch aufgenommener Bilder eine zunehmende Rolle. Jedoch kann nur der Dermatologe unter Zusammenschau aller Befunde und des individuellen Patienten die korrekte und angemessene Therapie vorschlagen und durchführen.

▶ Dermatoskop, ▶ Auflichtmikroskopie, ▶ Konfokale Laserscanmikroskopie (KLSM, RCM), ▶ ABCDE-Regel.

Condylomata acuminata

(Feigwarzen) Häufigste durch Geschlechtsverkehr übertragene Erkrankung; Erreger: humane ▶ Papillomviren (HPV); Risikofaktoren: häufiger Wechsel des Geschlechtspartners, ungeschützter Geschlechtsverkehr, Analverkehr, Rauchen, Vitaminmangel. Eine Ansteckung ist auch bei äußerlich unauffälligem Genital-bereich des Partners möglich; bei Männern meist an Eichel, Vorhaut und Anus, bei Frauen an den kleinen Schamlippen und am Eingang der Vagina auftretend, gelegentlich auch an der Mundschleimhaut (Oralverkehr!). Die Feigwarzen sind sehr hartnäckig; häufiges Wiederauftreten (hohes ▶ Rezidiv-Risiko) auch nach erfolgreicher Therapie. Die Erreger der Feigwarzen werden zum Teil auch mit der Entstehung von Krebs als Spätfolge im Bereich von Gebärmutterhals, Penis (siehe **Abb. 1 in Kap. P**) und Anus in Zusammenhang gebracht.

Die Behandlung der Kondylome kann operativ, z. B. durch Entfernung mit dem elektrischen Messer (▶ Elektrochirurgie) oder dem ▶ Laser (▶ Erbium-Laser, ▶ Farbstofflaser) oder durch ▶ Exzision (Abschneiden), erfolgen. Des Weiteren gibt es die Möglichkeiten des Einfrierens (▶ Kryotherapie) oder der äußerlichen medikamentösen Therapie. Hierzu zählt eine sog. immunmodulierende Therapie mit z. B. dem Wirkstoff ▶ Imiquimod (siehe **Abb. 2 in Kap. I**), die Anwendung des Wirkstoffes Podophyllotoxin, welcher eine verätzende Wirkung hat oder auch die Anwendung einer Creme, welche als Wirkstoff einen Grüntee-Extrakt ent-hält. Mit dem Einfrieren und den operativen Therapien werden die schnellsten Therapieerfolge erzielt. Eine zumindest örtliche Betäubung ist dabei häufig erforderlich. Eine relative Sicherheit, dass man für seine Geschlechtspartner nicht mehr ansteckend ist, erreicht man erst etwa ein halbes Jahr, nachdem kein einziges Kondylomwärzchen mehr aufgetreten ist! Eine Vorbeugung kann neben dem Ver-wenden von Kondomen auch die für Jugendliche empfohlene HPV-Impfung dar-stellen.

Coronavirus/SARS-CoV-2-Hauterscheinungen

„severe acute respiratory syndrome-coronavirus-2". Die hervorgerufene Erkrankung wird **CO**rona-**VI**rus-**D**isease-19 (COVID-19) genannt. Nach den ersten Infektionszeichen wie Fieber, Husten, Schlappheit haben sich an der Haut in den ersten Monaten der Viruspandemie v. a. folgende Veränderungen gezeigt: ▶ Urtikaria, ▶ Exantheme, Chilblain-artige Läsionen (sehen aus wie ▶ Frostbeulen, „Covid-Toe"), ▶ Purpura, ▶ Vaskulitis, Livedo reticularis/racemosa (Störung der Hautdurchblutung mit Auftreten netzartiger blauroter bis rötlich entzündlicher Streifen, an eine „Kältemarmorierung" wie bei Unterkühlung erinnernd). Ausschläge der Haut finden sich bei viralen Erkrankungen häufig als ▶ Virusexantheme. Zu unterscheiden sind sie jedoch von im Rahmen der Behandlung möglicherweise auftretenden ▶ Arzneiexanthemen. Thrombosen sind bei schweren COVID-19-Verläufen bekannt, auch werden Störungen der kleinsten Gefäße in Lunge oder Niere vermutet, die sich ggf. auch an der Haut als Purpura oder Vaskulitis zeigen könnten. Über viele weitere Hauterscheinungen im Zusammenhang mit COVID-19 ist berichtet worden, aber eindeutige oder sogar diagnostisch hinweisende ▶ Virusexantheme wie bei den klassischen Kinderkrankheiten Röteln, Masern oder Windpocken scheint es nach derzeitigem Wissensstand nicht zugeben. Insbesondere nach m-RNA Impfungen mit dem Moderna(R)-Impfstoff werden verzögerte rötliche Hautreaktionen an Armen und Händen nach ca. 8-12 Tagen beobachtet, die nach 4-6 Tagen wieder spontan abklingen.

Couperose

(▶ Rosacea, Kupferfinne; Abb. 3) Im engeren Sinne das erste Stadium der ▶ Rosacea: über Stunden bis Tage bestehende Rötungen des Gesichts und ▶ Teleangiektasien (Gefäßerweiterungen) an Wangen und Nase (Rotbäckchengesicht).

Die häufig kosmetisch störenden Äderchen im Gesicht lassen sich sehr gut mit Hilfe der Laser-Therapie behandeln. Geeignete Laser sind z. B. der frequenzver-

Abb. 3 Teleangiektasien der Nase als erstes Stadium einer ▶ Rosacea in der Entwicklung zu einem ▶ Rhinophym

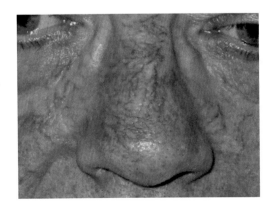

doppelte ▶ Neodym-YAG-Laser oder der ▶ Farbstoff-Laser. Wenn es sich jedoch mehr um Rötungen ohne klar sichtbare kleine Blutgefäße handelt, kann auch ein Therapieversuch mit z. B. Brimonidin-Gel versucht werden, welches die sichtbaren Rötungen für einige Stunden verschwinden lassen kann.

COVID-19

Erkrankung durch ▶ Coronavirus SARS-CoV-2.

Creme

Gemisch aus Öl in Wasser oder auch Wasser in Öl. Cremes kühlen, spenden Fett und führen der Haut Feuchtigkeit zu. Eine Creme ist eine besonders weiche, streichfähige Arzneizubereitung, die im Gegensatz zur ▶ Salbe einen deutlich höheren Wassergehalt besitzt.

Crisaborole

ist ein ▶ topischer Wirkstoff (PDE4-Inhibitor, Phosphodiesterase-IV-Hemmer) in Cremeform bei milder bis mäßiger ▶ Atopischer Dermatitis. Therapeutisches Ziel der PDE4-Hemmer ist generell eine Reduktion von Entzündungen und bei der ▶ Neurodermitis eine Erhaltung des guten Hautzustandes und eine Reduktion von Erkrankungsschüben. Anfang 2021 in Deutschland noch nicht zugelassen.
▶ Apremilast.

Cutis

(▶ Haut).

„Cutting"

Bewusstes Zufügen von Schnittverletzungen und zusätzlichen Manipulationen einer Wunde, um mehr oder weniger kunstvolle Narben zu erzeugen; im Rahmen eines krankhaften Körperkults oder als psychischer Hilferuf zu werten.
▶ „Branding", ▶ „Implanting".

CVI

(Chronisch-venöse Insuffizienz; siehe Abb. 3 in Kap. B, Abb. 1 in Kap. U).
▶ Varikosis.

D

DCP-Therapie: Sogenannte ▶ topische Immuntherapie mit der Chemikalie Diphencyprone (DCP) bei ausgeprägtem kreisrundem Haarausfall (▶ Alopecia areata). Durch die Behandlung mit Diphencyprone wird eine leichte allergische ▶ Kontaktdermatitis an der Kopfhaut hervorgerufen und durch diese ▶ Ekzemreaktion werden die Haarwurzeln wieder zur Aktivität angeregt, wodurch neues Haarwachstum einsetzt. Man vermutet, dass dieselben Mechanismen des Körpers, die die Entzündungsphase der Kontaktallergie bremsen, auch die für die Alopecia areata verantwortliche autoimmune (▶ Autoimmunkrankheit) Reaktion hemmen. Aufgrund der Behandlung zeigt sich bei der Mehrzahl der Patienten mit Alopecia areata wieder ein vollständiges oder zumindest zufriedenstellendes Haarwachstum an der Kopfhaut, seltener auch an den Augenbrauen…

„Dachverband für Wohnortnahe Dermatologische Rehabilitation und Therapie chronischer Hautkrankheiten e. V."

▶ DWDR.

DCP-Therapie

Sogenannte ▶ topische Immuntherapie mit der Chemikalie Diphencyprone (DCP) bei ausgeprägtem kreisrundem Haarausfall (▶ Alopecia areata). Durch die Behandlung mit Diphencyprone wird eine leichte allergische ▶ Kontaktdermatitis an der Kopfhaut hervorgerufen und durch diese ▶ Ekzemreaktion

© Der/die Autor(en), exklusiv lizenziert durch Springer-Verlag GmbH, DE, ein Teil von Springer Nature 2021
B. Kardorff, *Gesunde Haut,* https://doi.org/10.1007/978-3-662-63160-7_4

werden die Haarwurzeln wieder zur Aktivität angeregt, wodurch neues Haarwachstum einsetzt. Man vermutet, dass dieselben Mechanismen des Körpers, die
die Entzündungsphase der Kontaktallergie bremsen, auch die für die Alopecia
areata verantwortliche autoimmune (▶ Autoimmunkrankheit) Reaktion hemmen.
Aufgrund der Behandlung zeigt sich bei der Mehrzahl der Patienten mit Alopecia
areata wieder ein vollständiges oder zumindest zufriedenstellendes Haarwachstum
an der Kopfhaut, seltener auch an den Augenbrauen.

Die Substanz Diphencyprone wird in Form einer Lösung auf die Kopfhaut aufgetragen. Dadurch wird der Patient gegenüber diesem Mittel absichtlich allergisch
gemacht. Anschließend erfolgt die Behandlung in wöchentlichen Abständen.
Die Stärke der DCP-Lösung wird so gewählt, dass jeweils ein leichtes ▶ Ekzem
mit Juckreiz auftritt. Zunächst wird nur eine Kopfhälfte behandelt, weil der Vergleich mit der unbehandelten Kopfhälfte erlaubt, den Behandlungseffekt sehr
frühzeitig zu erkennen. Nach 10–25 Wochen kann der spezialisierte Dermatologe i. d. R. beurteilen, ob sich neues Haarwachstum zeigt. Wenn halbseitiges
Haarwachstum eingetreten ist, wird die gesamte Kopfhaut behandelt. Wenn ein
vollständiges Wiederwachsen der Haare erreicht ist, ist eine Wiedervorstellung
beim behandelnden Hautarzt im Regelfall nur noch in größeren Abständen zur
Behandlung notwendig.

Der Juckreiz, der durch das Ekzem verursacht wird, ist für den Behandlungs-
effekt erwünscht und wird von den meisten Patienten gut ertragen. Bevor die
richtige Dosis herausgefunden wird, kann es geschehen, dass einmal eine zu starke
Konzentration des Mittels aufgetragen wird, wodurch ein zu starkes Ekzem ent-
steht. Diese Reaktion ist zwar lästig, aber nicht gefährlich – sie klingt nach einigen
Tagen von selbst wieder ab. Aus Sicherheitsgründen dürfen Frauen während der
Behandlungszeit nicht schwanger werden. Nach Entbindung und Stillzeit kann die
Behandlung wieder fortgesetzt werden.

Das Risiko, dass andere unerwünschte und bisher noch unbekannte Neben-
wirkungen auftreten, ist vorhanden, aber als gering einzuschätzen. In seltenen
Fällen wurde eine Verstärkung oder eine Verminderung der Hautpigmentierung
(▶ Vitiligo) beobachtet (dieses Risiko gilt insbesondere für Personen mit einem
dunkleren Hauttyp). In den vergangenen Jahren (seit 1982), in denen DCP zur
Behandlung der Alopecia areata in mehreren Kliniken eingesetzt worden ist,
wurde über keine weiteren schwerwiegenden Nebenwirkungen berichtet. Die
Substanz hat jedoch nicht alle vorgeschriebenen Phasen einer Arzneimittel-
prüfung durchlaufen – es fehlen entsprechende Tierversuche, die sehr aufwändig
und kostenintensiv sind. Aus diesem Grund ist DCP kein durch das Bundesinstitut
für Arzneimittel (BfArM) zugelassenes Arzneimittel. Die Behandlung mit diesem
Mittel ist ein „Heilversuch", der i. d. R. nur mit schriftlicher Einwilligung des
Patienten durchgeführt wird.

DDG

Die **D**eutsche **D**ermatologische **G**esellschaft (DDG) ist die wissenschaftliche Fachgesellschaft der deutschsprachigen Dermatologinnen und Dermatologen. Die Ziele der DDG sind die Förderung der wissenschaftlichen und praktischen ▶ Dermatologie, ▶ Venerologie und ▶ Allergologie und ihrer Spezialgebiete wie Andrologie, ▶ Phlebologie und Lymphologie, ▶ Proktologie, Dermato-Onkologie, dermatologischen Strahlentherapie, dermatologischen Mikrobiologie, Berufs- und Umweltdermatologie, Dermatohistologie sowie Prävention und Rehabilitation. Homepage: https://derma.de.

DDL

(„Deutsche Dermatologische Laser-Gesellschaft").

Deep Learning

Teilbereich des ▶ maschinellen Lernens.

Degenerativ-toxisches Handekzem

(Abb. 1). Abnutzungsekzem der Hände; tritt bei anlagebedingter Überempfindlichkeit der Haut in Kombination mit hautbelastenden Tätigkeiten auf. Typisches Beispiel: Das sog. ▶ „Hausfrauenekzem" entsteht bei Personen, die über lange Zeit Hausarbeiten, wie Spülen und Putzen ohne für ihre Verhältnisse ausreichenden Hautschutz (Handschuhe tragen, Eincremen nach dem Spülen, Meiden des direkten Hautkontakts mit Putzmitteln, Scheuerreinigung der Hände etc.) verrichtet haben. Das degenerativ-toxische Handekzem ist auch eine häufige Ursache

Abb. 1 Beruflich bedingtes Handekzem eines 41-jährigen Mechanikers mit Anteilen eines ▶ degenerativ-toxischen Handekzems und einer allergischen ▶ Kontaktdermatitis

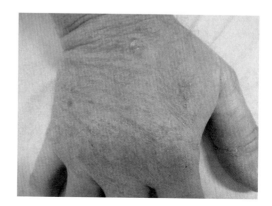

für berufsgenossenschaftliche Verfahren bei Menschen, die beruflich viele Feucht-kontakte der Hände haben. ▶ Berufskrankheit 5101 (BK 5101), ▶ Alitretinoin.

Dehnungsstreifen

▶ Schwangerschaftsstreifen.

Dekubitalgeschwür

▶ Dekubitus.

Dekubitus

▶ Ulzeration, tiefe Wunde, sog. Druckgeschwür; entsteht meist bei bettlägerigen, unbeweglichen Patienten in der Region des Steißbeins oder auch der Fersen durch dauerhaftes Aufliegen der Haut mit ständigem Druck des Körpergewichts auf ein und die selbe Stelle (s. Abb. 1 in Kap. R). Zur Vorbeugung werden deshalb bett-lägerige Patienten häufig von einer auf die andere Liegeseite umgelagert und die Fersen werden abgepolstert oder mit Kissen hochgelagert, sodass sie „frei schweben". Ein einmal entstandenes Dekubitalgeschwür ist sehr schwer zur Abheilung zu bringen. Das therapeutische Repertoire reicht von kompletter Druckentlastung über spezielle hautartige Verbände bis hin zur Hauttrans-plantation. Auch ein abgeheilter Dekubitus bleibt immer eine Schwachstelle der Haut.

Dellwarzen

▶ Mollusca contagiosa.

Demodex-Milben

Bewohnen als Nutznießer (Parasiten) die Haarbälge. Für die menschliche Haut sind die beiden Arten Demodex folliculorum und brevis relevant. Sie sind meist völlig harmlos, können aber wohl eine Demodex- ▶ Follikulitis auslösen und eine ▶ Rosacea verschlechtern (▶ Ivermectin). Nachweisen kann man die Demodex-▶ Milben in Sekundenschnelle mittels ▶ Konfokaler Laserscanmikroskopie (siehe ▶ Abb. 2), statt wie früher umständlich mit Sekundenkleber und Objektträgern zu hantieren.

Abb. 2 Demodex
folliculorum in der
Jochbeinregion, diagnostiziert
mit der Konfokalen
Laserscanmikroskopie
(VivaScope 1500).
Jeweils mehrere schräg
angeschnittene Milbenkörper
in den Haarfollikeln
(▶ Haut, Aufbau der Haut).
Bildgröße 1 mm × 1 mm

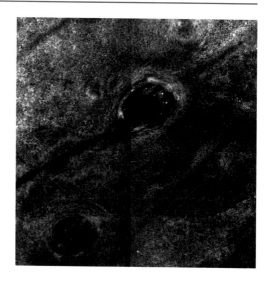

Deodoranzien

Deodoranzien sollen den Körpergeruch v. a. der Achselhöhlen bzw. dessen Bildung wirksam vermeiden. Dabei werden unterschiedliche Wirkprinzipien und Wirkstoffkombinationen verwendet: Bakterienabtötende Substanzen (Antiseptika) und die Erzeugung eines saureren pH-Wertes als 6,5 in den Achselhöhlen verhindern das Wachstum der geruchsbildenden Bakterien. Andere in Deos enthaltene Wirkstoffe binden die geruchsbildenden Substanzen und verhindern so den schlechten Geruch. Parfümstoffe überdecken die körpereigenen Geruchsstoffe. Antitranspiranzien (Anti-Schwitz-Mittel) enthalten in der Regel als Wirkstoff Aluminiumsalze und hemmen die Schweißabsonderung, indem die Ausführungsgänge der Scheißdrüsen verstopft werden. Somit wirken Antitranspiranzien nicht nur gegen den unangenehmen Schweißgeruch, sondern auch gegen Achselnässe.

Sinnvoll ist die Kombination von Antiseptika (s. o.) und Antitranspiranzien (s. o.) mit einem sauren pH-Wert. Neben der Effektivität eines Deodorants ist seine Hautverträglichkeit entscheidend. Dies ist besonders wichtig für Personen mit empfindlicher Haut, bei Deodoranzienunverträglichkeit, Neurodermitis und Ekzemneigung (▶ Atopie), denn empfindliche und vorgeschädigte Haut neigt aufgrund der verminderten Barrierefunktion zur Ausbildung von Kontaktekzemen. Die Möglichkeit der Hautreizung wird durch Alkohole verstärkt. Ein Verzicht auf Alkohole und allergieauslösende Duftstoffe ist für medizinische Deodoranzien sinnvoll. Da zu hohe Mengen Aluminium für den menschlichen Körper schädlich sein können, ist der Einsatz von Aluminiumsalzen in Deodoranzien umstritten. Neuere Untersuchungen zeigen jedoch, dass im Vergleich zu den Mengen an Aluminium, die über die Nahrung aufgenommen werden, die über die Haut aus Antitranspiranzien aufgenommene Menge sehr gering ist. Das Bundesministerium für Risikobewertung (BfR) stuft daher in einer Stellungnahme vom Juli 2020 eine gesundheitliche Beeinträchtigung bei täglicher Anwendung von Antitranspiranzien als unwahrscheinlich ein (www.bfr.bund.de).

Depigmentierung

Örtlich (lokal) begrenzte (s. Abb. 2 in Kap. R) oder generalisierte (am ganzen Körper) Verminderung oder Fehlen der normalen Hautfarbe, z. B. infolge von Narben, Schwangerschaftsstreifen oder Lichtschäden im Laufe der Hautalterung, die häufig bei älteren, sonnenverwöhnten Patienten zu kleinen weißen Flecken an den Armen und Unterschenkeln führt. Dabei handelt es sich um feine, sternförmige oder bizarre weißliche, narbenähnliche Flecken ("Pseudocicatrices" genannt), die derzeit nicht heilbar sind (▶ Camouflage). Die sog. Weißfleckenkrankheit (▶ Vitiligo) ist ebenfalls durch Depigmentierungen charakterisiert. Repigmentierungsversuche (Zurückgewinnung der normalen Hautfarbe) werden u. a. mit verschiedenen Formen der Lichttherapie, neuerdings insbesondere mit dem ▶ Excimer-Laser (Wellenlänge: 308 nm) oder verschiedenen Salben (z. B. ▶ Tacrolimus oder künftig evtl. Ruxolitinib-Creme) unternommen (s. Abb. 3 a,b in Kap. V).
   ▶ Hypopigmentierung.

Dermabrasion

Früher vielfach angewendetes Abschleifen der Haut, z. B. um Aknenarben zu glätten oder Tätowierungen zu entfernen. Heute wird die Methode mehr und mehr durch den meist präziser steuerbaren ▶ Erbium-YAG-Laser abgelöst.

Dermatitis

Akute Entzündung der Haut (s. Abb. 1 in Kap. D, Abb. 6 und 7 in Kap. K).
   ▶ Ekzem.

Dermatofibrosarcoma protuberans

Ist ein aggressiv wachsender, seltener Hauttumor, der häufig erst nach mehreren ▶ Exzisionen geheilt ist, zum Glück aber nur selten ▶ Metastasen setzt.

Dermatohistopathologe

Dermatologe, der sich auf die feingewebliche Untersuchung spezialisiert hat. Im Unterschied zum Pathologen untersucht der Dermatohistopathologe fast ausschließlich Hautgewebeproben und ist somit besonders bei schwierigen Differenzialdiagnosen an der Haut gefragt.

Dermatologie

Lehre von der Haut und den Hautkrankheiten.

Dermatologin/Dermatologe

Hautärztin/Hautarzt.

Dermatom

Ein *(anatomisches)* Dermatom ist ein Hautareal, das von einem bestimmten Rückenmarksnerven (Spinalnerven) innerviert wird. Z. B. finden sich bei der segmentalen ▶ Vitiligo oder beim ▶ Herpes Zoster (Gürtelrose) die Hautveränderungen auf ein oder mehrere Dermatome begrenzt.

Dermatom ist aber auch der Name für ein *chirurgisches* Instrument, mit dem ganz dünne Hautschichten parallel zur Hautoberfläche geschnitten werden können, die dann z. B. für Hauttransplantationen verwendet werden.

Dermatomykosen

▶ Pilzerkrankungen der Hautoberfläche.
  ▶ Hautpilz, ▶ Fußpilz, ▶ Candidose.

Dermatomyositis

Seltene ▶ Autoimmunkrankheit, bei der es zu einer Entzündung von Haut und Muskeln kommt und die u. a. mit einem Kraftverlust v. a. der Nacken- und Armmuskulatur sowie mit Müdigkeit, Abgeschlagenheit, erhöhten Körpertemperaturen und Gewichtsverlust einhergeht. Typisch ist auch ein „weinerlicher Gesichtsausdruck". Die Diagnose ist nicht immer eindeutig zu stellen, da es auch nicht immer zu den typischen Veränderungen bei der Blutuntersuchung kommt. Ist die Diagnose gestellt, muss zur Vorsicht ein inneres Krebsleiden ausgeschlossen werden. Die Therapie erfolgt mittels innerlicher Gabe von ▶ kortisonartigen Medikamenten und anderen, das kranke Immunsystem unterdrückenden Wirkstoffen (Immunsuppressiva).

Dermatophytie

▶ Pilzerkrankung der Haut durch einen bestimmten Pilztyp („Dermatophyten").
  ▶ Hautpilz, ▶ DHS-System, ▶ Fußpilz, ▶ Nagelpilz.

Dermatose

(Hautkrankheit).

Dermatosen, bullöse

Hauterkrankungen unterschiedlichster Ursache, die mit der Bildung von Blasen einhergehen (s. Abb. 2 in Kap. P).
▶ Pemphigus, ▶ Pemphigoid.

Dermographismus

(Hautschrift) Die Überprüfung der Hautschrift gehört zu den Hautfunktionsuntersuchungen und gibt Hinweise auf die aktuelle Empfindlichkeit der Haut. Normalerweise zeigt sich nach Kratzen an der Haut eine Rötung. Tritt eine Weißverfärbung ein, ist von einer Fehlfunktion der kleinen Hautblutgefäße auszugehen. Dies tritt z. B. bei Ekzemschüben von Neurodermitispatienten auf. Kommt es zu einer Verdickung der Haut mit ▶ Quaddelbildung, ist von einer Neigung zur Nesselsucht (▶ Urtikaria) auszugehen.
▶ Neurodermitis.

Dermopan

Immer noch aktuelles Gerät aus den 1960er Jahren zur schmerzfreien ▶ Röntgenweichstrahltherapie, welche oftmals gerade älteren (z. B. ▶ Hautkrebs-) Patienten risikoreiche Operationen und Hautverpflanzungen (Transplantationen) ersparen kann. In spezialisierten Strahlenkliniken gibt es inzwischen aber auch schon modernere Strahlentherapieverfahren (z. B. Elektronenstrahlen von Linearbeschleunigern).

Dermotonie

Verfahren zur Behandlung von u. a. Cellulite, ▶ Schwangerschaftsstreifen (s. Abb. 2 **und 3 in Kap. S**), Lymphstauungen und Narben. Hierbei wirken exakt dosierte, kontinuierliche oder pulsierende Druck- und Zugkräfte auf das zu behandelnde Gewebe ein. Im Bereich von Narben werden Verwachsungen, Verklebungen und Verhärtungen des Bindegewebes gelöst und Schmerzzustände abgebaut. Die positive Wirkung bei der Cellulite wird über eine Straffung des Bindegewebes und eine Verkleinerung des Gitternetzes erklärt, durch welches dann die Fettpölsterchen, die das Matratzenphänomen auslösen, nicht mehr hindurchgleiten können.

Die straffende Wirkung auf das Bindegewebe konnte tierexperimentell nachgewiesen werden.

Dermatoskop

Auflichtmikroskop zur Beurteilung von pigmentierten Hauttumoren (s. Abb. 1 in Kap. N), Blutgefäßen, Fremdkörpern und Parasiten. Das Dermatoskop erlaubt eine Vergrößerung um das 10fache und insbesondere durch Anfeuchten der zu untersuchenden Stelle (Immersion) einen tieferen Blick in die Hautschichten als dies mit bloßem Auge möglich wäre.

▶ Auflichtmikroskopie, ▶ Computergestützte Videoauflichtmikroskopie, ▶ ABCDE-Regel, ▶ Konfokale Laserscanmikroskopie (KLSM, RCM).

Dermis

(Lederhaut, Korium) ▶ Haut.

Dermopan

▶ Röntgenweichstrahltherapie.

Desensibilisierung

▶ Hyposensibilisierung.

Desloratadin

ist ein antiallergisch wirksames ▶ Antihistaminikum einer neueren Generation. Durch seine Blockade des Hormons ▶ Histamin wirkt es zum Beispiel gegen ▶ Urtikaria und ▶ Heuschnupfen. Es ist verfügbar in Form von Tabletten, Schmelztabletten und als Lösung zum Einnehmen.

Detergenzien

Fettlöser in Hautwaschmitteln, trocknen bei übermäßigem Waschen oder häufigem Duschen und langem Baden die Haut stark aus. Dieses überreinliche Fehlverhalten kann zum ▶ Austrocknungsekzem am ganzen Körper führen, zu häufiges Händewaschen zum ▶ degenerativ-toxischen Handekzem.

„Deutscher Neurodermitis Bund e. V." (DNB)

Selbsthilfeorganisation für ▶ Neurodermitispatienten.

Der DNB vertritt die Interessen der Neurodermitis-Betroffenen und bildet so eine „Lobby" im Dialog mit Staat und Gesellschaft, Krankenkassen, Ärzten sowie Einrichtungen des Gesundheitswesens. Der DNB sammelt und vermittelt Informationen über Neurodermitis und ist kompetenter Ansprechpartner für die Medien. Der DNB fordert und fördert eine offene, vorurteilsfreie Diskussion aller Behandlungsverfahren und -mittel für Neurodermitis-Betroffene. Der DNB arbeitet verantwortlich und vermittelnd mit Verbänden und Vertretern der Fachberufe sowie mit Pharma-, Heil- und Hilfsmittelproduzenten zusammen und ist bestrebt, dennoch eine kritische Distanz zugunsten der chronisch kranken Neurodermitis-Betroffenen zu wahren.

Adresse: Baumkamp 18, 22299 Hamburg, Tel.: 040/230744, www.neurodermitis-bund.de.

„Deutscher Psoriasis Bund e. V." (DPB)

Selbsthilfeorganisation für ▶ Psoriasis- (Schuppenflechte-)Patienten.

Der DPB erfüllt die Aufgabe, Betroffenen als seriöser und verlässlicher Informationsgeber zur Seite zu stehen und ermöglicht als Selbsthilfeverband den Austausch unter Erkrankten.

Adresse: Seewartenstraße 10, 20459 Hamburg, Tel.: 040/223399-0, www. psoriasis-bund.de.

„Deutsche Rosazea Hilfe e. V."

Die im Jahre 2004 gegründete Deutsche Rosazea Hilfe e. V. bietet ihren Mitgliedern praktische Alltagshilfen sowie eine kontinuierliche Informationsquelle zu allen Fragen rund um die Rosazea, ihren möglichen Ursachen, ihren Therapiemöglichkeiten und Ansprechpartnern, die den Mitgliedern mit fachlicher oder eigener Erfahrung zur Seite stehen. Web: www.rosazeahilfe.de.

„Deutscher Vitiligo Verein e. V. " (DVV)

Der DVV will die Lebensqualität der Vitiligo-Betroffenen verbessern, wo immer das möglich ist. Der DVV unterstützt – auch finanziell – Forschungsvorhaben und -einrichtungen, Firmen oder Personen, deren Arbeitsziel es ist, die Ursachen der Krankheit weiter zu erforschen oder ihre Therapie entscheidend zu verbessern. Web: www.vitiligo-verein.de.

DHS-System

Die hautmedizinisch (dermatologisch) relevanten Pilze werden nach dem sog. DHS-System eingeteilt: D = Dermatophyten (Fadenpilze), H = Hefen, S = Schimmelpilze und Sonstige.
► Hautpilz, ► Nagelpilz, ► Candidose.

Diabetes mellitus

Zuckerkrankheit (s. Abb. 3).
► Diabetische Gangrän, ► Candidose, ► Polyneuropathie.

Diabetische Gangrän

Absterbendes, häufig schwarz-feuchtes Gewebe bei zuckerkranken Patienten. Meist sind die Zehen oder ganze Füße aufgrund von diabetesbedingten Durchblutungs- und Nervenstörungen (► Polyneuropathie) betroffen. Hinzu kommt meist noch eine bakterielle ► Infektion. Die diabetische Gangrän führt i. d. R. zur Amputation der betroffenen Bezirke (Abb. 3). Zur Vorbeugung müssen eine sorgfältige, regelmäßige Fußpflege und Fußbeobachtung (Fußinspektion) erfolgen, da Verletzungen an den Füßen häufig nicht bemerkt werden. Selbstverständlich ist Rauchen als zusätzlicher gefäßverengender Faktor strikt zu unterlassen.
► Gangrän, ► Hornhautschwielen, ► Nekrose.

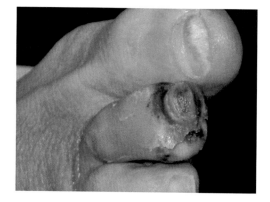

Abb. 3 Schwarzes, abgestorbenes und schmerzloses Gewebe (Nekrose) am zweiten Zeh. Die Amputation der Zehenkuppe war auch ohne Betäubung aufgrund einer ► Polyneuropathie völlig schmerzlos möglich. Nagelpilz am ersten Zeh!

Diabetisches Fußsyndrom

(Diabetische Podopathie nach Prof. Ernst Chantelau). Definiert durch Folge-
schäden von Zuckerkrankheit (▶ Polyneuropathie, PNP) und arterieller Verschlusskrankheit (▶ AVK), die sich an den Füßen in einem erhöhten Verletzungs-,
▶ Infektions- und ▶ diabetischen Gangränrisiko äußern. Bei etwa 30 % der
Zuckerkranken (Diabetiker) besteht entweder eine PNP oder eine AVK oder beides
an den Füßen. Bei etwa jedem fünften Patienten dieser Gruppe besteht ein i. d. R.
schmerzloses Fußgeschwür (Malum perforans) oder ein Zustand nach Amputation
(Zeh, Fuß, Teil vom Fuß). Die Behandlung des Fußsyndroms erfolgt differenziert
in z. B. diabetischen Fußambulanzen oder bei Dermatologen, entweder durch-
blutungsfördernd bei AVK (z. B. Gehtraining, Medikamente) oder aber komplett
entlastend (bei schmerzlosen Fußgeschwüren).

Diagnose

Erkennung und Benennung einer Krankheit. Der Dermatologe/Hautarzt stellt
die meisten Diagnosen als ▶ Blickdiagnose, d. h. er erkennt die Bezeichnungen
und häufig auch die Ursachen der meisten Erkrankungen allein durch geschulte
Betrachtung. Bei vielen Hautkrankheiten steht die Diagnose schon nach einem
Blick des Hautarztes auf den klinischen Befund fest, bevor der Patient überhaupt
Angaben zu seiner Krankengeschichte (Anamnese) gemacht hat. Diese höchst-
mögliche Spezialisierung, auch kleinste, für den Laien oder für nichtdermato-
logische Ärzte komplett identisch aussehende Flecken oder ▶ Papeln genau einer
Erkrankung zuordnen zu können, wird Tag für Tag intensiv während der Fach-
arztausbildung trainiert. Somit ist das Auge das dermatologische Instrument zur
Diagnosestellung, vergleichbar mit EKG, Stethoskop, Ultraschall (Sonographie)
oder Röntgenbildern bei Ärzten anderer Fachrichtungen.
▶ Klinischer Befund.

Diagnostik

Untersuchungsgang zur Erkennung von Krankheiten. Neben dem Auge des Hautarztes sind häufige diagnostische Hilfsmittel in der Praxis eines auf Allergien und
Venenleiden zusätzlich spezialisierten Dermatologen das ▶ Dermatoskop (Auflichtmikroskop), der Allergietest (▶ Epikutantest, ▶ Pricktest), das ▶ Trichogramm (▶ Trichoscan), die ▶ Pilzkultur, die ▶ Computerauflichtmikroskopie,
die ▶ Dopplersonographie und auch die ▶ Duplexsonographie, die ▶ PE, die
▶ Konfokale Laserscanmikroskopie, die ▶ Optische Cohärenz Tomographie und
z. B. auch die ▶ Proktoskopie.

Diclofenac in der Dermatologie

Entzündungs- und schmerzhemmender Wirkstoff, der sowohl in Form von Tabletten als auch in Form von Salben in der Schmerz- und Rheumatherapie sowie bei Sportverletzungen verwendet wird. Darüber hinaus besitzt Diclofenac auch ▶ tumorhemmende Eigenschaften und kann das Immunsystem stimulieren. Diese Eigenschaften werden in speziellen Gelen zur lokalen Behandlung von ▶ aktinischen Keratosen (s. Abb. 7 in Kap. S) genutzt.

Die Gele enthalten 3 % Diclofenac und als Trägerstoff ▶ Hyaluronsäure, wobei der Trägerstoff dafür sorgt, dass Diclofenac zum einen gut in die Haut eindringen kann und zum andern gezielt in das krebsartig veränderte Hautgewebe transportiert und dort freigesetzt wird (Abb. 4). Die betroffenen Hautstellen werden i. d. R. morgens und abends behandelt für einen Zeitraum von meist 3 Monaten.

Differenzialdiagnosen

Stehen bei einer Erkrankung mehrere Diagnosen zur Auswahl, da der Arzt sich (noch) nicht auf eine Diagnose festlegen kann, spricht man von „Differenzialdiagnosen". Wenn sich die einzuschlagende Therapie bei den Differenzialdiagnosen gravierend unterscheidet, sind oftmals Zusatzuntersuchungen – wie z. B. Gewebeproben (▶ PE), ▶ Konfokale Laserscanmikroskopie, Allergietests (▶ Epikutantest, ▶ Pricktest), ▶ Abstriche oder Blutuntersuchungen – notwendig. Beispiele hierfür sind Ekzeme, die auch das Bild einer Pilzerkrankung imitieren können. Bei unklarem ▶ klinischen Befund sind hier z. B. die Entnahme einer Pilzprobe (mykologische Untersuchung) und das Anlegen einer ▶ Pilzkultur oder auch eine ▶ PCR-Untersuchung notwendig.

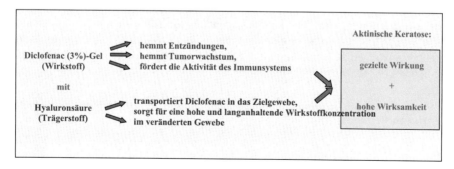

Abb. 4 Wirkweise von ▶ topischem ▶ Diclofenac zur Behandlung ▶ aktinischer Keratosen (Hautkrebsvorstufen)

Digitale Epilumineszenz

(▶ Computergestützte Videoauflichtmikroskopie).

Dimethylfumarat

▶ Fumarsäure.

Dioden-Laser

Laser-Typ, der immer mehr in den Vordergrund der Laser-Forschung rückt. Es gibt Dioden-Laser unterschiedlicher Wellenlängen (800, 810, 900, 980, 1450 nm), die für verschiedene Zwecke eingesetzt werden. Beispiele sind die ▶ Laserepilation (Haarentfernung) und die Behandlung von Gefäßveränderungen. Speziell ein Dioden-Laser mit einer Wellenlänge von 1450 nm dringt besonders tief in die Haut ein und wird für das ▶ „subsurfacing", aber auch zur Therapie entzündlicher ▶ Akneveränderungen eingesetzt. Dioden-Laser sind aufgrund ihrer Technik i. d. R. sehr platzsparende „Tischgeräte".

Diphencyprone

▶ DCP-Therapie.

Disposition

(Veranlagung) Unter „Disposition" versteht man die angeborene oder erworbene Bereitschaft, eine bestimmte Erkrankung zu entwickeln. Die ▶ Neurodermitis oder die Schuppenflechte (▶ Psoriasis) sind z. B. Erkrankungen, bei denen der Patient von Geburt an eine gewisse Veranlagung (Disposition) in sich trägt, diese Hauterkrankungen zu entwickeln. Die Erkrankung kann schon im frühen oder erst im hohen Lebensalter zum Tragen kommen.

Dithranol

(▶ Cignolin). ▶ Cignolintherapie, ▶ Psoriasis.

DLQI

Akronym für **D**ermatology **L**ife **Q**uality **I**ndex, zu Deutsch Dermatologischer-Lebensqualitäts-Index. Der DLQI ist ein Fragebogen mit zehn Fragen, deren Antworten beurteilen lassen, wie sehr eine Hauterkrankung wie ▶ Psoriasis, ▶ atopisches Ekzem oder ▶ Akne das Leben eines Patienten in den vergangenen sieben Tagen beeinflusst hat. Die Fragen beziehen sich auf Beschwerden, Beruf/Arbeit, Freizeit, soziale Beziehungen, Behandlung und Alltagsaktivitäten. Die Antworten werden mit 0 bis 3 Punkten bewertet und zu einer Gesamtsumme zwischen 0 und 30 addiert, wobei 0 gar keine und 30 eine sehr starke Beeinträchtigung bedeutet. Beispielsweise beschreibt der Bereich vom 6–10 Punkten einen mäßigen und der Bereich 11–20 einen starken Einfluss auf die Lebensqualität des Betroffenen. Dieser Score wird bei ▶ Schuppenflechte z. B. parallel mit dem ▶ PASI und bei Neurodermitis mit dem ▶ EASI oder ▶ SCORAD-Score erhoben, um Therapieerfolge oder auch die Notwendigkeit einer ▶ Systemtherapie einschätzen zu können.

DMARD

Akronym für **D**isease-**M**odifying **A**nti-**R**heumatic **D**rug. Verschiedene Medikamente, die das Fortschreiten rheumatischer Erkrankungen verlangsamen oder sogar verhindern können. Dazu gehören konventionelle synthetische csDMARDs wie ▶ Methotrexat, ("targeted") tsDMARDs ▶ Januskinasen-Inhibitoren, originale biologische boDMARDs ▶ Biologicals und bsDMARDs ▶ Biosimilars.

Dopplersonographie

Durch Ultraschalltechnik werden Strömungsgeräusche in den Blutgefäßen hörbar. Der untersuchende Arzt (z. B. Dermatologe, Phlebologe, Gefäßchirurg) kann dabei z. B. feststellen, ob Venenklappen undicht sind und es zu einem (krankhaften) Blutrückstrom in das Bein kommt, obwohl das Blut in den Venen eigentlich herzwärts geleitet werden sollte.

Dornwarzen

Schmerzhafte und meist hartnäckige ▶ Viruswarzen der Fußsohlen (Plantarwarzen), die sich durch den ständigen Druck des Körpergewichts beim Gehen in die Tiefe der Hornhaut zu einem schmerzhaften „Dorn" verhärten.
▶ Verrucae vulgares, ▶ Mosaikwarzen, ▶ Warzen, Papillomvirus.

Downtime

Ausfallzeit eines Patienten nach medizinischen oder ästhetischen Eingriffen. Kann sich auf berufliche, sportliche oder gesellschaftliche Aktivitäten beziehen.

Doxycyclin

Der Arzneistoff Doxycyclin ist ein Breitband-▶ Antibiotikum aus der Gruppe der Tetracycline. Traditionell wird es in Kapsel- oder Tablettenform gegen bakterielle ▶ Infektionen wie zum Beispiel Atemwegs-, Mittelohr- und Harnwegsinfektionen eingesetzt.

Neben dem bakteriostatischen, also Bakterien-hemmenden Effekt, hat Doxycyclin auch eine entzündungshemmende Wirkung, die man sich seit Jahrzehnten z. B. in der Therapie der Akne und ▶ Rosacea zunutze macht. Daraus wurde ein Präparat gezielt für die Behandlung der Rosacea entwickelt, welches gar nicht antibiotisch, sondern nur entzündungshemmend wirkt. Die Dosierung beträgt auch nur 40 mg statt normalerweise 100 mg bis 200 mg täglich. 30 mg werden sofort freigesetzt, 10 mg dann verzögert, sodass es einen 24 h wirksamen Plasmaspiegel im Blut der Patienten gibt. Die von vielen Patienten befürchteten Nebenwirkungen einer herkömmlichen Antibiotikaeinnahme wie Durchfälle oder Pilzinfektionen im Unterleibsbereich entfallen damit.

Dracula-Therapie

▶ PRP-, PRF-Therapie.

Drei-Tage-Fieber

▶ Exanthema subitum.

Druckurtikaria

Unter „Druckurtikaria" versteht man ein Nesselfieber (▶ Urtikaria) aufgrund von Druckeinwirkung, z. B. durch eng anliegende Kleidungsteile, wie Hosenbund oder BH-Bügel, oder nach dem Sitzen auf harter Unterlage. An diesen Stellen entstehen stark juckende, flüchtige ▶ Quaddeln oder gerötete, evtl. schmerzhafte örtliche Schwellungen, die für mehrere Tage bestehen können. Bevorzugt betroffene Körperstellen sind Füße, Hände, Gesäß und Rücken. Die Behandlung ist schwierig. Verabreicht werden ▶ Antihistaminika und ▶ kortisonhaltige Salben und Cremes, jedoch oft ohne großen Erfolg. Bei starken Beschwerden wird innerlich ▶ Kortison verabreicht, selten auch ein Medikament namens Dapson. Oft heilt die Erkrankung im Zeitraum von Wochen, Monaten, manchmal sogar erst innerhalb von Jahren von selbst aus. Während des Zeitraums der Erkrankung sollte weite, nicht klemmende Kleidung getragen werden, um den Auslöser „Druck" zu vermeiden. Manchmal ist bei schwerer körperlicher Arbeit sogar ein Berufswechsel notwendig. Da die Druckurtikaria oft im Zusammenhang mit anderen Formen der ▶ Urtikaria auftritt, werden häufig umfangreiche Untersuchungen und ▶ Allergietests durchgeführt.

Dupilumab

▶ Biologicals. ▶ Antikörper gegen die Rezeptoren für ▶ Interleukin 4 (IL-4) und 13 (IL-13). Wird als Spritze unter die Haut ca. alle zwei Wochen verabreicht und greift als erstes Medikament gezielt in die krankheitsverursachenden Entzündungsabläufe auf ▶ Zytokin-Ebene bei der ▶ Neurodermitis ein. Handelsname: Dupixent®.

Duplexsonographie

Ultraschalluntersuchungsmethode zur Untersuchung von Blutgefäßen. Dabei kann der Arzt die Blutgefäße gleichzeitig auf einem Bildschirm beobachten und die Strömungsgeräusche in den Blutgefäßen (Arterien = Schlagadern, Venen = Adern) hören. Diese Methode wird gern von ▶ Phlebologen und ▶ Phlebochirurgen vor einer ▶ Venenoperation angewendet, um den Verlauf der zu operierenden Blutgefäße bereits vor der Operation unblutig kennen gelernt zu haben. Die Duplexsonographie ist auch ein sehr gutes diagnostisches Verfahren zur Erkennung von tiefen Beinvenenthrombosen im Bereich von Oberschenkeln und Becken.

DWDR

(„**D**achverband für **W**ohnortnahe **D**ermatologische **R**ehabilitation und Therapie chronischer Hautkrankheiten e. V."); Im Jahre 2000 gegründete bundesweite Vereinigung von Therapeuten, die sich für eine bessere ambulante Versorgung chronisch hautkranker Patienten (v. a. mit Neurodermitis und Schuppenflechte) einsetzen. Sitz des Vereins ist Mönchengladbach. Gemeinnützige Ziele des DWDR sind u. a. die flächendeckende Einrichtung ambulanter dermatologischer Rehabilitationszentren sowie die Förderung von Forschung und Lehre in Bezug auf die Therapie chronischer Hautkrankheiten.
    ▶ „Wohnortnahe Dermatologische Rehabilitation".

Dyschromie

Einlagerung von Farbstoffen in die Haut. Es kann sich dabei z. B. die ganze Haut verfärben oder nur einzelne Stellen sind betroffen. Beispiele sind die Gelbsucht bei Leber- oder Gallenerkrankungen, die Ablagerung von Eisen in der Haut bei Eisenstoffwechselstörungen oder nach Blutergüssen durch zerfallende rote Blutkörperchen, die Braun-Gelb-Verfärbung durch Karotin (Karottenernährung bei Säuglingen) oder auch eine gewollte (künstlerische) oder unbeabsichtigte Tätowierung (Buntstift, Kohlenstaub, Pulver von Feuerwerkskörpern).

Dyshidrose

Bezeichnung für eine Reaktion der Haut, die gekennzeichnet ist durch die Entstehung von stark juckenden Bläschen an den Fingerkanten, an den Handtellern sowie an Zehen und Fußsohlen. Wenn die Bläschen platzen oder austrocknen, entsteht eine feine, oftmals kreisförmige Schuppenbildung. Ohne Juckreiz und Entzündungszeichen sind die Hautveränderungen als harmlos anzusehen sowie durch Fett- und Feuchtigkeitspflege über Handcremes wieder zu beheben. Meist treten diese Bläschen bei Wärme in Frühjahr oder Sommer auf.
▶ Dyshidrosiformes Hand- und Fußekzem.

Dyshidrosiformes Hand- und Fußekzem

(Dyshidrotisches Ekzem). Das dyshidrosiforme Hand- und Fußekzem ist gekennzeichnet durch stark juckende Bläschen (Vesikel) bis Blasen im Bereich der Fingerseitenflächen, der Handteller und der Fußsohlen. Das dyshidrosiforme ▶ Ekzem kann durch Bakterien, durch Pilze sowie durch Kontakt- oder Nahrungsmittelallergien mit bedingt sein, zudem im Rahmen von Stresssituationen oder einer ▶ Neurodermitis auftreten. Die Bläschen sollten wegen der Gefahr des Eindringens von Bakterien in die Haut (Wundinfektion, ▶ Erysipel) auf keinen Fall absichtlich geöffnet werden, da die Haut darunter „offen" ist. Die Behandlung erfolgt i. d. R. mit austrocknenden, entzündungshemmenden Lotionen oder Bädern, teilweise auch mit ▶ kortisonhaltigen Cremes. Wenn sich die Blasen entzündet haben (▶ Entzündung) sollten und z. B. mit ▶ Eiter gefüllt sind, ist normalerweise eine Therapie mit innerlichen ▶ Antibiotika angeraten.
▶ Dyshidrose, ▶ Kontaktekzem.

E

Excimer-Laser mit einer Wellenlänge von 308 nm: Xenon-Chlorid-Laser, der speziell gegen Schuppenflechte (▶ Psoriasis), ▶ Nagelpsoriasis und andere chronische Hautkrankheiten – wie ▶ Weißfleckenkrankheit (▶ Vitiligo), ▶ Ekzeme und ▶ Neurodermitis (speziell Hand- und Fußekzeme) – eingesetzt wird. Auch andere Erkrankungen, wie ▶ Knötchenflechte oder ▶ Granuloma anulare, und zusätzlich kosmetisch beeinträchtigende Veränderungen – wie ▶ Hypopigmentierungen, helle ▶ Narben, weiße ▶ Schwangerschaftsstreifen u. v. m. – scheinen erfolgreich therapierbar zu sein. Da die Therapie mit dem 308-nm-Excimer-Laser eine Weiterentwicklung der bereits seit Jahrzehnten bewährten UV-B-Lichttherapie darstellt, sind alle Hautkrankheiten, die erfolgreich mit UV-B-Licht behandelt werden können, auch geeignet für die Behandlung mit dem 308-nm-Excimer-Laser. Das Wort „Excimer" ist wie ▶ „Laser" ebenfalls ein Akronym…

EASI

Eine Bewertungsskala/Score für den Schweregrad einer ▶ Neurodermitis, ähnlich wie der ▶ SCORAD-Score. Beim EASI wird der Körper in vier Regionen eingeteilt. Es werden jeweils die Intensität der krankhaften Hautveränderungen und die Ausbreitung in der Fläche bewertet. Das Punktemaximum beträgt 72, ab über 21 Punkten gilt die Neurodermitis als schwer und ab 50 als *sehr* schwer ausgeprägt. Der Punktwert im Zeitverlauf kann gute Hinweise auf die Wirksamkeit von Therapien oder auch für Therapieentscheidungen (▶ Systemtherapie) liefern.

© Der/die Autor(en), exklusiv lizenziert durch Springer-Verlag GmbH, DE, ein Teil von Springer Nature 2021
B. Kardorff, *Gesunde Haut,* https://doi.org/10.1007/978-3-662-63160-7_5

Ebastin

Ist ein ▶ Antihistaminikum, welches zur Behandlung von z. B. allergischer ▶
Rhinitis, ▶ Konjunktivitis und ▶ Urtikaria eingesetzt wird.

Eczema herpeticatum

Großflächiger Befall der Haut von ▶ Neurodermitispatienten (meist Kindern) mit
Herpesviren; häufig Krankenhausbehandlung notwendig.
    ▶ Herpes simplex.

Eczema molluscatum

Großflächiger Befall der Haut von ▶ Neurodermitispatienten (meist Kindern) mit
Dellwarzen (▶ Mollusca contagiosa); häufig Krankenhausbehandlung notwendig.

EEM

(▶ Erythema exsudativum multiforme).

Effluvium

Krankhaft vermehrter ▶ Haarausfall von mehr als 100 Haaren täglich. Der
normale, nicht krankhafte tägliche Haarausfall beträgt 25–100 Haare. Um einen
vergleichbaren Eindruck über die Intensität und den Verlauf des Haarausfalls zu
gewinnen, kann man einen sog. Haarzählbogen anlegen, bei dem man täglich nur
die Zahl der beim ersten morgendlichen Kämmen ausgefallenen Haare notiert.
    ▶ Alopezie, ▶ Trichogramm, ▶ Trichoscan.

E-Health

Ist ein Oberbegriff für die Anwendung elektronischer/digitaler Informations- und
Kommunikationstechnologien (IKT) im Gesundheitssystem, um die Therapie und
Betreuung von Patienten zu verbessern und zu vereinfachen.
    ▶ Telematikinfrastruktur (TI), ▶ Teledermatologie, ▶ E-Health-Gesetz.

E-Health-Gesetz

Auch: „Das Gesetz für sichere digitale Kommunikation und Anwendungen im Gesundheitswesen." Durch die Umsetzung sollen die Chancen der Digitalisierung für die Gesundheitsversorgung genutzt werden und eine schnelle Anwendung für die Patienten ermöglicht werden. Dazu gehören die ▶ Telematikinfrastruktur (TI) wie auch die Förderung telemedizinischer Leistungen (z. B. ▶ Videosprechstunde). Übergeordnetes Ziel ist eine noch bessere Patientenversorgung.

Eigenfett-Transplantation

Methode, mit der Volumendefekte der Haut krankhaften (Narbe, Schwund des Unterhautfettgewebes) oder kosmetischen (Falten) Ursprungs, meist im Gesichtsbereich, durch körpereigenes Fett aufgefüllt werden. Am häufigsten wird die Methode bei altersbedingt eingefallenen Wangen und tiefen Nasolabialfalten (schrägverlaufende Falte zwischen Nase und Mund), aber auch zur Brustformung- und -vergrößerung (▶ BRAVA) eingesetzt. Das Verfahren ist relativ aufwändig. Das Eigenfett wird entweder im Rahmen einer ▶ Liposuktion oder separat aus der Bauchregion, wie bei einer Fettabsaugung, entnommen. Tiefgefroren ($-28\,°C$) ist das Fett bis zu zwei Jahre lang verwendbar. Über die Dauer der Haltbarkeit des erzielten Ergebnisses nach Unterspritzung gibt es unterschiedliche Aussagen. Ein Nachspritzen aufgrund des Abbaus des Eigenfetts ist nach etwa 3–4 Monaten erforderlich.

▶ Filler, ▶ BRAVA (-AFT).

Eigenschutzzeit

Die Eigenschutzzeit gibt die Zeitdauer an, nach deren Ablauf ungeschützte Haut bei Sonnenbestrahlung Anzeichen eines Sonnenbrandes aufweist. Die Eigenschutzzeit ist beim ▶ Hauttyp 1 deutlich kürzer als z. B. bei den Hauttypen 3 oder 4. Des Weiteren besteht eine Abhängigkeit von der Intensität der UV-Strahlung: Im Hochgebirge, in Australien oder am Äquator ist die Intensität deutlich höher als in Mitteleuropa, in Mitteleuropa im Sommer höher als im Winter und überall zwischen 11:00 und 15:00 Uhr am stärksten. Dies ist die Tageszeit des höchsten Sonnenbrandrisikos und somit auch des höchsten langfristigen Hautkrebsrisikos.

▶ Lichtschutz.

Eiter

Mischung aus abgestorbenen Gewebe- und Entzündungszellen, meist weißlicher Farbe, bei bakteriellen und nichtbakteriellen Entzündungsreaktionen; Inhalt z. B. der typischen „Pickel" (▶ Pustel) oder von Eiterbeulen (▶ Abszess).

Ekzem

Entzündung der Haut, wird häufig synonym mit ▶ „Dermatitis" verwendet. Im Gegensatz zur (akuteren) Dermatitis (siehe Abb. 1 in Kap. D, Abb. 6 in Kap. K) wird mit „Ekzem" meist eine chronische oder länger andauernde Hautentzündung bezeichnet (siehe Abb. 7 in Kap. K). Ein Ekzem geht meist mit Juckreiz einher und weist einzelne oder auch alle der nachfolgenden Veränderungen auf: Schuppung, Rötung, Bläschenbildung, Verdickung oder Verhärtung der Haut (Infiltration), Vergröberung der Haut (▶ Lichenifikation). Eines der häufigsten Ekzeme ist das anlagebedingte ▶ atopische Ekzem, auch ▶ „Neurodermitis" genannt. Nicht darüber aufgeklärte Patienten merken häufig an, dass drei Ärzte drei „verschiedene" ▶ Diagnosen gestellt haben, obwohl mit (atopischem) Ekzem, (atopischer) Dermatitis und Neurodermitis das Gleiche gemeint ist.

Elektrochirurgie

Abtragung und Entfernung von Hautwucherungen (z. B. ▶ Feigwarzen) mithilfe von elektrischem Strom. Die Methode, die auch „elektrisches Messer" genannt wird, eignet sich zudem sehr gut zur Blutstillung der während einer Operation eröffneten und blutenden Blutgefäße (▶ Granuloma pyogenicum; siehe Abb. 1 **in Kap. G**) bis zu einer bestimmten Größe. Vorteile der Methode bestehen in einer schnellen und gründlichen Entfernung von erkranktem Gewebe, wie z. B. ▶ Warzen. Nachteile bestehen in der starken Schmerzhaftigkeit, die immer eine mindestens örtliche Betäubung notwendig macht, und in der hohen Gefahr einer bleibenden Narbenbildung durch Verbrennung des umliegenden Gewebes aufgrund der starken Hitzeentwicklung. Der während elektrochirurgischer Eingriffe entstehende Geruch nach verbranntem Fleisch ist für die Therapeuten sehr gewöhnungsbedürftig und für manche Patienten unerträglich.

Elephantiasis (Elefantiasis)

Massive Schwellung eines oder beider Beine als Endstadium des ▶ Lymphödems. Das Lymphödem entsteht durch eine chronische Überlastung der Transportkapazität der Lymphgefäße. Dies kann z. B. durch wiederholte Entzündungen im Rahmen von ▶ Erysipelen (Wundrosen) oder auch durch anlage- oder operativ bedingte Verlegungen oder das Nichtvorhandensein des Lymphgefäßsystems bedingt sein.

Eliminationsdiät

Diätform, bei der man nur das Lebensmittel weglässt, welches man für die Auslösung von allergischen Beschwerden verantwortlich macht (im Gegensatz zur ▶ Suchdiät).
▶ Nahrungsmittelallergie.

Empfindliche Haut

Sichtbare Merkmale empfindlicher Haut sind: Rötung (▶ Erythem), Schwellung (▶ Ödem), Auftreten von Hautschuppen und Ekzembildung. Nicht sichtbare Anzeichen empfindlicher Haut sind: Kribbeln, Brennen, Juckreiz (Pruritus) und Spannungsgefühl. Generell wird unter dem Begriff „empfindliche Haut" ein Hautzustand verstanden, der eine erhöhte Empfindlichkeit gegenüber Irritationen (Reizungen) aufweist. Die Anzahl von Menschen, die angeben, eine empfindliche Haut zu haben, erhöhte sich von etwa 30 % in den 1980er Jahren auf heute 50–60 % der Bevölkerung. Als Ursachen für diese Entwicklung werden neben stärkerem Gesundheitsbewusstsein und vermehrter Körperbetonung auch Arbeitsplatz- und Umweltbedingungen sowie psychosomatische Zusammenhänge (Beziehung zwischen Leib und Seele) diskutiert. Die Hautempfindlichkeit wird durch individuelle, aber auch durch äußere Faktoren, wie Klima und Jahreszeiten, beeinflusst. Bei normaler Haut können verschiedene Reize – wie z. B. ▶ UV-Licht, häufige Kontakte mit Wasser, Laugen oder Lösungsmitteln sowie häufiges Waschen – zu einer erhöhten Hautempfindlichkeit führen. Außerdem können internistische Erkrankungen, wie ▶ Diabetes oder Niereninsuffizienz (Nierenschwäche), eine erhöhte Empfindlichkeit der Haut hervorrufen.
▶ Haut, ▶ Atopie, ▶ Neurodermitis, ▶ pH-Wert, ▶ Coenzym Q_{10}.

Emulgator

Emulgatoren sind in ▶ Cremes enthalten. Cremes bestehen zum größeren Teil aus Wasser. In das Wasser ist Öl eingemischt. Bekanntermaßen lassen sich Öl und Wasser schlecht miteinander mischen. Daher sind Hilfsstoffe, die sog. Emulgatoren, notwendig, die dafür sorgen, dass sich Wasser und Öl miteinander verbinden (Abb. 1). Auf Emulgatoren können sich ▶ Kontaktallergien entwickeln. Dies ist bei der Auswahl der geeigneten ▶ Lokalbehandlung zu beachten.

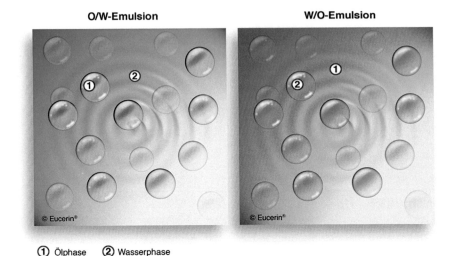

O/W-Emulsion   **W/O-Emulsion**

① Ölphase   ② Wasserphase

Abb. 1 Schematische Darstellung der beiden häufigen Emulsionstypen „Öl in Wasser" (O/W) und „Wasser in Öl" (W/O). (© Eucerin)

Emulsion

Mischung zweier Flüssigkeiten (s. Abb. 1), die sich eigentlich nicht ineinander lösen können, mithilfe von Emulgatoren; Beispiel: Öl-in-Wasser-(O/W-) oder Wasser-in-Öl- (W/O)-Emulsion.

Enanthem

„Ausblühen der Schleimhäute", entspricht einem ▶ Exanthem der Haut, nur eben an den Schleimhäuten, wie z. B. Mund- oder Genitalschleimhaut.

Entzündung

Charakteristische Entzündungszeichen der Haut sind: Rötung, Schwellung, Über-wärmung, Schmerz- und Juckreiz sowie Beeinträchtigung der Hautfunktionen (Schutz- und Barrierefunktion).
  ▶ Haut.

Epheliden

(▶ Sommersprossen).

Epikutantest

Pflastertest zur Ermittlung des Auslösers einer sog. Spättypallergie. Die Pflaster mit den möglichen Kontaktallergenen werden den Patienten auf den Rücken geklebt und verweilen dort für 24 bis 48 h. Eine Spätablesung, anhand derer man i. d. R. erst die Diagnose stellen kann, erfolgt nach 72 bis 96 h. Bis dahin darf der Rücken weder gewaschen werden noch stark schwitzen, um das Testergebnis nicht zu verfälschen. Anhand der Testreaktion (u. a. Rötung, Bläschenbildung) erkennt der Hautarzt, ob es sich um eine echte ▶ Allergie oder vielleicht nur um eine Reizung handelt.

Epidermis

Oberste Hautschicht (griechisch epi = auf, derma = Haut).

Epilation

Entfernung von (störenden) Haaren; Methoden: z. B. Wachsentfernung, Zupfen, mechanische Epilation mit Epiliergeräten, Enthaarungscremes, Elektroepilation, (nur früher) Röntgenepilation,
  ▶ Rubin-Laser-Epilation.
  ▶ Haarentfernung, traditionell.

Epilations-Laser

Laser, der zur Haarentfernung eingesetzt werden kann, z. B. Rubin-, oder Ruby-Laser, ▶ Alexandrit-Laser, ▶ Dioden-Laser.
  ▶ Rubin-Laser-Epilation.

Erbium-YAG-Laser

Sehr vielseitig einsetzbarer medizinischer Laser, der an der Hautoberfläche wie ein Radiergummi „arbeitet". Aufgrund einer hohen spezifischen Absorption (gezielten Aufnahme) der Laserenergie im Gewebewasser und einer sehr kurzen Pulsdauer sowie wegen einer sehr geringen Eindringtiefe in das Gewebe ist eine sog. „kalte" Ablation (Abtragung) von Gewebe möglich, d. h. es entstehen bei der Lasertherapie kaum Schäden am umgebenden Gewebe durch Hitzeentwicklung (im Gegensatz zur ▶ Elektrochirurgie oder zum ▶ CO_2-Laser). Aufgrund der geringen Eindringtiefe ist dieser Infrarot-Laser (Wellenlänge: 2940 nm) für kosmetische Indikationen, wie Behandlung von ▶ Krähenfüßen und Hautglättungen, besonders gut geeignet.

Das Risiko hitzebedingter Nebenwirkungen, wie Narbenbildung und Rötung, sowie auch von Schmerzen ist gegenüber anderen Lasern oder Therapiemaßnahmen deutlich reduziert. Der Erbium-Laser ist insbesondere zur Behandlung folgender kosmetisch störender Hautveränderungen geeignet: Faltenbildung, Aknenarben (Hautglättung), Café-au-lait-Flecken, ▶ Altersflecken im Gesicht (Lentigines seniles), Narben mit Stufenbildungen (▶ Keloid), ▶ Syringome (gutartige Schweißdrüsentumoren), ▶ Xanthelasmata (Fettablagerungen im Augenlidbereich, siehe Abb. 1 in Kap. X), ▶ Fibrome (muttermalähnliche Hautgeschwülste, gutartige Hautanhängsel), ▶ Alterswarzen (seborrhoische Keratosen), dermale Naevi, ▶ Chloasma (verstärkte Hautpigmentierung) und ▶ Knollennase (Rhinophym; siehe Abb. 3 in Kap. R). Auch bei der Behandlung vulgärer Warzen (▶ Verrucae vulgares) und bei der Behandlung von ▶ Nagelpilz konnte über sehr gute Ergebnisse berichtet werden.

Die Erbium-YAG-Laser-Therapie erfolgt aufgrund ihrer nur geringen Schmerzhaftigkeit entweder ohne örtliche Betäubung oder nach Auftragen einer örtlich betäubenden Creme unter einem (Spezial-)Pflaster, ggf. auch nach einer örtlichen Betäubungsspritze. Durch die Wirkung der Laserenergie auf das Gewebewasser entstehen knallende, fast specht-artig klopfende Geräusche. Unmittelbar nach der Behandlung kommt es häufig zu einer Rötung und einem Anschwellen der behandelten Bereiche. In den ersten Tagen können Krusten entstehen. Bereits nach vier Wochen ist normalerweise ein sehr gutes kosmetisches Ergebnis zu begutachten.

Erektionsstörung

(Erektile Dysfunktion). Mit Erektion wird die Versteifung des männlichen Gliedes (Penis), meist durch sexuelle Erregung, bezeichnet, die notwendig ist, um das Glied beim Geschlechtsverkehr in die Partnerin einzuführen. Hinweise auf eine Störung der Erektion (Versteifung) sind: längerfristiges Fehlen von z. B. morgendlichen Erektionen in der Aufwachphase, fehlende Versteifung trotz sexueller Reize oder nur kurzzeitige Erektion mit einem Abschlaffen des Penis schon vor dem sexuellen Höhepunkt (Orgasmus).

Eine Erektion entsteht durch hormongesteuerte Anfüllung der dehnbaren Schwellkörper des männlichen Gliedes mit Blut. Durch das Anschwellen werden die Blutgefäße, die für den Blutabfluss sorgen, zusammengedrückt, sodass das Glied zunehmend steifer wird und sich aufrichtet. Nach dem Orgasmus kann das Blut wieder ungehindert abfließen und der Penis erschlafft wieder. Bei einem Fehler in dem sehr komplizierten Zusammenspiel von Nerven, Muskelzellen, Blutgefäßen und Hormonen (Botenstoffe) kommt es zur Erektionsstörung. Ursachen können psychischer (z. B. seelischer Stress, Beziehungsprobleme, Depressionen, Versagensängste) oder auch körperlicher Natur sein. Eine

Abklärung dieser möglichen Ursachen durch einen Arzt ist erforderlich, um gezielte Behandlungsstrategien entwickeln zu können und entsprechende gesundheitliche Vorbeugungsmaßnahmen einzuleiten. Für viele Patienten bietet eine medikamentöse Therapie eine Lösung gegen Erektionsstörungen, z. B. ▶ Tadalafil, ▶ Sildenafil, Vardenafil, Avanafil u. a.

Körperliche Ursachen von Erektionsstörungen sind:

- Durchblutungsstörungen: Gefäßverkalkung
- (▶ AVK), Herzkrankheiten, Schlaganfall, Bluthochdruck, Rauchen
- Hormonstörungen: z. B. Mangel an männlichem Geschlechtshormon (Testosteron), Überschuss des Hormons Prolaktin oder Schilddrüsenfunktionsstörungen
- Zuckerkrankheit (▶ Diabetes mellitus)
- Operationen oder Strahlentherapie im Beckenbereich mit Nerven- und Gefäßschädigungen als Folge
- Nervenschädigungen: z. B. bei Querschnittslähmung nach Unfall oder durch ▶ Diabetes oder Alkoholmissbrauch sowie durch langzeitiges Abdrücken der Nerven im Dammbereich, z. B. bei Radrennfahrern
- Schwere chronische Erkrankungen jeder Art
- Übergewicht, Drogen, Bewegungsmangel
- Medikamentennebenwirkungen

Erfrierung

Gewebeschädigung durch Kälte.

Erntekrätze

(Trombidiose). Die Herbstmilbe lebt in Gräsern, Weiden, Sträuchern, Weinstöcken etc. Ihre Larven aber sind angewiesen auf die Nahrungsaufnahme an Tieren und selten auch an Menschen. Zur Erntezeit befallen sie Menschen. Die Larven gelangen bei Spaziergängen, Erntearbeiten, Aufenthalt im Gras und beim zufälligen Vorbeistreifen an Sträuchern auf die Haut. Sie saugen Blut und fallen wieder ab. Gelegentlich kann man die Milben als winzige rote Pünktchen erkennen. Die Hauterscheinungen treten an den Körperstellen mit besonders engem Kleidungskontakt auf, wie Gürtellinie und Büstenhalter. Sie zeigen sich in Form von kleinen ▶ Quaddeln und Stichen. Einige Stunden nach dem Kontakt zur Haut stellt sich starker Juckreiz ein. Der Juckreiz hält meist für eine Woche an, die Hauterscheinungen bis zu zwei Wochen. Die Therapie besteht im Auftragen juckreizstillender Cremes oder Lotionen.

Abb. 2 Erysipel des
Unterschenkels bei
bestehendem Fußpilz (Ferse)
und Krampfaderleiden;
die Haut ist gerötet,
überwärmt und aufgrund der
unbehandelten Krampfadern
vorgeschädigt und verdickt

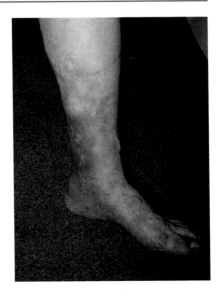

Erysipel

(Wundrose). Bakterielle Infektion der Lymphspalten der Haut mit Streptokokken, muss i. d. R. mit Antibiotika, ggf. auch stationär behandelt werden; bei häufigem Auftreten an den Beinen Entwicklung eines sog. Elefantenbeins (▶ Elephantiasis) durch Zerstörung der ▶ Lymphbahnen möglich. Die sog. Eintrittspforte für die Bakterien in die Haut stellt häufig ein ▶ Fußpilz im Bereich des vierten Zehenzwischenraums dar (Abb. 2). Menschen, die ein Erysipel hatten, müssen besonderen Wert auf ihre Fußhygiene legen, um ein ▶ Rezidiv (Wiederauftreten) einer Wundrose mit erneuter Schädigung der kleinen Lymphbahnen zu verhindern.
▶ Antibiotika.

Erythem

Hautrötung durch Erweiterung der oberflächlichen Blutgefäße oder durch Mehrdurchblutung, verschwindet sichtbar durch den Druck z. B. eines Glasplättchens (Objektträger) auf die Haut.

Erythema chronicum migrans

(Wanderröte; Abb. 3). Tritt etwa 3–4 Wochen nach Biss einer mit ▶ Borrelien infizierten Zecke auf. Es zeigt sich eine kreisförmige, wandernde, randbetonte Rötung mit einem meist weißen Zentrum, ausgehend von der Bissstelle; gilt als erstes Stadium der sog. ▶ Borreliose.

Abb. 3 Wanderröte
(Erythema migrans) nach
Zeckenbiss und Infektion
mit ▶ Borrelien an der
rechten Knieinnenseite eines
40-jährigen Mannes

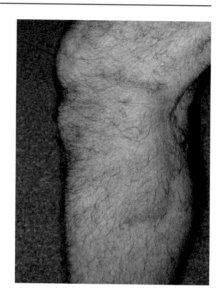

Erythema exsudativum multiforme

EEM; plötzlich auftretender Hautausschlag mit typischerweise zielscheibenartigen
Hautveränderungen, tritt z. B. im Rahmen einer Arzneimittelunverträglichkeit
oder einer ▶ Herpes-simplex-Virus-Infektion auf, oft auch ungeklärte Ursache;
meist harmloser Verlauf mit Befall der Haut, komplizierter bei Befall der Schleimhäute; selten Übergang in eine großflächige Hautablösung, dann lebensbedrohlich.
Häufig ist eine Therapie mit ▶ Kortison erforderlich.

Erythema infectiosum

Ringelröteln; Virusinfektion (Parvovirus B19) mit gutartigem Verlauf, zum Teil
girlandenartige Hautrötungen, manchmal auch Gelenkbeschwerden; Rückbildung
nach etwa zehn Tagen. Gefährlich nur in der Schwangerschaft.

Erythema nodosum

Meist an den Unterschenkelvorderseiten auftretende, rote, überwärmte und ausgeprägt druckschmerzhafte Knoten durch Entzündung des Unterhautfettgewebes
(Abb. 4); kann als eigenständige Erkrankung auftreten, aber auch im Anschluss an
Darm- oder Atemwegsinfekte oder im Rahmen von Tuberkulose, ▶ Sarkoidose
oder chronischen Darmerkrankungen (M. Crohn). Eine Durchuntersuchung, um
eine evtl., ursächliche Erkrankung zu finden, ist oft erforderlich. Die Therapie

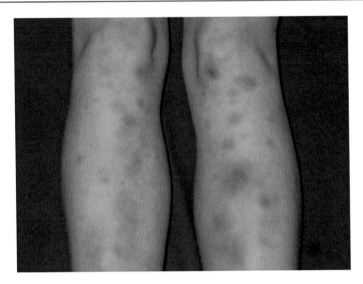

Abb. 4 Unscharf begrenzte, sehr schmerzhafte Knoten an den Unterschenkeln einer jungen Frau; Diagnose: Erythema nodosum

erfolgt meist zum einen mit relativ strammen Wickelverbänden, zum anderen mit innerlicher oder äußerlicher ▶ Kortisonanwendung.

Erythema toxicum

Rötung der Haut durch Kontakt zu einem unverträglichen Stoff, auch Bezeichnung für Hautrötungen unklarer Ursache bei vielen Neugeborenen, die spontan nach einigen Tagen wieder verschwinden.
　　▶ Erythem.

Erythrasma

Häufige oberflächliche Entzündung der Haut in den Körperfalten, insbesondere in den Achseln und im Leistenbereich. Das Erythrasma wird durch ein bestimmtes Bakterium (Corynebacterium minutissimum) ausgelöst. Übergewicht, vermehrtes Schwitzen und mangelnde Körperhygiene fördern die Entstehung. Die Haut stellt sich an den erkrankten Stellen flächig gerötet mit leichter Schuppung dar. Die sog. ▶ Intertrigo muss vom Erythrasma abgegrenzt werden. Die Therapie des Erythrasmas besteht in ▶ antibiotikahaltigen Cremes und Lösungen. Manchmal besteht gleichzeitig ein ▶ Hautpilz im Leistenbereich, sodass die Behandlung mit äußerlichen ▶ Antimykotika kombiniert wird. Vor allen Dingen sollte eine Verbesserung der Körperpflege angestrebt werden.

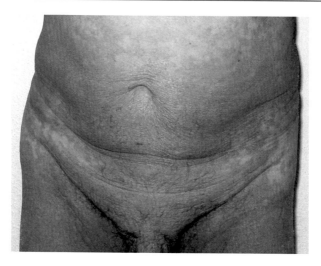

Abb. 5 Annähernd komplette Rötung und Entzündung der Haut. Typisch sind die vereinzelten Herde normaler Haut („nappes claires"). Die Ursachen dieser Erythrodermie können vielfältig sein

Erythrodermie

Krankhafte Rötung annähernd der kompletten Haut (Abb. 5). Typisch sind kleine, nicht erkrankte Flecken, sog. „nappes claires". Die möglichen Grunderkrankungen variieren von gutartig bis bösartig. Beispiele für ursächliche Hauterkrankungen sind ▶ Pityriasis rubra pilaris, ▶ Neurodermitis, ▶ Psoriasis, ▶ Ichthyosis, ▶ Kontaktekzem und ▶ Arzneimittelexanthem.

Erythrosis interfollicularis colli

Rötliche Verfärbung des seitlichen Halses als Folge jahrelangen Sonnenbankbesuchs oder übermäßiger Sonnenbestrahlung im Verhältnis zum ▶ Hauttyp. Die Haut wird dünner (atroph), und die erweiterten Äderchen (▶ Teleangiektasien) scheinen durch. ▶ Lichtschutz ist erforderlich; kosmetisch motivierter Therapieversuch z. B. mit dem ▶ Farbstoff-Laser.
▶ Hautalterung.

Erythromycin

Eines der häufigst eingesetzten äußerlichen Antibiotika zur Behandlung der Akne; wird aufgrund seiner antientzündlichen Wirkung auch z. B. bei der ▶ Rosacea eingesetzt.

Erythroplasie Queyrat

Oberflächliche Krebserkrankung der Eichel des männlichen Gliedes (Glans penis)
oder der weiblichen Genitalschleimhaut; bei rechtzeitiger Behandlung heilbar.

Essenzielle Fettsäuren

Fettsäuren spielen für die natürlichen Schutzmechanismen der Haut eine wesent-
liche Rolle. Besonders wichtige Fettsäuren sind die ungesättigten essenziellen
Fettsäuren, die im Körper nicht synthetisiert (hergestellt) werden können und
daher mit der Nahrung aufgenommen werden müssen. Mangelerscheinungen und
Funktionsstörungen der Haut können durch einen Mangel an essenziellen Fett-
säuren ausgelöst werden. Es werden zwei verschiedene Gruppen essenzieller
Fettsäuren unterschieden: Omega-(n)-6-Gruppe (Linolsäure, γ-Linolensäure) und
Omega-(n)-3-Gruppe (α-Linolensäure).

Erstere sind überwiegend in pflanzlichen Ölen (z. B. Nachtkerzensamenöl,
schwarzes Johannisbeerkernöl) enthalten. Fettsäuren der (n)-3-Gruppe stammen
vorwiegend aus Fischfett und haben für das Hautzustandsbild eine geringere
Bedeutung als die (n)-6-Fettsäuren. Essenzielle Fettsäuren sind Bausteine aller
Zellhüllen (Membranen), denen sie Durchlässigkeit und Flexibilität verleihen. Zur
Bildung der sog. ▶ Ceramide – den wichtigsten schützenden Fetten (Lipiden)
der Oberhaut (▶ Epidermis) – sind die essenziellen Fettsäuren von zentraler
Bedeutung und damit entscheidend für Stabilität und Funktionsfähigkeit dieser
Schutzschicht. Darüber hinaus sind essenzielle Fettsäuren Vorstufen einer ganzen
Reihe kurzlebiger chemischer Botenstoffe, die vielfältige Aspekte der Zellfunktion
steuern.

Bei der trockenen Haut von Patienten mit ▶ Neurodermitis besteht ein
gestörter Fettsäurestoffwechsel, der zu qualitativen Veränderungen in der Lipid-
barriere der Haut und somit zu Störungen der Barrierefunktion (Abwehr- und
Schutzfunktion) führt. Das regelmäßige Eincremen der Haut mit Pflegeprodukten, die essenzielle Fettsäuren enthalten, kann daher helfen, die gestörte
Barrierefunktion bei trockener Haut zu verbessern.

Etagenwechsel

Man spricht von einem Etagenwechsel, wenn ein über Jahre bestehender
allergischer Schnupfen – meist bei nicht ausreichender Behandlung – in ein
allergisches ▶ Asthma übergeht. Somit hat sich ein Wechsel von der oberen Etage
„Nase" in die untere Etage „Lunge" vollzogen.

Etanercept

▶ Biologikum der Klasse ▶ TNF-alpha-Blocker, ▶ Psoriasis. Bekannt als Enbrel®. ▶ Biosimilars verfügbar. Wird in Ovarialzelllinien des Chinesischen Hamsters produziert. Im Gegensatz zu anderen TNF-alpha-Blockern handelt es sich bei Etanercept um einen TNF-Rezeptor und nicht um einen Antikörper.

Exanthem

(Hautausschlag oder „Ausblühen" der Haut unterschiedlichster Ursache und Ausprägung). Entzündliche Hautveränderungen auf großen Bereichen der äußeren Haut mit z. B. über die Haut verteilten roten Flecken (▶ Erytheme), Knötchen (▶ Papeln), Eiterpöckchen (▶ Pusteln), Bläschen (▶ Vesikel); häufig im Zusammenhang mit Viruserkrankungen (Beispiele: ▶ Röteln, ▶ Masern) oder auch mit einer Arzneimittelunverträglichkeit (z. B. Penicillinallergie; siehe Abb. 18 in Kap. A) auftretend. Auch die Schleimhäute können betroffen sein (▶ Enanthem). ▶ Arzneiexanthem, ▶ Virusexanthem, ▶ Allergie.

Exanthema subitum

(Drei-Tage-Fieber, sechste Krankheit). Erreger: humanes Herpesvirus 6. Die Erkrankung tritt bei Kleinkindern in einem Alter zwischen wenigen Lebensmonaten und drei Jahren auf. Für etwa drei Tage besteht hohes Fieber bis >40 °C. Danach fällt das Fieber plötzlich ab und es entwickelt sich ein Ausschlag (▶ Exanthem) mit kleinen, blassroten Flecken, der nach etwa einem bis zwei Tagen wieder verschwindet.

Excimer-Laser mit einer Wellenlänge von 308 nm

Xenon-Chlorid-Laser, der speziell gegen Schuppenflechte (▶ Psoriasis), ▶ Nagelpsoriasis (siehe Abb. 4 in Kap. N) und andere chronische Hautkrankheiten – wie ▶ Weißfleckenkrankheit (▶ Vitiligo; siehe Abb. 2 in Kap. R, Abb. 3 in Kap. V), ▶ Ekzeme und ▶ Neurodermitis (speziell Hand- und Fußekzeme) – eingesetzt wird. Auch andere Erkrankungen, wie ▶ Knötchenflechte oder ▶ Granuloma anulare, und zusätzlich kosmetisch beeinträchtigende Veränderungen – wie ▶ Hypopigmentierungen, helle ▶ Narben, weiße ▶ Schwangerschaftsstreifen u. v. m. – scheinen erfolgreich therapierbar zu sein. Da die Therapie mit dem 308-nm-Excimer-Laser eine Weiterentwicklung der bereits seit Jahrzehnten bewährten UV-B-Lichttherapie darstellt, sind alle Hautkrankheiten, die erfolgreich mit UV-B-Licht behandelt werden können, auch geeignet für die Behandlung mit dem 308-nm-Excimer-Laser.

Das Wort „Excimer" ist wie ▶ „Laser" ebenfalls ein Akronym. Es steht für „excited dimer" und beschreibt ein nur im elektronisch angeregten Zustand existierendes, instabiles, 2-atomiges Molekül, welches mithilfe von Xenonchloridgas als Katalysator gebildet wird. Es zerfällt schnell in seine beiden Bestandteile Xenon und Chlorid. Dabei setzt dieses Molekül ein energiehaltiges Photon frei, wodurch Licht einer ultravioletten Wellenlänge von 308 nm entsteht.

Mit diesem sehr energiereichen UV-B-Licht wird mithilfe eines Handstücks gezielt die befallene Haut bestrahlt und dabei die gesunde Haut geschont. Vor oder mit Beginn der Behandlung wird ein Test auf die individuelle Lichtempfindlichkeit der Haut des Patienten durchgeführt. Mit diesem sog. MED-Test wird die kleinste UV-Strahlendosis herausgefunden, die zu einer leichten Rötung der Haut nach einem bis zwei Tagen führt. Die erkrankte, verdickte und schuppige Haut verträgt meist viel mehr Strahlung, bis ein Sonnenbrand entsteht, als gesunde Haut. Deshalb kann die Ekzem- oder Schuppenflechtenhaut durch die gezielte Laserbestrahlung direkt mit einer viel wirksameren Dosis bestrahlt werden, als wenn man – wie bei einer herkömmlichen Ganz- oder Teilkörperbestrahlung – erst auf die Empfindlichkeit der gesunden Haut Rücksicht nehmen muss, damit es nicht zu einem Sonnenbrand kommt.

Je nach zu behandelnder Fläche dauert eine komplette Behandlungssitzung zwischen einer und 25 min. Für beide Hände oder beide Füße sind beispielsweise 5 min Therapiezeit pro Sitzung einzuplanen. Die maximal pro Sitzung zu behandelnde Körperoberfläche beträgt 10 %. Mit dem Excimer-Laser kann eine unvergleichlich schnelle Abheilung der Hautveränderungen bei Schuppenflechte erfolgen (Abb. 6a, b), sehr häufig auch bei chronischen Hand- und Fußekzemen. Womöglich wird durch die punktgenaue Bestrahlung im Vergleich zur herkömmlichen Ganzkörperbestrahlung langfristig auch das ▶ Hautkrebsrisiko der Haut insgesamt gesenkt. Die Behandlung wird bislang nur in wenigen hochspezialisierten Zentren durchgeführt und von den gesetzlichen Krankenkassen nicht übernommen. Die neuen ▶ IPL 308nm Excimer-Lampen sind in Bezug auf Wirkung, Wirkweise, Aufwand und Effektivität als gleichwertig zum Laser anzusehen. Der Bestrahlungsvorgang dauert jedoch länger.

▶ UV-Licht, ▶ Lichttherapie, ▶ Ultraviolettes Licht.

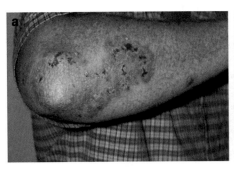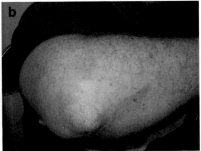

Abb. 6 a, b Schuppenflechte (Psoriasis) des Ellbogens vor (a) und nach (b) 8 jeweils 10-minütigen 308-nm- ▶ Excimer-Laser-Bestrahlungen

Exhairese

Operatives Herausziehen von erkranktem Gewebe, z. B. ▶ mikrochirurgische Venenexhairese bei Krampfadern.

Exkoriation

Hautdefekt, der bis zu einer bestimmten Hautschicht der Lederhaut (▶ Haut) reicht, in der es gerade zu einer punktförmigen Blutung kommt. Eine Exkoriation heilt i. d. R. narbenfrei ab. In der medizinischen Umgangssprache wird „Exkoriation" auch häufig mit „Kratzspur" oder „aufgekratzter Stelle" gleichgesetzt.

Exsikkationsekzem

(▶ Austrocknungsekzem). Juckende, rote Entzündung der Haut bei mangelnder Feuchtigkeitszufuhr, unzureichender Hautpflege oder ▶ Altershaut.

Exzision

Herausschneiden von Hautveränderungen, i. d. R. mithilfe eines Skalpells. Ferner werden tiefe Exzisionen, bei denen durch die Haut hindurch geschnitten wird, von oberflächlicheren, auch als „Shave-Exzisionen" bezeichneten Exzisionen unterschieden. Bei diesen „Shave-Exzisionen" wird das Skalpell oder auch ein sehr scharfer Ring (Ringkürette) derart angesetzt, dass nicht alle Hautschichten durchtrennt werden. Dies führt häufig zu kosmetisch schöneren Ergebnissen, wenn die oberflächliche Entfernung einer ▶ Geschwulst medizinisch zu vertreten ist. Auch im Rahmen einer „Shave-Exzision" können sehr große Gewebestücke entfernt und danach auch feingeweblich (▶ Histologie) untersucht werden. Ein anderes scharfes Instrument zum Herausschneiden von erkranktem Gewebe oder zur Probenentnahme (▶ PE) ist die kreisrunde Stanze, die es sinnvollerweise in den Durchmessern 2–8 mm gibt.

F

Feldkanzerisierung (engl. (Skin) field cancerization): Flächige Schädigung eines Hautareals mit beginnendem weißem Hautkrebs und dicht stehenden, nicht mehr abgrenzbaren Hautkrebsvorstufen (▶ aktinische Keratosen). Eine Entartung in ▶ Spinaliome ist sehr wahrscheinlich. Durch ▶ histologische Untersuchungen hat man herausgefunden, dass die als Aktinische Keratosen tastbaren Rauigkeiten in dem Areal nur die Spitze eines Eisbergs darstellen und die gesamte Fläche als ▶ Präkanzerose anzusehen ist. Kommt an bevorzugt lichtexponierten Regionen wie der kahlen Kopfhaut bei Männern, im Dekolleté oder an Händen und Unterschenkeln vor. ▶ photodynamische Therapie, ▶ Power-PDT.

Fadenlift

Eine Methode zur Straffung von Gewebe, meist des Gesichts, auch Hals und Dekolleté, ohne Skalpell. Aufgrund zunehmender ▶ Hautalterung erschlaffen die jugendlichen Gesichtszüge im Laufe der Jahrzehnte nach und nach. Gesichtsvolumen geht verloren und Strukturen folgen der Schwerkraft und beginnen zu „hängen", wie auch schon die Bezeichnung „Hängebäckchen" beschreibt. Mit feinen Nadeln werden beim Fadenlift medizinische Kunststofffäden (z. B. PDO [Polydioxanon]), teilweise relativ glatt, aber auch mit Widerhaken oder kleinen Perlen (sog. Cones) besetzt oder früher auch Goldfäden in die Gesichtshaut eingezogen. Viele Produkte sind vom Körper im Laufe von 12–18 Monaten abbaubar. Die Zugwirkung der Fäden hebt manche abgesunkene Gesichtsstrukturen wieder an. Auch über eine Anregung der Kollagenproduktion wird berichtet, sodass neben dem „Lifting-Effekt" auch noch ein Volumenaufbau stattfinden kann. Manchmal werden zahlreiche Fäden in die Haut eingezogen, sodass sie ein regelrechtes Stützgerüst bilden. Die Behandlung dauert ca. 1 h und findet meist in örtlicher Betäubung (▶ Lokalanästhesie) statt. Die positive Wirkung hält 2–3 Jahre an. Geeignet ist die Methode v. a. bei leichtem Spannkraftverlust der Haut. Einen Effekt wie ein operatives Gesichtslifting kann sie nicht erzielen. Insgesamt gilt die Methode als nebenwirkungsarm und gut verträglich. Es werden aber auch Abstoßungsreaktionen und Ausschleusung der Fäden durch die Haut beobachtet. Auch ▶ Nekrosen der Haut z. B. im Bereich der Nasenspitze sind schon vorgekommen, scheinbar wenn zu viele Fäden unter einer dünnen Hautschicht platziert sind.

Faltenbehandlung

Behandlung und Glättung von Hautfalten und Hautalterung („Anti-Aging"-Therapie). Hierfür gibt es unterschiedliche Methoden, je nach Ausprägung der Hautalterung sowie Wünschen, Bedürfnissen und Risikobereitschaft der Patientin oder des Patienten. Gängige Methoden sind die Faltenunterspritzung (z. B. mit ▶ Kollagen, ▶ Calciumhydroxylapatit oder ▶ Hyaluronsäure, quervernetzt), das ▶ Fruchtsäure- oder ▶ „Chemical Peeling", ▶ Botulinumtoxin (siehe Abb. 5 in Kap. B), operatives „lifting", ▶ Eigenfetttransplantation, Laser-Hautoberflächenerneuerung (▶ Laser-„Resurfacing"), ▶ „subsurfacing", ▶ Biorevitalisierung, ▶ Fadenlifting, ▶ PRP/PRF Vampirlift und ▶ Photorejuvenation. ▶ Altershaut, ▶ Filler, ▶ Lippenformung und -Vergrößerung.

Faltengift

(siehe Abb. 5 in Kap. B). ▶ Botulinumtoxin.

Faltenzunge

(Lingua plicata). Ohne begleitende Krankheitszeichen und Beschwerden harmlose, meist vererbte faltige Oberflächenveränderung der Zunge.

Farbstoff-Laser

Laser, bei denen energiereiche Lichtblitze eine organische Farbstofflösung zur Fluoreszenz anregen, die dann Licht aussendet. Das Licht der jeweils gewünschten Wellenlänge wird selektiv verstärkt. Zum Beispiel gibt es Farbstofflaser der Wellenlänge 510 nm, die speziell auf Hautveränderungen mit dem braunen Hautfarbstoff Melanin einwirken, wie z. B. Sonnenflecken, Altersflecken oder ▶ Café-au-lait-Flecken. Ein Farbstofflaser der Wellenlänge 585 nm wirkt speziell gegen blutgefäßbedingte Hautveränderungen, wie Feuermale (siehe Abb. 3 in Kap. K, Abb. 2 in Kap. N), ▶ Blutschwamm (siehe Abb. 1 **in Kap. G**), ▶ „Spider Naevi" und oberflächliche Gefäßerweiterungen (▶ Teleangiektasien, siehe Abb. 3 in Kap. C). Rote Narben (z. B. ▶ Keloide), aber auch rote ▶ Schwangerschaftsstreifen (siehe Abb. 2 in Kapitel Skönnen abblassen und unauffällig werden. Viruswarzen (siehe Abb. 1 und 2 in Kap. V; ▶ Warzen) heilen häufig deutlich schneller nach Behandlung mit dem Farbstoff-Laser ab als nach der Therapie mit herkömmlichen, schonenden Methoden, wie Verätzen, Vereisen, Flachabtragen und – angenehmer und weniger schmerzhaft – Herausschneiden oder Entfernung mit dem elektrischen Messer (▶ Elektrochirurgie).

Den jeweils nur Sekundenbruchteile andauernden Laserimpuls spürt man ungefähr wie ein schnappendes Gummiband auf der Haut. Dies ist nicht angenehm, aber durchaus, ggf. auch mit begleitender Kühlung, sehr gut zu ertragen. Auch bei der Behandlung der Schuppenflechte (▶ Psoriasis) hat man in den letzten Jahren sehr gute Erfolge bei der Behandlung kleinerer, aber hartnäckiger Hautbezirke erreicht. Die gute Wirkung basiert auf der Zerstörung der sich in entzündeten Hautarealen vermehrt ausbildenden Blutäderchen durch den Farbstoff-Laser. Relativ direkt nach der Behandlung mit dem Farbstoff-Laser bilden sich i. d. R. kleine blaue Flecken (▶ Hämatom) um das behandelte Areal herum, die der gezielten Zerstörung, Sprengung und kleinen Thrombosierungen (Verstopfungen) der überflüssigen Blutgefäße entsprechen. Auch im langgepulsten Modus kann der Farbstofflaser zur Behandlung von kleinen Blutgefäßen verwendet werden. Hierbei kommt es nicht zu den beschriebenen blauen Flecken. Die durch den Laserstrahl gezielt geschädigten Gefäße werden über einen längeren Zeitraum abgebaut. Dies funktioniert z. B. gut bei der Behandlung kleiner ▶ Krampfadern und ▶ Besenreiser.

Faulecke

▶ Perlèche.

Feigwarzen

▶ Condylomata acuminata.

Feldkanzerisierung (*engl.* [Skin] field cancerization)

Flächige Schädigung eines Hautareals mit beginnendem weißem Hautkrebs und dicht stehenden, nicht mehr abgrenzbaren Hautkrebsvorstufen (▶ aktinische Keratosen). Eine Entartung in ▶ Spinaliome ist sehr wahrscheinlich. Durch ▶ histologische Untersuchungen hat man herausgefunden, dass die als Aktinische Keratosen tastbaren Rauigkeiten in dem Areal nur die Spitze eines Eisbergs darstellen und die gesamte Fläche als ▶ Präkanzerose anzusehen ist. Kommt an bevorzugt lichtexponierten Regionen wie der kahlen Kopfhaut bei Männern, im Dekolleté oder an Händen und Unterschenkeln vor. (siehe Abb. 3 in Kap. A).

▶ photodynamische Therapie, ▶ Power-PDT.

Fenster in die Haut

▶ Konfokale Laserscanmikroskopie (KLSM, RCM), optische Biopsie.

Fettabsaugung

(Liposuktion; deutsches Wort und historisch wohl auch in Deutschland entwickelte Methode).

Fettwegspritze

Mit diesem Schlagwort ist eine Therapiemethode gemeint, die aus Brasilien nach Europa „geschwappt" ist. Durch ▶ Injektion eines aus Sojabohnen gewonnenen Arzneimittels können örtlich 1–2 kg Fett weggeschmolzen werden. Diese Technik wurde z. B. bei vorgestülpten Fettkörperchen im Unterlidbereich (▶ Tränensäcke), aber auch im Doppelkinn-, Hüft-, Bauch-, Knie- und Oberarmbereich erfolgreich angewendet.

Die in der Fachsprache so genannte Injektions-Lipolyse ist ein anerkanntes Injektionsverfahren zur Verminderung kleiner Fettpolster. Über 80 Publikationen in hochwertigen Zeitschriften, mehrere Studien anerkannter Universitäten und Mediziner haben gezeigt, dass eine Zusammensetzung von Phosphatidylcholin (PPC) und Desoxycholsäure (DOC) in der Lage ist, bei nur geringen Nebenwirkungen kleinere, hartnäckige Fettpolster abzuschmelzen. Durch mikrofeine Injektionen wird eine gewollte Entzündung hervorgerufen, die die Zellmembran der Fettzellen zerstört und das freigesetzte Fett verstoffwechselt. Geeignet zur Behandlung sind nach vorheriger Besprechung und Untersuchung durch den Dermatologen Areale wie das Doppelkinn, Hüft- und Bauchbereich, Oberarme, Fettpolster entlang der BH-Träger, Knie und auch fälschlicherweise als Tränensäcke bezeichnete Fettansammlungen unter den Augen. Für ein gutes bis zufriedenstellendes Ergebnis sind meist 2 bis 4 (–6) Behandlungen, abhängig vom individuellen Verlauf, notwendig. Die Behandlungsabstände liegen meist bei ca. acht Wochen. Erste Besserungen zeigen sich meist erst nach der zweite Behandlung.

Die durchschnittliche Ansprechrate auf die Behandlung liegt bei 80 %. Ca. 20 % der Behandelten zeigen nur eine geringe Besserung des Ausgangsbefundes.

Das ursprünglich für die Fettwegspritze verwendete Medikament Lipostabil® wurde über Jahrzehnte ohne nennenswerte Nebenwirkungen in hoher Menge

Abb. 1 Angeborenes
Feuermal am linken Fuß

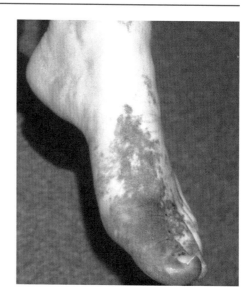

Abb. 2 Das „alte
Hausmittel", Stielwarzen
(Fibrome) mit einem Faden
abzubinden, erweist sich
häufig als gefährlich und
führt oft, wie hier an der
Schulter einer Patientin zu
sehen, zu starker Entzündung,
massiver Anschwellung,
Schmerzen und einer ▶
Thrombose der Stielwarze

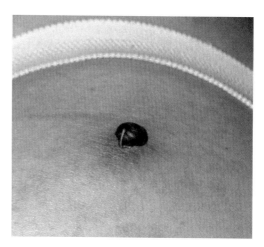

in die Blutbahn (▶ Venen) gespritzt, um Fettembolien z. B. bei Unfallopfern zu verhindern. Vor einigen Jahren wurde die Produktion von Lipostabil eingestellt, sodass seitdem die Injektionslipolyse mit identischen Rezepturen, aber nicht mit einem zugelassenen Medikament durchgeführt wird.

Anfang 2015 erhielt das Produkt „Kybella®" mit dem Hauptwirkstoff Desoxycholsäure der US-amerikanischen Firma Kythera (inzwischen Allergan) in den USA die FDA-Zulassung zur Behandlung des beeinträchtigenden Doppelkinns. Die auch in Deutschland durchgeführten Zulassungsstudien zeigten sehr vielversprechende Ergebnisse. Eine Zulassung von Kybella®, Belkyra® oder einem vergleichbaren Produkt für die Injektionslipolyse auch in Deutschland in nächster Zeit wäre wünschenswert. Stets aktuelle Informationen zu dem Thema gibt es über das NETZWERK-Lipolyse, in dem sich qualifizierte und innovative Ärzte zusammengeschlossen haben (Kontakt: www.injektions-lipolyse.de).

Feuermal

(Naevus flammeus; Abb. 1). Angeborene hell- bis blaurote, scharf umschriebene Flecke aufgrund von Gefäßerweiterungen. Die Hautveränderung wird auch „Portweinfleck" genannt, weil sie wie vergossener Rotwein aussieht. Die Flecken können sehr ausgedehnt sein. Feuermale können erhabene Anteile bilden, die dann eine Neigung zum Bluten entwickeln. Auch sind große Feuermale insbesondere im Gesicht kosmetisch störend. Sie werden durch ganz bestimmte Lasersysteme entfernt. Laser der ersten Wahl ist der ▶ Farbstoff-Laser.

Am bekanntesten ist der sog. Storchenbiss im Nacken des Neugeborenen, der als Anekdote durch das Tragen des Kleinkindes im Bereich der Nackenfalte durch den festen Griff des Storchenschnabels entsteht. Auch dabei handelt es sich um ein Feuermal. Diese Hautveränderung ist natürlich vollständig harmlos und wird keiner Therapie unterzogen. Manche Patienten bemerken ihren angeborenen „Storchenbiss" erst im höheren Lebensalter per Zufall oder beim Tragen einer Kurzhaarfrisur.

▶ Laser.

Fexofenadin

ist ein ▶ Antihistaminikum, welches zur Behandlung von z. B. allergischer ▶ Rhinitis, ▶ Konjunktivitis und ▶ Urtikaria eingesetzt wird. Im Gegensatz zu älteren Wirkstoffen macht die Einnahme von Fexofenadin gar nicht oder kaum müde.

Fibrom

(Stielwarze). Weiches, warzenartiges, aus dem Niveau der Haut hervortretendes oder gestieltes, hautfarbenes und schmerzfreies Anhängsel der Haut in den Faltenregionen des Körpers (insbesondere am Hals bzw. in den Achseln und Leisten). Diese gutartigen Hautanhängsel entwickeln sich „ungefragt" bei fast jedem Menschen in unterschiedlicher Anzahl und Größe irgendwann im Laufe des Lebens. Eine Vorbeugung gibt es nicht. Menschen mit sehr vielen Fibromen haben meist eine familiäre ▶ Disposition (Veranlagung in der Familie).

In besonders großer Zahl (>100) treten die Fibrome bei stark übergewichtigen Menschen auf, dann häufig auch in Kombination mit einer Dunkelverfärbung der umliegenden Haut. Dies kann in sehr seltenen Fällen auch ein Hinweis auf eine innere Erkrankung sein. Fibrome sind meist kosmetisch oder funktionell (z. B. Hängenbleiben an einer Kette oder am BH) störend. Die Entfernung der nicht zu einer bösartigen Entartung neigenden Hautanhängsel kann, wenn sie kosmetisch oder mechanisch stören, sehr gut z. B. mit dem ▶ Erbium-YAG-Laser erfolgen. Je nach Größe besteht eine weitere Möglichkeit darin, die Fibrome durch Scherenschlag zu entfernen. Dabei benutzt der Arzt eine sterile chirurgische Spezialschere und entfernt die lästigen Hautanhängsel möglichst in der exakten Hautschicht. Evtl. verbleibende Reste können ggf. anschließend noch mit dem Laser behandelt werden.

Der Versuch einer Heimtherapie sollte möglichst unterbleiben. Falsches Abbinden der Fibrome mit einem Faden kann zu massiver Anschwellung, Entzündung und einer ▶ Thrombose der Fibrome führen (Abb. 2), und Wundinfektionen nach unsterilen Abschneideversuchen sind sehr häufig. Auch Verätzungen durch pflanzliche und säurehaltige Hausmittel sind in der Praxis häufig zu beobachten.

▶ Laser.

Filler

sind i. d. R. vom Körper abbaubare Substanzen, die direkt (meist) in die ▶ Lederhaut gespritzt werden, um tiefe Gesichtsfalten zu mindern, die Gesichtszüge dreidimensional zu modellieren, Volumen aufzubauen und einen Substanzverlust der Haut (z. B. tiefe Narben) auszugleichen (Abb. 3) oder auch, um Lippen zu formen und zu vergrößern (▶ Lippenformung- und -vergrößerung). Als relativ natürliche Fillersubstanzen (Biostoffe) werden eingesetzt: ▶ Kollagen, ▶ Hyaluronsäure, ▶ Calciumhydroxylapatit, Polymilchsäure und Eigenfett. Die Filler bleiben als Implantate in den tieferen Hautschichten liegen und werden langsam von den Hautzellen abgebaut. Die Haltbarkeit beträgt bei den „natürlichen Fillern"

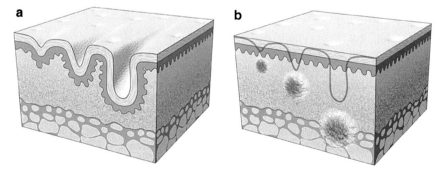

a   b

Abb. 3 a, b Schematische Darstellung der Wirkungsweise von ▶ Fillern: Entsprechend der Hautfaltentiefe werden die Filler in unterschiedlich tiefe Schichten der ▶ Haut gespritzt, um eine Faltenglättung zu erreichen; **a** vor und **b** nach der Anwendung von Fillern. (Mit freundlicher Genehmigung von Q-Med AB)

etwa 3–18 Monate – je nach Material, individueller Abbaugeschwindigkeit und Bewegung des unterspritzten Areals. Bei stark ausgeprägter Gesichtsmimik (bis zu 10.000 „Grimassen" pro Tag) werden Filler i. d. R. schneller abgebaut.

Je nach Filler sind eine bis drei Sitzungen („Spritzungen") für ein gutes Ergebnis erforderlich. Eigenfett ist der aufwändigste Filler, da es vor dem Spritzen erst einmal abgesaugt werden muss, wenn es nicht bereits aufgrund einer Vorbehandlung (nicht länger als zwei Jahre) tiefgekühlt gelagert wurde. Neben den genannten „natürlichen" Fillern gibt es auch noch Kombinationspräparate, bei denen die natürliche Grundsubstanz mit Kunststoffen angereichert ist (Kunstfiller). Diese Kunststoffe verhindern zum einen das schnelle Abbauen der Filler und sorgen für eine sehr lange Haltbarkeit; zum anderen ist bei manchen Präparaten gezielt eine Abwehrreaktion des Körpers gegen die Kunststoffe geplant, die zu einer Zellvermehrung (▶ Granulom) und daher zu einer Zunahme und Aufpolsterung von Gewebe führt. Sind diese Abwehrreaktionen überschießend oder zumindest stärker als eingeplant, kann es zu einer sehr unschönen, sicht- und tastbaren dauerhaften Knötchenbildung kommen. Die dann als störende Fremdkörper fungierenden Kunstfiller wären in diesem ungünstigsten Fall so gut wie nicht spurlos zu entfernen. Die Einspritzung von flüssigem Silikon ist in der Bundesrepublik wie auch in den USA verboten (Gefahr von Silikongranulomen: Silikonom).

▶ Faltenbehandlung, ▶ Hyaluronsäure, ▶ Kollagen, ▶Botulinumtoxin, ▶ Eigenfetttransplantation, ▶ Plasmagel.

Filzläuse

Stark juckender Läusebefall im Bereich der Genitalbehaarung, durch engen körperlichen Kontakt (Geschlechtsverkehr) übertragen; früher häufig auch als „Sackratten" bezeichnet. ▶ Kleiderläuse.

Finasterid

▶ Wirkstoff zur Behandlung der ▶ androgenetischen Alopezie des Mannes. Finasterid hemmt im männlichen Körper gezielt die Bildung von DHT (Dihydrotestosteron; siehe Abb. 14 in Kap. A). Dadurch wird die Wachstumsphase der Haare (Anagenphase, ▶ Haarausfall) wieder verlängert, und die Haare werden wieder dicker (s. Abb. 4). Dies erfolgt überall dort, wo noch Haarwurzeln vorhanden sind. Je früher Finasterid-Tabletten (einmal täglich) eingenommen werden, desto besser sind die Aussichten, die Haare zu erhalten. Die Wirkung hält i. d. R. nur während fortlaufender Tabletteneinnahme an. Es gibt auch Berichte über eine gute Wirksamkeit bei Frauen jenseits der Menopause. Hierfür ist das Medikament jedoch nicht zugelassen, und es handelt sich um einen off-label-Einsatz, der genau mit dem behandelnden Arzt abgesprochen sein muss.

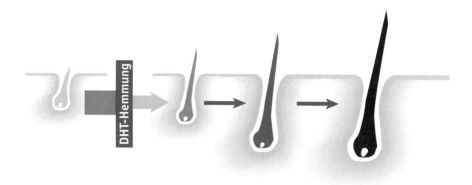

Abb. 4 Durch die Hemmung des Hormons Dihydrotestosteron (DHT) durch ▶ Finasterid können aus Flaumhaaren wieder kräftige Haare werden

▶ **Wirksamkeit:** In klinischen Studien konnte bei 1550 Männern im Alter von 18–41 Jahren über fünf Jahre, bei 426 Männern im Alter von 41–60 Jahren über zwei Jahre und bei zehn Zwillingspaaren über ein Jahr gezeigt werden, dass Finasterid bei neun von zehn Männern den Haarausfall stoppt und bei zwei von drei Männern die Haare wieder neu wachsen. Erste Ergebnisse sind bei täglicher Einnahme nach 3–6 Monaten sichtbar.

▶ **Verträglichkeit:** Finasterid wird nach Studienangaben bei 96 von 100 Männern sehr gut vertragen. Bei 2–4 % kam es in Studien vorübergehend zu einem Libidoverlust (Verminderung der Liebeslust), der nach Fortführen oder Absetzen der Therapie wieder verschwunden war. In letzter Zeit sind aber auch bislang noch seltene Fälle eines sog. ▶ Post-Finasterid-Syndroms bekannt geworden, bei denen es zu anhaltendem Libidoverlust und Depressionen gekommen ist. 2018 wurden Ärzte in Deutschland erstmalig durch einen sogenannten „Rote Hand Brief" vor dem Auftreten dieser seltenen, aber schwerwiegenden Nebenwirkungen gewarnt: „Patienten sollten sich des Risikos einer sexuellen Dysfunktion (einschließlich erektiler Dysfunktion, Ejakulationsstörung und verminderter Libido) unter der Therapie mit Finasterid bewusst sein."

Ursprünglich wurde Finasterid in 5-fach höherer Dosierung langjährig zur Behandlung von Prostataleiden eingesetzt. Als positive Nebenwirkungen wurden bei den behandelten Männern ein vermehrtes Haarwachstum und eine Umwandlung von Flaumhaaren zurück in stabile Haare beobachtet.

Fischschuppenkrankheit

(▶ Ichthyosis vulgaris).

Fissur

Tiefreichender, schmerzhafter Haut- oder Schleimhauteinriss. Im Gegensatz zur
▶ „Rhagade" wird der Begriff „Fissur" meist nur für Schleimhäute (▶ Analfissur) verwendet.

Fistel

Angeborener oder durch Erkrankungen erworbener röhrenförmiger Gang
zwischen Körperhöhlen und äußeren oder inneren Körperoberflächen. An der
Haut können Fisteln bei schweren Formen der ▶ Akne oder bei Erkrankungen
im Analbereich (Darmausgang) auftreten. Es kann sich ein Gangsystem in der
Haut entwickeln. Vor allem Analfisteln gehen häufig mit ständiger Feuchtig-
keitsabsonderung, Nässen und Juckreiz einher. Die Analfistel läuft vom Darm
evtl. sogar durch den Schließmuskel bis zur Haut, die den Darmausgang (Anus)
umgibt. Auch Blutgefäße können ungewollt miteinander durch eine Fistel verbunden sein und dadurch sogar zu schweren Kreislaufstörungen führen, wenn sich
z. B. sauerstoffreiches (arterielles) und sauerstoffarmes (venöses) Blut miteinander
vermengen.

Flachwarzen

(Verrucae planae juveniles). Diese Viruswarzen treten besonders bei Kindern,
Jugendlichen und seltener bei Erwachsenen auf. Es handelt sich um ganz flache,
hautfarbene Warzen, die plötzlich in großer Anzahl aufschießen können. Als
Therapien stehen Vereisung mit sehr kaltem Stickstoff, Schälkuren mit Vitamin-A-
Säure-haltigen Cremes und ▶ Lasertherapie (z. B. ▶ Farbstoff- oder ▶ Erbium-
YAG-Laser) zur Verfügung.
▶ Warzen, ▶ Verrucae vulgares, ▶ Papillomvirus.

Flohstich

Flöhe sind flügellose Insekten und können mehrere Meter hoch und weit springen.
Flohstiche sind meist an bedeckten Körperstellen, besonders häufig an den
Fußknöcheln zu finden. Oft zeigt sich das Bild einer sog. „Flohleiter", bei der
der Floh bei mehreren benachbarten Hautpartien zugebissen hat. An der Biss-
stelle entsteht eine stark juckende Quaddel. In der Mitte sieht man einen Einstich.
Der Floh ist i. d. R. kein Parasit (Mitbewohner, Mitesser), der auf der Haut des
Menschen verbleibt. Nach dem Bissereignis verlässt der Floh die Haut wieder.
Der Menschenfloh ist durch gute Wohnhygiene bei uns weitgehend ausgerottet. In
öffentlichen Verkehrsmitteln, in Kinos und Theatern ist er weiterhin anzutreffen.

Auch Hunde- und Katzenflöhe können zeitweise auf den Menschen übergehen, v. a. wenn für den Floh keine Hunde oder Katzen greifbar sind. Dies kommt z. B. recht häufig bei Besichtigungen leerstehender Wohnungen vor, in denen zuvor Hunde oder Katzen gelebt hatten. Hier kann es passieren, dass die ausgehungerten Flöhe sich sehr herzhaft und vielzählig an den Unterschenkeln der Wohnungsbesichtiger auslassen. Sichtbar werden die Stichreaktionen häufig erst nach zwei Tagen. Manchmal muss auch ein Kammerjäger zu Rate gezogen werden. Katzenflöhe bleiben manchmal so lange auf oder bei einem Menschen, bis sich die Gelegenheit bietet, wieder auf eine Katze überzuspringen.

Fluconazol

Wirkstoff aus der Gruppe der ▶ Antimykotika zur innerlichen Therapie von ▶ Pilzerkrankungen an Haut und Schleimhaut, insbesondere zur Behandlung von krankheitserregenden Hefepilzen wie manche Candida-Sorten. In der Frauenheilkunde oftmals als Einmaltherapie bei genitalem Pilzbefall verordnet. In der ▶ Dermatologie u. a. bekannt als „Sonntagstherapie" 1x/Woche gegen hartnäckigen Nagelpilz, evtl. auch zusätzlich zur ▶ Lasertherapie gegen Nagelpilz.

Follikulitis

Haarbalgentzündung, meist durch Eiterbakterien (Staphylokokken) hervorgerufen. Man sieht weiße Bläschen (Pickel, ▶ Pustel), die von einem Haar durchbohrt werden, häufig im Bartbereich sowie an Brust, Rücken und Oberschenkeln (siehe Abb. 7 in Kap. P).Begünstigende Faktoren sind u. a. Kontakt mit Ölen und Schmierstoffen, Fettleibigkeit, starkes Schwitzen, Keimverschleppung durch Rasuren, zu fettige Hautpflegemittel, eng anliegende synthetische Kleidung, langes Sitzen mit permanentem Anlehnen an die Rückenlehne des Stuhles und mangelnde Hygiene. Sind eingewachsene Haare die Ursache, spricht man auch von ▶ Pseudofollikulitis. Die Behandlung erfolgt mit antibiotischen Cremes und Lösungen, auch mit Desinfektionssprays und nach Möglichkeit durch eine Verhaltensänderung (z. B. mehr Luft an die Haut lassen, Benutzung eines desinfizierenden Aftershaves, selteneres Rasieren im Bart- und bei Frauen auch im Beinbereich, Baumwollkleidung).

Fraktionierte Lasertherapie

Lasermethode, die zur Verbesserung der Hautstruktur z. B. bei faltiger Haut oder Narben eingesetzt wird. Das Prinzip der fraktionierten Lasertherapie besteht darin, dass das zu behandelnde Hautareal nicht flächig, sondern fraktioniert, also nur teilweise behandelt wird. Dabei werden viele winzig kleine Hautstellen mit

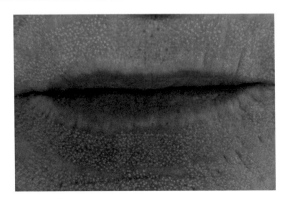

Abb. 5 Fraktionierte Lasertherapie der Lippenregion einer 54-jährigen Patientin. Man sieht die vielen regelmäßig stehenden kleinen „Einschusslöcher" des Fraktionierten ▶ CO_2-Lasers. Der Bereich der gezielten Verletzung ist in Summe viel kleiner als das Areal der unbeschädigten Haut. Dies ermöglicht eine schnelle Abheilung und eine kurze ▶ Downtime

dem Laser beschossen. Durch diese winzigen Verletzungen, die wie kleine Inseln in der unbehandelten Haut liegen, wird die Neubildung der Haut angeregt, ohne dass mit dem bloßen Auge deutlich sichtbare und länger anhaltende Wunden entstehen (Abb. 5). Somit ist fraktionierte Lasertherapie sanfter als eine flächige Hautglättung mit dem klassischem ▶ Erbium-YAG- oder ▶ CO_2-Laser, hat aber auch einen geringeren Effekt. Hauptsächlich wird die fraktionierte Lasertherapie zur Hautverjüngung oder Hautverschönerung eingesetzt, kann aber auch in Kombination mit einer ▶ photodynamischen Therapie (PDT) z. B. zur Behandlung aktinischer Keratosen genutzt werden. Eine unmittelbar vor der PDT durchgeführte fraktionierte Laserbehandlung, kann die Wirksamkeit der PDT deutlich verbessern (sog. ▶ Power-PDT). Sehr gute Effekte gibt es bei der Therapie von ▶ Narben, insbesondere ▶ Aknenarben, Verbrennungsnarben und ▶ hypertrophe Narben, aber auch bei ▶ Keloiden. Gute Erfahrungen existieren auch für die Behandlung von Pigmentstörungen wie ▶ Chloasma, ▶ Altersflecken und verschiedene Formen von ▶ Warzen.

Fraxel-Laser

Handelsname eines in den USA entwickelten Lasergerätes, welches nach dem Prinzip der ▶ fraktionierten Lasertherapie arbeitet. Eigentlich bezeichnet der Begriff Fraxel-Laser ein bestimmtes Gerät von einem bestimmten Hersteller. Der Begriff Fraxel-Laser oder Fraxel-Behandlung wird aber häufig allgemein für das Wirkprinzip der fraktionierten Laserbehandlung verwendet, auch wenn ähnlich arbeitende Lasersysteme von anderen Herstellern verwendet werden.

Freie Radikale

Hochreaktive Sauerstoffverbindungen. Zwischen ihnen und ihrer Vernichtung durch ▶ Antioxidanzien besteht im gesunden Organismus ein Gleichgewicht.

Freien Radikalen fehlen kleinste negative Energieteilchen (Elektronen), welche sie in aggressiver Weise (radikal) anderen kleinen Teilchen (Molekülen) entreißen. Diese werden dann selbst zu „Radikalen". Die entstehende Kettenreaktion dauert solange an, bis die freien Radikale durch ▶ Antioxidanzien unschädlich gemacht werden. Freie Radikale braucht der Körper jedoch auch zur Vernichtung von z. B. Krankheitserregern oder Krebszellen. Sie entstehen durch normale Stoffwechsel-vorgänge (Atmung), vermehrt jedoch durch u. a. psychischen Stress, ▶ UV-Licht, Sauerstoffmangel im Gewebe (Herzinfarkt, Schlaganfall), Infektionen, Zigaretten-rauch oder Alkohol (durch Reduktion der körpereigenen ▶ Antioxidanzien).

▶ Hautalterung, ▶ Vitamin E.

Frenulum

Lateinisches Wort für „Bändchen", bezeichnet am menschlichen Körper z. B. das Zungenbändchen oder auch das Hautbändchen zwischen der Unterseite der Eichel des männlichen Gliedes und der Vorhaut (▶ Präputium).

Frostbeulen

(Perniones). Vor allem an Fingern und Zehen nach langandauernder mäßiggradiger Kälteeinwirkung auftretende blaurote, teigige Schwellungen; durch langsames Wiedererwärmen i. d. R. vollständige Abheilung.

Fruchtsäuren

Als „Fruchtsäuren" werden die sog. alpha-Hydroxysäuren umgangssprachlich bezeichnet, da diese in zahlreichen Obstsorten (s. u.) vorkommen. In der Dermato-logie werden Fruchtsäuren im Rahmen des sog. Fruchtsäurepeelings u. a. zur Hautglättung, Aknebehandlung, Hautverjüngung sowie Behandlung von Pigment-flecken und feinen Falten eingesetzt (▶ Peeling). Die am häufigsten verwendete Fruchtsäure ist die Glykolsäure. Weitere Fruchtsäuren sind z. B. die Milchsäure, enthalten in saurer Milch und sauren Gurken (Gurkenmaske!), die Apfelsäure oder die Zitronensäure (in Zitronen, Orangen, Ananas, Heidelbeeren, Johannis-beeren und Erdbeeren enthalten). Einsatzgebiete für Fruchtsäuren sind z. B. Ver-hornungsstörungen (▶ Keratosis pilaris), Hauttrockenheit, Akne, lichtgeschädigte Haut, Pigmentstörungen (▶ Chloasma), feine Aknenarben, grobporige Haut, feine Falten sowie Hautverdünnung durch unsachgemäße oder langfristige Kortison-anwendung.

Fruchtsäurepeeling

▶ Peeling, ▶ Fruchtsäuren.

FSME

(Frühsommermeningoenzephalitis). Virusinfektion mit dem FSME-Virus, die durch ▶ Zecken übertragen wird. Bei dieser Erkrankung handelt es sich um eine Entzündung der Hirnhäute und des Gehirns. Die Zecke überträgt die Viren während des Bissvorgangs mit ihrem Speichel. Gegen die FSME sollte bei Personen, die z. B. aus beruflichen Gründen (Förster, Waldarbeiter) in Waldgebieten mit bekannter Zecken- und damit auch Virusdurchseuchung arbeiten, eine Impfung vorgenommen werden. Zu den Gebieten mit hoher Durchseuchung der Zecken mit dem FSME-Virus gehören: Russland, das Baltikum (besonders Lettland), Osteuropa, Bayern, Baden-Württemberg, Kärnten und der Balkan. Aktuelle Informationen kann man bei den Gesundheitsämtern erhalten. Die Erkrankung ist nicht mit der auch durch Zecken übertragenen bakteriellen Erkrankung Borreliose zu verwechseln.
▶ Borrelien, ▶ Borreliose, ▶ Zecken.

Fumarsäure

Ist ein Naturstoff, der in Pflanzen und Pilzen vorkommt. Chemische Abkömmlinge der Fumarsäure, die besser vom Darm ins Blut aufgenommen werden können, insbesondere dass Dimethylfumarat, werden zur Behandlung von Krankheiten (▶ Psoriasis und multiple Sklerose) eingesetzt. Das Medikament hat eine Wirkung auf die T-Zellen des menschlichen Immunsystems und hindert sie daran, entzündungsfördernde Stoffe zu produzieren. Das bei der ▶ Schuppenflechte beschleunigte Wachstum der hornbildenden Zellen und die gestörte Differenzierung der Zellen werden durch die Fumarsäureabkömmlinge reguliert. Die Behandlung der Psoriasis erfolgt innerlich als ▶ Systemtherapie mit Tabletten. Die Wirkstoffdosis wird allmählich über mehrere Wochen gesteigert, bis eine gut wirksame und verträgliche Dosierung erreicht ist. Das Medikament ist sehr flexibel zu dosieren. Die nötige Wirkstoffmenge kann je nach Patient zwischen 30 und 720 mg täglich variieren. Die häufigste Nebenwirkung ist ein sogenannter Flush, bei dem es zu vorübergehenden Rötungen verschiedener Hautregionen, manchmal auch mit einem Brennen und Überwärmungsgefühl kommt. Eine seltene Nebenwirkung ist die Verringerung von weißen Blutkörperchen (Lymphozyten), die sogenannte Lymphopenie. Aus diesem Grund sind während des häufig vieljährigen Therapieverlaufs regelmäßige Blutuntersuchungen angezeigt.

Fungizides Feinwaschmittel

Pilzabtötendes Waschmittel. Bei Menschen mit einer Hautpilzerkrankung sollten alle (empfindlichen) Wäschestücke, die Kontakt zu den pilzbefallenen Hautbezirken haben und nicht bei mindesten 60 °C gewaschen werden können, mit einem pilzabtötenden (fungiziden) Feinwaschmittel gewaschen werden, um eine Wiederansteckung durch die eigene Körperwäsche zu verhindern. Im Unterschied zu sog. Anti-Pilz-Wäschespülern, bei denen sich eine Schicht der fungiziden Substanz bleibend auf die Wäsche legt und dort evtl. direkte Hautreizungen verursachen kann, bleiben bei Verwendung eines Feinwaschmittels i. d. R. keine hautirritierenden Inhaltsstoffe nach der pilztötenden Wäsche in den Kleidungsstücken zurück. Beispielsweise sollten Socken bei Fuß- und Nagelpilz, Unterhosen bei Pilzbefall der Leisten oder Unterhemden und Büstenhalter bei Hautpilz in der Unterbrustfalte gewaschen werden.
    ▶ Fußpilz, ▶ Nagelpilz, ▶ Hautpilz, ▶ Intertrigo, ▶ Candidose.

Furunkel

Schmerzhafte, bakterielle (Staphylokokken), tiefe Entzündung von Haarbälgen mit Eiterbildung; tritt am Hals, im Gesicht und im Bereich von Leisten, Achselhöhlen und oberem Rücken auf. Die Therapie erfolgt durch Aufschneiden und/oder Gabe von Antibiotika.

Fußpilz

(Fußmykosen, ▶ Infektionen der Füße mit Pilzen; Abb. 6).

Vorkommen, Ursachen Pilzinfektionen im Fußbereich sind weltweit die häufigsten oberflächlichen Pilzerkrankungen überhaupt. Neuere Untersuchungen

Abb. 6 Annähernd kreisrunder Fußpilz am linken Fuß einer 60-jährigen Dame; die pilzbedingte Entzündung breitet sich randbetont immer weiter aus und „zieht somit immer größere Kreise"

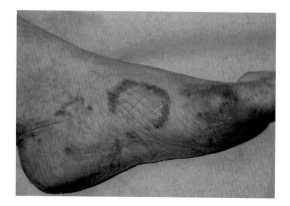

gehen davon aus, dass in Deutschland etwa 15–20 % der Bevölkerung betroffen sind. Die Häufigkeit des Auftretens von Pilzinfektionen im Fußbereich nimmt mit steigendem Alter zu. Zu den begünstigen Faktoren für eine Infektion mit Haut- und Nagelpilzen zählen u. a. Stoffwechselerkrankungen (z. B. Diabetes mellitus), arterielle Durchblutungsstörungen (▶ AVK) und das Tragen enger, luftundurchlässiger Strümpfe und Schuhe.

Erreger In der dermatologischen ▶ Mykologie (Pilzlehre und -heilkunde) unterscheidet man grob zwischen drei verschiedenen Pilzsorten: Dermatophyten, Hefepilze und Schimmelpilze (Bierexperten kennen natürlich deutlich mehr Pilssorten!). ▶ DHS-System.

Vorrangig werden die Füße durch die sog. **Dermatophyten** befallen, aber auch Infektionen durch **Hefen** und/oder einige wenige **Schimmelpilzarten** sind möglich. **Dermatophyten** sind Pilze, die speziell Keratin (Hornstoff) als Kohlenstoffquelle für ihre Ernährung nutzen und deshalb nur die hornhaltigen Bereiche des Körpers – wie die Hornschicht der Haut, der Haare und der Nägel – befallen. Die häufigsten Erreger des Fußpilzes (Tinea pedis) sind unter den Dermatophyten (Achtung, jetzt kommen schwierige Eigennamen): Trichophyton rubrum, Trichophyton mentagrophytes (interdigitale) und Epidermophyton floccosum.

Hefepilze werden in etwa 20 % aller mykologischen Kulturen (▶ Pilzkultur) bei Tinea pedis (Fußpilz) gefunden. Hierbei dominiert der Hefepilz Candida albicans. Seltener kommen die Problemkeime Candida guilliermondii oder Candida parapsilosis vor, die einer Therapie mit einer Vielzahl der freiverkäuflichen Antipilzmittel (▶ Antimykotika) nicht zugänglich sind.

Schimmelpilze werden hingegen fast ausschließlich als sog. Sekundäroder Tertiärbesiedler (Zweit- oder Drittbesiedler) angesehen, da sie nicht über die notwendigen hornspaltenden Enzyme (Keratinasen) verfügen, um das ▶ Keratin (Horn) der Haut aufzubrechen. Sie können sich jedoch durchaus auf eine bestehende Pilzinfektion aufsetzen und das Krankheitsbild nach einem eventuellen Wegfall der Erstbesiedler (i. d. R. Dermatophyten) unterhalten und sogar weiter vorantreiben.

Erkrankung, Diagnostik und Therapie Bei der Dermatomykose der Füße („Fußpilz" im eigentlichen Sinn) handelt es sich um eine übertragbare Krankheit, die v. a. die Zehenzwischenräume und die Fußsohlen, aber auch die kompletten Zehen und Fußrücken befallen kann (s. Abb. 7). Ausgehend von einer Tinea pedis kann sich bei Nichtbehandlung ein ▶ Nagelpilz (Onychomykose) entwickeln. Wie bei allen anderen Pilzinfektionen der Körperoberfläche neigen auch die Pilzinfektionen der Füße nicht zur Selbstheilung. Im Gegenteil: Unbehandelt kann sich die Tinea pedis theoretisch immer weiter über den gesamten Fußraum ausdehnen, die Extremitäten hochwandern oder durch Schmierinfektionen auf andere Bereiche des Körpers übertragen werden.

Zur Diagnostik einer Fußpilzerkrankung entnimmt der Dermatologe (die ▶ Mykologie ist fester Ausbildungsbestandteil für alle Hautärzte) Hautschuppen

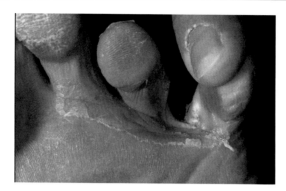

Abb. 7 Zehenzwischenraummykose (Fußpilz) mit Aufweichung (Mazeration) der Haut des vierten Zehenzwischenraums zwischen kleinem Zeh und „Ringzeh" und Übergang auf die anderen Zehen. Auch der Fingernagel weist eine (gelbliche) Nagelmykose auf

aus dem erkrankten oder auffälligen Haut- oder Nagelbezirk. Diese Haut- oder Nagelproben werden zum einen nach Erweichen und Anfärben mikroskopisch untersucht (Nativpräparat), zum anderen wird von ihnen eine ▶ Pilzkultur auf einem Spezialnährboden angezüchtet. Das kulturelle Ergebnis liegt aufgrund der Wachstumsgeschwindigkeit der Hautpilze i. d. R. erst nach drei Wochen vor. Eine weitere von der Wachstumsgeschwindigkeit unabhängige Methode zum Nachweis von Pilzen ist die ▶ PCR. Da diese Methode auf dem Nachweis des Pilz-Erbgutes beruht, reichen schon geringe Mengen an Untersuchungsmaterial, um einen Pilz nachzuweisen. Die Erregerbestimmung ist sinnvoll, um die Diagnose eines Hautpilzes zu bestätigen. Je nach Hautzustand sollte jedoch bereits bei einem entsprechenden Verdacht unverzüglich mit der örtlichen Behandlung des Fußpilzes begonnen werden. Gegebenenfalls muss dann die Therapie nach Vorliegen der Erregerbestimmung noch angepasst werden. Zur örtlichen Behandlung des Fußpilzes bieten sich Cremes, Lösungen, Sprays oder Gele an (▶ Terbinafin).

Ansteckungsmöglichkeiten Durch das Abschilfern von pilzhaltigen Hautzellen ist eine Übertragung auf den Mitmenschen ebenso möglich wie das zwischenzeitliche Ablagern der pilzhaltigen Hautschuppen auf Gegenständen, die dann ihrerseits als Übertragungsmöglichkeit für eine Infektion anderer Menschen fungieren können. Dabei kann es sich um (kurzfristig) gemeinsam benutze Wäschestücke (Handtücher, Dusch- oder Badvorleger), Bekleidungsgegenstände (Schuhe, Strümpfe, Sportsandalen) oder um den Bodenbereich gemeinsam benutzter Örtlichkeiten – wie Duschen, Saunen, Schwimmbäder, Umkleideräume oder Hotelzimmer – handeln.

Die in den Hautschuppen enthaltenen Pilze können in Form von Pilzfäden (Hyphen) oder Überdauerungsformen (Sporen) sehr lange auf dem Boden oder in Bekleidungstücken überleben, sodass auch nach Monaten eine Pilzinfektion durch diese indirekte Form der Übertragung generell denkbar ist. Ein wichtiger Aspekt ist auch die Verhinderung einer Wiederansteckung durch im direkten

Patientenumfeld befindliche Erreger in Form von Sporen, wie sie sich gern z. B. in Sportschuhen und Socken aufhalten. Zur Pilzdekontamination der Schuhe können pilzabtötende Schuhsprays verwendet werden. Ein sehr wichtiger Aspekt ist weiterhin die Verhinderung der Wiederansteckung mit dem Pilz durch die eigene Wäsche (Socken, bei ▶ Hautpilz im Leistenbereich Unterhosen, im Brust- und Oberkörperbereich BHs und Unterhemden). Hierzu empfiehlt sich die regelmäßige Anwendung eines ▶ fungiziden (pilzabtötenden) Feinwaschmittels für Hand- und Maschinenwäsche von Kleidungsstücken, die nicht mit mindestens 60 °C gewaschen werden können!

Die drei Erscheinungsformen des Fußpilzes
Bläschenbildende Form der Pilzinfektion der Füße: Charakteristisch ist das Vorkommen harter, gespannter und in die ▶ Epidermis (Oberhaut) eingelassener Bläschen, die prall mit Flüssigkeit gefüllt sind. Die einzelnen Herde können zusammenfließen, sodass Blasen entstehen. Die Blasen können sich an unterschiedlichen Orten befinden, so z. B. an den Fußsohlenwölbungen, auf den Seitenflächen der Füße und Zehen und in den Falten unter den Zehen. Durch Reibung können die meist stecknadelkopfgroßen Bläschen platzen. Dann entsteht eine gerötete, nässende Hautoberfläche, die schuppig begrenzt ist.

Die trockene und verhornende (▶ hyperkeratotische) Form der Pilzinfektion der Füße findet sich an den Fußsohlen und seitlichen Rändern der Füße, die oft übermäßig verhornende Anzeichen aufweisen. Auch hierbei neigen die Hautveränderungen zum Zusammenfließen, sodass ein deutlich zu erkennender Schuppensaum auftritt. Diese Fußpilzform wird oft als trockene Haut von den Patienten fehlinterpretiert. Dies gilt besonders für Diabetiker, die in der Tat häufig eine trockene Haut aufweisen und nach neuesten Untersuchungsergebnissen überproportional oft an Fußpilz leiden. Wenn – bedingt durch die entzündliche Rötung des Fußes – das Bild eines Halbschuhs entsteht, spricht man in diesem Fall auch vom Mokassintyp des Fußpilzes.

Die Zehenzwischenraum- (ZZR-) ▶ Mykose (Abb. 7) gilt weltweit als die am häufigsten vorkommende Form des Fußpilzes. Sie findet sich häufig bei Sportlern und wird international auch engl. als „Athlete's foot" bezeichnet. Sie ist in aller Regel direkt zwischen den Zehengliedern lokalisiert, kann sich dann aber über die Seitenränder der Zehen hinaus und auch in die Falten unter den Zehen erstrecken. Zu Beginn ist der Zwischenraum des vierten und fünften Zeh betroffen, da sich hier ein körpereigener Hohlraum etabliert hat, in dem sich die Feuchtigkeit gut sammelt und sich die Pilze demzufolge ungestört entwickeln können. Von diesem Bereich ausgehend können dann die anderen Zehenzwischenräume und Zehenglieder mit dem Pilz besiedelt werden. Es kommt sehr häufig zum Auftreten einer typischen weißlichen Aufweichung der Oberhaut (▶ Epidermis) mit teilweise schmerzhaften Einrissen (▶ Rhagaden; Abb. 7) und starkem Juckreiz. Hier ist die Behandlung mit antimykotisch wirkenden Sprays oder Gelen, angezeigt, die zielgerichtet aufgetragen werden können, dann aber in die flüssige Phase übergehen und gut in die Haut einziehen. Cremes dringen schlechter in aufgeweichte Haut ein. Durch die offenen Stellen zwischen den Zehen können leicht Bakterien (Keime) in die Haut eindringen und ein ▶ Erysipel (siehe Abb. 2 in Kap. E) verursachen.

G

Beispielstichwort

Ganglion: Mit Gelenkinnenhaut ausgekleidete, sich prallelastisch anfühlende ▶ Zyste, meist in Gelenknähe (Handgelenk) oder entlang von Sehnen, mit gallertartigem Inhalt. Das Ganglion geht von einer Gelenkkapsel oder einer Sehnenscheide aus. Bei Beschwerden empfiehlt sich eine chirurgische oder handchirurgische Entfernung. ▶ Mukoide Dorsalzyste.

Ganglion

Mit Gelenkinnenhaut ausgekleidete, sich prallelastisch anfühlende ▶ Zyste, meist in Gelenknähe (Handgelenk) oder entlang von Sehnen, mit gallertartigem Inhalt. Das Ganglion geht von einer Gelenkkapsel oder einer Sehnenscheide aus. Bei Beschwerden empfiehlt sich eine chirurgische oder handchirurgische Entfernung. ▶ Mukoide Dorsalzyste.

Gangrän

Brand; Gewebeuntergang, der zu Gewebeerweichung, Vertrocknung und Schwarzfärbung führt (trockene Gangrän; siehe Abb. 3 **in Kap. D**). Bei zusätzlicher Infektion mit Bakterien entsteht eine Verflüssigung des abgestorbenen Gewebes (feuchte Gangrän). Eine Gangrän entwickelt sich u. a. bei schlechter Durchblutung (bei arterieller Verschlusskrankheit bei Rauchern oder Diabetikern), mechanischer Gewebeschädigung oder Temperaturschäden (Erfrierung). Das abgestorbene Gewebe (z. B. Zehen) muss i. d. R. amputiert werden. ▶ Diabetische Gangrän.

© Der/die Autor(en), exklusiv lizenziert durch Springer-Verlag GmbH, DE, ein Teil von Springer Nature 2021
B. Kardorff, *Gesunde Haut,* https://doi.org/10.1007/978-3-662-63160-7_7

Gel

Gemisch aus Öl in Wasser (O/W) mit sehr hohem Wasseranteil; Sonderform von ▶ Cremes. Gele können z. B. nässende Hautveränderungen gut austrocknen. Sie ziehen i. d. R. sehr schnell ein und schmieren nicht, geben jedoch einer trockenen Haut kein Fett und, je nach Gel, meist nur wenig Feuchtigkeit.
▶ Emulsion, ▶ Hautpflege, ▶ Salbe, ▶ Paste, ▶ Salbengrundlage.

Generika (Einzahl Generikum)

Sind Nachahmerpräparate eines bereits bewährten Medikamentes. Die wirksamen Inhaltsstoffe müssen mit dem Originalpräparat übereinstimmen; zugefügte Hilfsstoffe können jedoch unterschiedlich sein. Ein Generikum kann erst zugelassen werden, wenn der Patentschutz des Originals abgelaufen ist.

Geschwür

(siehe Abb. 1 **in Kap. U**). ▶ Ulkus; schlecht heilende, tiefe Wunde der Haut. Der Begriff „Geschwür" wird aber auch – medizinisch nicht korrekt – als Laienbezeichnung für Eiterbeulen, wie ▶ Furunkel, oder bösartig zerfallende ▶ Geschwülste verwendet.

Geschwulst

(Tumor, Knoten). Ursache für das Auftreten einer Geschwulst kann eine Zellvermehrung von gutartigen, aber auch von bösartigen Zellen sein. Eine Geschwulst kann auch z. B. ausschließlich durch eine Flüssigkeitsansammlung (▶ Ödem) oder Eiteransammlung (▶ Abszess, ▶ Furunkel) bedingt sein.

Glossitis

Entzündung der Zungenschleimhaut.

Glossodynie

Zungenschmerzen oder Zungenbrennen, Missempfindungen der Zunge allgemein; kann als Ausdruck z. B. einer Hefepilzbesiedlung (▶ Candidose), einer trockenen Mundschleimhaut oder eines Eisenmangels Vorkommen. Sehr häufig ist die Ursache jedoch nervlicher/psychologischer Art.

Glyzerin

Ein natürlicher Bestandteil der Fette (Triglyzeride), zählt zu den ▶ natürlichen Feuchthaltefaktoren. Seine wasseranziehende (hygroskopische) Eigenschaft bewirkt auf der Haut eine Befeuchtung und unterstützt dadurch den Feuchtigkeitshaushalt. Die Fähigkeit der Haut, Feuchtigkeit zu speichern, wird durch das Zusammenspiel von Feuchthaltefaktoren (z. B. ▶ Harnstoff) und Glyzerin entscheidend erhöht. In Kosmetika und Hautpflegeprodukten dient Glyzerin einerseits dazu, Feuchtigkeit in der Haut anzureichern, und andererseits soll es die kosmetische Zubereitung an sich vor dem Austrocknen schützen.

Glykolsäurepeeling

▶ Peeling, ▶ Fruchtsäuren.

Golimumab

▶ Biologikum der Klasse ▶ TNF-alpha-Blocker, ▶ Psoriasis.

Gonokokkeninfektion

Durch i. d. R. Geschlechtsverkehr übertragene Infektion mit speziellen Bakterien, den sog. Gonokokken (Neisseria gonorrhoeae); führt zur ▶ Gonorrhö (Tripper).

Gonorrhö

(Tripper). Geschlechtskrankheit; durch Geschlechtsverkehr übertragene Infektion von Schleimhäuten, beim Mann i. d. R. der Harnröhre, bei der Frau i. d. R. des Gebärmutterhalses. Etwa 3–4 Tage nach der Infektion treten beim Mann Schmerzen beim Wasserlassen und ein gelblich grüner Ausfluss auf. Bei der Frau bestehen häufig keine oder kaum merkliche Beschwerden. Die Gonorrhö kann zu Unfruchtbarkeit führen. Eine Übertragung ist auch durch Anal- und Oralverkehr möglich. Viele schwerwiegende Komplikationen können auftreten. Eine Antibiotikatherapie ist erforderlich. Die ▶ Diagnosestellung erfolgt aufgrund des Beschwerdebildes und spezieller ▶ Abstriche. Aufgrund zunehmender Resistenzentwicklung der Gonokokken gegen herkömmliche Antibiotika wird die erfolgreiche Behandlung zunehmend schwieriger. Es gilt also weiterhin: Vorsicht bei der Wahl des Geschlechtspartners und Schutzmaßnahmen ergreifen (u. a. Kondome).

Granulom

Knötchen (an der Haut gut tastbar), welches im Rahmen einer chronischen ▶
Entzündung entsteht. Es besteht hauptsächlich aus einer Ansammlung sog. Fresszellen (Makrophagen).
> ▶ Granulom durch Fremdkörper, ▶ Granuloma anulare.

Granulom durch Fremdkörper

(Fremdkörpergranulom). Überschießende, geschwulstartige Gewebeneubildung
als Abwehrreaktion auf einen Fremdkörper (z. B. Nahtmaterial nach Operationen,
Stäube, Sand, Seeigelstacheln, Talkumwundpuder, Tattoofarbstoff).

Granuloma anulare

Ringförmig angeordnete, kleine Knötchen der Haut; verursachen meist keine
Beschwerden. Woher und warum die Knötchen kommen, ist weitestgehend unklar.
Vermutet werden Zusammenhänge zu Verletzungen oder Insektenstichen. Eine
spurlose Abheilung erfolgt meist von ganz allein, manchmal erst nach Jahren.
Zur Beschleunigung der Abheilung existieren unterschiedliche Therapieversuche,
angefangen von Luftabschluss durch Abkleben mit einfachen Pflastern über ▶
Kryotherapie, ▶ Kortisonunterspritzungen und ▶ Vitamin-E-Emulsionen bis hin
zu Bestrahlungen (▶ PUVA-Bad, ▶ Excimer-Laser).

Granuloma pyogenicum

(Abb. 1). Schnell wachsendes Blutschwämmchen mit Entzündungszeichen, meist
infolge einer kleinen Verletzung; erreicht innerhalb von Wochen Erbsen- bis
Kirschgröße, wächst häufig pilzförmig; operative Therapie: z. B. ▶ Farbstoff-
Laser- oder Kältechirurgie (▶ Kryotherapie), ▶ Elektrochirurgie, Silbernitratätz-
stift (Höllenstein); oftmals hohe ▶ Rezidivneigung.

Gravimetrie

Exakte Messung der Schwitzmenge innerhalb einer definierten Zeiteinheit mittels
Wiegen von Filterpapier mit einer Ultrafeinwaage.
> ▶ Hyperhidrosis, ▶ Anti-Schweiß-Therapie.

Abb. 1 Auftreten eines pilzförmig, schnell wachsenden Granuloma pyogenicum nach minimaler Verletzung am rechten Daumenballen; vor Farbstoff-Laser-Therapie

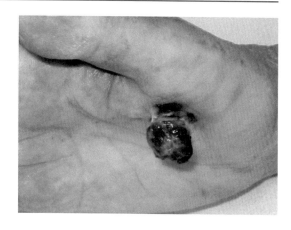

Grützbeutel

(▶ Atherom).
▶ Talgdrüsenzyste, ▶ Zyste.

Gürtelrose

(▶ Herpes Zoster).

Guselkumab

▶ Biologikum der Klasse ▶ Interleukin-23-Blocker. Handelsname Tremfya®.
▶Psoriasis.

H

Hautmodell nach Kardorff und Schnelle-Parker: Vereinfachtes Funktionsmodell zur Erläuterung der Notwendigkeit konsequenter Hautpflege bei Kindern mit ▶ Neurodermitis (▶ atopisches Ekzem), eingetragen beim „Deutschen Patentamt" in München im Jahre 2000 und Bestandteil der aktuellen Neurodermitis-Leitlinie. Die Demonstration des Hautmodells im Rahmen der Neurodermitisschulung hat auch nach eigenen mehrjährigen Erfahrungen sogar zum selbstständigen Eincremen bei 2-jährigen Kindern geführt. Durch die Veröffentlichung der Studienergebnisse über den positiven Effekt einer Kurzschulung mit dem Hautmodell nach Kardorff und Schnelle-Parker im wissenschaftlichen „Journal der Deutschen Dermatologischen Gesellschaft" (▶ DDG) ist die Methode jedem interessierten Dermatologen und Neurodermitisschulungsteam bekannt und wurde auch in die Neurodermitis-Leitlinie aufgenommen. Eine Anleitung zum vereinfachten Nachbau des Hautmodells findet sich im Hobbythek-Buch „Leben mit Allergien" oder auf der WDR-Hobbythek-Internetseite.

Haar- und Nageltherapeutika

Hiermit wird eine Gruppe von Nahrungsergänzungsmitteln bzw. Arzneimitteln bezeichnet, die zu einem verbesserten Wachstum und einer verbesserten Struktur von Haaren, Nägeln und der Haut führen sollen. Typische Beispiele sind Kieselerde und Biotin (Vitamin H). Seit vielen Jahren hat sich insbesondere eine Kombination aus schwefelhaltigen Aminosäuren, Vitaminen der B-Gruppe, Retinol (Vitamin A), Spurelementen (Eisen, Zink, Jod), Zystin (Haarbestandteil) und ▶ Keratin bei verschiedenen Formen des Haarausfalls, bei Haarstrukturschäden, bei nicht- ▶ infektionsbedingten Nagelerkrankungen und bei Nagel-

© Der/die Autor(en), exklusiv lizenziert durch Springer-Verlag GmbH, DE, ein Teil von Springer Nature 2021
B. Kardorff, *Gesunde Haut,* https://doi.org/10.1007/978-3-662-63160-7_8

wachstumsstörungen bewährt. Die Zellen von Haaren und Nägeln werden nach
Einnahme des Mittels mit den notwendigen Nähr- und Aufbaustoffen versorgt.
▶ Minoxidil, ▶ Finasterid.

Haarausfall

(Effluvium; bei sichtbarem Haarausfall: ▶ Alopezie).

▶ **Definition** Effluvium: Haarausfall von >100 Haaren/Tag; Alopezie: sichtbarer
Haarausfall.

Ursachen Ein gewisses Maß an Haarausfall ist notwendig, damit die alten
Haare den neu nachwachsenden Haaren Platz machen. Dieser normale Haarverlust liegt bei 25–100 Haaren pro Tag. Bis zum Ausfall durchlaufen die Haare
einen natürlichen Wachstumszyklus: 2–6 Jahre dauert i. d. R. die Wachstumsphase (Anagenphase) eines Kopfhaars. Durchschnittlich beträgt die Wachstumsgeschwindigkeit etwa 1 cm pro Monat. Daran schließt sich eine ein- bis 2-wöchige
Übergangsphase (Katagenphase) an, auf die eine 2–4 Monate andauernde Ruhephase (Telogenphase) folgt. Nach dieser Ruhephase lösen sich die Haare aus
ihrer Wurzel, aus der dann ein neues Haar nachwachsen kann. Normalerweise
befinden sich 80–90 % der Kopfhaare in der Wachstumsphase, 1–3 % in der Übergangsphase und 10–20 % in der Ruhephase. Somit ist auch die Haarlänge nicht
unbegrenzt steigerbar. Irgendwann hat das einzelne Haar ein Endstadium seiner
Entwicklung erreicht und fällt aus. Wie lang die Haare werden können, ist von der
individuell unterschiedlichen Wachstumsgeschwindigkeit und der Lebensdauer der
Haare abhängig.

Ein gesteigerter Haarausfall kann vielfältige Ursachen haben. Beispielsweise
können ein Mangel an bestimmten Nährstoffen (z. B. Eisen oder Biotin), die
Einnahme von Medikamenten, Entzündungen der Kopfhaut, Hormonstörungen,
Infektionskrankheiten oder andere innere Erkrankungen zu einem vermehrten
Haarausfall führen. Nach einer bereits abgelaufenen „Belastungssituation" für
den Körper – wie z. B. nach schweren Krankheiten, nach Operationen oder auch
nach einer Schwangerschaft – tritt oft ein vorübergehender Haarausfall auf, der
keinen eigenen Krankheitswert hat. Zwischen der einwirkenden Belastung und
dem Beginn des Effluviums liegen zirka drei Monate, da das Haar noch die vollständige Ruhephase durchlaufen muss. Der Dermatologe spricht dann von einem
„reaktiven Effluvium". Eine „Mangelernährung" bei Veganern oder Abmagerungs-
willigen ist ebenfalls eine häufige Ursache.

Bei Männern handelt es sich beim gesteigerten Haarausfall in den meisten
Fällen um den erblichen, anlagebedingten männlichen Haarausfall (▶ androgenetische Alopezie des Mannes), der keinerlei medizinisch krankhaften Wert hat,
heutzutage jedoch zunehmend für viele Männer eine starke psychische Belastung

darstellt. Auch bei Frauen kommt der sog. männliche Haarausfall vom weiblichen Typ vor (▶ androgenetische Alopezie der Frau).

Diagnostik Bei gesteigertem Haarausfall unklarer Ursache, der sogar mit einer sichtbaren Ausdünnung der Haare bei Frauen einhergeht, werden verschiedene Blutuntersuchungen – z. B. auf Hormone, Eisen und Schilddrüsenwerte – sowie eine Haarwurzelanalyse (▶ Trichogramm, ▶ Trichoscan) durchgeführt. Erst nach der Zusammenschau aller Untersuchungsergebnisse kann eine geeignete Behandlung, falls nötig, eingeleitet werden.

Therapie Je nach Ursache kann die Behandlung des Haarausfalls aus einem einfachen „Abwarten", aus einer Ernährungsumstellung, aus der Anwendung einer äußerlichen Tinktur (z. B. ▶ Minoxidil), aus der Einnahme von Tabletten (▶ Finasterid) oder aus einer weitergehenden Behandlung einer bestehenden Grunderkrankung bestehen. Unterstützend können z. B. auch haarkräftigende Shampoos mit Sabalextrakt (Extrakt aus Sägepalme) oder auch Koffein wirken. Ein innovatives Verfahren ist die Injektion von „Plättchen reichem Plasma" (▶ PRP-/PRF-Therapie) in die Kopfhautareale mit niedriger Haardichte. Dies stimuliert das Wachstum und die Regeneration der Haare unter Einsatz des eigenen „Körpermaterials".

Der anlagebedingte männliche Haarausfall muss aus medizinischer Sicht nicht behandelt werden, kann aber auf Wunsch des Betroffenen durch verschiedene „Wohlstands"- oder „Luxusmedikamente" sehr zuverlässig zum Stoppen gebracht werden. Beispielsweise gelingt dies sehr gut durch ▶ Finasterid-haltige Tabletten, hormonartige Haartinkturen (▶ Alfatradiol) oder wachstumsfördernde Lösungen mit dem Wirkstoff ▶ Minoxidil.

▶ Haar- und Nageltherapeutika, ▶ Trichotillomanie.

Haarbalgmilben

▶ Demodex-Milben, ▶ Milben (siehe ▶ Abb. 2 in Kap. D).

Haarbrüchigkeit

Äußere Schäden – wie z. B. massives Kämmen und Bürsten, gehäuftes Haarewaschen, Färben, Bleichen, etc. – führen zu einer mechanischen Schädigung des Haares mit vermehrter Brüchigkeit, Verlust des Haarglanzes und Haarspalten (▶ „Spliss"). Bei Haarverformung durch Fönstäbe, Frisiercremes, Haarsprays und Dauerwellen schrumpft das Haar und erhält baumstammartige Einkerbungen. Beim Nachwachsen des gesunden Haares sind die Schäden wieder verschwunden, solange es nicht zu einer Entzündung der Kopfhaut und zu einer Schädigung der Haarwurzel gekommen ist. Dies ist selbstverständlich in jedem Fall zu vermeiden.

Auf oben genannte Schädigungen des Haares sollte man mit Haarspülungen, Haarkuren und ggf. einem Kürzen der Haare reagieren.

▶ Haar- und Nageltherapeutika.

Haare, eingewachsen

(Pili incarnati oder Pili recurvati). ▶ Pseudofollikulitis.

Haarentfernung, traditionell

Bis vor einigen Jahren war die Nadelelektroepilation die einzige Methode, für einen längeren Zeitraum ungewolltes Haar zu entfernen. Bei dieser Methode musste in jeden zu behandelnden Haarfollikel eine Nadel eingebracht und bis zur Wurzel vorgeschoben werden, um diese dann mit einem Stromimpuls zu zerstören. Hierbei wurde Haar für Haar einzeln behandelt, wobei dieser Prozess zum einen sehr schmerzhaft, zum anderen sehr mühsam war. Es konnte Monate oder Jahre der Behandlung benötigen, um befriedigende Ergebnisse zu erhalten, insbesondere bei größeren Arealen, z. B. den Beinen. Letztlich hängt die Effektivität dieses Verfahrens von der Erfahrung und dem Können des behandelnden Elektroepilateurs ab.

Weniger langanhaltende Methoden der Haarentfernung sind das Rasieren, das Haarezupfen und das Entfernen der Haare durch Wachs. Hierbei ist das Rasieren die wohl am weitesten verbreitete Methode. Die Behandlung mittels Rasierer hält lediglich für einige wenige Tage an und bedarf der permanenten Wiederholung, um Haarfreiheit zu erreichen. Das Haarezupfen führt zu länger anhaltenden Ergebnissen im Vergleich zum Rasieren, aber es ist recht schmerzhaft, kleine Areale ausgenommen. Haarezupfen ist unpraktikabel und extrem mühsam. Das Haarentfernen durch Wachs ist vergleichbar mit dem Haarezupfen, aber es kann benutzt werden, um größere Areale zu behandeln. Wie beim Haarezupfen ist auch die Haarentfernung durch Wachs sehr schmerzhaft und kann allergische oder irritierende Hautreaktionen, insbesondere auch Entzündungen des Haarfollikels, hervorrufen. Ob ein längerfristiges Anwenden von Enthaarungscremes neben möglichen Hautreizungen noch andere gesundheitliche Risiken birgt, wird diskutiert. Eine aktuelle Methode ist z. B. die ▶ Laser-Epilation.

▶ Epilation, ▶ Epilations-Laser, ▶ Hypertrichose, ▶ Hirsutismus, ▶ Rubin-Laser-Epilation.

Haartransplantation

Chirurgische Methode zur Verbesserung eines fortgeschrittenen erblichen Haarausfalls vom männlichen Typ (▶ androgenetische Alopezie). Dabei werden hormonresistente Eigenhaare vom Hinterkopf auf haarlose Teile der Kopfhaut verlagert. Für ein gutes Ergebnis ist eine lange Erfahrung mit der Methode erforderlich. Es gibt regelrechte eingespielte Haartransplantationsteams, die die Entnahme und das Einsetzen manuell aber auch roboterassistiert durchführen. Die vom Hinterkopf verpflanzten Haare sollen dauerhaft bleiben. Aber die noch verbliebenen Haare in der Empfängerregion können noch weiter ausfallen, so dass hier auch meist mit innerlichen (z. B. ▶ Finasterid) oder äußerlichen Medikamenten (z. B. ▶ Minoxidil) versucht werden muss, diese Haare zu erhalten.

Haarwurzelanalyse

(▶ Trichogramm, ▶ Trichoscan).

Hämangiom

Blutschwämmchen, Blutadergeschwulst; gutartige, aus vielen Blutäderchen bestehende Geschwulst; kann in unterschiedlicher Größe sowohl bereits im Säuglingsalter, zum Teil auch mit starker kosmetischer (Abb. 1) oder funktioneller Beeinträchtigung, beim Erwachsenen an der Lippe (siehe Abb. 3 und 4 in Kap. L) oder auch im fortgeschrittenen Erwachsenenalter sehr häufig als sog. harmloser ▶ Rubinfleck (siehe Abb. 9 in Kap. A, Abb. 1 in Kap. K) auftreten. Als Behandlungsmethoden kommen – je nach Lebensalter, Größe, Körperstelle und Ausprägung – folgende Therapiemöglichkeiten beispielsweise in Betracht: ▶ Kryotherapie, ▶ Farbstoff-Laser, ▶ Neodym-YAG-Laser, Abwarten und Beobachten. Von der früher sehr abwartend orientierten Haltung gegenüber Hämangiomen im Säuglingsalter ist man heute mehr und mehr abgekommen. Fast alle frühzeitig erkannten Blutschwämme bei Säuglingen werden auch einer Therapie zugeführt. Große Hämangiome im ersten Lebensjahr werden heutzutage oftmals mit einer Propranolol-Therapie (Betablocker), als Mittel der ersten Wahl behandelt. Dieses

Abb. 1 Hämangiom beim Säugling oberhalb der linken Augenbraue

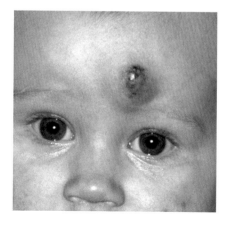

Arzneimittel soll eine Rückbildung des Blutschwämmchens mit hohen Erfolgs-
raten bewirken.
▶ Lippenrandangiom.

Hämatom

Bluterguss, blauer Fleck.
▶ Nagelhämatom.

Hämorrhoiden

Gefäßpolster im Bereich des letzten Endes des Enddarms, die eine wichtige
Funktion für das Halten des Stuhles haben. Bei deutlicher Vergrößerung, z. B.
durch falsche Ernährungsgewohnheiten und zu starkes Pressen beim Stuhlgang,
kommt es zu Beschwerden, dem sog. Hämorrhoidalleiden, im Volksmund einfach
auch nur als „Hämorrhoiden" bezeichnet. Der Patient findet dann z. B. hellrotes
Blut auf dem Stuhl und klagt über Juckreiz, Nässen und ein unsauberes Gefühl am
Darmausgang. Diese Beschwerden müssen unbedingt durch einen spezialisierten
Arzt (▶ Proktologe) abgeklärt werden, da auch der gefährliche Enddarmkrebs mit
ähnlichen Beschwerden einhergehen kann.
    Die Behandlung der „Hämorrhoiden" kann z. B. durch ▶ Verödung, Einengen
und Absterbenlassen mit Hilfe kleiner Gummiringe (Gummibandligatur) oder in
fortgeschrittenen Krankheitsstadien durch eine Operation erfolgen. Neuerlich steht
eine minimal ▶invasive Lasermethode (▶Lasertherapie von Hämorrhoiden) zur
Verfügung. Durch eine kleine Stichöffnung der Haut im Bereich des Darmaus-
gangs wird eine Laserfaser in die Hämorrhoide eingeführt. Diese wird dann beim
Zurückziehen der Faser durch die Laserenergie verödet. Die „Hämorrhoiden"
trocknen dann in einem Zeitraum von wenigen Wochen einfach aus. Der Patient
ist i. d. R. sofort wieder einsatzfähig. Zusätzlich können entzündungshemmende
und juckreizstillende Zäpfchen sowie das äußere Auftragen und das Einführen
einer entsprechenden Salbe sehr schnell zu einer Besserung der Beschwerden
führen. Eine Umstellung der Ernährungs- und Stuhlganggewohnheiten ist i. d. R.
unumgänglich. Wichtig ist ein weicher, geformter Stuhlgang (durch Vollkornprodukte, Obstsäfte, Trockenobst etc.), der kein Pressen bei der Darmentleerung
erforderlich macht und keine Schmerzen verursacht. Merksatz für die Ernährung:
„Weich rein, hart raus. Hart rein, weich raus!" Unbedingt zu beachten ist, dass
man dem Stuhldrang auch nachgeben und möglichst umgehend die nächstgelegene Toilette aufsuchen sollte. Je länger der Stuhl im Darm verweilt, desto
mehr Wasser wird ihm entzogen und desto härter wird er. Gerade Frauen neigen
häufig zum schädlichen „Kneifen und Aufhalten", da sie oft fast ausschließlich
nur die häusliche Toilette für das „große Geschäft" aufsuchen möchten. Eine
möglichst vollständige Darmentleerung kann durch das Aufstellen der Füße
auf ein kleines Höckerchen vor der Toilette erreicht werden. Diese Position

simuliert eine Hockposition ohne westliche Toilette. Zur Schonung der empfindlichen Analschleimhaut sollte die Reinigung eher mit Wasser als mit Reibung durch Papier erfolgen. Dafür gibt es neben der normalen Dusche auch tragbare „Poduschen", das althergebrachte Bidet oder die modernen japanischen Toiletten mit integriertem Duschstrahl zur schonenden Reinigung.

▶ Lasertherapie von Hämorrhoidalleiden, ▶ Marisken, Marisquen.

Handekzem

▶ Degenerativ-toxisches Handekzem (siehe Abb. 1 **in Kap. D**).

Hardening

▶ Licht-„Hardening".

Harnstoff

(Urea, Carbamid). Harnstoff wird in Cremes und Salben als ▶ natürlicher Feuchthaltefaktor („natural moisturizing factor", NMF) für Behandlung und Pflege von trockener und Ekzemhaut eingesetzt. Harnstoff ist ein natürliches Endprodukt des menschlichen Eiweißstoffwechsels. Fast alle Körperflüssigkeiten enthalten Harnstoff. Die tägliche Harnstoffausscheidung des Menschen beträgt 25–30 g.

Mit dem Schweiß, der Harnstoff in einer Konzentration von etwa 0,4 % enthält, gelangt Harnstoff in die äußere Hornschicht der Haut. In der Hornschicht der „normalen", gesunden Haut findet man etwa 3-mal so viel Harnstoff wie bei Menschen mit trockener, aber erscheinungsfreier Haut und sogar etwa 5-mal so hohe Harnstoffkonzentrationen wie bei erkrankter Haut. Extrem vermindert sind die natürlichen Harnstoffkonzentrationen bei der Altershaut, in ▶ ekzematisch veränderten Bereichen und bei Patienten mit ▶ Psoriasis (Schuppenflechte). Besonders ausgeprägte Formen des Harnstoffdefizits lassen sich bei Patienten mit atopischem Ekzem (▶ Neurodermitis) finden. Harnstoff ist ein wesentlicher Bestandteil der ▶ natürlichen Feuchthaltefaktoren. Daher sind die erneute Befeuchtung (Rehydratisierung) und Wassereinlagerung in der Hornschicht die wichtigsten Wirkungen des äußerlich aufgetragenen Harnstoffes.

Die Harnstoffkonzentrationen in Salben, Cremes und Lotionen schwanken zwischen 3 und 40 % – je nachdem, was erreicht werden soll. In hohen Konzentrationen (20–40 %) hat Harnstoff sogar eine hornschicht- und nagelsubstanzauflösende Wirkung. Kleinere Kinder können bei Harnstoffkonzentrationen von >4 % ein leicht brennendes, unangenehmes Gefühl (Stinging-Phänomen, Stechen, Brennen) auf der Haut empfinden, sodass bei ihnen möglichst keine Konzentrationen von >4 % angewendet werden sollten. Grundsätzlich können bei Kindern nach Rücksprache mit dem Arzt bei stark verhornenden Erkrankungen auch Konzentrationen bis 10 % zur Anwendung kommen (z. B. bei ▶ Ichthyosis – Fischschuppenkrankheit – oder ▶ Psoriasis). Im Gesicht des Erwachsenen beträgt die allgemein gut verträgliche Höchstkonzentration 5 %. Das Eindringen (Penetration) gleichzeitig aufgetragener Wirkstoffe wird durch Harnstoff erleichtert. Dies gilt insbesondere für ▶ kortisonhaltige Salben und ▶ Dithranol. Auch die juckreizstillenden und antibakteriellen Wirkungen von Harnstoff werden therapeutisch genutzt.

Hausfrauenekzem

▶ Degenerativ-toxisches Handekzem.

Hausstaub

Hausstaub enthält zahlreiche verschiedenartige allergieauslösende Stoffe, wie Pollen, Pilzsporen, Tierhaare, Tierschuppen, Milbenkot, Textilfasern und Nahrungsmittelreste. Die relevanten allergieauslösenden Stoffe des Hausstaubes sind zu 95 % in den Kotballen der Hausstaubmilben enthalten.
▶ Hausstaubmilbenallergie.

Hausstaubmilbenallergie

Allergische ▶ Soforttypreaktion, meist in Form von verstopfter oder laufender Nase sowie Niesreiz, juckenden und tränenden Augen, später auch ▶ Asthma allergicum, v. a. im häuslichen Bereich (Schlafzimmer) durch den Kot der im Hausstaub lebenden Hausstaubmilben verursacht. Hausstaubmilben ernähren sich von menschlichen Hautschuppen und mögen Wärme und Feuchtigkeit. Dies erklärt, warum sie sich am liebsten an dem Ort aufhalten, wo ein durchschnittlicher Mensch die meiste Zeit seines Lebens verbringt, im Schlafzimmer.

Da bei der Behandlung von ▶ Allergien die Meidung des ▶ Allergens an erster Stelle steht, sind Maßnahmen zur Minderung der Hausstaubmilbenzahl angebracht. Diese bestünden in der Entfernung von (beispielhaft in loser Reihenfolge) Teppichen, Sofas, Bücherregalen, Polstermöbeln, Pflanzen, offenen Kleidungsständern, Reiseandenken und anderen Staubfängern aus dem Schlafzimmer. Weniger radikal wären das häufigere Staubwischen, das Ausklopfen der Matratze und das Staubsaugen (alles evtl. mit Atemschutz!) sowie die Behandlung von Teppichen und Stoffmöbeln mit milbenabtötenden Mitteln (chemisch oder pflanzlich, wie z. B. Niembaumsamenöl). Weiterhin nützlich sind: Allergikerbettwäsche, -kopfkissen und -matratzen sowie hausstaubmilbendichte Bettbezüge („Encasings"). Nicht waschbare Stoff- und Kuscheltiere (nicht die Haustiere!)

sind regelmäßig über Nacht in die Tiefkühltruhe zu legen. Man sollte nicht frisch geduscht oder gebadet ins Bett gehen – das in die Haut kurzzeitig aufgenommene Wasser verdunstet sonst unter der Bettdecke und sorgt für ein feuchtes Hausstaubmilben-(Kot-)Paradies. Außerdem sind zu beachten: nicht nackt, sondern mit einem langen Schlafanzug oder Nachthemd schlafen, um den Schweiß aufzusaugen; regelmäßig lüften; auf Heizungsluft – soweit möglich – verzichten.

Haut

Mit etwa 1,6–2,0 m² Fläche und einem Gewicht von ungefähr 4 kg (ohne Unterhautfettgewebe) ist die Haut das größte Organ des menschlichen Körpers. Die Dicke der Haut beträgt, je nach Lokalisation (Körperstelle), zwischen 1,5 und 4 mm.

» Aufgaben der Haut: Als Abgrenzung zwischen Mensch und Umwelt übernimmt die Haut im Wesentlichen 2 wichtige Funktionen: Einerseits erfüllt sie eine Sinnesfunktion bei der Wahrnehmung von Umweltreizen, andererseits übernimmt sie eine Schutzfunktion gegenüber schädigenden Einflüssen aus der Umwelt. Wichtige Aufgaben der Haut sind: Übertragung von Temperaturreizen, Tastempfindungen und Schmerz sowie Schutz des Körpers vor Austrocknung, dem Eindringen körperfremder Substanzen, Krankheitserregern, UV-Licht, Hitze, Kälte und mechanischer Belastung. Eine Übersicht über die Aufgaben der Haut ist in Abb. 2 dargestellt.

» Aufbau der Haut (Abb. 3): Die Haut besteht – von außen nach innen betrachtet – aus folgenden Schichten: Oberhaut (Epidermis), Lederhaut (Dermis oder Korium) und Unterhaut (Subkutis, auch „Unterhautfettgewebe" genannt). Diese drei Hauptschichten können wiederum in Einzelschichten unterteilt werden.

Oberhaut (Epidermis; Abb. 4): Wie aus dem Namen deutlich wird, ist die Oberhaut die äußerste Hautschicht. Ihre Dicke beträgt durchschnittlich 0,1 mm, mit regionalen Schwankungen von 0,02 mm im Gesicht und bis zu 5 mm an den Fußsohlen. Die unterste Schicht der Oberhaut ist die Basalschicht (Stratum basale), darüber liegt die 2–5 Zelllagen dicke Stachelzellschicht (Stratum spinosum), an die sich die 1–3 Zelllagen dicke Körnerzellschicht (Stratum granulosum) anschließt. Die oberste Schicht der Oberhaut und somit äußerste Grenzschicht der Haut ist die Hornschicht (Stratum corneum), die 10–20 Zelllagen umfasst.

Ungefähr alle vier Wochen erneuert sich die Oberhaut. Die neuen Hautzellen werden in der Basalschicht gebildet und wandern dann nach oben bis in die Hornschicht. Während ihrer Wanderung durchlaufen die Hautzellen einen Reifungsprozess, indem sie sich zunächst in Stachel-, dann in Körner- und schließlich in Hornzellen umwandeln. Bei dem Übergang von der Körner- zur Hornzelle sterben die Hautzellen ab. Dieser Prozess wird auch als „Verhornung" bezeichnet. Einzelne Hornzellen lösen sich ständig unbemerkt ab und machen den von unten nachwachsenden neuen Zellen Platz. Auf diese Weise verliert der Mensch pro

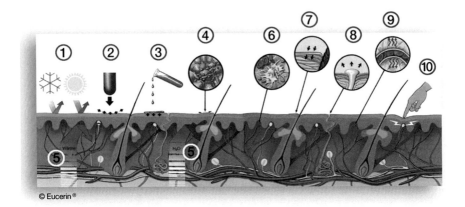

© Eucerin®

Schutz vor:

① Kälte, Hitze, Strahlung

② Druck, Stoß, Reibung

③ Einwirkungen chemischer Substanzen

④ Eindringen von Mikroorganismen

⑤ Wärme und Wasserverlust

⑥ Abwehr von eindringenden Mikroorganismen

⑦ Resorption bestimmter Wirkstoffe

⑧ Ausscheidung von Schweiß

⑨ Kreislauf- und Thermoregulation durch Hautdurchblutung

⑩ Druck-, Vibrations-, Tast-, Schmerz- und Temperatursinnesorgan

Abb. 2 Passive und aktive Funktionen der Haut. (© Eucerin)

Jahr etwa 20 kg Hautzellen. Wenn sich die Hornzellen nicht einzeln, sondern als Hornzellaggregate („Klümpchen") lösen, sind diese für das menschliche Auge als Schuppen wahrnehmbar.

Als äußerste Grenzschicht der Haut übernimmt die besonders robuste und fast wasserundurchlässige Hornschicht eine wichtige Barrierefunktion. Sie schützt den Körper vor Wasserverlust von innen und vor schädigenden Substanzen – wie z. B. Bakterien, Chemikalien oder Witterungseinflüssen – von außen. Diese Schutzfunktion wird noch dadurch verstärkt, dass die Haut von einem dünnen Film aus Schweiß und ▶ Talg (Hautfett) überzogen ist. Zusammen mit Schweiß bewirken wasserlösliche Inhaltsstoffe der Hornschicht den leicht sauren ▶ pH-Wert der Haut, woraus der sog. Säure(schutz)mantel der Haut resultiert.

Die Hornzellen bzw. ihre Vorstufen machen etwa 90 % der Epidermis aus, dazwischen liegen aber noch andere Zelltypen. Zu diesen anderen Zelltypen zählen die Melanozyten, die das Pigment ▶ Melanin produzieren, welches der Haut ihre Eigenfarbe und einen Schutz gegenüber UV-Strahlen verleiht, außerdem

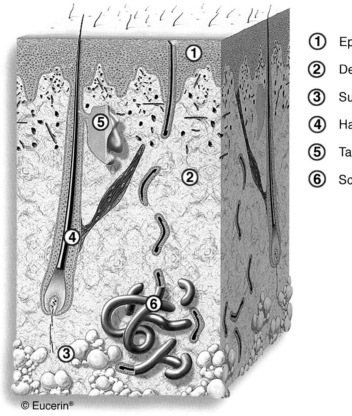

1. Epidermis
2. Dermis
3. Subcutis
4. Haarfollikel
5. Talgdrüse
6. Schweißdrüse

© Eucerin®

Abb. 3 Aufbau der Haut im Querschnitt. (© Eucerin)

die Langerhans-Zellen, welche eine Rolle bei der Immunabwehr spielen, und die zu den Sinneszellen gehörenden Merkel-Zellen.

Lederhaut (Dermis oder Korium): Die unter der Oberhaut liegende Lederhaut ist das elastische, sehr reißfeste Stützgerüst der Haut, das zudem die hautversorgenden Blutgefäße und Nerven enthält. Innerhalb der Lederhaut unterscheidet man zwei Schichten. Beide bestehen aus ineinander vernetzten Kollagenfaserbündeln. In der oberen Schicht, dem Stratum papillare, sind die Kollagenfasern locker angeordnet, in der unteren Schicht, dem Stratum reticulare, dagegen fester vernetzt. Das Stratum papillare wölbt sich wellenförmig in die Oberhaut vor, wodurch die Kontaktfläche zur Oberhaut vergrößert wird. Durch diese Oberflächenvergrößerung kann die Oberhaut besser mit Nährstoffen und Sauerstoff aus den Blutgefäßen der Lederhaut versorgt werden.

Wenn das Kollagenfasernetzwerk im Stratum reticulare verletzt wird, ist eine vollständige Wiederherstellung nicht mehr möglich, und es entsteht eine Narbe.

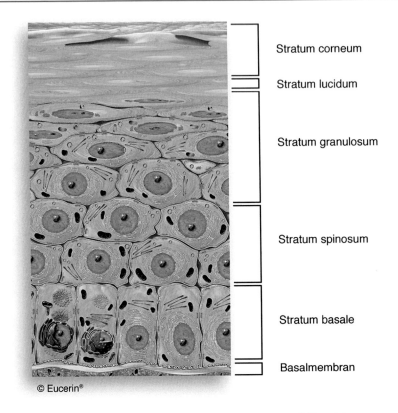

Stratum corneum

Stratum lucidum

Stratum granulosum

Stratum spinosum

Stratum basale

Basalmembran

© Eucerin®

Abb. 4 Querschnitt durch die verschiedenen Zelllagen der Oberhaut. (© Eucerin)

Die Kollagenfasern sind für Dehnbarkeit und Straffheit der Haut verantwortlich. Beispielsweise spielt eine zu starke Überdehnung der Kollagenfasern bei der Entstehung von ▶ Schwangerschaftsstreifen eine Rolle. Mit zunehmendem Alter nimmt die Anzahl der Kollagenfasern ab, dafür liegen diese aber dichter gepackt, was zu einer Minderung der Reißfestigkeit und der Dehnbarkeit der Haut führt. Auch die zwischen den Kollagenfasern liegende Substanz aus ▶ Hyaluronsäure nimmt im Alter ab. Daraus resultiert eine Verminderung der Wasserbindungsfähigkeit der Haut (▶ natürliche Feuchthaltefaktoren). Aufgrund der geringeren Wasserbindungsfähigkeit ist ältere Haut sichtbar schlaffer als junge.

Unterhaut (Subkutis): Das Stratum reticulare der Lederhaut geht kontinuierlich in die Unterhaut über. Die Unterhaut besteht aus läppchenartig aufgebautem Fettgewebe, das von Bindegewebssepten (Scheidewände) durchzogen ist. Neben einer Stützfunktion dienen diese bindegewebigen Scheidewände auch als Stützen für Blutgefäße und Nervenfasern. Auch das Fettgewebe erfüllt mehrere Funktionen: Es speichert Energiereserven für den Körper und dient außerdem als Wärmeisolierung und als mechanisches Schutzpolster gegenüber der Umwelt.

Hautanhangsgebilde

Zur Haut gehören auch die Hautanhangsgebilde, wie Haare, Nägel, Schweiß- und ▶ Talgdrüsen. Die Hautanhangsgebilde liegen in Aussackungen der Oberhaut, die tief in die Lederhaut hineinreichen. Über die Haut kann die Körpertemperatur des Menschen mitreguliert werden. Bei einem Temperaturanstieg werden die ▶ Schweißdrüsen aktiviert. Der Schweiß verdunstet an der Hautoberfläche und sorgt somit für Abkühlung.

> ▶ Hautfunktionsanalyse.

Hautalterung

Bei der Hautalterung unterscheidet man den natürlichen Alterungsprozess, wie er auch bei der Alterung innerer Organe vorliegt, vom umweltbedingten, vorzeitigen Hautaltern. Als Ursachen für das vorzeitige Hautaltern werden u. a. Umweltschadstoffe, Rauchen (Raucherfältchen um den Mund herum), ungesunder Lebenswandel mit vitaminarmer Kost und Schlafmangel (Augenringe) sowie in erster Linie der unvernünftige Umgang mit Sonnenstrahlen und Sonnenbank (Bräunungswahn; Abb. 5) genannt. Dies mag zum einen aus reiner Unwissenheit heraus geschehen, z. B. „weil man nie einen Sonnenbrand bekommen hat, braucht man die Haut auch nicht zu schützen", zum anderen aus dem kosmetischen Interesse, durch ein gebräuntes Äußeres die optische Attraktivität zu erhöhen. Hierbei opfert man sich vermeintlichen gesellschaftlichen Zwängen und einem kritisch zu bewertenden Schönheitsideal.

Die Anzeichen (Symptome) der vorzeitigen Hautalterung zeigen sich zunächst im Gesicht, am seitlichen Hals und am Dekolletee bei Sonnenanbetern ab Mitte bis Ende des dritten Lebensjahrzehnts, d. h. mit Ende 20. Die Haut wird schlaffer, lederartig, fleckig und runzlig, am Hals zeigt sich eine verdünnte Haut, durch die die roten Hautäderchen schimmern (▶ Erythrosis interfollicularis colli). Der Weg

Abb. 5 Starke Gesichtsfalten um den Mund herum nach jahrzehntelangem Sonnenbaden und Rauchen

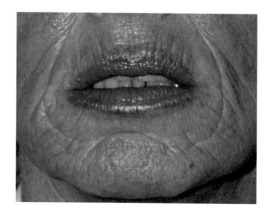

zum chronischen Lichtschaden ist somit gebahnt, und die kosmetischen Ziele haben sich in das Gegenteil verkehrt. Beim chronischen Lichtschaden finden sich noch Lichtwarzen (▶ aktinische Keratosen), ▶ Altersflecken sowie immer häufiger auch verschiedene Formen von Hautkrebs (▶ Basaliom/Basalzellkarzinom, ▶ Spinaliom/Plattenepithelkarzinom, ▶ malignes Melanom).

Die Vorbeugung durch ▶ Lichtschutz (Hut, Kappe, UV-Licht-undurchlässige Textilien, Sonnencreme) und das Meiden extremer Sonnenstrahlung (Mittagszeit nicht im Freien verbringen) sind sozusagen auch die beste Therapie. Inzwischen sind viele erfolgreiche Methoden entwickelt worden, um zumindest einzelne Symptome der vorzeitigen Hautalterung verschwinden zu lassen oder teilweise rückgängig zu machen. Im Rahmen der ▶ „Anti-Aging"-Medizin eingesetzte Verfahren zur Bekämpfung von Hautfalten (▶ Botulinumtoxin, ▶ Filler, ▶ Hyaluronsäure, körperidentisch und quervernetzt, ▶ Vampirlift PRP/PRF), Pigmentverschiebungen und Altersflecken sind z. B. Laser-Therapien zur Hautverjüngung (▶ Photorejuvenation, ▶ Erbium-YAG-Laser, ▶ Laser-„Resurfacing", ▶ fraktionierte Lasertherapie) und zur Beseitigung von ▶ Altersflecken (z. B. ▶ Rubinlaser) sowie ▶ Peeling-Verfahren und die äußerliche Anwendung von z. B. ▶ Coenzym-Q_{10}– ▶ Retinol- oder ▶ Vitamin-E-haltigen Präparaten.

Innere (endogene) Einflussfaktoren der Hautalterung sind: nachlassende Zellregenerationsfähigkeit oder auch Zellerneuerungsfähigkeit, verminderte ▶ Talg- und ▶ Schweißdrüsenaktivität sowie nachlassende Produktion (Synthese) von Antioxidanzien (schützenden Stoffen), zudem die reduzierte Produktion von Östrogen (weibliches Geschlechtshormon). Äußere (exogene) Faktoren sind: UV-Licht-Exposition mit Bildung freier Radikale, Genussgifte (Tabak, Alkohol) sowie Klima- bzw. Witterungseinflüsse (ausreichender Schutz vor „Sonne, Wind und Wetter"!). Den allgemeinen biologischen Alterungsprozess (innerer, endogener Faktor) kann man (bislang!) nicht äußerlich beeinflussen.

▶ Hautbräunung, ▶ Hautfunktionsanalyse ▶ Kollagen.

Hautarztbericht

Wenn sich bei einem Allergietest oder im Rahmen der Krankengeschichte des Patienten ein Hinweis darauf ergeben hat, dass der Beruf des Patienten wahrscheinlich krankheitsauslösend ist, dann meldet der Arzt den Verdacht der zuständigen Berufsgenossenschaft. Er schreibt dann den sog. Hautarztbericht. Die Berufsgenossenschaft übernimmt die Kosten für Therapie- und Vorbeugungsmaßnahmen – mit denen die Entstehung einer Berufskrankheit der Haut verhindert werden soll – und für notwendige Behandlungen, falls die Hauterkrankung bereits als Berufskrankheit anerkannt ist.

▶ Berufskrankheit 5101 (BK 5101).

Hautausschlag

▶ Exanthem.

Hautbiopsie

▶ PE.

Hautbräunung

Durch den UV-A-Anteil des Sonnenlichts entsteht ab einer bestimmten Strahlungsdosis eine relativ rasch eintretende Hautbräune. Diese Sofortbräune hält nur wenige Stunden bis Tage an. Das UV-B-Licht bewirkt nach 2–3 Tagen eine verzögerte Sonnenbräunung, die erst mit der natürlichen Hauterneuerung (▶ Basalzellschicht) wieder verschwindet (etwa 4 Wochen). Wie braun man werden kann, hängt vom individuellen ▶ Hauttyp ab.
    ▶ Hautalterung.

Hautflora

Die Hautflora ist Teil des Mikrobioms (Gesamtheit aller Keime des Körpers) und besteht aus der natürlichen Besiedlung der Haut mit Bakterien und Pilzen (Keimen), die den Organismus auch vor Krankheitserregern schützen sollen. Man unterscheidet zwei Arten von Keimen: Zum einen Keime, die die Haut dauerhaft besiedeln, wie z. B. normalerweise nicht krankheitserregende Staphylokokkenvarianten und sog. ▶ Akne-Bakterien (Propionibakterien), Korneybakterien und Hefepilze, wie Pityrosporon ovale (Kleieflechte, ▶ Pityriasis versicolor); zum anderen „Anflugkeime", d. h. Keime, die nur kurzzeitig auf der Haut nachweisbar sind, wie z. B. der ▶ Abszessverursacher Staphylococcus aureus. Unterschiede bei der Hautflora gibt es z. B. zwischen Kindern und Erwachsenen. Menschen mit erhöhter Hautfeuchtigkeit (Schweiß) weisen auf der Haut eine höhere Bakteriendichte auf (▶ Follikulitis). Bei starker ▶ Talgdrüsenaktivität finden sich vermehrt Pityrosporonhefepilze (▶ Kleieflechte, ▶ Pityriasis versicolor) und ▶ Aknebakterien (Propionibakterien). Auch die unterschiedlichen Hautareale eines Menschen weisen je nach Fett- und Feuchtigkeitsgehalt variierende Keimbesiedlungen auf.

Hautfunktionsanalyse

Geräteunterstützte Analyse (Messung) des Fett- und Feuchtigkeitsgehalts der Haut. Sie wird durchgeführt, um z. B. eine den Hautbedürfnissen des Patienten entsprechende Tagescreme oder die geeignete Grundlage der Rezeptur zur örtlichen Behandlung der Haut auszuwählen sowie den Erfolg einer Behandlung zu überprüfen. Die Messung erfolgt mit einem international für kosmetische und dermatologische Studien verwendeten Gerät, welches sehr genaue und reproduzierbare Daten über die Funktionsleistung der Haut liefert. Das Gerät besteht aus zwei Komponenten: dem Sebumeter zur Messung des Fettgehalts und dem Korneometer zur Feuchtigkeitsgehaltsmessung.

Die Messung ist schmerzlos und dauert nur wenige Minuten. Die Messungen werden i. d. R. an drei Stellen im Gesicht – an der Stirn, an den Wangen und am Kinn – durchgeführt. Auf besonderen Wunsch kann aber auch jedes beliebige Hautareal, einschließlich des Fettgehalts der Haare, vermessen werden. Fett- und Feuchtigkeitsgehalt der Haut können sich von Mensch zu Mensch stark unterscheiden. Aber auch bei ein und derselben Person lassen sich häufig an verschiedenen Hautarealen deutlich abweichende Werte messen, auch wenn die Messpunkte, wie z. B. im Gesicht, relativ eng nebeneinander liegen.

Ob die Haut fettarm oder fettreich, trocken oder feucht ist, hängt zunächst weitgehend von dem genetisch vererbten Hauttyp ab (Abb. 6 und 7). Aber auch Temperatur und Feuchtigkeitsgehalt der umgebenen Luft, die Art der ▶ Hautpflege und der ▶ Hautreinigung, die Einnahme von Medikamenten und viele andere Faktoren beeinflussen den Zustand der Haut. Daraus folgt, dass für eine

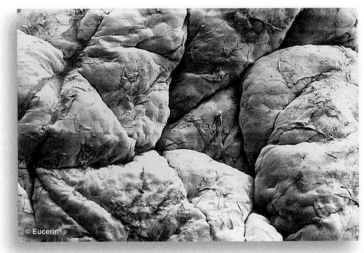

Rasterelektronenmikroskopische Aufnahme der Hornschicht

Abb. 6 Hochauflösende Aufnahmen der Hornschichten normaler Haut mit einem Rasterelektronenmikroskop. (© Eucerin)

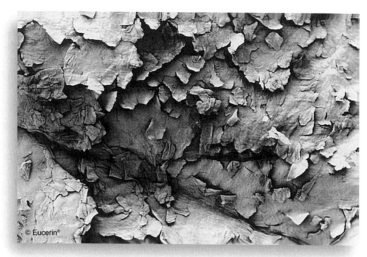

Rasterelektronenmikroskopische Aufnahme der Hornschicht

Abb. 7 Hochauflösende Aufnahmen der Hornschichten trockener Haut mit einem Raster-elektronenmikroskop. (© Eucerin)

individuelle und typengerechte Beratung zu kosmetischen und ästhetischen Haut-problemen eine alleinige „Blickdiagnose" nicht immer ausreichend ist.

Für ein exaktes Messergebnis sollte man ungeschminkt in die Praxis kommen und die Haut mindestens 2 h vorher nicht gereinigt oder eingecremt haben. Mit ▶ fruchtsäurehaltigen Präparaten oder austrocknend wirkenden Anti- ▶ Akne-Mitteln muss 3–4 Tage vorher pausiert werden. Eine Wartezeit von 10–20 min in der Praxis vor der Messung ist sinnvoll, damit sich die Haut auf Feuchtigkeit und Temperatur der Raumluft einstellen kann.

Hautkrebs

▶ malignes Melanom (siehe Abb. 1 und 2 in Kap. M), ▶ Basaliom oder Basal-zellkarzinom (siehe Abb. 1 und 2 in Kap. B) und ▶ Spinaliom oder Plattenepithel-karzinom (siehe Abb. 6 und 7 in Kap. S) sind die häufigsten Arten von Hautkrebs. Auch Frühstufen, wie die ▶ Aktinischen Keratosen (Carcinomata in situ), werden bereits als weißer Hautkrebs bezeichnet.

Hautkrebsscreening, gesetzlich

Ab dem Alter von 35 Jahren haben gesetzlich Krankenversicherte alle zwei Kalenderjahre einen Anspruch auf die Hautkrebsfrüherkennungsuntersuchung beim Hautarzt. Auch speziell qualifizierte Hausärzte führen die Untersuchung durch, überweisen aber bei unklaren oder auffälligen Befunden direkt zum Dermatologen weiter. Manche gesetzlichen Krankenkassen übernehmen die Untersuchung bereits ab einem Alter von 18 oder 20 Jahren, was aufgrund der immer früher entstehenden Hautkrebsfälle sehr sinnvoll ist. Die Untersuchung findet meist am komplett oder bis auf die Unterhose entkleideten Patienten statt, da Hautkrebs tatsächlich in jedem Hautareal und sozusagen in jeder Körperritze entstehen kann. Aus diesem Grund mögen die Patienten zur Untersuchung auch ungeschminkt und ohne Nagellack erscheinen. Im Gegensatz zur noch präziseren ▶Computergestützten Videoauflichtmikroskopie findet das gesetzliche Hautkrebsscreening i. d. R. ohne weitere optische Hilfsmittel statt, da es sich beim Screening um eine Reihenuntersuchung handelt, von der möglichst viele Menschen profitieren sollen. Ziel ist die Hautkrebsfrüherkennung allgemein, aber insbesondere des ▶Melanoms, da nur durch ein rechtzeitiges Entdecken und Entfernen ▶Metastasen verhindert werden können.

Hautkrebsvorsorge/Hautkrebsfrüherkennung/ Hautkrebsscreening

Untersuchung der gesamten Haut mit dem Ziel, Hautkrebs frühzeitig zu entdecken. Dabei können verschiedene Geräte zum Einsatz kommen, welche die mit bloßem Auge festgestellten verdächtigen Flecken oder Knoten weiter abklären. Am häufigsten wird das ▶ Dermatoskop angewendet, aber auch die sequenzielle ▶ computergestützte Videoauflichtmikroskopie, die ▶ konfokale Laserscanmikroskopie (KLSM, RCM) und die ▶ optische Kohärenztomographie spielen dabei eine wichtige Rolle. Der Begriff Hautkrebs „vorsorge" ist nicht wirklich zutreffend, da es sich bei diesem Stichwort um eine Untersuchung handelt. Die Vorsorge trifft eigentlich jeder Mensch selber durch einen vernünftigen Umgang mit UV-, Sonnenlicht und den entsprechenden ▶ Lichtschutzmaßnahmen.

Hautmodell

Vereinfachte, modellartige Wiedergabe entweder von Funktion oder Anatomie der Haut.

Hautmodell nach Kardorff und Schnelle-Parker

Vereinfachtes Funktionsmodell zur Erläuterung der Notwendigkeit konsequenter Hautpflege bei Kindern mit ▶ Neurodermitis (▶ atopisches Ekzem), eingetragen beim „Deutschen Patentamt" in München im Jahre 2000 und Bestandteil der aktuellen Neurodermitis-Leitlinie. Das Modell besteht aus einer halbseitig

Abb. 8 Das Innere des
Hautmodells nach Kardorff
und Schnelle-Parker: eine
halbseitig perforierte,
mit Dämmwatte gefüllte
Plexiglasröhre, daneben eine
60-ml-Spritze zum Befüllen

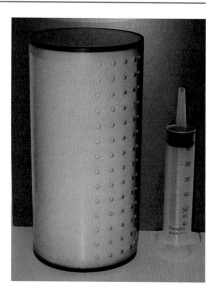

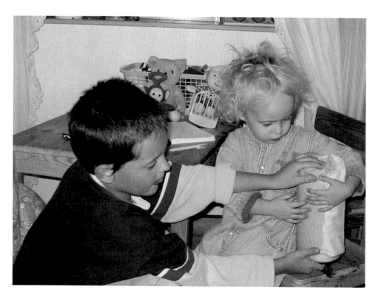

Abb. 9 Hautmodell nach Kardorff und Schnelle-Parker; ein 3-jähriges Mädchen und ein
7-jähriger Junge „begreifen" interessiert und fasziniert die Notwendigkeit einer konsequenten ▶
Hautpflege

perforierten, nach oben und unten verschlossenen Plexiglasröhre, die mit einer
Art Dämmwatte gefüllt ist. An der Unterseite der Röhre befindet sich eine kleine
Öffnung zum Einfüllen von Wasser mit Hilfe einer 60-ml-Spritze (Abb. 8 und
9). Die Plastikröhre wird umhüllt von einem speziell genähten Stück trockenen

(Fenster-)Leders, welches die trockene, spröde Haut beim Neurodermitispatienten
symbolisiert.

Sobald über die Öffnung der Röhre Wasser in den Innenraum gefüllt wird,
saugt sich die Dämmwatte damit voll und gibt über die halbseitige Perforierung
langsam Feuchtigkeit an die umhüllende Lederhaut ab. Die Perforierung
symbolisiert die Hautporen (anatomisch nicht korrekt, aber didaktisch für Kinder
einleuchtend). Die Feuchtigkeit führt dazu, dass der spröde Fensterlederüberzug
halbseitig samtweich und geschmeidig – wie die gepflegte Haut – wird, während
die nicht befeuchtete Seite trocken und spröde bleibt – wie die ungepflegte, nicht
mit fett- und feuchtigkeitsspendenden Cremes eingeriebene Haut. Der direkte
Beweis kann für die erstaunten Kinder erbracht werden, wenn dann die trockene
Lederseite mit einer Hautlotion eingerieben wird und sich ebenso samtweich
anfühlt wie das über die „Hautporen" von innen mit Wasser benetzte Leder.

Die Demonstration des Hautmodells im Rahmen der Neurodermitisschulung
hat auch nach eigenen mehrjährigen Erfahrungen sogar zum selbstständigen Eincremen bei *2-jährigen* Kindern geführt. Durch die Veröffentlichung der Studienergebnisse über den positiven Effekt einer Kurzschulung mit dem Hautmodell
nach Kardorff und Schnelle-Parker im wissenschaftlichen „Journal der Deutschen
Dermatologischen Gesellschaft" (▶ DDG) im Juni 2003 ist die Methode jedem
interessierten Dermatologen und Neurodermitisschulungsteam bekannt und wurde
auch in die Neurodermitis-Leitlinie aufgenommen. Eine Anleitung zum vereinfachten Nachbau des Hautmodells findet sich im Hobbythek-Buch „Leben mit
Allergien" oder auf der WDR-Hobbythek-Internetseite.

Hautpflege

Oberste Ziele der Hautpflege sind Wiederherstellung und Erhaltung der gesunden
und natürlichen Hautverhältnisse. Gesunde Haut setzt sich u. a. aus der Balance
zwischen Feuchtigkeits- und Fettkomponenten und dem natürlichen ▶ pH-
Wert der Hautoberfläche zusammen, der entscheidend für die natürliche Keimbesiedlung, ▶ „Hautflora" genannt, ist. Im Rahmen einer medizinischen
Hautpflege werden der Haut verschiedene Wirkstoffe zugeführt, um ihre Schutz-
funktionen zu unterstützen und Störungen auszugleichen. So können Pflegeprodukte die Haut vor schädigenden Umwelteinflüssen – wie Trockenheit und
Kälte, Wind- und Wettereinflüsse wie ▶ UV-Licht-Exposition sowie Einwirkung von Noxen (Schadstoffe) wie aggressive Reinigungsmittel, Lösungs-
mittel oder Säuren und Laugen (Alkalien) – schützen. Daneben kann die Zufuhr
von Feuchthaltefaktoren und Lipiden (Fetten) zur Normalisierung eines gestörten
Hautzustands führen und dadurch das Auftreten von Hautkrankheiten verhindern
oder bestehende Hautkrankheiten bessern.

Feuchtigkeitszufuhr: (Hydratation, Moisturizing – ▶ Moisturizer). Das Einbringen von Wasser in die Hornschicht (▶ Epidermis) wird „Hydratation"
genannt und ist sehr einfach: Der Wasseranteil einer Pflegeemulsion gibt der Haut

in kurzer Zeit reichlich Feuchtigkeit. Der erwünschte Effekt der Hautbefeuchtung ist allerdings nur von kurzer Dauer: Die Haut verliert die Feuchtigkeit durch Verdunstung. Eine länger anhaltende Hydratation der Haut erfolgt mit Hilfe hygroskopischer (wasseranziehender) Substanzen, sog. ▶ „Moisturizer".

Lipid-/Fettzufuhr: Die Lipidphase (der Fettanteil) einer Pflegeemulsion gibt der Haut die ▶ Lipide, die sie benötigt. Hierzu gehören insbesondere 2 Lipidtypen: Sebumlipide (Bestandteile des Hauttalgs – ▶ Talg; bilden einen mehr oder weniger okklusiven – dichten, abschließenden – Film auf der Haut; die Zufuhr von Talgdrüsenfetten führt bei einem trockenen, fettarmen Hautzustand zur Normalisierung des Hautbildes) und Barrierelipide (unter den Lipiden des Stratum corneum – ▶ Epidermis – befinden sich v. a. ▶ Ceramide, Cholesterin und freie Fettsäuren, wie Linolsäure – ▶ essenzielle Fettsäuren; die Permeabilitätsbarriere – Durchlässigkeitsschranke – der Hornschicht wird im Wesentlichen vom Gehalt dieser epidermalen Lipide bestimmt, sie kann durch das äußerliche Auftragen hautverwandter Lipide verbessert werden).

▶ Hautreinigung, ▶ Hautalterung, ▶ Hautmodell nach Kardorff und Schnelle-Parker (s. Abb. 8 und 9).

Hautpilz, Hautpilzinfektion

(Mykose, Tinea). ▶ Infektion der Haut mit Pilzen, häufig durch Tiere (z. B. Katzen, Meerschweinchen („Mode"-Erreger T. benhamiae), aber auch von Mensch zu Mensch übertragen. Der häufigste Hautpilz findet sich an den Füßen, sehr häufig bei schwitzenden Sportlern sowie Sauna- und Schwimmbadgängern (siehe Abb. 7 **in Kap. F**). Weitere häufig von einer Pilzinfektion betroffene Körperregionen sind die Leisten (Tinea inguinalis), die Kopfhaut (Tinea capitis), die Hände (Tinea manuum), der Rücken und die Unterschenkel (Tinea cruris). Im und nach dem Sommer ist die Kleiepilzflechte (▶ Pityriasis versicolor) sehr häufig. Die Therapie kann sowohl äußerlich (▶ Antimykotika) mit Sprays, Cremes, Gelen, Shampoos oder Lösungen als auch bei Bedarf innerlich mit Tabletten (z. B. ▶ Terbinafin, ▶Fluconazol) erfolgen. Die Behandlung muss ausreichend lange durchgeführt werden – sonst kehrt der Pilz zurück. Auf mögliche eigene Infektionsquellen, wie Socken oder Badetücher, muss geachtet werden (Wäsche bei 60 °C, ▶ fungizides Feinwaschmittel, Hygienewäschespüler), Schuhe sollten mit pilzabtötendem Desinfektionsspray oder z. B. ▶ ciclopiroxhaltigem Puder ausgesprüht werden. Eine ausführliche Darstellung zum Thema „Hautpilz" findet sich unter den Stichworten ▶ Fußpilz und ▶ Nagelpilz.

Hautreinigung

Hauptaufgabe der Körperreinigung ist die Entfernung von Schmutz und Schweiß und somit die Vermeidung eines unangenehmen Körpergeruchs. Freizeitsport und ein ausgeprägteres, teilweise auch übertriebenes Hygienebewusstsein der heutigen Gesellschaft haben das Grundbedürfnis nach zum Teil mehrfach täglicher Reinigung verstärkt und führen so zum (über-)häufigen Gebrauch von Reinigungsprodukten. Reines Wasser entfernt die wasserlöslichen (hydrophilen) Bestandteile, also auch einen Großteil des Schweißes, sodass für eine einfache Körperreinigung ohne zusätzliche Duftstoffe und Hautbelastung das Duschen mit klarem Wasser nach Sport und Fitnesstraining völlig ausreichend ist.

Fettlöslicher (lipophiler) Schmutz lässt sich mit Wasser allein nicht beseitigen. Erst mithilfe von Tensiden werden Ablösen und Abwaschen von fettlöslichen Schmutzpartikeln ermöglicht. Diese waschaktiven Substanzen verbinden sich mit den lipophilen Schmutzpartikeln und lösen diese ab. Gleichzeitig können sie aber auch wichtige hautschützende Lipide (Fette) entfernen. Somit kann die Anwendung ungeeigneter Reinigungsprodukte die natürlichen Funktionen der Haut auch stören und so dermatologische Probleme verursachen.

Allein schon der längere Kontakt mit Wasser kann selbst bei gesunder Haut zu einer 10-fach erhöhten Hautdurchlässigkeit führen. Häufiges Waschen mit Reinigungsmitteln und der Kontakt zu Laugen schwächen die Schutzfunktion der Haut zusätzlich. Dieser Effekt wirkt sich besonders nachteilig bei einem bereits bestehenden trockenen Hautzustand (▶ Atopie, ▶ empfindliche Haut) aus (s. Abb. 6 und 7). Bei der Hautreinigung mit tensidhaltigen (▶ Tenside) Produkten verliert die Haut i. Allg. Fett und Feuchtigkeit; dieser Effekt ist bei neueren, besonders milden Tensiden (z. B. auf Zuckerbasis), wie sie in medizinischen Hautreinigungsmitteln eingesetzt werden, jedoch viel geringer ausgeprägt. Durch Zusatz von rückfettenden Komponenten (▶ rückfettende Bestandteile) werden weniger Hautlipide (Hautfette) bei der Hautreinigung ausgelöst als bei einem entsprechenden Produkt ohne rückfettende Komponenten, und der Fett- und Schutzverlust der Haut durch die Reinigung wird weitgehend ausgeglichen.

Hautschäden durch übertriebene Verwendung von Reinigungsprodukten sind: Veränderungen des ▶ pH-Wertes und damit verbundenes Ungleichgewicht der ▶ Hautflora, Entfernung des schützenden Fettfilms der Haut (Hydrolipidfilm), Herauslösen der Fette der oberen Hautschicht (▶ Epidermis; diese epidermalen Lipide wirken normalerweise wie ein „Hornzellkitt"; durch das Herauslösen kommt es zur Störung der Hautdurchlässigkeit – Barrierefunktion), irritativ-toxische Reaktionen (▶ Kontaktdermatitis, ▶ Hausfrauenekzem) und Kontaktsensibilisierungen (▶ Allergie, Spättypallergien).

Hautsarkoidose

Auftreten von Zellknötchen (▶ Granulom) unklarer Ursache an der Haut bis zu Hühnereigröße, v. a. im Gesicht (Wangen, Nase, Ohrläppchen), aber auch an Armen und Beinen, im Unterhautfettgewebe und in Narben (Narbensarkoidose).

Hautschichten

Grob unterscheidet man Oberhaut (Epidermis), Lederhaut (Dermis oder Korium) und Unterhautfettgewebe (Subkutis). Mikroskopisch werden die Lederhaut und die Oberhaut noch in weitere Zellschichten unterteilt.
   ▶ Haut.

Hauttypen

Zur Abschätzung der (UV-)Lichtempfindlichkeit eines Patienten kann man seine Haut einem Hauttyp zwischen 1 und 6 zuordnen. Dabei bedeutet „Hauttyp 1" eine sehr helle, empfindliche Haut, grüne bis blaue Augen, Sommersprossen und regelmäßigen Sonnenbrand ohne Bräunung. „Hauttyp 3" beschreibt die mäßig empfindliche Haut des dunkelblonden bis braunhaarigen Europäers, der braun werden kann, aber auch gelegentlich einen Sonnenbrand bekommt. „Hauttyp 6" beschreibt die negroide afrikanische (fast schwarze) Haut, die sehr sonnenlicht-unempfindlich ist. In Mitteleuropa gehören die meisten Menschen den Hauttypen 1–3 an.
   ▶ UV-Licht, ▶ Hautbräunung, ▶ Hautalterung.

Hefepilzinfekt

Haut- ▶ Infektion mit Hefepilzen (siehe Abb. 4 **in Kap. P**).
   ▶ Candidose, ▶ Hautpilz, ▶ DHS-System, ▶ Balanitis.

Henna-Tattoo

   ▶ Schmucktätowierung.

Herpes genitalis

Auftreten von Herpesbläschen im Genitalbereich bei Mann oder Frau; kann sehr schmerzhaft sein, ist ansteckend und kehrt häufig wieder, da die Viren im Körper verbleiben. Die Behandlung erfolgt meist mit Tabletten (Aciclovir, Valaciclovir, Famciclovir oder Weiterentwicklungen). Auch eine antivirale Cremetherapie mit z. B. Foscarnet-Natrium ist möglich. Eine dauernde Heilung kann meist nicht erzielt werden.
▶ Herpes simplex.

Herpes gestationis

▶ Autoimmunkrankheit, die im zweiten oder dritten Drittel einer Schwangerschaft oder direkt danach auftritt und mit starkem Juckreiz, Bläschen- und ▶ Quaddelbildung einhergeht.

Herpes labialis

▶ Herpes simplex an der Lippe (häufigste befallene „Herpes"- Stelle des Körpers; s. Abb. 10).

Herpes simplex

(Ekelbläschen, Fieberbläschen, Gletscherbrand, im Rheinland auch – „Ich kriesch" – „Plaque"). Viele kleine, unangenehm brennende oder kribbelnde Bläschen, die z. B. unter Stressbedingungen sowie bei Sonneneinstrahlung, Krankheiten oder Ekelempfindungen an fast allen Stellen des Körpers auftreten können. Häufigste Stelle ist die Lippe (▶ Herpes labialis; Abb. 10), sehr „beliebt" sind aber auch Nase, Wangen, Augen, Ohr (Abb. 11) und Gesäß. Verursacher sind sog.

Abb. 10 Ein starker Herpes labialis an der Lippe hat gestreut, eingeblutet und sich zusätzlich mit Bakterien infiziert

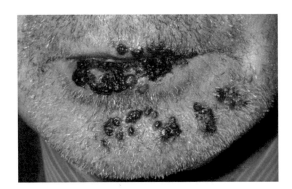

Abb. 11 Ohrmuschel mit frischen Herpesbläschen; ein Herpes kann an jeder Körperstelle auftreten

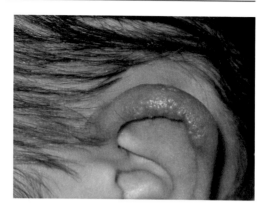

Herpesviren, die in Nervenzellen des Körpers (Gehirn) verbleiben und unter den genannten Bedingungen aktiviert werden können und sich im Versorgungsgebiet eines Nervs an der Haut stark vermehren. Noch bevor Hautveränderungen sichtbar werden, verspürt man meist ein leichtes Kribbeln, meist im Lippenbereich.

Komplikationen stellen das Streuen der Herpesbläschen auf den gesamten Körper, v. a. bei Kindern mit ▶ Neurodermitis (▶ Eczema herpeticatum), und die zusätzliche ▶ Infektion mit Bakterien dar. Eine örtliche Behandlung mit virushemmenden Cremes oder mit Wärmestift hat v. a. in diesem Frühstadium noch Aussicht auf Erfolg. Nach dem Auftreten von Bläschen ist der Herpes meist nur noch schwer in seinem mehrtägigen Verlauf zu beeinflussen. Die allererste Infektion mit Herpesviren im Kindesalter kann mit einer sehr starken Mundschleimhautentzündung (▶ Stomatitis aphthosa) einhergehen. Bei schwereren Verläufen und starken Schwellungen ist auch eine Tablettentherapie möglich (Aciclovir, Valaciclovir, Famciclovir oder Weiterentwicklungen). Wiederholt sich der Herpes ungefähr mehr als zwölfmal pro Jahr kann man über den Versuch einer medikamentösen Prophylaxe nachdenken.

▶ Erythema exsudativum multiforme.

Herpes Zoster

(Gürtelrose). Reaktivierung von im Körper nach der Kinderkrankheit ▶ Windpocken verbliebenen Viren. Meist gibt es dafür einen Auslöser nervlicher (z. B. Stress) oder gesundheitlicher Art, weswegen eine hausärztliche oder internistische Durchuntersuchung sinnvoll ist. Es treten meist nur halbseitig in einem Nervensegment der Haut Bläschen und Krusten auf, die häufig mit starken Schmerzen einhergehen (s. Abb. 12). Die Nervenschmerzen können auch noch Wochen, Monate oder Jahre nach Abheilung der eigentlichen Hautveränderungen bestehen bleiben (postzosterische Neuralgie), so dass eine neurologische Behandlung mit Nerven beruhigenden Medikamenten und/oder eine Akupunkturbehandlung notwendig wird. Je nach Ausprägung der akuten Hautveränderungen, Schmerzen

Abb. 12 Schwere
Gürtelrose (Herpes Zoster)
am Unterbauch eines
85-jährigen Krebspatienten.
Die auf der linken
Körperhälfte gruppierten
Bläschen sind eingeblutet
(hämorrhagischer Verlauf)

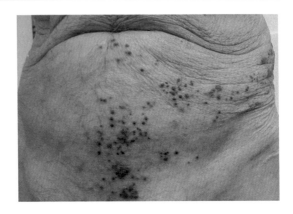

oder auch Beteiligung von Auge oder Ohr wird entweder nur örtlich, mit Tabletten oder sogar mit Infusionen („Tropfer", im Krankenhaus) behandelt. Häufig tritt die Gürtelrose im Bauchbereich auf, betrifft aber i. d. R. nur eine halbe Seite, daher ist der Name „Gürtel"-Rose irreführend. Der Volksglaube, dass man stirbt, sobald sich „die Gürtelrose schließt", d. h. wirklich gürtelförmig um den Leib geht, ist nur Aberglaube und entbehrt jeder medizinischen Erkenntnis. Da die Gürtelrose in fortgeschrittenem Alter auch mit stärkerer gesundheitlicher Beeinträchtigung einhergeht, ist ein sehr wirksamer (Tot-) Impfstoff gegen Herpes Zoster zur Vorbeugung entwickelt worden. Es gibt auch Hinweise dafür, dass Menschen, die mit dem Lebend-Impfstoff gegen ▶ Windpocken als Kind geimpft worden sind, einen schwächeren Verlauf der Gürtelrose im Erwachsenenalter haben, als Menschen, die sich mit dem „Wildtyp" der Windpocken infiziert haben.

Herpetisches Panaritium

▶ Nagelumlauf, der durch ▶ Herpes-Viren und nicht, wie meist, durch Bakterien verursacht wird.

Heuschnupfen

(Rhinitis allergica).
▶ Rhinitis allergica.

Hidradenitis suppurativa (syn. Akne inversa)

Häufig schwere Entzündung der ▶ Talgdrüsen und Haarfollikel in der Haut, sekundär erst der ▶ Schweißdrüsen, wie der Name eigentlich vermuten lässt. Befallen sind schwerpunktmäßig Achseln, Leisten, Analbereich (Feuchtgebiete) und Brustwarzenregion mit schweren Entzündungen, Knoten und durch Infektion mit ▶ Bakterien schmerzhaften ▶ Abszessen, ▶ Komedonen und ▶ Fisteln. Die schwierige Behandlung erfolgt je nach Stadium mit ▶ Antibiotika, großflächiger ▶ Exzision, ▶ Retinoiden wie ▶ Isotretinoin oder ▶ Acitretin, ▶ Biologika (▶ Adalimumab, ▶ Infliximab) oder aktuell auch ▶ Januskinasen-Inhibitoren.

Himbeerzunge

Bei der ernstzunehmenden Kinderkrankheit Scharlach (Streptokokken-▶ Infektion) kann die Zungenoberfläche wie eine Himbeere ausschauen, daher wird die „Scharlachzunge" auch „Himbeerzunge" genannt.

Hirsutismus

Auftreten eines männlichen Behaarungstyps bei der Frau, häufig als Teilsymptom im Rahmen einer „Vermännlichung" (Virilisierung) durch ein Ungleichgewicht von verhältnismäßig vermehrtem männlichem zu weiblichem Geschlechtshormon. Auch verschiedene Medikamente können einen Hirsutismus begünstigen. Eine Untersuchung und ggf. auch Hormonbehandlung sollten beim Frauenarzt (Gynäkologe) erfolgen. Der Dermatologe (Hautarzt) kann die übermäßig gewachsenen Haare (▶ Hypertrichose) fachmännisch mittels ▶ Laser-Epilation entfernen.
▶ Rubin-Laser-Epilation.

Histamin

Körpereigener Botenstoff (Hormon), der bei allergischen Reaktionen und juckenden Insektenstichen eine wichtige Rolle spielt und an der Haut Juckreiz auslöst; wird z. B. beim ▶ Pricktest als Positivkontrolle verwendet, um die Intensitäten möglicher allergischer Testreaktionen miteinander vergleichen zu können.
▶ Mastozytom.

Histiozytom

(Dermatofibrom; Abb. 13). Häufig vorkommender, etwa 0,5–2,0 cm großer, derb tastbarer, gutartiger Knoten, hauptsächlich an den Beinen vorkommend. Im Volksmund häufig „verkapselter Insektenstich" genannt. Die Farbe variiert von hautfarben über rosa bis dunkelbraun. Fast jeder Mensch gelangt im Laufe des Lebens in den unfreiwilligen Besitz eines oder mehrere Histiozytome. Als

Abb. 13 ▶
Dermatoskopische Aufnahme
eines Histiozytoms vom
Unterschenkel mittels
▶computergestützter
Videoauflichtmikroskopie.
Typisch ist die fast mittige
weißlich narbige Struktur
mit der umgebenden
Braunfärbung

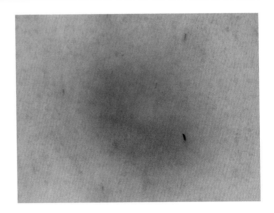

Ursache werden kleine Wunden, wie z. B. nach Insektenstichen, „Pickeln" oder Dornenverletzungen vermutet. Beim Zusammendrücken mit den Fingern bildet sich meist eine Hauteindellung. Eine Therapie ist i. d. R. nicht notwendig. Sollte das Histiozytom schmerzen, stark kosmetisch stören oder sich ungewöhnlich verändern, kann es durch eine ▶ Exzision (Herausschneiden) entfernt werden. Eine Lasertherapie erbringt meist nur unbefriedigende Ergebnisse.

Histologie

Feingewebliche Untersuchung einer Gewebeprobe, i. d. R. durch einen Pathologen oder den behandelnden Dermatologen. Dermatologen, die sich auf die feingewebliche Untersuchung spezialisiert haben, nennt man auch ▶ „Dermatohistopathologen". Die Histologie kann blutig, d. h. anhand einer herausgeschnittenen oder gestanzten Gewebeprobe durchgeführt werden, oder unblutig und schmerzfrei mit einem ▶ Konfokalen Laserscanmikroskop oder künftigen anderen hochauflösenden bildgebenden Verfahren, die eine Darstellung der Zellen ermöglichen. Das Lasermikroskop (VivaScope) eröffnet sozusagen ein „Fenster in die Haut" und ermöglicht eine feingewebliche, histologische Untersuchung auf Zellniveau ohne jegliche Verletzung der Haut. Wenn es zur Erkrankung und Diagnostik passt und im betreffenden Fall aussagekräftig ist, bevorzugen Patienten i. d. R. die schmerzfreie und unblutige Histologie mit dem Laserscanmikroskop (KLSM, RCM).

  ▶ Exzision, ▶ PE, ▶ Hautbiopsie, ▶ Konfokale Laserscanmikrokopie, ▶ Optische Cohärenztomographie (OCT).

Hitzepöckchen

  ▶ Miliaria.

HIV

(„Human immunodeficiency virus", menschliches Immundefektvirus). Man kennt zwei verschiedene AIDS-Erreger: HIV-1 und HIV-2. HIV-1 weist nach derzeitiger Klassifikation noch vier Subtypen M-P und HIV-2 8 Untergruppen A-H auf. Das Virus HIV-1 begann sich Ende der 1970er Jahre von Zentralafrika sowie aus den USA und der Karibik weltweit auszubreiten. HIV-2 hat sich Mitte der 1980er Jahre in Westafrika und seit Anfang der 1990er Jahre in Indien ausgebreitet. In Europa ist HIV-2 aktuell eher von untergeordneter Bedeutung. HIV-2 ist weniger aggressiv als HIV-1 und hat sich daher langsamer ausgebreitet. Eine besondere Problematik des HI-Virus besteht u. a. darin, dass während der Infektion ständig neue, etwas veränderte Viruszellen entstehen. Dies und noch weitere Eigenheiten machen die Entwicklung von Impfstoffen so schwierig.
▶ AIDS.

Hodenatrophie

Verkleinerung oder Schrumpfung des Hodens, im Endstadium auch mit Verlust von Samenproduktion und Zeugungsfähigkeit.

Holzbock

▶ Zecken.

Hornhautschwielen

Vermehrte Bildung von Hornhaut, entspricht einer Verdickung der obersten Schicht der Oberhaut, i. d. R. als Schutzreaktion des Körpers auf verstärkte mechanische Belastung (siehe Abb. 1 in Kap. I); tritt bekanntermaßen an den Füßen an Druckstellen der Schuhe auf, bei Fußfehlstellungen, häufig auch bei Moslems an den Fußrücken infolge der knienden Position beim häufigen Beten (Betschwiele), ebenso bei Müttern kleiner Kinder, die viel auf Knien unterwegs sind, sowie an den Fingern bei Vielschreibern an den Kontaktstellen zum Stift. Die Schwielen heilen erst lange Zeit nach Beseitigung des ursächlichen Druckes, also nach Änderung der Lebensgewohnheiten, ab. Weicher- und Flacherwerden der verdickten Hornhaut können durch die sanfte Anwendung eines Bimssteins nach Fußbädern oder chemisch durch das Auftragen hornhautregulierender und hornhautlösender Wirkstoffe – wie z. B. Harnstoff (▶ Urea), Vitamin-A-Säure oder ▶ Salizylsäure – erreicht werden. Im Bereich der Füße helfen Fußpfleger weiter. Das Abhobeln der Hornhaut mit einem Hornhauthobel oder das stete Abschneiden der Hornhaut kann zu einem verstärkten Nachwachsen der Schwielen führen.

Außerdem besteht Verletzungsgefahr, was gerade bei Menschen mit ▶ Diabetes mellitus und einer Gefühlsschwäche (Polyneuropathie) an der Fußhaut fatale Folgen haben kann.

▶ Diabetes, ▶Diabetische Gangrän, ▶ Schwiele ▶ Diabetisches Fußsyndrom.

HPV

Humane ▶ PapillomViren.

Hühnerauge

(Clavus). ▶ Hornhautschwiele an der Oberseite eines Zehs durch dauernden Druck auf die dünne, knochennahe Haut; häufig schmerzhaft, meist mit einem in die Tiefe reichenden „Hornhautdorn". Ursachen stellen zu enges Schuhwerk oder Zehenfehlstellungen, wie Hammer- oder Krallenzehen, dar. Wichtigste Therapie ist die Druckentlastung, z. B. durch offenes oder flaches, weites Schuhwerk (keine hohen Damenabsätze!); zusätzlich hornhautauflösende Maßnahmen, ggf. auch operative Entfernung oder ▶ Lasertherapie (▶ Erbium-YAG-Laser).

Hyaluronsäure, unvernetzt

Hyaluronsäure ist ein wesentlicher Faktor für junge und faltenfreie Haut. Sie ist mitverantwortlich für Elastizität und ein „frisches Äußeres". Im Laufe des Lebens nimmt der natürliche Gehalt an Hyaluronsäure ab (Abb. 14) und die Haut wirkt schlaffer und grobporiger. Zur Behandlung der genannten Zeichen der Hautalterung wird unvernetzte Hyaluronsäure mit einer feinen Nadel (manchmal auch mit einer sog. Mesotherapiepistole, ▶ Iontophorese oder Druckluft) sanft in die Haut eingebracht. Dort verteilt sie sich großflächig und entfaltet ihre „biorevitalisierende" Wirkung: Die injizierte Hyaluronsäure stimuliert die Bildung körpereigener Hyaluronsäure und kann nach mehreren Behandlungen das Hyaluronsäuredepot der behandelten Haut dauerhaft auf dem Niveau eines jüngeren Erwachsenen halten, sodass sich die Haut samtiger und elastischer anfühlt sowie glatter, feinporiger und jünger wirkt (▶ Biorevitalisierung). Besonders geeignete Körperregionen für den Einsatz unvernetzter Hyaluronsäure sind Wangen (Knitterfältchen), Hals, Dekolleté sowie Mund- und Augenbereich. Im Gegensatz zur stabilen, quervernetzten und Volumen-aufbauenden Hyaluronsäure zerfließt das unvernetzte Produkt sozusagen in den Bindegewebsschichten der Haut und ist nach Stunden bis wenigen Tagen weder tastbar noch sichtbar.

▶ Natürliche Feuchthaltefaktoren, ▶ Altershaut, ▶ Faltenbehandlung, ▶ „Anti-Aging", ▶ Vampirlift PRP/PRF, ▶ Hyaluronsäure, quervernetzt.

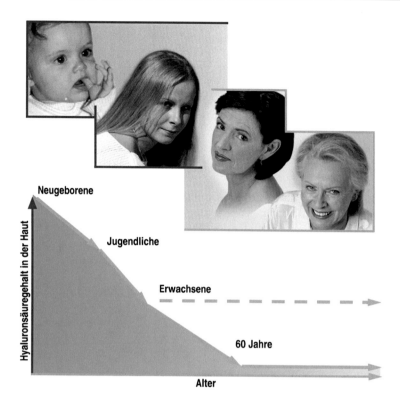

Abb. 14 Abnahme des Hyaluronsäuregehalts der Haut mit zunehmendem Lebensalter

Hyaluronsäure, quervernetzt

Natürlicher, körpereigener Stoff, der Wasser in der Haut bindet und ihr dadurch neue Festigkeit verleiht. Die Hyaluronsäure wird eingesetzt, um Falten zu glätten, Volumenverluste in verschiedenen Gesichtsregionen (v. a. der Wangen, Jochbeine) zu korrigieren, die Gesichtszüge wieder anzuheben oder um dem Mund eine vollere, sinnlichere Form zu verleihen (▶ Lippenformung und -Vergrößerung). Darüber hinaus können auch weiche, eingesunkene Narben korrigiert werden. Bei der Behandlung wird das kristallklare Gel mit einer dünnen Nadel in winzigen Mengen in die zu behandelnde Region (mit Volumenmangel, unter die Falte, in die Eindellung, unter die Narbe, etc.) gespritzt. Dadurch erzielt man eine Anhebung und Glättung der Gewebestrukturen. Eine Verbesserung ist augenblicklich zu sehen (siehe Abb. 3 in Kap. F), nimmt aber noch innerhalb von Tagen weiter zu. Die Behandlung ist nur wenig schmerzhaft und dauert nicht länger als 10–15 min. Die Wirkung hält durchschnittlich zwischen drei Monaten und einem Jahr an. Nicht immer ist mit einer einzigen Injektion die bestmögliche Korrektur zu erzielen. In regelmäßigen Abständen können jedoch weitere Behandlungen durchgeführt werden, bis ein befriedigendes Ergebnis erreicht ist (3D-Design und Modellierung des Gesichts).

Die Hyaluronsäureunterspritzungen haben inzwischen die ▶ Kollagenunterspritzungen weitgehend verdrängt. Als Vorteile der quervernetzten Hyaluronsäure gegenüber dem (Rinder-)Kollagen werden die wegfallende Notwendigkeit einer Allergiehauttestung vier Wochen im Vorfeld angesehen und oftmals auch das Fehlen tierischer Bestandteile.

Auch bei Fillern aus Hyaluronsäure unterscheidet man zwischen Produkten aus tierischen Quellen – wie Hahnenkämmen – und Produkten nichttierischen Ursprungs. Hierbei erfolgt die Herstellung durch Biosynthese. Die Vorteile dieser biosynthetisch gewonnenen Hyaluronsäure bestehen darin, dass keine tierischen Krankheiten übertragen werden können und so gut wie keine Gefahr einer allergischen Reaktion besteht. Sehr seltene Nebenwirkungen bestehen in dem vorübergehenden Auftreten kleiner Entzündungen an den Einstichstellen sowie Schwellungen im umgebenden Gewebe. Auch die auf etwa 6–12 Monate begrenzte Wirkdauer hat Vorteile, da das Mittel auch wieder komplett abgebaut wird. Bei manch anderen Unterspritzungsmitteln ist nämlich das Entstehen kleiner Knötchen (▶ Granulom) in der Haut als gewollte Abwehrreaktion erwünscht, um einen langanhaltenden Gewebezuwachs zu erzielen. Laufen diese Reaktionen jedoch zu stark ab, entsteht eine kaum wieder zu behebende Überkorrektur und chronische Entzündung.

▶ Hyaluronsäure, unvernetzt, ▶ Calciumhydroxylapatit-Filler, ▶ Filler, ▶ Kollagenfalten- und -narbenunterspritzung.

Hydrojetmassage

Unterwasserdruckstrahlmassage im „Trockenen"; in der kosmetischen Dermatologie als Bestandteil der Anti-▶ Cellulite-Therapie eingesetzt; lockert Gewebe und Muskulatur, hat eine entspannende Wirkung und fördert zudem den Lymphabfluss als begleitende Maßnahme bei der Therapie des Lymphödems.

Hyperhidrosis

Vermehrte Schweißbildung an Händen (Hyperhidrosis manuum), Füßen (Hyperhidrosis pedum), Achselhöhlen (Hyperhidrosis axillaris; siehe Abb. 6 in Kap. M) oder auch am gesamten Körper. Die Therapie (▶ Anti-Schweiß-Therapie) der auf einzelne Körperareale begrenzten Hyperhidrosis erfolgt z. B. mit äußerlichen Cremes, Sprays, Gelen, Deos sowie mittels ▶ Leitungswasseriontophorese, operativer Schweißdrüsenabsaugung oder ▶ Botulinumtoxin. Bei einer relativ plötzlich einsetzenden vermehrten Schwitzneigung des gesamten Körpers sollte eine Ursachenforschung betrieben werden. Vor allem nächtliches Schwitzen

(Nachtschweiß) kann auf eine innere Erkrankung, ggf. auch ein Tumorleiden, hinweisen. Auch Schilddrüsenerkrankungen und hormonelle Veränderungen (Wechseljahre) können das Schwitzen verstärken. Wenn alle krankhaften Ursachen ausgeschlossen sind, erfolgen Therapieversuche, z. B. pflanzlich mit Salbeidragees, oder mit Medikamenten, die die für die Übertragung von „Schwitzsignalen" verantwortlichen Botenstoffe in den Nerven behindern.

▶ Anti-Schweiß-Therapie, ▶ Minor-Schweißtest, ▶ Keratoma sulcatum, ▶ Schweißdrüsen, ▶ Schweißdrüsenerkrankungen, ▶ Iontophorese, ▶ Gravimetrie.

Hyperkeratose

Verdickung der Hornschicht der Haut (s. Abb. 15); bei ▶ Hornhautschwiele, ▶ Betschwiele oder ▶ Hühnerauge durch mechanischen Druck entstanden. Bei der ▶ Psoriasis (Schuppenflechte) entstehen Hyperkeratosen, da zu viele Hornzellen zu schnell (▶ Hautschichten) gebildet werden. Bei der ▶ Ichthyosis vulgaris (Fischschuppenkrankheit) entstehen die Hyperkeratosen, da zu wenige Hornzellen an der Hautoberfläche abgeschilfert werden, sich aber von den tieferen Schichten ausgehend immer neue Hornzellen bilden.

Hyperkeratotisch-rhagadiformes Hand- und Fußekzem

▶ Ekzem von Händen und Füßen, das mit starker Hornhautbildung (▶ Hyperkeratose) und sehr schmerzhaften Einrissen (▶ Rhagade, s. Abb. 15) der Haut einhergeht.

Abb. 15 Hyperkeratose der Fersenhaut mit beginnenden Rhagaden

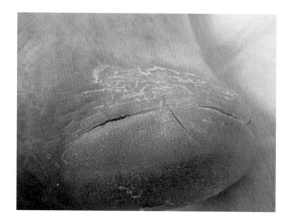

Hyperpigmentierung

Eine Hyperpigmentierung zeigt sich im Prinzip als hell- oder dunkelbrauner Fleck. Es ist, im Vergleich zur restlichen Hautfarbe, ein Zuviel an Pigment (Farbe) in der Haut vorhanden. Hyperpigmentierungen entstehen z. B. nach ▶ Entzündungen, nach ▶ Verbrennungen, nach ▶ Infektionen, nach Einblutungen in die Haut und im Rahmen der ▶ Hautalterung. Je nach abgelagertem Pigment und je nach betroffener Hautschicht kann man therapeutisch auf die Hyperpigmentierung reagieren. Eine sehr gute Möglichkeit, die kosmetisch störenden braunen Flecken zu entfernen, sind sog. Bleichcremes mit Fruchtsäure und Hydrochinon in Kombination mit einem ▶ Fruchtsäurepeeling (siehe Abb. 2 in Kap. C; ▶ chemical peeling). Auch die Therapie mit bestimmten ▶ Lasern (z. B. ▶ Rubin-Laser, ▶ fraktionierte Lasertherapie) kommt infrage.

Hypertrichose

Verstärkte Körperbehaarung, ohne dass auch die Sexualbehaarung zunimmt; angeboren, z. B. auf einem behaarten Muttermal (unschön „Tierfellnaevus" genannt), oder erworben als Folge von z. B. Verletzungen, Wärmeeinwirkungen oder Hormonbehandlungen; sehr häufig veranlagungsbedingt (▶ Disposition) bei dunkelhaarigen Frauen aus dem Mittelmeerraum im Gesicht, an Armen und Beinen ohne medizinischen Krankheitswert, psychisch aber oftmals belastend. Eine Therapie der letztgenannten Hypertrichose ist sehr gut durch ▶ Laser-epilation möglich, je nach gegebenen Möglichkeiten, aber auch durch eine Methode der traditionellen ▶ Haarentfernung.
  ▶ Hirsutismus.

Hypertrophe Narbe

Wulstig gewordene Narbe, die im Gegensatz zum ▶ Keloid (siehe Abb. 1 **in Kap. K**) seitlich nicht deutlich über das Gebiet der eigentlichen Narbe hinausgeht. Behandlungsmöglichkeiten bestehen z. B. in: Druckverbänden, Laser-Abtragung (▶ Erbium-Laser, ▶ fraktionierte Lasertherapie), ▶ Farbstoff-Laser-Therapie bei roten Narben, Ausschneiden und erneutes Vernähen, Narbenpflaster, Silikon-Narbengel, Narbengel mit Zwiebelextrakten, ▶ Kryotherapie oder Einspritzen von Kortikoiden (dem körpereigenen Hormon ▶ Kortison ähnlichen Substanzen). Das Risiko des Wiederauftretens oder Nichtansprechens der hypertrophen Narbe ist bei fast allen Therapieversuchen gegeben.
  ▶ Keloid, ▶ Narbenspezifikum, ▶ Narben.

Hypopigmentierung

Unter einer Hypopigmentierung versteht man eine Verminderung der normalen Hautfarbe infolge von ▶ Entzündungen, ▶ Verbrennungen, ▶ Narben, ▶ Hautalterung, ▶ Infektionen etc. der Haut mit Hinterlassen weißlicher Hautstellen (siehe Abb. 3 in Kap. V). Dieser weiße Fleck oder diese Hypopigmentierung kann dauerhaft bestehen bleiben, wenn die Schädigung, z. B. durch eine Verbrennung oder durch Hautalterung, so gravierend ist, dass die Zellen, die für die Hautbräunung zuständig sind, fast komplett zerstört wurden. Der Patient behält dann eine bleibende Pigmentstörung an dieser Stelle der Haut. Es gibt aber auch Hypopigmentierungen, die nur zeitweise bestehen bleiben: z. B. das Phänomen, dass ausgetrocknete Haut, an den Wangen, Oberarmen oder am Rücken, durch Hautschüppchen das UV-Licht der Sonne dergestalt bricht, dass nur die umgebende Haut bräunt, die trockenen Hautstellen aber nicht (Pityriasis alba). Diese Stellen zeigen sich auch als Hypopigmentierungen, bleiben aber nicht ein Leben lang bestehen, sondern verschwinden durch regelmäßiges Eincremen und erneute Bräunung der Haut wieder.
▶ Depigmentierung, ▶ Vitiligo.

Hyposensibilisierung gegenüber Allergenen

(Desensibilisierung) „Unempfindlichmachen" gegenüber allergieauslösenden Substanzen zur Verringerung allergischer Beschwerden, wie z. B. Heuschnupfen, Tierhaar- oder Hausstaubmilbenallergie und Insektengiftallergie (Biene, Wespe). Die Hyposensibilisierung erfolgt in Form einer pro Jahr mehrmonatigen oder auch ganzjährigen Spritzentherapie über etwa drei bis fünf Jahre, oder auch durch Einnahme spezieller Tropfen oder Schmelztabletten wie z. B. „Gräser-, Frühblüher oder Hausstaubtabletten". Der Erfolg der zeitaufwändigen Behandlung ist abhängig u. a. von der Zeitdauer des Bestehens der Beschwerden, der Anzahl der festgestellten Allergien und der Häufigkeit des Kontakts mit den Allergenen (Allergieauslösern). Die erfolgreiche Hyposensibilisierung einer ▶ Insektengiftallergie kann sogar lebensrettend sein.

I

Ichthyosishand oder -fuß: Vermehrte und tiefere Linienzeichnung sowie vorgealtert erscheinende Haut an Handflächen und Fußsohlen. Diese Linienzeichnung stellt ein typisches Merkmal für die Veranlagung zur ▶ Neurodermitis (▶ Atopie) dar und wird z. B. bei der Auswertung des ▶ Atopie-Scores berücksichtigt.

Ichthyol

Schwefelreiches Schieferöl als dermatologischer Wirkstoff, mit entzündungshemmenden, antiseptischen und juckreizlindernden Eigenschaften, u. a. auch als Zugsalbe bei ▶ Abszessen eingesetzt.

Ichthyosishand oder -fuß

Vermehrte und tiefere Linienzeichnung sowie vorgealtert erscheinende Haut an Handflächen und Fußsohlen (Abb. 1). Diese Linienzeichnung stellt ein typisches Merkmal für die Veranlagung zur ▶ Neurodermitis (▶ Atopie) dar und wird z. B. bei der Auswertung des ▶ Atopie-Scores berücksichtigt.

Ichthyosis vulgaris

Fischschuppenkrankheit. Die Ichthyosis vulgaris ist die häufigste erbliche Hauterkrankung. Wie auch die anderen Formen der Fischschuppenkrankheit (Ichthyosen), geht sie mit einer Störung der Verhornung in der Hornschicht der Oberhaut einher. Gleichzeitig bestehen eine verminderte Schweiß- und Talg-

© Der/die Autor(en), exklusiv lizenziert durch Springer-Verlag GmbH, DE, ein Teil von Springer Nature 2021
B. Kardorff, *Gesunde Haut,* https://doi.org/10.1007/978-3-662-63160-7_9

Abb. 1 Ichthyosishand:
Vorgealtert wirkende
Handfläche mit tiefer
Linienzeichnung eines
28-jährigen Patienten mit
chronischer Neurodermitis

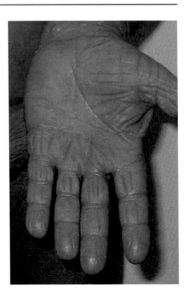

produktion. Dies führt zu einer sehr trockenen Haut mit Ausbildung von dicken Hornschuppen und Hornplatten. Häufig finden sich auch, bedingt durch die mangelnde Flexibilität der Haut, tiefe Risse in der Hautoberfläche (▶ Rhagaden). Die Hauterscheinungen bei Ichthyosis vulgaris finden sich symmetrisch betont an den Streckseiten von Armen und Beinen sowie am Rumpf. Überall findet sich eine lamelläre (plättchenartige) Schuppung, im Kopfbereich meist eine feine Schilferung. Die Schuppung ist ausgesprochen festhaftend und hat durch ihr fischschuppenartiges Erscheinungsbild zu der deutschen Namensgebung beigetragen. Die Linienzeichnung an Handflächen und Fußsohlen ist vermehrt; diese erscheinen dadurch vorgealtert (▶ Ichthyosishand, s. Abb. 1). An Rumpf und Extremitäten kann es zur Ausbildung von Verhornungen im Bereich der Haarbälge (▶ Keratosis pilaris) kommen.

Die Erkrankung entwickelt sich, entgegen anderer Ichthyosen, nicht bereits direkt nach der Geburt, sondern erst in den ersten drei Lebensjahren. Sie neigt zur spontanen Besserung im Laufe des Lebens. Etwa 25 % der Patienten mit Ichthyosis vulgaris leiden gleichzeitig an einer ▶ Neurodermitis. Für die Therapie ist eine konsequente und schonende Hautpflege wegen der starken Trockenheit der Haut unerlässlich. Bei der Anwendung von Pflegecremes und -salben sind insbesondere Kombinationen mit Wirkstoffen zu empfehlen, die hornlösend sind und/oder eine erhöhte Feuchtigkeit der Haut bedingen. Empfehlenswerte Wirkstoffe sind z. B. ▶ Harnstoff (▶ Urea), Milchsäure und Salizylsäure. Bäder in Salzlösungen, ggf. auch in Kombination mit einer UV-B-Bestrahlung, können ebenfalls hilfreich wirken. Eine Behandlung mit Abkömmlingen der ▶ Vitamin-A-Säure (äußerlich oder innerlich) kann zu guten Erfolgen führen. Sie ist insbesondere bei einem schweren Befall der Haut unter regelmäßigen Kontrollen von

Blutwerten angebracht. Da die Erkrankung angeboren ist, sind in der Regel auch jahrzehntelange regelmäßige Pflege und Behandlung erforderlich.

IgE-Antikörper

▶ Antikörper, die für die allergischen ▶ Soforttypreaktionen verantwortlich sind. ▶ Anti-IgE-Antikörper, ▶ RAST.

Imiquimod

Arzneistoff, der eine immunmodulierende Wirkung hat. Er wird in Form von Creme zur äußerlichen Behandlung von Feigwarzen (▶ Condylomata acuminata) sowie von hellem Hautkrebs wie ▶ aktinische Keratosen und ▶ Basaliomen eingesetzt. Durch Imiquimod wird das Abwehrsystem der Haut angeregt, welches dann gegen die Viren und Hautkrebszellen kämpft. Bei gutem Ansprechen auf die Therapie entsteht eine starke Entzündungsreaktion, die mit Krusten, ▶ Pusteln und nässenden Stellen einhergeht und für die Patienten erst einmal bedrohlich aussieht (s. Abb. 2). Nach wenigen Wochen kommt es dann aber i. d. R. zu einer völlig unsichtbaren und narbenfreien Abheilung. Diese Cremebehandlung kann also in manchen Fällen als Alternative zu einer Operation eingesetzt werden, wie z. B. auch die ▶ Photodynamische Therapie (PDT).

Immuntherapie

Im Allgemeinen bewirkt die Immuntherapie eine Veränderung der Immunantwort, mit dem Ziel, eine Erkrankung zu heilen. In der Dermatologie wird sie u. a. beim fortgeschrittenen ▶ Malignen Melanom angesetzt. Hier ist die Abwehr-

Abb. 2 Gewünschte Immunreaktion durch die Behandlung mit Imiquimod bei ▶ Condylomata acuminata im Schamhügelbereich. Die Krusten, Verschorfungen, Rötungen und Schuppungen heilen nach wenigen Wochen i. d. R. unsichtbar ab

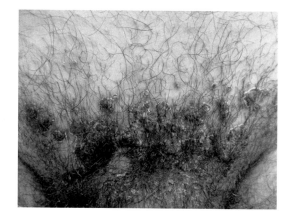

reaktion des Körpers vom Tumor beeinträchtigt. Durch die Immuntherapie werden die Abwehrzellen wieder in die Lage versetzt, Krebszellen zu zerstören. Die Behandlung des fortgeschrittenen Melanoms wurde dadurch revolutioniert. Die Überlebensraten sind heutzutage deutlich höher als durch die konventionelle Chemotherapie.

Eine andere Art von Immuntherapie ist die ▶ Hyposensibilisierung. Hier induziert man durch wiederholtes Verabreichen kleiner Allergenmengen eine Toleranz des Immunsystems, sodass keine Abwehrreaktion gegenüber dem harmlosen Eindringling mehr entsteht.

Auch bei der Therapie von Viruswarzen, insbesondere ▶ Condylomata acuminata kommt eine immunmodulierende Therapie zum Einsatz (▶ Imiquimod).

Impetigo contagiosa

Durch eitererregende Bakterien (Staphylokokken, Streptokokken) verursachte, sehr ansteckende Hautkrankheit, mit roten Flecken, die von goldgelben Krusten oder Blasenbedeckt sind. Tritt hauptsächlich bei Kindern und Jugendlichen (s. Abb. 3) mit trockener, empfindlicher Haut (▶ Atopie) auf; Beginn meist im Gesicht und an den Händen, dann rasche Streuung auf den Körper. In Kindergärten und Grundschulen erkranken häufig viele Kinder gleichzeitig. Die Behandlung erfolgt nach Möglichkeit mit ▶ antibiotikahaltigen Cremes. In schweren Fällen oder bei ▶ Resistenz auf das örtlich angewendete Antibiotikum wird innerlich mit Antibiotikasaft oder -tabletten behandelt.

▶ Infektion.

Abb. 3 Impetigo contagiosa im Bereich von Lippe und Mundwinkel bei einem Jugendlichen mit ▶ Atopie-Neigung

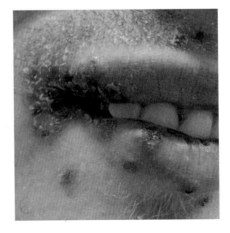

„Implanting"

Bewusstes Einbringen von Fremdkörpern, wie Titan oder Silikon, unter die Haut, damit sich auf der Haut ein dreidimensionales Muster abzeichnet; Form eines als krankhaft und gefährlich anzusehenden Körperkults; Gefahr von ▶ Infektionen und ▶ Allergien mit Abstoßungsreaktionen, weitere Infektionsgefahr durch den von medizinischen Laien oftmals unter nichtsterilen Bedingungen vorgenommenen Eingriff.

▶ „Branding", ▶ „Cutting", ▶ „Tongue Splitting", ▶ „Piercing".

Impotenz

Laienhafter Begriff für ▶ Erektionsstörungen; allgemeine Bezeichnung für die Unfähigkeit, erfüllten Geschlechtsverkehr zu haben.

▶ Tadalafil, ▶ Sildenafil.

Indikation

„Heilanzeige". Der Grund (Erkrankung) für die Durchführung einer bestimmten medizinischen Therapie.

Infektion

Krankhafte Besiedlung mit Keimen (Bakterien, Viren, Pilze), die im Gegensatz zur normalen (bei jedem gesunden Menschen vorkommenden) Keimbesiedlung der Haut zu Krankheitserscheinungen führt und mit einer Zell- oder Gewebezerstörung einhergeht (siehe Abb. 10 in Kap. H, Abb. 3 in Kap. I). ▶ Hautflora.

Infertilität

Unfruchtbarkeit.

Infliximab

▶ Biologikum der Klasse ▶ TNF-alpha-Blocker, ▶ Psoriasis. ▶ Biosimilars verfügbar. Originalpräparat Remicade®. Wird über Infusionen in die Vene verabreicht und nicht, wie die anderen Biologika dieser Klasse, unter die Haut (subkutan) gespritzt.

Injektion

Einspritzung, z. B. eines Medikaments oder eines Impfstoffs in eine Ader (intra-venös, ► Vene), in das Fettgewebe (subkutan), in einen Muskel (intramuskulär) oder in eine (krankhafte) Hautveränderung.

Injektions-Lipolyse

► Fettwegspritze.

Inkubationszeit

Zeit zwischen Ansteckung und Ausbruch einer ansteckenden Erkrankung.

Insektengiftallergie

Allergische Reaktion, die infolge eines ► Insektenstichs von i. d. R. Wespen, Bienen oder Hornissen auftritt. Hierbei kommt es zu einer Allgemeinreaktion des Körpers, häufig mit ► Quaddelbildung (► Urtikaria), die bis zu Atemnot mit Kehlkopfschwellung und sogar zum Tod führen kann (► anaphylaktischer Schock). Insektengiftallergien gegenüber Wespen und Bienen können hervor-ragend und mit hoher Erfolgsquote durch eine ► Hyposensibilisierung behandelt werden. Da diese Therapie in der Anfangszeit auch nicht ganz ungefährlich ist, wird für die Einleitung der Behandlung meist ein 1-wöchiger Krankenhausauf-enthalt notwendig.

Insektenstich

Die Hautstiche von Insekten lösen einen sehr starken Juckreiz aus und erscheinen meist als ► Quaddeln mit einem zentralen Punkt als Einstichstelle. Insektenstiche können sich auch blasig umwandeln. Man kann nicht vom Bild des Insektenstichs auf der Haut auf das verantwortliche Insekt zurückschließen. Allerdings sind Floh-stiche oft sehr typisch gruppiert und Wanzenbisse finden sich gehäuft an Händen und Füßen. In Europa stechen u. a. folgende Insekten zu: ► Zecken, Mücken, Bremsen, Vogelmilben, Herbstmilben, Bienen, Wespen, Hornissen, ► Flöhe und ► Wanzen.

Interleukine (IL)

Interleukine gehören zu den körpereigenen Botenstoffen des Immunsystems, den ▶ Zytokinen, und dienen der Kommunikation zwischen den Abwehrzellen wie Leukozyten und Makrophagen, um Infektionskrankheiten oder Krebs abzuwehren. Sie spielen weiterhin eine Rolle bei z. B. Entzündungsreaktionen, Fieberentstehung oder der Durchblutungsregulation. Es gibt zahlreiche Interleukine mit unterschiedlichen und auch völlig gegensätzlichen Funktionen, die nach der Reihenfolge ihrer Entdeckung durchnummeriert worden sind (z. B. IL-1, IL-33…). Sie können je nachdem z. B. Entzündungen hemmen oder fördern, woraus das Wirkprinzip verschiedener ▶ Biologika resultiert. Die Bezeichnung setzt sich aus dem lateinischen Wort inter = zwischen und leukos = weiß zusammen.

Intertrigo

Hautwolf; (Abb. 4). Schmerzhafte, stark gerötete und nässende, manchmal auch juckende Hautveränderungen, die an den direkten Kontaktstellen von Haut mit Haut auftreten. Typische Stellen sind die Achselhöhlen, der Bereich unter der weiblichen Brust, die Bauchfalten bei fettleibigen Menschen oder die Leisten sowie die Pofalten beim Kleinkind. Oft erfolgt auch die Besiedlung der nässenden Haut mit Hefepilzen (Candida); gehäuftes Auftreten bei Wärme im Sommer oder bei Menschen mit starker Schwitzneigung.
   ▶ Candidose.

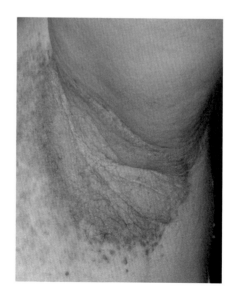

Abb. 4 Linke Achselhöhle eines stark übergewichtigen und schwitzenden Mannes. Die Haut in der Mitte ist vom Schwitzen weißlich aufgeweicht. Die flächigen und punktförmigen Rötungen zeigen eine zusätzliche ▶ Infektion mit Hefepilzen (▶ Candidose) an. Am unteren Bildrand finden sich typischerweise mehrere Stielwarzen (▶ Fibrom)

Intrakutantest

Der Intrakutantest ist ein Allergietest, bei dem mittels einer sehr feinen Nadel die zu testenden allergieauslösenden Stoffe ganz flach in die Haut eingespritzt werden. Die Ablesungen finden, je nach Fragestellung, nach 10–30 min oder nach 24–72 h statt. Der Intrakutantest wird bei den gleichen Fragestellungen durchgeführt wie der ▶ Pricktest, und zwar zur Abklärung von Nahrungsmittelallergien, allergischem Heuschnupfen, allergischem Asthma oder juckenden Hautveränderungen, wie Nesselsucht.
   ▶ Allergie.

Invasiv

Bedeutet eindringend und bezieht sich in der Medizin z. B. auf Gewebe-verletzende Diagnostik oder Behandlungsmaßnahmen, auf das Einwachsen bösartiger Tumore ins Nachbargewebe oder auf in den Körper eindringende Erreger von Krankheiten. Schlagwörter sind daher u. a. minimal- invasive Eingriffe in der ästhetischen Medizin (z. B. ▶ Botulinumtoxin, ▶ Plasmagenerator – PlexR, ▶ PRP/PRF) oder nicht invasive Diagnostik (▶ Konfokale Laserscanmikroskopie).

Inzision

Einschneiden in die Haut mithilfe eines schneidenden Instruments (Skalpell) im Rahmen von Operationen oder auch zum Eröffnen von Eiterbeulen (▶ Abszess).

Iontophorese

Gleichstrombehandlung zum Einbringen von Wirkstoffen in den Körper, z. B. im Rahmen der orthopädischen Schmerztherapie; in der Dermatologie sehr erfolgreich einsetzbar als sog. ▶ Leitungswasseriontophorese zur Behandlung einer ▶ Hyperhidrosis. Hierbei werden Hände oder Füße in wassergefüllten Becken gebadet, durch die Gleichstrom fließt. Auch wird versucht, ▶ Hyaluronsäure zur flächenhaften Hautverjüngung über Iontophorese in die Haut einzuschleusen.
   ▶ Anti-Schweiß-Therapie.

IPL- („Intense-pulsed-light"-)Technologie

Eine hochenergetische Blitzlampe, deren Lichtenergie durch Computer gesteuert wird, erzeugt intensives gepulstes Licht. Die Stärke der Energie, die Länge der einzelnen Lichtblitze, die Pausen dazwischen und die Filterung des Lichtes können individuellen Gegebenheiten angepasst werden. IPL-Geräte erfüllen nicht die Kriterien, die ein ▶ Laser erfüllen muss. Im Gegensatz zum streng monochromatischen (einfarbigen) Laserlicht besteht das „intensive, gepulste Licht" aus verschiedenen Wellenlängen, die der jeweiligen Art der Therapie durch die genannten Filter angepasst werden können.

Die Lichtblitze durchdringen die Haut, möglichst ohne dort bereits Energie abzugeben, werden aber von den Farbstoffen der Zielstrukturen aufgenommen. Die dabei freiwerdende Hitzeenergie führt zur gezielten Zerstörung dieser Strukturen. Somit entspricht das Wirkprinzip auch demjenigen der Laserbehandlung: selektive Photothermolyse, zu Deutsch „gezielte Zerstörung durch Licht und Hitze". Bei den ausgewählten Zielstrukturen handelt es sich z. B. um Blutfarbstoff in erweiterten Äderchen (▶ Couperose, ▶ Teleangiektasien), Pigmentansammlungen in der Oberhaut (▶ Altersflecken) und in der oberen ▶ Dermis (▶ Haut) sowie um das Pigment in den Haaren (▶ Laserepilation). Altersflecken werden durch die kurzfristige Hitze entweder gebleicht oder in kleine Stücke zerlegt, sodass sie von körpereigenen Abräumzellen aufgenommen und abtransportiert werden können. Ganz oberflächlich liegende pigmentreiche Hautschichten können sich auch unmittelbar blasig abheben und in den folgenden Tagen entfernen lassen (unter Zurücklassung einer oberflächlichen Erosion, die in kurzer Zeit problemlos abheilt).

▶ Photorejuvenation, ▶ „Subsurfacing", ▶ Laser-Epilation, ▶ Excimer-Laser mit einer Wellenlänge von 308 nm.

Irritation der Haut

Hautreizung (im Unterschied zur allergischen Hautreaktion). Die Reizung kann z. B. mechanisch, thermisch (Wärme, Kälte, Hitze) oder auch chemisch (z. B. Seife, Säuren) bedingt sein.

Isotretinoin

Isotretinoin ist ein bekanntes und seit mehreren Jahrzehnten bewährtes Arzneimittel für die Therapie sehr schwerer, zu Vernarbung und Entstellung führender ▶ Acne vulgaris (Acne conglobata). Dabei handelt es sich um Vitamin-A-Säure (▶ Retinoide). Sie muss vom Patienten über mehrere Monate in Kapselform eingenommen werden. Isotretinoin ist hochwirksam, wird aber i. d. R. erst bei Versagen anderer Therapien eingesetzt, da es zu schweren Nebenwirkungen führen kann. Daher müssen die Patienten engmaschig kontrolliert werden (Blutkontrollen). Besonders gefürchtet sind schlimmste Missbildungen an ungeborenen Kindern. Eine Frau, die dieses Medikament einnimmt, darf unter keinen Umständen schwanger werden. Wenn Isotretinoin in der ▶ Aknetherapie anschlägt, ist der Erfolg in der Regel von Dauer und hält auch nach Beendigung der Therapie an. Isotretinoin bietet außer dem Faktor Zeit die Möglichkeit, eine chronische Akne komplett zu beenden. Das Mittel ist für Erdnussallergiker nicht oder nur unter größten Vorsichtsmaßnahmen geeignet.

„-itis"

Wortanhängsel, das eine Entzündung beschreibt. Beispiele: Eine ▶ *Dermatitis* ist eine Hautentzündung, eine Arthritis eine Gelenkentzündung.

Itraconazol

Wirkstoff aus der Gruppe der ▶ Antimykotika zur innerlichen Therapie von ▶ Pilzerkrankungen. Wirkt gegen unterschiedliche Pilzsorten wie ▶ Dermatophyten und manche Hefepilze. Wird in der Dermatologie zur Behandlung von ▶ Hautpilz und ▶ Nagelpilz eingesetzt. Es gibt Präparate mit erhöhter Bioverfügbarkeit, sodass die Dosierung je nach Hersteller unterschiedlich sein kann und teilweise auch nur die Hälfte des Wirkstoffs notwendig ist.

Ivermectin

Dieser Arzneistoff ist schon lange als wirksames Mittel bei bestimmten Wurmerkrankungen bekannt. In der Dermatologie wird der Wirkstoff innerlich zur Behandlung der ▶ Krätze und äußerlich zur Therapie der ▶ Rosacea (▶ Demodex-Milben) verwendet. 2020 beobachteten australische Wissenschaftler, dass Ivermectin das Coronavirus SARS-CoV-2 abtöten kann. Somit wurde es als möglicher Wirkstoff zur Eingrenzung der Corona-Pandemie und zur Behandlung von COVID-19 in die Diskussion gebracht.

Ixekizumab

▶ Biologikum der Klasse ▶ Interleukin-17 A-Blocker. Handelsname Taltz®. ▶ Psoriasis.

J

Januskinasen-Inhibitoren (JAK-Hemmer): sind synthetisch hergestellte Medikamente, deren Wirkstoffe man aufgrund ihrer geringen Größe auch als kleine Moleküle, „small molecules" bezeichnet. Sie blockieren durch ▶ Januskinasen übermittelte entzündliche Prozesse (Signalwege, „JAK-STAT pathway") innerhalb der Zellen. Im Gegensatz zu den zu spritzenden ▶ Biologika werden ▶ JAK-Inhibitoren in Tablettenform verabreicht. Aber auch die äußerliche Anwendung wird erprobt. Die derzeitigen und künftigen Behandlungsoptionen umfassen u. a. rheumatische Erkrankungen, ▶ Psoriasis-arthritis, ▶ Psoriasis, ▶ Alopecia areata und das ▶ Atopische Ekzem. Beispiele sind ▶ Tofacitinib zur Behandlung u. a. der Psoriasisarthritis oder Oclacitinib zur Behandlung der Neurodermitis beim Hund.

Januskinasen (JAK)

Sind Enzyme, die bei der Übertragung von biologischen Signalen (Zellprozesse) von einem kleinsten Bereich (Kompartiment) des Körpers in einen anderen eine wichtige Rolle spielen, ähnlich wie ein „On–Off-Schalter". Sie vermitteln sozusagen Informationen innerhalb einer Zelle.

Januskinasen-Inhibitoren (JAK-Hemmer)

Sind synthetisch hergestellte Medikamente, deren Wirkstoffe man aufgrund ihrer geringen Größe auch als kleine Moleküle, „small molecules" bezeichnet. Sie blockieren durch ▶ Januskinasen übermittelte entzündliche Prozesse (Signal-wege, „JAK-STAT pathway") innerhalb der Zellen. Im Gegensatz zu den zu

B. Kardorff, *Gesunde Haut,* https://doi.org/10.1007/978-3-662-63160-7_10

spritzenden ▶ Biologika werden ▶JAK-Inhibitoren in Tablettenform verabreicht. Aber auch die äußerliche Anwendung wird erprobt. Die derzeitigen und künftigen Behandlungsoptionen umfassen u. a. rheumatische Erkrankungen, ▶ Psoriasis-arthritis, ▶ Psoriasis, ▶ Alopecia areata und das ▶ Atopische Ekzem. Beispiele sind ▶ Tofacitinib zur Behandlung u. a. der Psoriasisarthritis oder Oclacitinib zur Behandlung der Neurodermitis beim Hund.

Jod-Stärke-Test

Auch ▶ Minor-Test genannt (siehe Abb. 6 **in Kap. M)**. Wird im Vorfeld einer ▶ Anti-Schweiß-Therapie mit ▶ Botulinumtoxin zur Ermittlung der Intensität des Schwitzens und zur Abgrenzung der vom starken Schwitzen betroffenen Areale durchgeführt. Hierbei wird die Haut mit einer Jod-Kaliumjodid-Lösung bestrichen und nach dem Trocknen mit einem Stärkepulver sanft gepudert. In den Arealen mit übermäßiger Schwitzneigung zeigt sich nach kurzer Zeit eine intensive blau-schwarze Verfärbung.
▶ Hyperhidrosis.

Juckreiz

Syn. Pruritus. Unangenehme Hautempfindung, die den Wunsch zu kratzen aus-löst. Sowohl zahlreiche Hautkrankheiten (▶ Neurodermitis) wie auch innere Erkrankungen können einen Juckreiz verursachen, z. B. ▶ Diabetes mellitus, chronisches Nierenversagen, Schilddrüsenstörungen, Wurminfektionen des Darms, unzureichende Durchblutung der Nervenfasern, bösartige Tumoren, Eisen-mangel, Lebererkrankungen, erhöhte Gallensäuren oder Medikamente. Somit ist in manchen Fällen eine Durchuntersuchung der inneren Organe notwendig, wenn sich keine Hautveränderungen zeigen. Dann spricht der Dermatologe auch von einem ▶ Pruritus sine materia.

K

Konfokale Laserscanmikroskopie (KLSM, RCM): Durch die Einführung der Konfokalen Laserscanmikroskopie (KLSM, RCM) ist es vor wenigen Jahren zu einer Revolution der bildgebenden Diagnostik in der Dermatologie (Hautheilkunde) gekommen. Diese Methode ermöglicht eine optische, schmerzfreie Biopsie direkt am Patienten und eröffnet somit ein Fenster in die Haut. Durch die Bildgebung mittels eines sanften, reflektierenden Laserstrahls erhält der untersuchende Hautarzt eine histologische Untersuchung mit einer eindrucksvollen Auflösung auf Zellniveau von einzelnen, z. B. für Hautkrebs verdächtigen Hautarealen. Die schwarz-weißen Bilder in Graustufen entstehen durch die unterschiedliche Lichtreflektion der verschiedenen Hautbestandteile wie ▶ Keratin (Horn), ▶ Melanin (dunkles Pigment) oder ▶ Kollagen (Bindegewebsfasern).

Kapillarmikroskopie

Bei der Kapillarmikroskopie werden die Kapillaren der Haut (kleinste Blutgefäße) im Bereich der Nagelfalz von Fingern oder Zehen mit einem Licht- oder Videomikroskop untersucht. Die Untersuchung gibt Aufschluss über das Vorhandensein oder die Entwicklung verschiedener Gefäßkrankheiten (z. B. ▶ Vaskulitis) oder Beteiligung von Gefäßen bei z. B. rheumatischen Erkrankungen (▶ Sklerodermie).

Karbunkel

Großer, aus dem Einschmelzen mehrerer ▶ Furunkel entstandener Eiterherd. ▶ Abszess.

Keloid

(Abb. 1) Seitlich deutlich über das Gebiet einer eigentlichen Narbe hinausgehende wulstige, sehr unschöne Narbenwucherung, die mit starkem Juckreiz, Schmerzen, ziehendem Gefühl, Wetterfühligkeit, Bewegungseinschränkung und Funktionsstörung der betroffenen Region einhergeht; Behandlungsversuche durch z. B. Druckverbände, Laserabtragung (▶ Erbium-Laser), Ausschneiden und erneutes Vernähen, ▶ Farbstoff-Laser bei rötlichen Keloiden, Narbenpflaster, ▶ Kryotherapie, Einspritzen von Kortikoiden (dem körpereigenen Hormon ▶ Kortisonähnliche Substanzen) etc. Viele Wissenschaftler sehen die Behandlung mittels ▶ Röntgenweichstrahltherapie in sehr niedriger Dosierung, kombiniert mit vorangegangener ▶ Exzision des Keloids, nach wie vor als die erfolgversprechendste Therapie an. Leider gibt es jedoch nur noch wenige Dermatologen, die sich den „Luxus" eines insgesamt wirtschaftlich nicht rentablen Röntgenweichstrahltherapi egeräts (▶ Dermopan) zugunsten v. a. ihrer älteren Patienten leisten. Zu beachten ist, dass durch operative Behandlungsmaßnahmen immer auch ein Risiko des Wiederauftretens des Keloids in gleicher oder auch in verstärkter Ausprägung gegeben ist.
▶ Hypertrophe Narbe, ▶ Narben, ▶ Narbenspezifikum.

Keratin

Hornsubstanz, aus der Haare und Nägel bestehen (Strukturprotein).

Abb. 1 Keloid: überschießende Narbenwucherung nach Herzoperation bei einer 73-jährigen Frau mit Verziehung und Funktionseinschränkung auch der umgebenden Haut; am rechten, linken und unteren Bildrand finden sich ▶ senile Angiome

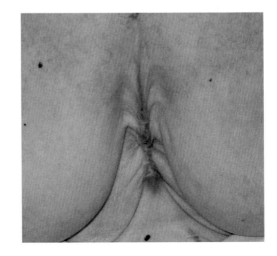

Keratoakanthom

Ist ein rasch wachsender, meist gutartiger Hauttumor, der wie ein kleiner Vulkan aussieht: derb tastbarer Hautknoten mit einer trichterförmigen Einsenkung (Abb. 2). Wird als harmlosere Variante eines ▶ Plattenepithelkarzinoms (▶ Spinaliom) angesehen. Da eine Entartung aber nicht ausgeschlossen ist, ist eine frühzeitige ▶ Exzision anzustreben.

Keratoma sulcatum

Viele, wie ausgestanzt wirkende, von sogenannten Korynebakterien ausgelöste, kleine Löcher der Hornhaut der Fußsohle, die durch starken Fußschweiß und zu geringe Belüftung der Füße begünstigt werden, v. a. bei Turnschuhträgern oder Soldaten.
▶ Hyperhidrosis.

Keratosis palmoplantaris

Gruppe von Hauterkrankungen, die mit starken Verhornungsstörungen an Handflächen (Palmae) und Fußsohlen (Plantae) einhergehen (▶ Hyperkeratose, siehe Abb. 15 in Kap. H). Häufig sind diese palmoplantaren Keratosen schwer zu behandeln. Die Therapieversuche reichen von sehr fettreicher Pflege, Auflösung der Hornschichten mit Salizylsäure über ▶ UV-Licht-Bestrahlungen und äußerliches Auftragen ▶ Vitamin-D-haltiger Salben bis hin zur innerlichen Gabe hornhautregulierender Medikamente auf Basis von Vitamin-A-Säure (▶ Retinoide).

Abb. 2 Typische ▶ Histologie: Tumordicke 5,6 mm, zentral kraterförmig eingesunkener ▶ Tumor mit Hornpfropf, der an den Seiten symmetrisch lippenartig von unauffälliger ▶ Epidermis umkleidet wird

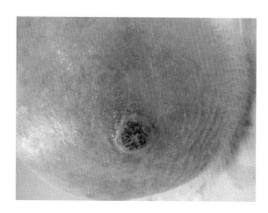

Keratosis pilaris

Gutartige, aber oftmals sehr lästige Verhornungsstörung im Bereich der Haare (Haarfollikel), meist an Oberarmen oder Oberschenkeln; sieht aus wie viele rote Punkte um die Haare herum und fühlt sich an wie ein Reibeisen; oftmals vererbt und im Zusammenhang mit Neurodermitis, ▶ Atopie oder ▶ Ichthyosis vulgaris auftretend. Die Behandlung erfolgt mit hornhautlösenden (keratolytischen) Cremes und Salben, die z. B. ▶ Harnstoff, ▶ Milchsäure oder ▶ Vitamin-A-Säure enthalten.

KI

▶ Künstliche Intelligenz.

Kiebitzei-Naevus

(Naevus spilus). Der Kiebitzei-Naevus ist ein ▶ Muttermal, das eine Kombination aus einem ▶ Café-au-lait-Fleck mit eingesprenkelten kleinen, helleren oder dunkleren Muttermalen darstellt. Es trägt den Namen „Kiebitzei-Naevus", weil sein Aussehen an die Schale eines Kiebitzeis erinnert. Bei diesem Muttermal sind regelmäßige hautfachärztliche Kontrollen angezeigt. In seltenen Einzelfällen ist eine ▶ Melanomentstehung im Kiebitzei-Naevus berichtet worden. Den Patienten selber oder im Rahmen der sequenziellen ▶ Computergestützten Videoauflichtmikroskopie fällt dabei auf, dass sich einzelne Punkte plötzlich von hellbraun nach schwarz verfärben.

Kiter's Neck

Bezeichnung der fast strangartigen bis narbenartigen Hautveränderungen am Hals als Folge vielstündigen Aufscheuerns der Haut über mehrere Tage durch Tragen eines Neoprenanzugs beim Kitesport im Salzwasser. Meist in Kombination mit einer hochrutschenden Prallschutzweste. Findet sich auch bei anderen aktiven Wassersportarten wie Wellenreiten oder Wakeboarding. Vermeidbar durch vorbeugendes Auftragen von Vaseline oder Tragen eines UV-Schutz-T-Shirts mit hohem Kragen zur Minimierung des Scheuerreizes. Kommt häufig gemeinsam mit weiteren Zeichen der Hautüberstrapazierung durch Salzwasser und Sportausrüstung vor: z. B. Druckschwielen und Blasen der Hände durch zu starkes Festhalten der Lenkstange (Bar) und ▶ Intertrigo der Leisten- und Gesäßfalte bei Verwendung eines Sitztrapezes, welches durch den Kite (Lenkdrachen) ständig hochgezogen wird. In Kombination nennen sich die Hautveränderungen Kitesurfing-Haut-Symptomenkomplex.

Kitesurfing-Haut-Symptomenkomplex

▶ Kiter's Neck.

Kleiderläuse

Lausbefall der Haut, v. a. an durch Kleidung bedeckten Hautpartien; häufig zu finden bei Nichtsesshaften; mit Kratzspuren, Vernarbungen und eitriger Hautinfektion einhergehend; auch als „Vagantenhaut" bezeichnet. ▶ Filzläuse.

Kleieflechte

▶ Pityriasis versicolor.

Klimatherapie

Bei Aufenthalten in weit vom Heimatort des Patienten entfernten Kurkliniken aufgrund bestimmter Hauterkrankungen oder Allergien macht man sich das Phänomen der Klimatherapie zunutze. Bereits allein aufgrund des veränderten Klimas tritt häufig eine Verbesserung des Krankheitszustands ein. Diese Kurkliniken befinden sich z. B. an der Nordsee (z. B. Sylt, Borkum), am Toten Meer oder im Hochgebirge (z. B. Davos „schön ist"). Besonderer Vorteil dieser Regionen ist das weitgehende Fehlen vom Atemwegs- ▶ Allergenen, wie z. B. Pollen (▶ Pollengehalt) oder ▶ Hausstaubmilben. Hiervon profitieren v. a. Patienten, die an allergischen Atemwegsbeschwerden, wie ▶ Asthma allergicum, leiden.

In den vergangenen Jahren wurde zunehmend nach Alternativen zur wohnortfernen Klimatherapie gesucht, da v. a. Patienten mit Hautkrankheiten, wie ▶ Neurodermitis oder ▶ Psoriasis, im Rahmen einer Kur oder Rehabilitation eigentlich lernen sollten, wie sie Ihre Erkrankung auch in ihrem heimatlichen Klima optimal in den Griff bekommen können. Viele Menschen, deren Hautzustand sich allein aufgrund der wohnortfernen Klimaveränderung gebessert hatte, sind mit ihrem Aufenthalt an Heimatort und Arbeitsplatz daraufhin chronisch unzufrieden und glauben (meist völlig zu Unrecht), dass eine Linderung ihrer Beschwerden nur weit weg von zu Hause erreicht werden kann. Aufgrund dieser Problematik und dem Wunsch vieler Patienten nach Nähe zu Familie und häuslichem Umfeld während einer mehrwöchigen Kur, hat sich das bislang sehr erfolgreiche Konzept der ▶ „Wohnortnahen Dermatologischen Rehabilitation" entwickelt.

Klinischer Befund

Beschwerdebild eines Patienten, wie es dem Arzt durch das Anschauen der Erkrankungsmerkmale und die Erfragung der Erkrankungsgeschichte (▶ Anamnese) ohne weitere apparative oder Laboruntersuchungen präsentiert wird. Anhand des klinischen Befunds können bereits sehr viele Diagnosen durch die Blickdiagnose (bloßes Anschauen) des Hautarztes exakt gestellt werden. Eine besondere Qualifikation des Hautarztes besteht in der treffsicheren Blickdiagnose. Hautärzte sind in der Diagnosestellung durch Anschauen der Hautveränderungen, oftmals ohne weitere Untersuchungen durchzuführen, speziell ausgebildet, was von Patienten manchmal missverstanden wird. Häufig kommt es zu der (i. d. R. unberechtigt) enttäuschten Patientenäußerung, „der Hautarzt habe sich die erkrankte Haut *nur* angeschaut", dabei besteht hierin eine wesentliche Qualifikation des Dermatologen. Nur speziell dafür ausgebildete Ärzte sind in der Lage, mit ihren Augen feinste Unterschiede bei für den Ungeübten gleich aussehenden Hautveränderungen zu erkennen. Ein wichtiges Instrument zur Präzisierung der sichtbaren Hautveränderungen ist das ▶ Dermatoskop (▶ Auflichtmikroskopie). Eine absolute High-End-Diagnostik in der apparativen Dermatologie stellt auf der anderen Seite das auch nur von hochspezialisierten Dermatologen verwendete ▶ Konfokale Laserscanmikroskop für eine schmerzfreie ▶ Histologie am lebenden Gewebe auf Zellniveau dar.

Knollennase

(▶ Rhinophym; s. Abb. 3 im Kap. R). ▶ Rosacea.

Knötchenflechte

▶ Lichen ruber planus.

Kollagen

Was ist Kollagen? Die ▶ Haut ist das größte Organ des menschlichen Körpers und repräsentiert das äußere Erscheinungsbild des Menschen. Sie besteht grob aus zwei Schichten: Die oberste Schicht, Epidermis „genannt", bildet die Grenze des menschlichen Organismus zur Umwelt. Sie kontrolliert u. a. den Wasserverlust aus Zellen und Gewebe. Ohne diese schützende Barriere würde der Körper schnell austrocknen. Direkt unter der Epidermis liegt die zweite Schicht, die Dermis (auch „Lederhaut" genannt). Die Dermis setzt sich hauptsächlich aus einem „Kollagen" genannten Protein zusammen, enthält aber auch Blutgefäße, Nerven und Haarwurzeln. Das Protein Kollagen bildet ein Netzwerk aus Fasern und bietet so den

Rahmen für das Wachstum von Zellen und Blutgefäßen. Da es den Hauptbestandteil der Dermis ausmacht, beeinflusst es im Wesentlichen Struktur und Konsistenz der Haut. In junger Haut ist das Netzwerk aus Kollagen intakt und die Haut bleibt geschmeidig und elastisch. Im Laufe des Älterwerdens tritt dann ein Elastizitätsverlust der Kollagenfasern ein. Es entwickeln sich mehr oder weniger ausgeprägte Falten im Gesicht. Auch durch lebhafte und kontinuierliche Mimik wird das glatte Aussehen der Haut beeinträchtigt.

Es werden zahlreiche Nahrungsergänzungsmittel mit Kollagen (Trinkampullen, Pulver), häufig aus Schlachtabfällen gewonnen, angeboten, die die Haut verjüngen und straffen sollen. Ihre Wirksamkeit ist nicht eindeutig belegt. Manche Studien zeigen eine Verbesserung der Hautelastizität und Verringerung der Faltentiefe, aber nicht zwangsläufig einen für Andere sichtbaren Effekt. Wahrscheinlich ist durch gesunde Lebensführung mit ausgewogener Kost, ausreichend Schlaf, UV-Lichtschutz sowie Nikotin- und Alkoholverzicht mehr für eine jünger wirkende Haut zu erreichen.

▶ Haut, ▶ Hautschichten, ▶ Hautalterung.

Kollagenes Stützgewebe

Ein nicht einheitlicher Gerüsteiweißkörper nimmt im gesamten Organismus Stützfunktionen wahr. Man findet Kollagen in der Haut, im Bindegewebe, in Sehnen, Bändern, Knochen und im Knorpelgewebe. In der Haut wird dem Kollagen eine hautstraffende Bedeutung zugeschrieben. Daher ist es auch Ziel bei diversen Behandlungsansätzen zur Hautverjüngung (▶ Faltenbehandlung durch ▶ Laser, Tiefenstimulation der Haut, ▶ IPL-Technologie, ▶ Vampirlift PRP /PRF, ▶ Hyaluronsäure, etc.), die Kollagenproduktion anzuregen, um ein jugendlicheres Aussehen zu erreichen.

▶ Laser-„Resurfacing", ▶ „Subsurfacing", ▶ CO_2-Laser, ▶ Photorejuvenation, ▶ fraktionierter Laser.

Kollagenfalten- und -narbenunterspritzung

Kollagenpräparate sind in der Vergangenheit gerne als ▶ Filler angewendet worden. Heutzutage spielen sie eine untergeordnete Rolle, da ▶ Hyaluronsäure eine wirksamere und nebenwirkungsarme Alternative darstellt. Das vom Rind gewonnene Kollagen, welches früher ein beliebtes Auffüllmaterial war, wird gegenwärtig aufgrund erhöhten Risikos, Allergien auszulösen und Prionen (BSE) zu übertragen, kaum noch verwendet. Kollagen menschlichen Ursprungs zeigt eine bessere Verträglichkeit, befindet sich allerdings noch im Prüfungsstadium.

▶ Hyaluronsäure, quervernetzt, ▶ Filler, ▶ Faltenbehandlung, ▶ „Anti-Aging".

Komedo

Mitesser. Unterschieden werden weiße (geschlossene) und schwarze (offene) Komedonen; in größerer Zahl bei Komedonenakne auftretend. Sie können möglichst steril, präzise und narbenfrei von einer medizinischen Kosmetikerin entfernt werden („Akne-Toilette"), wenn sie nicht durch die Anti-Akne-Therapie verschwinden sollten.

▶ Akne, ▶ Milchsäure, ▶ Vitamin-A-Säure, ▶ Peeling, ▶ Manuelle Aknebehandlung.

Komedogen

Mitesser verursachend. Bei der Verwendung von Hautpflegeprodukten und Kosmetika bei Aknepatienten ist darauf zu achten, dass diese *nicht* komedogen sind, also keine zusätzlichen Mitesser verursachen, wie es durch Kosmetika häufig der Fall ist.

Komedonenquetscher

Kosmetisches Instrument zur Entfernung von ▶ Komedonen.

Kompressionsstrümpfe

Im Volksmund auch „Stützstrümpfe" oder „Gummistrümpfe" genannt, wobei beide Begriffe nicht zutreffen. Die Kompressionsstrümpfe dienen der Behandlung, aber auch der Vorbeugung von Venenleiden (▶ Varikosis). Durch den gezielten Druck (Kompression), den die festen Strümpfe auf das Bein ausüben, wird das in den Adern (▶ Venen) fließende Blut automatisch in Richtung Herz geleitet, sodass es sich nicht länger in den Krampfadern stauen kann. Die Kompressionsstrümpfe gibt es in unterschiedlichen Kompressionsklassen (Festigkeitsgraden) von 1–4, wobei beim durchschnittlichen Krampfaderleiden meist die Kompressionsklasse 2 ausreicht, wohingegen beim z. B. ▶ postthrombotischen Syndrom häufig die Klasse 3 gewählt wird. Strümpfe der Klasse 1 werden auch als „Stützstrümpfe" bezeichnet und dienen meist nur der Vorbeugung einer Venenentzündung. Weiterhin unterscheiden sich die Kompressionsstrümpfe in der Länge: Grob unterschieden werden Unterschenkelstrümpfe bis unterhalb des Knies, Oberschenkelstrümpfe und Strumpfhosen, jeweils mit entweder offener oder geschlossener Fußspitze.

▶ Varikosis, ▶ Chronisch venöse Insuffizienz (CVI), ▶ Lipödem.

Konfokale Laserscanmikroskopie (KLSM, RCM)

Durch die Einführung der Konfokalen Laserscanmikroskopie (KLSM, RCM) ist es vor wenigen Jahren zu einer Revolution der bildgebenden Diagnostik in der Dermatologie (Hautheilkunde) gekommen. Diese Methode ermöglicht eine optische, schmerzfreie Biopsie direkt am Patienten und eröffnet somit ein Fenster in die Haut. Durch die Bildgebung mittels eines sanften, reflektierenden Laserstrahls erhält der untersuchende Hautarzt eine histologische Untersuchung mit einer eindrucksvollen Auflösung auf Zellniveau von einzelnen, z. B. für Hautkrebs verdächtigen Hautarealen. Die schwarz-weißen Bilder in Graustufen entstehen durch die unterschiedliche Lichtreflektion der verschiedenen Hautbestandteile wie ▶ Keratin (Horn), ▶ Melanin (dunkles Pigment) oder ▶ Kollagen (Bindegewebsfasern). Diese Spezialuntersuchung findet z. B. im Anschluss an ein Ganzkörper- ▶ Hautkrebsscreening oder eine Ganzkörperuntersuchung mittels ▶ computergestützter Videoauflichtmikroskopie statt, bei der ca. 1–2 auffällige und krebsverdächtige Pigmentflecken oder rötliche (s. Abb. 4) bzw. weißliche verdächtige Areale gefunden worden sind.

Mit der Konfokalen Laserscanmikroskopie kann der Dermatologe sich dann vergewissern, ob eine operative Entfernung der verdächtigen Stellen überhaupt notwendig ist.

Wenn sich bei der optischen ▶ Biopsie der Hautkrebsverdacht bestätigt (s. Abb. 4), kann die Hautveränderung direkt mit ausreichendem Sicherheitsabstand oder zumindest komplett entfernt werden. Dadurch wird eine ansonsten durchgeführte blutige Probebiopsie dem Patienten erspart. Ein weiteres wichtiges Einsatzgebiet ist die Untersuchung von Pigmentmalen, die zur Operation anstehen, aber an ästhetisch ungünstigen Stellen wie Brust, Gesicht oder Dekolleté liegen, in Form einer Zweitmeinung (second opinion). Oftmals kann durch den Blick mit dem Lasermikroskop in die unversehrte Haut und die Betrachtung der einzelnen Zellen und Zellverbände die Operation eines mit bloßem Auge oder bei der Betrachtung mit dem Dermatoskop auffälligen Muttermals vermieden werden, da es sich in der zellulären Feinstruktur als komplett gutartig erweist (s. Abb. 3). Da die Untersuchung relativ zeitaufwändig und der Dermatologe pro verdächtiger Stelle 3–5 Biopsien mit jeweils meist über 100 Einzelbildern entnehmen muss, die wiederum ca. 1 GB Speicherplatz verbrauchen, eignet sich die Konfokale Laserscanmikroskopie immer nur für die Untersuchung von ca. 1–3 Stellen pro Sitzung.

Die Methode eignet sich außerhalb der Hautkrebsdiagnostik auch für die Untersuchung entzündlicher Hautkrankheiten, die Verlaufs- und Erfolgskontrolle einer Bestrahlungs- oder Cremebehandlung des weißen Hautkrebses, die Abheilungskontrolle von Viruswarzen, die Identifizierung von Fremdkörpern in der Haut, für die Schnelldiagnose von ▶Demodex-Milben (Abb. 2 **in Kap. D**) und Nagelpilz, die Beurteilung von Vitiligo, Psoriasis, Alopecia areata, u.v.m.

In großen dermatochirurgischen Kliniken wird das Verfahren auch während einer Hautkrebsoperation zur Schnellschnittdiagnostik (ex vivo) eingesetzt, um

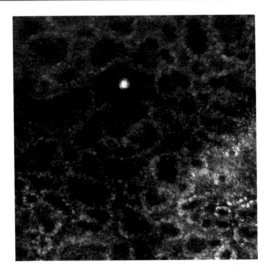

Abb. 3 Kleiner, 0,5 mm × 0,5 mm Ausschnitt aus einem gutartigen ▶ Naevus, mittels ▶ Konfokaler Laserscanmikroskopie (VivaScope 1500) aufgenommen. Die in der Aufnahme hell reflektierenden, eigentlich dunkel pigmentierten Zellen des Muttermals sind in gut abgrenzbaren Ringen angeordnet. Im Gegensatz zur ▶ Optischen Biopsie des Melanoms in Abb. 4 findet sich hier kein Krebs-Chaos, sondern eine geordnete Struktur

Abb. 4 ▶ Optische Biopsie eines Malignen ▶ Melanoms der rechten Schulter; diagnostiziert mit der ▶ Konfokalen Laserscanmikroskopie (VivaScope 1500). Massenhaft atypische Melanozyten. Im Gegensatz zu Abb. 3 findet sich hier ein völlig chaotisches Zellmuster. Bildgröße 0,5 mm × 0,5 mm

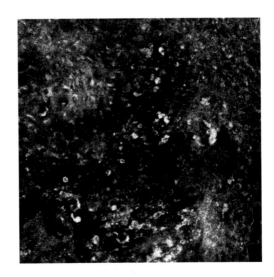

noch während der Operation sicher zu sein, dass das Tumorgewebe komplett entfernt worden ist, ohne auf das Präparieren und Anfärben durch die ▶ Dermatohistopathologie warten zu müssen. Für die Konfokale Laserscanmikroskopie existiert seit Jahren eine eigene wissenschaftliche Leitlinie. Die Untersuchung ist aber auch Teil verschiedener Leitlinien zur Früherkennung von Hautkrebs, wie dem ▶ Melanom, dem ▶ Basaliom oder verschiedenen Ausprägungen des weißen Hautkrebses (▶ Aktinische Keratosen, ▶ Spinaliom).

Konjunktivitis

Bindehautentzündung des Auges. Unterschiedliche Ursachen sind möglich, z. B. Viren, Bakterien, Allergien, Reibung, Wind. Sie macht sich bemerkbar durch eine Rötung der Augen, vermehrten Tränenfluss, Fremdkörpergefühl, vermehrtes Blinzeln und Zusammenkneifen der Augen, Juckreiz, Brennen und auch mögliche Schmerzen.
   ▶ Rhinoconjunctivitis allergica.

Kontaktdermatitis

(Abb. 5, 6 und 7).

Definition Hautirritation durch Unverträglichkeit gegenüber einer (oder verschiedenen) Substanz(en).

Ursachen Man unterscheidet u. a. die relativ häufige chronisch-irritative Kontaktdermatitis (z. B. das ▶ Hausfrauenekzem) durch langfristigen Kontakt mit hautschädigenden Substanzen – wie Spül-, Putz- und Desinfektionsmittel – sowie häufigen Wasserkontakt von der allergischen Kontaktdermatitis; hierbei liegt

Abb. 5 Starke allergische Kontaktdermatitis im Gesicht auf einen Konservierungsstoff in Augentropfen

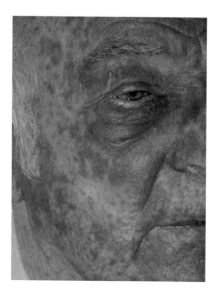

Abb. 6 Kontaktdermatitis
am linken Handgelenk nach
Tragen eines nickelhaltigen
Uhrarmbands

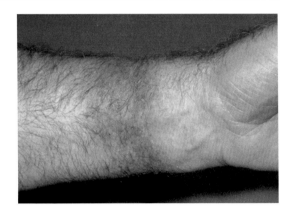

Abb. 7 Kontaktekzem
der Fußrücken auf
Lederinhaltsstoffe in den
Schuhzungen, im Bereich des
engsten Kontakts zwischen
Fuß und Schuh

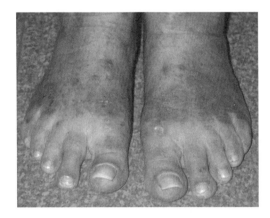

eine spezielle Unverträglichkeit (▶ Allergie) gegenüber einer (oder mehreren) Substanz(en) vor.

Symptome Eine Kontaktdermatitis geht mit Rötung und Juckreiz der Haut einher. Je nach Erkrankungsstadium- und -art können auch Bläschen, Blasen, Nässen oder Schuppung auftreten. Bei der chronisch-irritativen Kontaktdermatitis (▶ degenerativ-toxisches Handekzem) ist die Haut oft durch die langfristigen schädigenden Einwirkungen verdickt und in ihrer Struktur vergröbert (▶ Lichenifikation).

Therapie Die Behandlung besteht akut im Auftragen entzündungshemmender und juckreizstillender Salben, wobei meist kurzfristig ▶ Kortisonpräparate eingesetzt werden. Ein langfristiger Therapieerfolg kann aber nur durch konsequenten Hautschutz und konsequente Hautpflege sowie natürlich durch striktes Meiden der verursachenden Substanz(en) erfolgen!

▶ Phototoxische Kontaktdermatitis, ▶ Epikutantest, ▶ Berufskrankheit 5101 (BK 5101).

Kontaktekzem

(siehe Abb. 5, 6 und 7, Abb. 1 **in Kap. D**) ▶ Kontaktdermatitis.
▶ Ekzem, ▶ Dermatitis, ▶ Phototoxische Kontaktdermatitis.

Kontakturtikaria

(▶ Urtikaria). Nesselsucht, die sich nach direktem Hautkontakt mit einem ▶ Allergen oder einem irritierend wirkenden Stoff zeigt.

Kopfekzem

Definition Das Kopfekzem ist eine häufige Erkrankung, die durch Rötung, Juckreiz und Schuppenbildung im Bereich der behaarten Kopfhaut gekennzeichnet ist.

Ursachen Die Ursachen des Kopfekzems sind vielfältig: Ein Kopfekzem kann gleichzeitig mit Hauterscheinungen an anderen Körperstellen oder als einziges Symptom einer ▶ seborrhoischen Dermatitis oder einer ▶ Neurodermitis auftreten. Während bei der seborrhoischen Dermatitis wahrscheinlich eine Überfunktion der ▶ Talgdrüsen und das Wachstum eines harmlosen, nichtansteckenden Hautpilzes eine ursächliche Rolle spielen, handelt es sich bei der Neurodermitis um eine angeborene Neigung zu empfindlicher, trockener Haut. Auch eine Unverträglichkeit gegenüber Substanzen, mit denen die Kopfhaut Kontakt hatte (z. B. Haarfärbemittel, Shampoos auf pflanzlicher Basis), kann im Sinne einer ▶ Kontaktdermatitis ein Kopfekzem verursachen.

Symptome Am häufigsten sind der Haaransatz und die Haut hinter den Ohren betroffen. Neben Juckreiz, der an der Kopfhaut oft als besonders unangenehm empfunden wird, treten eine Rötung und eine vermehrte Schuppenbildung auf (▶ Kopfschuppen). Gelegentlich kann die Kopfhaut an den betroffenen Stellen auch nässen. Bei der maximalen Ausprägung des Kopfekzems ist die stark entzündete Kopfhaut flächig von einer asbestartigen, fest haftenden Schuppenkruste bedeckt. Diese Maximalvariante wird als „Tinea amiantacea" bezeichnet, obwohl dieser historische medizinische Begriff eigentlich nicht mehr korrekt ist – ▶ „Tinea" bedeutet „Pilz" und man weiß heute, dass ansteckende Pilze bei dieser Form des Kopfekzems keine Rolle spielen. Abzugrenzen ist die Schuppenflechte (▶ Psoriasis) der Kopfhaut, die auch zu Rötungen und Schuppenbildung führen kann, aber nicht so häufig Juckreiz verursacht. Ebenfalls abzugrenzen, aber wesentlich seltener auftretend, sind Entzündungen der Kopfhaut, die durch ansteckende Pilze (▶ Tinea capitis, s. Abb. 8) oder durch den Befall mit ▶ Kopfläusen bedingt sind.

Therapie So vielfältig wie die Ursachen sind auch die Behandlungsmöglichkeiten des Kopfekzems. Liegt eine ▶ Allergie (▶ Kontaktekzem) oder eine andere Überempfindlichkeitsreaktion zugrunde, ist es wichtig, den Kontakt mit dem auslösenden Stoff zu vermeiden und zur Haarwäsche nur milde, evtl. auch duftstofffreie Shampoos zu verwenden. Auch bei Neurodermitis sollte auf den Kontakt mit reizenden Shampoos oder anderen irritierenden Stoffen, wie z. B. Haarspray, verzichtet werden.

Um ausgeprägte Kopfschuppen zu lösen, können salizylsäurehaltige Shampoos, Gele oder Cremes verwendet werden. Bei der seborrhoischen Dermatitis werden häufig ketoconazol- oder ciclopiroxhaltige Shampoos eingesetzt. Diese Stoffe wirken gegen die ansonsten ungefährlichen, nicht ansteckenden Hautpilze, die bei der seborrhoischen Dermatitis auf der Kopfhaut vermehrt zu finden sind. Zur Behandlung stärker entzündeter Kopfekzeme werden häufig ▶ kortisonhaltige Lösungen oder Lotionen verwendet. Diese sollten in der Regel einmal täglich aufgetragen werden und können dann auf der Kopfhaut bleiben, ohne sofort wieder ausgewaschen werden zu müssen. Auch teerhaltige Shampoos, die allein oder zur Unterstützung angewandt werden, haben einen entzündungshemmenden Effekt.

Verlauf Das Kopfekzem ist eine sehr häufige Erkrankung und nimmt oft einen chronischen Verlauf. Dies bedeutet, dass die Behandlung meist langwierig ist und oft verschiedene Mittel ausprobiert werden müssen, bis sich ein Behandlungserfolg einstellt. Nach kompletter Abheilung kann das Kopfekzem erneut auftreten, sodass viele Patienten immer wieder darunter leiden.

Abb. 8 Doppelt kreisrunder Befall des Hinterkopfes eines jungen Mannes mit einem Kopfhautpilz als Abgrenzung zum Kopfekzem

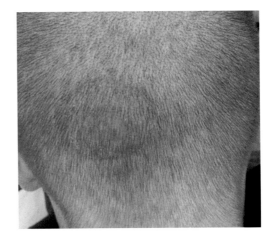

Kopfläuse

Stark juckender Befall der Kopfhaut mit Läusen. Die Läuse beißen alle 2–3 h zur Blutaufnahme; Es entstehen kleine rote Knötchen an den Bissstellen. Der Läusespeichel verursacht Juckreiz. Die Läuseeier (Nissen) haften sehr fest an den Haaren. Häufig finden sich deutliche Kratzspuren, v. a. im Nacken. Das Leben in engen Gemeinschaften und mangelnde Hygiene begünstigen den Lausbefall. Das Auftreten von Kopfläusen wird wieder zunehmend häufiger beobachtet, besonders bei Kindergarten- und Schulkindern. Behandelt wird mit z. B. Pyrethrum, dem Insektizid Permethrin oder einer etwas öligen Substanz Dimeticon, die zum Erstickungstod der Erreger führt. ▶ Filzläuse, ▶ Kleiderläuse.

Kopfschuppen

Definition Sichtbare Kopfschuppen entstehen, wenn sich vermehrt Hornzellen der obersten Hautschicht ablösen. Bis zu einem gewissen Grad sind einzelne feine, weiße Schuppen der Kopfhaut durchaus normal. Eine stärkere Schuppung kann aber ein Hinweis für eine Erkrankung der Kopfhaut sein.

Symptome und Ursachen Die normalen Kopfschuppen sind fein, mehl- oder kleieartig und werden als „Pityriasis simplex capillitii" (einfache Schuppenbildung der Kopfhaut) bezeichnet. Eine vermehrte, trockene, weißliche Schuppung kann auftreten, wenn die Kopfhaut zu sehr austrocknet ist. Bei einem sog. Austrocknungsekzem besteht dann oft auch ein Spannungsgefühl der Kopfhaut mit etwas Juckreiz und auch die Haare sind trocken und wirken wie ausgedörrt (Pflegetipp für die Haare: bei längeren Haaren nur die Kopfhaut waschen und nicht immer die gesamten Haare!). Zu häufiges Haarewaschen oder der Kontakt mit irritierenden Substanzen – wie beispielsweise Haarspray, Haarfärbemittel oder Dauerwellenflüssigkeit – können Ursachen für eine Austrocknung der Kopfhaut sein. Besonders Menschen mit einer anlagebedingten Überempfindlichkeit der Haut (▶ Atopie) sind hiervon betroffen.

Fettige, gelbliche Schuppen mit Rötung und Juckreiz der Kopfhaut und fettigen Haaren sind Hinweise für eine ▶ seborrhoische Dermatitis. Die Ursachen liegen wahrscheinlich in einer Überfunktion der ▶ Talgdrüsen und einer Überbesiedlung der Kopfhaut mit dem harmlosen Hefepilz Pityrosporum ovale (▶ Pityriasis versicolor).

Eine flächige, panzerartige, schwer lösliche Schuppung wird bei der maximalen Ausprägung eines ▶ Kopfekzems beobachtet und ▶ „Tinea amiantacea" genannt.

Grobe weiße Schuppen auf geröteter Haut kommen bei der Schuppenflechte (▶ Psoriasis) vor. Die Schuppen bei der Kopfhautschuppenflechte sind meist herdförmig angeordnet und gehen oft über die Stirn-Haar-Grenze hinaus.

Seltener sind heute Schuppen, die durch ansteckende ▶ Hautpilze hervorgerufen werden. Bei einem Pilzbefall treten runde, regellos verteilte, trocken
schuppende Areale auf, in denen oft abgebrochene Haare beobachtet werden
können. Ursache für Schuppenkrusten im Nackenbereich in Zusammenhang mit
starkem Juckreiz kann der Befall mit ▶ Kopfläusen sein.

Therapie Die Verwendung milder Neutralshampoos und das Vermeiden des
zu häufigen Waschens der Haare sind Maßnahmen, um das Auftreten trockener
Schuppen durch Austrocknung der Kopfhaut zu reduzieren. Zur Regulierung der
Hautfeuchtigkeit bieten sich auch harnstoffhaltige (▶ Urea) Shampoos an.

Bei den fettigen Schuppen der ▶ seborrhoischen Dermatitis helfen
Shampoos oder Lotionen, in denen ▶ Antimykotika enthalten sind. Mit-
hilfe von Antimykotika (wie z. B. Ketokonazol, Climbazol oder Ciclopirox)
wird das Wachstum des für die Schuppenbildung mitverantwortlichen Hefe-
pilzes Pityrosporum ovale (s. o.) gehemmt. Um die festhaftenden Schuppen bei
Tinea amiantacea oder bei Schuppenflechte zu lösen, werden häufig äußerliche
Mittel mit dem Wirkstoff ▶ Salizylsäure oder weniger reizend Mischungen aus
Emulgatoren und Dimeticonen eingesetzt.

Korium

(Dermis, Lederhaut, Corium). Mittlere Hautschicht.
▶ Haut, ▶ Hautschichten.

Kortikosteroide

▶ Kortison.

Kortison

Umgangssprachlicher Oberbegriff für die in der Nebennierenrinde gebildeten
körpereigenen und für das Leben unverzichtbaren Glukokortikoidhormone. Aus
diesen natürlichen Glukokortikoidhormonen werden lebenswichtige Medikamente
entwickelt und abgeleitet, die sog. Kortisonpräparate. Die Therapie mit Kortisonpräparaten ist eine der natürlichsten und effektivsten Behandlungsmaßnahmen, die
es gibt. In Verruf gekommen sind die Kortisonsalben noch im vergangenen Jahrhundert, als durch unkritische und viel zu lange Daueranwendung sehr starker
Kortisone Spätschäden an der Haut – wie starke Verdünnung (Atrophie) oder
Dauerrötung durch Erweiterung vieler kleiner Blutgefäße – sowie Gewichtszunahme mit sog. Vollmondgesicht und Stiernacken entstanden sind. Nebenwirkungen dieser Art sind durch die heutigen Kortisonpräparate bei gezielter

Anwendung unter hautärztlicher Kontrolle so gut wie vollständig ausgeschlossen. In Tests wurden z. B. moderne Kortisonsalben über viele Wochen auf ein und dieselbe Hautstelle aufgetragen, ohne dass es zu nachweisbaren Nebenwirkungen kam. Die Präparate der modernen Generation werden sogar bereits in den obersten Hautschichten verstoffwechselt, sodass es zu einer ungewollten Tiefenwirkung gar nicht erst kommen kann.

▶ Kortisonfreie Therapie.

Kortisonfreie Therapie

Mit diesem Begriff ist speziell die äußerliche Behandlung von ▶ Ekzemen, insbesondere im Rahmen der ▶ Neurodermitis, gemeint. Eine Behandlung mit ▶ Kortison wird von vielen Patienten oder Eltern kleiner Patienten sehr kritisch gesehen. Viele dieser Kritikpunkte und Sorgen, die auf Fehlern vergangener Jahrzehnte und auf zum Teil veralteten Wirkstoffen beruhen, sind nach heutigem wissenschaftlichen Stand mit modernen Therapiekonzepten und neuen, sichereren ▶ Kortisonabkömmlingen als Wirkstoffen unberechtigt. Trotzdem ist es Ziel fast jeden Langzeittherapiekonzepts, nach Möglichkeit weitgehend ohne Kortison auszukommen.

Zur kortisonfreien Therapie zählen z. B. die konsequente Hautpflege mit u. a. ▶ harnstoffhaltigen Pflegeprodukten (▶ Urea) sowie die Anwendung von entzündungshemmenden Gerbstoffen und Schieferölen. Teerhaltige Cremes wirken auch leicht entzündungshemmend, werden allerdings heutzutage aufgrund eines möglichen, umstrittenen krebserregenden Effektes nicht mehr angewendet. Eine revolutionäre Entwicklung im Rahmen der kortisonfreien Therapie stellt die Behandlung mit sog. ▶ Calcineurininhibitoren, wie ▶ Pimecrolimus oder ▶ Tacrolimus, dar. Diese Stoffe werden nach ihrer Substanzgruppe auch als „Makrolide" oder nach ihrer Wirkweise als „Immunmodulatoren" bezeichnet. Calcineurininhibitoren sind in der Wirkung so stark wie einige ▶ Kortisonpräparate, scheinen aber frei von Langzeitnebenwirkungen zu sein. In klinischen Untersuchungen wurde für Pimecrolimus nachgewiesen, dass es den beschwerdefreien Zeitraum verlängert und neue Ekzemschübe verhindert.

▶ Pimecrolimus, ▶ Tacrolimus.

Kosmetikakne

(Acne venenata, Kontaktakne). Die sog. Kosmetikakne entsteht bei unsachgemäßer Hautpflege mit zu fetten oder ▶ komedogenen, d. h. Mitesserfördernden Pflegeprodukten. Vor allem an Stirn, Kinn und Wangen entwickeln sich Mitesser, die sich entzünden können.

▶ Akne, ▶ Komedo.

Krähenfüße

(siehe Abb. 5 in Kap. B). „Lachfältchen" um die Augen herum; sprechen meist für einen sympathischen und fröhlichen Menschen. Sollten sie dennoch störend sein, ist bei einer Behandlung mit ▶ Botulinumtoxin von einer ausgezeichneten Hautglättung auszugehen.
▶ Laser-„Resurfacing", ▶ Erbium-YAG-Laser.

Krätze

(Skabies). Milbeninfektion der Haut, die durch engen Körperkontakt und ungünstige Wohnverhältnisse begünstigt wird. Etwa 3–6 Wochen nach dem infektiösen Kontakt kommt es v. a. in der Bettwärme zu sehr starkem Juckreiz. Sichtbar befallen sind häufig Finger, Brustwarzen, Bauchnabel, Penis und Füße. Das Gesicht bleibt meist verschont. Im Rahmen der Behandlung mit milbenabtötenden Mitteln (z. B. Permethrin) ist auf einen täglichen kompletten Wäschewechsel, eine vollständige Behandlung der Haut (ohne Kopf) und ggf. eine Mitbehandlung des Partners zu achten, da man sich ansonsten schnell wieder ansteckt. Auch nach erfolgreicher Behandlung kann der Juckreiz noch circa vier Wochen anhalten. Die Haut muss nachgepflegt werden. Die Zahl der Patienten, die unter Skabies leiden, ist in den letzten Jahren in vielen Gebieten Deutschlands dramatisch angestiegen. Teilweise mussten auch schon Gesundheitsämter eingeschaltet werden. Für hartnäckige Fälle ist ein Medikament zur innerlichen Einnahme mit dem Wirkstoff ▶ Ivermectin verfügbar.

Krätzmilbe

(Abb. 9) Erreger der ▶ Krätze oder auch ▶ Skabies. Das Weibchen gräbt nach der Begattung Gänge in die Hornschicht der Haut und legt dort Eier ab. Es stirbt nach wenigen Wochen. Aus den Eiern entwickeln sich innerhalb von drei Wochen zunächst Larven, dann Nymphen und schließlich geschlechtsreife Milben. Larven, Nymphen und Männchen leben auf der Hautoberfläche. Die Weibchen schwärmen nachts zwecks Begattung auf die Hautoberfläche aus. Die Männchen gehen nach der Begattung zugrunde.

Krampfadern

(siehe Abb. 3 in Kap. B).
▶ Varizen, ▶ Varikosis, ▶ Venen, ▶ Lasertherapie von Krampfadern.

Abb. 9 Krätzmilbe in flagranti. Die bräunliche Dreieckskontur, wie ein Winddrachen, entspricht Kopf und Brustschild der Milbe. Dahinter, der in die Hornhaut gegrabene, lufthaltige S-förmige Milbengang (80-fache Vergrößerung mittels ▶ Computergestützter Videoauflichtmikroskopie)

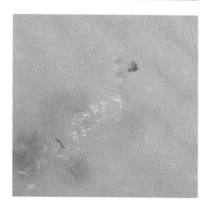

Kreisrunder Haarausfall

▶ Alopecia areata.

Kreuzallergien

Allergische Reaktionen auf Nahrungsmittel oder Pflanzen, die scheinbar nicht miteinander verwandt sind, aber identische Untereinheiten aufweisen, die für die Ausbildung einer allergischen Reaktion relevant sind; Beispiel: bei einer Allergie auf Birkenpollen reagieren viele Menschen „kreuz" auf Äpfel oder sonstiges Kernobst, dies nennt sich ▶ „orales Allergiesyndrom". Eine Auswahl häufiger Kreuzallergene findet sich in Abb. 10. Weitere Kreuzallergien bestehen z. B. bei ▶ Antibiotika. Ein Teil der Menschen, die z. B. eine Penicillinallergie aufweisen, vertragen auch sog. Cephalosporine (ebenfalls Antibiotika, aber eben kein Penicillin) nicht.

Kryotherapie

Kältetherapie, Vereisungstherapie mit flüssigem Stickstoff zur Behandlung von z. B. ▶ Warzen, Narben (▶ Keloide), Hautkrebsvorstufen (▶ Präkanzeröse, ▶ aktinische Keratose) oder dem ▶ Granuloma pyogenicum (siehe Abb. 1 **in Kap. G**). Der flüssige Stickstoff hat eine Temperatur von etwa − 180–195 °C! Die Kältebehandlung wird mit flüssigem Stickstoff durchgeführt. Hierbei wird entweder durch Aufsprühen oder durch direkten Kontakt mit einer Kältesonde das zu behandelnde Gewebe 2-malig für eine bestimmte, festgesetzte Zeit tiefgefroren. Je nach Lage der Hautveränderung kann diese Behandlung gelegentlich als schmerzhaft oder brennend-stechend empfunden werden. In der Folgezeit bildet sich in der Regel eine kleine Blase, die relativ rasch platzt, sodass das behandelte Gebiet nässen kann. Hier sollte für einige Zeit ein Schutzpflaster aufgeklebt werden.

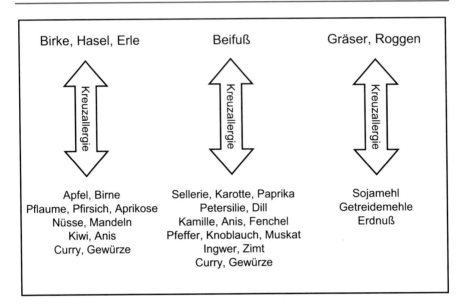

Abb. 10 Kreuzallergien

Über das Stadium der Krustenbildung – wie es auch von anderen Wunden her bekannt ist – wird die Abheilung einsetzen. Die Kruste fällt nach etwa zwei Wochen von allein ab. Eine Wiedervorstellung nach ca. 4–12 Wochen wird ergeben, ob die Behandlung noch einmal durchgeführt werden muss oder ob in der Folgezeit lediglich Kontrolluntersuchungen ausreichend sind. In den ersten Tagen nach der Kältebehandlung kann eine deutliche Schwellung des Gewebes auftreten. Diese Schwellung geht aber von allein vollständig zurück. Auf Dauer kann das behandelte Gebiet eine verminderte Pigmentbildung aufweisen, sodass es evtl. auch noch in Zukunft als weißliche Narbe zu erkennen ist. Es ist jedoch damit zu rechnen, dass auch nach längerer Zeit noch eine erneute Pigmentbildung einsetzen kann.

Künstliche Intelligenz (KI) (Syn. artifizielle Intelligenz [AI], engl. artificial intelligence [AI])

Mittels der Anwendung von Künstlicher Intelligenz in der Medizin wird versucht, die Entscheidungsfunktionen von Ärzten maschinell nachzuahmen und zu optimieren, um vom Computer fundierte Diagnosen und Therapievorschläge zu erhalten. Im Bereich der Dermatologie gibt es bereits Studien, die zum Teil eine Gleichwertigkeit oder sogar Überlegenheit der KI bei der Diagnose und Früherkennung von Hautkrebs gegenüber erfahrenen Hautärzten anhand einer Bildbeurteilung zeigen. Anwendung in der Praxis findet die KI im Rahmen der ▶ Computergestützten Videoauflichtmikroskopie (Computervideomikroskopie),

bei der digitale, KI-basierte Assistenzsysteme dem Hautarzt sozusagen eine Zweitmeinung bieten, ob die untersuchten Hautveränderungen gut- oder bösartig sind.
Sogar ein komplett automatisierter Vorgang ist denkbar, bei dem im Rahmen
eines Ganzkörperscans sämtliche Hautveränderungen eines Patienten digital analysiert und dem Arzt die verdächtigen und zu entfernenden Hautstellen direkt
am Bildschirm zusammengefasst angezeigt werden. Solche Systeme sind auch
bereits für die Diagnostik sämtlicher Hautkrankheiten in Planung, da die Hautoberfläche ideal der Bildgebung zugänglich ist. Die KI kann für die Analyse aller
Bilder von Hautveränderungen programmiert werden und eine Musteranalyse
durchführen, wenn entsprechende Datensätze von bereits gesicherten Diagnosen
zum Vergleich hinterlegt sind. Dies funktioniert über sogenannte neuronale Netzwerke und ► maschinelles Lernen (Deep Learning). Auch Smartphone-Apps
bieten besorgten Patienten eine Analyse von Fotos verdächtiger Muttermale als
erste Orientierung an. Durch die KI analysierte Handyfotos könnten in Zukunft
auch über die Notwendigkeit und Dringlichkeit eines Arztbesuchs entscheiden.
Auch in der ► Dermatohistopathologie kann die Präzision der mikroskopischen
Diagnostik bösartiger Hautveränderungen durch die KI präzisiert werden. Das
derzeitig vorstellbare Optimum in der dermatologischen Diagnostik stellt jedoch
die Kombination aus KI und ► konfokaler Laserscanmikroskopie dar, die bereits
ohne KI die präzisesten Diagnosen (Sensitivität, Spezifität) liefert. Hierbei wird
dann die unblutige und schmerzfreie ► optische Biopsie an der lebenden Haut auf
Zellniveau mit der Analyse durch neuronale Netzwerke kombiniert.

Die Chancen der Anwendung von Künstlicher Intelligenz in der Dermatologie
bestehen in verbesserter und rascherer Diagnostik von Hautkrebs und Hautkrankheiten allgemein. Zudem kann Patienten nicht nur in ländlichen Regionen mit
geringer Hautarztdichte, sondern auch weltweit der Zugang zu einer dermatologischen Diagnostik ermöglicht werden. Einschränkend ist jedoch anzumerken,
dass neben der reinen zweidimensionalen Optik, der dreidimensionale Tastbefund
bei vielen Hautkrankheiten diagnostisch entscheidend ist. Diesen kann derzeit nur
der Dermatologe im persönlichen Patientenkontakt beurteilen. Auch besteht die
Gefahr von Anwendungsfehlern, Bildanalysefehlern, Falschdiagnosen etc. Selbstverständlich gibt es auch berechtigte Ängste und Kritik in Bezug auf den Ein-
zug der KI in die Medizin. Wer die Diskussionen um die Wirtschaftlichkeit der
Medizin in den letzten Jahrzehnten beobachtet hat, weiß, dass jede Möglichkeit
zur Kosteneinsparung und Rationalisierung auch genutzt werden wird. Maschinen
können Ärzte und medizinisches Personal dann tatsächlich in vielen Bereichen
ersetzen. Wenn dies dazu führen würde, dass die Ärzte wieder mehr Zeit für
den wichtigen persönlichen Patientenkontakt gewinnen würden, wäre dies eine
begrüßenswerte, aber erfahrungsgemäß rein romantische Vorstellung.

KUVA-Therapie

Kombination der Einnahme eines pflanzlichen Mittels (Khellin = K) mit zwei Stunden später nachfolgender UV-A-Bestrahlung; wird zur Behandlung der ▶ Vitiligo eingesetzt, ist aber nicht offiziell dafür zugelassen. Ein Vorteil gegenüber der ▶ PUVA-Therapie ist der geringere schädliche (phototoxische) Einfluss des ▶ ultravioletten Lichts auf Haut und Augen; eine Lichtschutzbrille braucht nicht für den Rest des Tages getragen zu werden.

  ▶ Excimer-Laser.

L

Lasertherapie von Warzen: Durch sogenannte HPV-Viren verursachte gewöhnliche Warzen (▶ Verrucae vulgares) kommen sehr häufig bei Kindern, aber auch bei Erwachsenen mit einer gegenüber Virusinfektionen empfindlichen Haut vor. Sie können sich an allen Hautregionen zeigen, befallen aber bevorzugt die Hände und Füße. An den Fingern treten sie teilweise um die Nägel herum und auch unter den Nägeln auf und können zu Nagelwachstumsstörungen führen. An den Fußsohlen können sie sich als sehr schmerzhafte Dornwarzen präsentieren, die beim Laufen, Hüpfen, Springen oder Gehen beeinträchtigend sind. Therapie: …Bei der Lasertherapie unterscheidet man zwischen „blutigen" (ablativen) und unblutigen (nicht-ablativen) Verfahren. Mit dem gepulsten ▶ Farbstofflaser oder dem ▶ Neodym-YAG-Laser werden die Warzen gezielt „beschossen", ohne dass sich eine Verletzung zeigt. Bei der Behandlung mit z. B. dem ▶ Erbium-YAG-Laser werden die Warzen sanft abgetragen, fast wie mit einem Radiergummi wegradiert…

Lachfältchen

(siehe Abb. 5 in Kap. B). ▶ Krähenfüße.

Läppchentest

(Epikutantest, Pflastertest).
  ▶ Epikutantest.

Läusebefall

(Pedikulosis). Läuse sind flügellose Insekten. Kopf-, Kleider- und Filzläuse werden von Mensch zu Mensch übertragen, v. a. unter schlechten hygienischen Bedingungen bei engem körperlichen Kontakt. Sie saugen in stündlichen Abständen Blut. Die befruchteten Weibchen kleben Nissen, in denen sich die Eier befinden, je nach Spezialisierung an Kopfhaare oder Schamhaare oder in die Nähte der Kleider.

Bei dem Befall mit ▶ Kopfläusen verschreibt der Arzt z. B. Dimeticon, was eine atmungsdichte Silikonschicht bildet und somit zu dem Ersticken der Läuse führt. Das in der Vergangenheit verwendete Hexachlorcyclohexan wird seit 2008 aufgrund inakzeptabler Toxizität nicht mehr hergestellt. Zusätzlich müssen die Haare mit einem Nissenkamm zur Entfernung der ▶ Nissen (im weiteren Sinne Eier der Läuse) gekämmt und mit 3 %igem Essigwasser ausgespült werden. Eventuell sind die Haupthaare zu kürzen. Bei ▶ Kleiderläusen werden die Kleider entwest. Bei ▶ Filzläusen wird die gleiche Therapie wie bei Kopfläusen durchgeführt bzw. die Schamhaare werden komplett rasiert.

Landkartenzunge

(Lingua geographica, Wanderplaques). Harmlose, relativ häufige, für viele Patienten unnötig beunruhigende rote Flecken auf der Zunge, die von einem weißlichen, girlandenförmigen Rand begrenzt sind. Die Rötungen entstehen durch Ablösung der obersten Schleimhautschicht ohne bekannte Ursache. Manchmal besteht ein leichtes Zungenbrennen. Die Landkartenzunge verschwindet i. d. R. nach einiger Zeit von allein. Scharfe Speisen sollten gemieden werden.

Lappenplastik

Plastisch-chirurgische Methode, eine Wunde zu verschließen. Hierbei wird Gewebe aus der Umgebung auf unterschiedliche Art in den Defekt verlagert, da die offene Stelle zu groß für eine einfache Naht ist.

Laser

Das Wort „Laser" ist ein aus den Anfangsbuchstaben mehrerer Wörter gebildetes Wort, ein sog. Akronym für die englischen Wörter „light amplification by stimulated emission of radiation" (auf Deutsch etwa: „Lichtverstärkung durch stimulierte Emission – angeregte Aussendung – von Strahlung") und beschreibt die physikalische Funktionsweise eines Lasers. Vereinfacht gesagt: Es handelt sich um hartes, energiereiches Licht, welches von einem Gerät, dem Laser, ausgestrahlt wird. Laser finden in vielen Bereichen der Medizin vermehrt Einsatz. Im Bereich der Hautkrankheiten und in der Kosmetologie werden für verschiedene Zwecke verschiedenartige Laser-Systeme eingesetzt.

Es gibt sehr unterschiedliche Laserarten. Laser ist nicht gleich Laser; oder: Ein Laser kann niemals alles. Es gibt z. B. spezielle Laser zum Entfernen überschüssigen Hautgewebes, gutartiger ▶ Warzen und von Hautanhängseln (▶ Fibrome) oder zum Abschleifen und Glätten faltenreicher oder (▶ Akne-)vernarbter Haut (▶Erbium-YAG-Laser oder ▶CO$_2$-Laser). Andere Laser sind auf das Entfernen von feinsten Blutgefäßen im Gesicht (▶ Couperose) oder Blutschwämmchen (▶ Hämangiom) spezialisiert (▶ Farbstoff-Laser, ▶ Neodym-YAG-Laser, frequenzverdoppelt, ▶ Argon-Laser). Wieder andere Laser können ▶ Tätowierungen (getrennt nach Farben, z. B. Rubin-Laser) oder überschüssige Behaarung (▶ Laserepilation, ▶ Hypertrichose) entfernen, wie z. B. ▶ Rubin-Laser, ▶ Alexandrit-Laser oder Dioden-Laser. Eine wichtige Laserentwicklung ist die sehr effektive Laserbestrahlung bei Schuppenflechte (▶ Psoriasis), Weißfleckenkrankheit (▶ Vitiligo) sowie ▶ Neurodermitis (insbesondere Hand- und Fußekzeme) mit UV-Licht, und zwar mithilfe des 308-nm- ▶ Excimer-Lasers. Auch ▶ Hämorrhoiden (▶Lasertherapie von Hämorrhoidalleiden) und innere ▶Krampfadern können über Lasersonden erfolgreich therapiert werden.

Seine Einzigartigkeit erhält der Laser durch drei charakteristische Grundeigenschaften, die allen Laserarten zu eigen sind: Kohärenz, Monochromasie und Parallelität.

Kohärenz: So genannte Phasengleichheit der Lichtwellen. Sie ist eine Laserspezifische Eigenschaft. Glühbirnenlicht ist dagegen nicht kohärent. Kohärente Strahlung garantiert eine geordnete Lichtausstrahlung (Photonenemission).

Monochromasie: Sie beschreibt elektromagnetische Strahlung nur einer Wellenlänge und ist somit ein Fachbegriff für Einfarbigkeit. Weißes Licht, wie Tageslicht oder das Licht der Glühbirne, ist eine Mischung aller Wellenlängen, d. h. aller Spektralfarben des sichtbaren Bereichs von 400 nm bis etwa 800 nm, einschließlich verschieden starker UV- und beachtlicher Infrarotanteile. Ein Laser gibt aber immer nur die gleiche Lichtfarbe ab.

Parallelität: Sie bezeichnet das äußerst geringe Auseinanderweichen (Divergenz) des Lichtstrahlenbündels im Gegensatz zu dem streuenden Licht einer Taschenlampe. Diese Eigenschaft ermöglicht erst die Projektion der erforderlichen Energiedichte auf ein kleines Therapiefeld.

Laser assisted drug delivery

▶ Power-PDT.

Laserepilation

Unter dem Stichwort ▶ „Rubin-Laser-Epilation" findet sich eine detaillierte Beschreibung der Haarentfernung mit dem Laser, die stellvertretend auch für z. B. folgende Laser- und Lichtsysteme gilt: ▶ Alexandrit-Laser (siehe Abb. 4 in Kap. A), ▶ IPL-Technologie, ▶ Dioden-Laser.
    ▶ Hypertrichose, ▶ Hirsutismus.

Laser-„Resurfacing"

(Laser-„Skin-Resurfacing"). Hautoberflächenerneuerung durch einen Laser (▶ CO_2- oder ▶ Erbium-YAG-Laser, ▶ fraktionierte Lasertherapie). Dabei werden die oberen Hautschichten verdampft, die Falten geglättet und das ▶ Kollagen zur Neubildung angeregt, was noch einen zusätzlichen Glättungseffekt nach mehreren Monaten bewirkt.

Lasertherapie von ▶ Hämorrhoidalleiden

Seit neuestem steht eine minimal- ▶ invasive Therapie zur Verfügung, die eine hervorragende Alternative zur klassischen Operation darstellt, nicht zuletzt aufgrund der deutlich geringeren Inkontinenzgefahr. Durch eine kleine Stichöffnung wird eine Laserfaser in die Hämorrhoide eingeführt und diese verödet. Die „Hämorrhoiden" trocknen dann in einem Zeitraum von wenigen Wochen einfach aus. Der Eingriff kann in einer Kurznarkose durchgeführt werden. Die Ausfallzeit für den Patienten ist minimal.

Lasertherapie von ▶ Krampfadern

Eine derzeit sehr schonende Behandlungsmethode von inneren ▶ Krampfadern der Beine ist die sogenannte endovasale Laserablation. Hierbei findet nur ein kleiner Einstich in die zu behandelnde Vene statt, ähnlich einer Blutentnahme. Durch dieses kleine Loch wird eine Laserglasfaser bis in die Nähe der defekten Venenklappe geschoben, welche die Krampfader mit kurzen Laserblitzen beim Zurückziehen vertrocknet. Hierbei entstehen in der Regel keine Narben oder Störungen der Haut. Sehr gute kosmetische Ergebnisse sind die Regel und die Belastung des Körpers ist sehr gering.

Lasertherapie bei Nagelpilz

▶ Nagelpilzlaser (kurz auch Nagellaser).

Lasertherapie von Warzen

Durch sogenannte HPV-Viren verursachte gewöhnliche Warzen (▶ Verrucae vulgares) kommen sehr häufig bei Kindern, aber auch bei Erwachsenen mit einer gegenüber Virusinfektionen empfindlichen Haut vor. Sie können sich an allen Hautregionen zeigen, befallen aber bevorzugt die Hände und Füße. An den Fingern treten sie teilweise um die Nägel herum und auch unter den Nägeln auf und können zu Nagelwachstumsstörungen führen. An den Fußsohlen können sie sich als sehr schmerzhafte Dornwarzen präsentieren, die beim Laufen, Hüpfen, Springen oder Gehen beeinträchtigend sind.

Die meisten vulgären Warzen heilen spontan und fast unbemerkt wieder ab. Manche scheinen sogar durch psychologische Tricks beeinflussbar zu sein, wie die Vielzahl ungewöhnlicher Therapieversuche zeigt, die fast wie Zauberei anmuten. Trotzdem gibt es immer wieder hartnäckige Fälle, die einer intensiven medizinischen Therapie bedürfen. Wenn Behandlungen mit Tinkturen oder Vereisungen (▶ Kryotherapie) nicht zum Erfolg führen, bietet sich eine Lasertherapie zur deutlichen Abkürzung des Therapieverlaufs und rascherer Beschwerdefreiheit an. Aber auch bei der Lasertherapie ist insbesondere an Fußsohlen und Fingern von mehreren bis einigen Therapiesitzungen auszugehen.

Bei der Lasertherapie unterscheidet man zwischen „blutigen" (ablativen) und unblutigen (nicht-ablativen) Verfahren. Mit dem gepulsten ▶ Farbstofflaser oder dem ▶ Neodym-YAG-Laser werden die Warzen gezielt „beschossen", ohne dass sich eine Verletzung zeigt. Bei der Behandlung mit z. B. dem ▶ Erbium-YAG-Laser werden die Warzen sanft abgetragen, fast wie mit einem Radiergummi wegradiert. Da sich aber auch in der Umgebung der sichtbaren Warze noch versteckt Viren befinden, kann es auch nach einer scheinbar gründlichen Behandlung immer wieder zu Reaktivierungen der Warze kommen, die mehrfache Sitzungen erforderlich machen. Trotzdem ist die Laserbehandlung für die Patienten meist viel angenehmer, als andere operative Verfahren wie das früher praktizierte chirurgische Rausschneiden der Warzen, das Wegbrennen mit dem elektrischen Messer oder das Ausschaben mit dem scharfen Löffel.

Vulgäre Warzen, ▶ Plantarwarzen, Fingerwarzen können sich in Einzelfällen als regelrechte Plage erweisen, wenn sie nicht auf eine Behandlung mit Tinkturen ansprechen, sich immer weiter ausbreiten oder sogar innerhalb der Familie hin- und herstreuen. In solchen Fällen bieten sich gerade bei schmerzempfindlichen und sensiblen Kindern sowie Erwachsenen die unterschiedlichen Formen der Laserbehandlung an. Bei nur geringem Befall und wenigen Warzen lohnt sich aber auch ein passives Abwarten auf eine Spontanheilung oder die Behandlung mit Tinkturen und Warzenpflastern. Auf eine mögliche Ansteckung des Umfeldes muss immer geachtet werden!

▶ Schwimmbadwarzen, ▶ Mollusca contagiosa.

Lebensmittelallergie

▶ Nahrungsmittelallergie.

Lederhaut

Dermis oder auch ▶ Korium; mittlere der drei ▶ Hautschichten, die sehr derb, fest, bindegewebs- und kollagenreich ist. Bei Tieren wird hieraus das Leder hergestellt.
▶ Haut.

Leishmaniose

Durch Sandfliegen übertragene Erkrankung, im Bereich von Tropen, Subtropen und im Mittelmeerraum vorkommend; durch Leishmanien (Protozoen, einzellige Krankheitserreger) hervorgerufen. Es entstehen unterschiedliche Krankheitsbilder mit Namen wie Orientbeule, Kala-Azar oder mukokutane Leishmaniose. Dabei reichen die Symptome von juckenden ▶ Papeln, ▶ Geschwüren und Schleimhautblutungen über Leber- und Milzschwellungen bis hin zu bleibenden Verstümmelungen. Für Touristen gefährdeter Gebiete empfehlen sich der Schutz vor Sandfliegen durch Insektenabwehrmittel (Repellenzien) und die Buchung von Hotelzimmern in höheren Stockwerken.

Leitungsanästhesie

▶ Lokalanästhesie.

Leitungswasseriontophorese

Therapie mit elektrischem Strom gegen übermäßiges Schwitzen. Schwacher Gleichstrom durchströmt ein Wasserbad, in dem sich Hände oder Füße befinden. Achselhöhlen können vergleichbar mit an den Gleichstrom angeschlossenen feuchten Schaumstoffpads behandelt werden.
▶ Iontophorese, ▶ Hyperhidrosis.

Lentigines seniles

(siehe Abb. 8 in Kap. A). ▶ Altersflecken.

Lentigo

Scharf begrenzter, dunkler und glatter, nicht tastbarer Fleck auf der Haut; erstmal ohne weitere Wertung zu Ursache, Gut- oder Bösartigkeit.

Lentigo maligna

„Böser Fleck". Eine langsam wachsende ▶ Melanom – Vorstufe in licht-geschädigter Haut. Sitzt nur in den oberen Zellschichten der ▶ Haut (▶ Epi-dermis) und streut von dort aus noch nicht (▶ Metastase). Wird somit auch als ▶ Melanoma in situ bezeichnet. Kann sich aber zu einem Lentigo maligna- ▶ Melanom weiterentwickeln. Wird daher meist durch ▶ Exzision oder auch seltener mit z. B. ▶ Imiquimod therapiert.
    ▶ Präkanzerose.

Lentigo senilis

▶ Altersfleck, ▶ Lentigo solaris.

Lentigo solaris

Übersetzt: Sonnen(licht)fleck. Entspricht auch der Bezeichnung Lentigo senilis, kommt aber durchaus schon bei deutlich jüngeren Menschen vor, die sich nicht als „senil" empfinden (▶ Altersflecken). Geht oftmals in eine ▶ Alterswarze über, aber auch möglicherweise in eine ▶ Lentigo maligna.

Leukämie

Blutzellenkrebs.

Leukoplakie

In der Regel nicht schmerzhafte weißliche Verdickung und Verhornungsstörung im Bereich von Mund- und/oder Genitalschleimhaut (Abb. 1); sollte beim Dermato-logen ggf. durch eine Probenentnahme (▶ PE) abgeklärt werden, da es sich um eine Krebsvorstufe (▶ Präkanzeröse), v. a. bei Rauchern und Alkoholikern, handeln kann. Differenzialdiagnostisch (▶ Differenzialdiagnose) ist auch an irritierte Kontaktstellen zu Zahnprothesen, Schleimhautwarzen, einen ▶ Lichen

Abb. 1 Leukoplakie
an der Schleimhaut des
weichen Gaumens bei einer
42-jährigen Kettenraucherin
als Krebsvorstufe (▶
Präkanzerose); die Zähne
sind entsprechend verfärbt

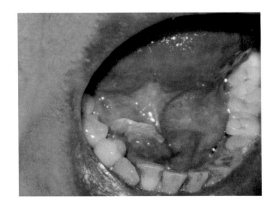

ruber planus der Schleimhaut, eine ▶ Hefepilzinfektion (▶ Candidose) oder
einen Hinweis auf eine Immunschwäche (z. B. AIDS) zu denken.

Levocetirizin

▶ Antihistaminikum einer neueren Generation zur Behandlung von Anzeichen
(▶ Symptom) ▶ allergiebedingter Erkrankungen, wie Heuschnupfen (▶ Rhinitis
allergica) oder chronische Nesselsucht (▶ Urtikaria). Es macht im Gegensatz zu älteren Wirkstoffen nicht bis kaum müde und ist somit auch für Auto-
fahrer geeignet. Bei Levocetirizin handelt es sich um die Weiterentwicklung des
bewährten Wirkstoffs Cetirizin, der rezeptfrei in der Apotheke erworben werden
kann. Levocetirizin wird praktisch nicht über die Leber verstoffwechselt und
kann somit ohne Einschränkungen mit anderen ▶ Wirkstoffen (Medikamenten)
kombiniert werden. Im Vergleich zur Vorläufersubstanz und zu verschiedenen Ver-
gleichssubstanzen hat sich Levocetirizin als wirksamer erwiesen. Es ist bereits für
Kinder ab sechs Jahren zugelassen.

Lichenifikation

Unter „Lichenifikation" versteht man die Verdickung und Vergröberung der
Haut und Hautlinien, v. a. bei chronischen ▶ Ekzemen (▶ Neurodermitis). Insbesondere an Händen, Ellenbeugen (siehe Abb. 4 in Kap. B), Hals und Kniekehlen
wird die Lichenifikation beobachtet, da dies die häufig von chronischen Ekzemen
betroffenen Stellen sind, dort viel gekratzt wird und chronische Scheuerprozesse
stattfinden.

Lichen ruber planus

(Knötchenflechte, heute auch nur noch „Lichen planus" genannt).

Definition Chronische, entzündliche, nicht ansteckende Hauterkrankung, bei der juckende kleine Knötchen der Haut und/oder weißliche Schleimhautveränderungen auftreten. Der Beginn der Erkrankung ist in jedem Alter möglich, liegt aber meist zwischen dem dritten und dem sechsten Lebensjahrzehnt.

Ursachen Die Ursache des Lichen ruber planus ist ungeklärt. Häufig tritt die Erkrankung nach psychischen Belastungs- oder Stress-Situationen auf. Verschiedene Medikamente können ähnliche Symptome wie bei der Knötchenflechte auslösen.

Symptome Die stark juckenden, weißlich bis rötlichen, flachen Knötchen bevorzugen typischerweise die Hand- und Fußgelenke. Bei massivem Befall können die Knötchen in Gruppen derart eng angeordnet sein, dass einzelne Knötchen nicht mehr abgrenzbar sind. In seltenen Fällen ist eine Ausbreitung auf den ganzen Körper möglich. Häufig treten auch weißliche Streifen oder Knötchen an der Mund- oder Genitalschleimhaut auf. Im Gegensatz zum Hautbefall verursachen diese Schleimhautveränderungen aber keinen Juckreiz. Seltener finden sich Nagelveränderungen bis hin zur Nagelzerstörung.

Therapie Der Lichen ruber ist eine harmlose Hauterkrankung, die aber durch den Juckreiz sehr lästig bis quälend werden kann. In den meisten Fällen erfolgt eine plötzliche Abheilung nach Wochen bis Monaten, aber auch Verläufe über mehrere Jahre sind möglich. Bis zur Abheilung können äußerlich ▶ kortisonhaltige Salben gegen die Entzündung und den Juckreiz eingesetzt werden. Bei ausgedehnteren Hautveränderungen sind auch Lichtbestrahlungen (▶ UV-Licht, ▶ Excimer-Laser, ▶ Balneophototherapie oder ▶ PUVA) gut wirksam. Nur selten ist eine innerliche Behandlung mit entzündungshemmenden Tabletten erforderlich. Auch im Bereich der Mundschleimhaut haben sich gute Behandlungsergebnisse mit dem ▶ Excimer-Laser 308 nm gezeigt.

Lichen sclerosus et atrophicus (atrophicans)

Erkrankung der Genitalschleimhaut ungeklärter Herkunft bei Frauen und Männern; geht mit weißlich-glänzenden Flächen, zum Teil auch mit Verdickungen einher. Die Haut wird spröde und unelastisch, sie kann porzellanartig aussehen und zum Teil berührungsschmerzhaft sein, zudem stark bis quälend jucken und sehr leicht einreißen (s. Abb. 2). Geschlechtsverkehr kann sogar unmöglich werden. Die Erkrankung ist häufig schwierig zu behandeln, bei Männern ist

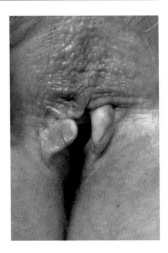

Abb. 2 Weißlich verdickte, porzellanartige verhärtete weibliche Genitalregion beim Lichen sclerosus et atrophicans (LSA)

oftmals eine Beschneidung (▶ Circumcisio) notwendig. Ansonsten reicht das versuchte Therapiespektrum von örtlichen ▶ Kortisonanwendungen, ▶ PUVA-Bad-Therapie, ▶ Tacrolimus-Salbe, ▶ Photodynamischer Therapie, ▶ PRP/PRF, ▶ fraktionierter Lasertherapie, ▶ Excimer-Laser und hormonhaltigen Salben bis zur Vereisungstherapie (▶ Kryotherapie). Der Krankheitsverlauf zieht sich über Jahre. Eine Rückbildung ist selten.

Lichen simplex chronicus

(Lichen vidal). Örtlich begrenzt auftretendes, stark juckendes ▶ Ekzem mit Vergröberung und Verdickung der Haut (▶ Lichenifikation). Wird durch ständiges, auch unbewusstes Kratzen, Scheuern und Reiben seitens des betroffenen Patienten an der Abheilung gehindert. Daher wird es auch Reibe- oder Scheuerekzem genannt oder als umschriebene ▶ Neurodermitis bezeichnet. Oft jahrelanger, wiederkehrender Verlauf. Ohne dass der Patient mit der mechanischen Reizung der Stelle aufhört, ist eine Abheilung fast unmöglich. Gegebenenfalls muss die Stelle vor unbewusstem Kratzen, z. B. durch einen Verband zusätzlich zum Auftragen von Fettsalben und entzündungshemmenden Salben, geschützt werden.

Licht- „Hardening"

(„Light-Hardening", UV-„Hardening"). „Lichtabhärtung" der Haut gegenüber UV-Strahlen, z. B. als Vorbereitung auf einen Sommerurlaub bei Menschen, die zu (umgangssprachlich) „Sonnenallergie" (▶ polymorphe Lichtdermatose) neigen. In der Regel muss das „hardening" etwa 4–6 Wochen vor dem Urlaub begonnen werden, damit sich die Haut bis zum Urlaub an die langsam steigenden Bestrahlungsdosen gewöhnen kann.

▶ UV-Licht.

Lichtschutz

Man unterteilt die Sonnenschutzpräparate in Mittel mit chemischen und physikalischen Lichtschutzfiltern. Chemische Lichtschutzpräparate enthalten als UV-B-Filtersubstanzen z. B. Paraaminobenzoesäure, Cinnamate, Salicylate und Benzophenone und als UV-A-Filtersubstanzen Dibenzoylmethane und Benzophenone. Der Lichtschutzfaktor Mexoryl XL schützt sowohl vor UV-A- als auch vor UV-B-Strahlung. Chemische Lichtschutzfaktoren sind zwar auf der Haut unsichtbar, haben aber den Nachteil, dass sie nicht sofort wirken und mindestens 30 min vor dem Sonnenbad auf die Haut aufgetragen werden müssen.

Bei Labortestungen verschiedener chemischer Lichtschutzfaktoren zeigte sich, dass sie teilweise wie Hormone wirken und teilweise auch in der Muttermilch nachgewiesen werden können. Weitere Untersuchungen dazu sind im Gange. Die „Deutsche Krebsliga" und Hautärzte empfehlen weiterhin das konsequente Vermeiden von Sonnenbränden mittels UV-Filter. Bei Kleinkindern und Stillenden sollte man allerdings vorsichtshalber auf die nachfolgend beschriebenen physikalischen Lichtschutzfaktoren zurückgreifen.

Physikalische Lichtschutzpräparate schützen durch Reflektion der UV-Strahlung. Der wirksamste Schutz ist durch Mikropigmente – wie Titandioxid, Zinkoxid und Eisenoxid – zu erreichen. Der Vorteil der physikalischen Lichtschutzpräparate besteht darin, dass sie sofort nach dem Eincremen ihre Wirkung durch Reflektion des UV-Lichts an der Haut entfalten.

Es sind Sonnencremes mit verschiedenen Lichtschutzfaktoren, auch mit Lichtschutzfaktor 50+ erhältlich. Je nach ▶ Hauttyp muss die Höhe des Lichtschutzfaktors ausgesucht werden. Die ▶ Eigenschutzzeit wird mit dem jeweiligen Lichtschutzfaktor multipliziert. Hat z. B. eine Person eine Eigenschutzzeit von 10 min, so verlängert sich die Eigenschutzzeit um den Faktor 20, wenn sie eine Sonnencreme mit dem Lichtschutzfaktor 20 benutzt. Die Schutzzeit beträgt dann 200 min. Während der Besonnung muss regelmäßig nachgecremt werden, da sich z. B. durch Schwitzen und Baden die Sonnencreme wieder abtragen kann. Nach den exemplarisch ausgerechneten 200 min muss weitere Sonneneinstrahlung vermieden werden, da sonst ein Sonnenbrand entsteht. Auch durch weiteres Eincremen ist die Schutzzeit nicht weiter verlängerbar. Kinder sollten mit einem Lichtschutzfaktor von mindestens 40 geschützt werden, um die Gefahr des späteren Entstehens von ▶ Hautkrebs zu verringern. Weitere wichtige Lichtschutzmaßnahmen stellen das konsequente Meiden der Mittagssonne zwischen 11 und 15 Uhr dar sowie natürlich der textile Lichtschutz, also das Tragen von dichtgewebten, am besten grauen T-Shirts und das Tragen von Sonnenhüten und Sonnenkappen. Der über Apps und im Internet abrufbare ▶

UV-Index gibt weitere Hinweise zur Intensität der Sonnenstrahlung und zur Licht-schutzbedürftigkeit der Haut.

Lichttherapie

Behandlung von Krankheitszuständen mit künstlichem Licht. Zur Behandlung von Hautkrankheiten werden verschiedene Formen von künstlichem ▶ ultra-violetten (UV)-Licht eingesetzt, z. B. UV-A, ▶ UV-A$_1$, UV-B, ▶ SUP, Schmal-spektrum-UV-B (311–313 nm), UV-B 308 nm- ▶ Excimer-Laser. Das ▶ UV-Licht hat entzündungshemmende und juckreizlindernde Wirkungen, kann aber auch zum Versuch des Wiedererlangens normaler Hautfarbe, z. B. bei der Weißfleckenkrankheit (▶ Vitiligo), eingesetzt werden. Wird die UV-Licht-Bestrahlung mit chemischen Substanzen kombiniert, um die Wirkung zu steigern, spricht man von „Photochemotherapie". Ein typisches Beispiel hierfür ist die ▶ PUVA-Therapie. Weitere Formen der Lichttherapie sind die Behandlung mit speziellen Tageslichtstrahlern zur Besserung von belastenden Gemütszuständen, wie z. B. der leichten sog. Winterdepression und die Infrarotlichttherapie (▶ WIRA) von Viruswarzen (▶ Verrucae vulgares). Blaulicht scheint erfolgreich gegen entzündliche Formen der ▶ Akne eingesetzt werden zu können. Es kann die für die Entzündung mitverantwortlich gemachten Propionibakterien abtöten. Blaues Licht wird aber auch kritisch diskutiert, u. a. in Bezug z. B. auf mögliche, meist auch vorübergehende Sehstörungen. Wahrscheinlich deshalb ist eine sehr populäre Anti-Akne-Lichtmaske mit rotem und blauem Licht wieder vom Markt genommen worden.
▶ Balneo-Photo-Therapie, ▶ Photodynamische Therapie.

Lichtwarze

▶ Aktinische Keratose.

Lidplastik

Operative Straffung von hängenden oder schlaffen Augenoberlidern, sog. ▶ Schlupflidern (siehe Abb. 1 in Kap. S), die in Extremfällen sogar bereits das Sicht-feld des Patienten einschränken (ist i. d. R. ambulant in örtlicher Betäubung durch-führbar; oder: operative Korrektur erschlaffter oder auch vorgewölbter Unterlider, fälschlicherweise als „Tränensäcke" bezeichnet. Auch unblutig mit dem ▶ Plasmagenerator möglich.)
▶ Blepharoplastik, ▶ Tränensäcke, ▶ Fettwegspritze.

Lingua geographica

(▶ Landkartenzunge).

Lipide

Sammelbezeichnung für Fette und fettähnliche Stoffe. In der Dermatologie sind damit speziell die Fette der Haut und der Fettanteil in z. B. Pflegeemulsionen gemeint.
▶ Hautpflege.

Lip-Leck-Ekzem

(Lippenleckekzem). Entzündung und brennendes, trockenes Gefühl der Lippen, welches hauptsächlich durch permanentes, bereits unbewusstes Befeuchten der Lippen mit der Zunge entsteht. Durch die ständige Befeuchtung der Lippen kommt es über den Verdunstungseffekt zu einer immer stärkeren Austrocknung und Entzündung, häufig bei Kindern. Nach Möglichkeit ist das Ablecken der eigenen Lippen einzustellen und es sollten fettende Lippenpflegesalben oder -stifte verwendet werden.

Lippenformung und -Vergrößerung

Viele Frauen und immer mehr Männer wünschen sich etwas mehr Lippen-volumen oder stärker betonte Lippenränder – manche auch einen Schmollmund, Fish Gape und trendweise sogar ein Duckface. Mit zunehmendem Alter reduziert sich jedoch das Fettgewebe unter der Haut, und der Gehalt an Hyaluronsäure (▶ Hautalterung, ▶ natürliche Feuchthaltefaktoren) verringert sich (siehe Abb. 14 in Kap. H); das Lippenrot wird schmaler, und Fältchen entstehen. Zur Behandlung gibt es operative und nicht-operative Methoden. Operativ können künstliche Materialien, wie z. B. Gore-Tex- oder Softform-Schläuche, in die Lippen ein-gezogen werden, Gewebe von der Mundschleimhautinnenseite nach außen ver-schoben oder Lederhaut (▶ Korium) verpflanzt werden. Nicht-operativ wird – außer dem Anwenden von Konturenstiften, Lippenstiften oder Permanent-Make-up – mit ▶ Fillern die Lippenform gestylt. Gegen nicht vom Körper abbaubare Materialien bestehen die gleichen Bedenken wie bei ▶ Fillern allgemein. Da aber auch die Idealform der Lippen immer einer wechselnden Mode unterliegt, sollten für die Lippenformung ohnehin abbaubare Substanzen bevorzugt werden. Die Haltbarkeit bei abbaubaren Substanzen beträgt einige Monate.

Ideal für die Lippenformung ist die quervernetzte ▶ Hyaluronsäure. Um Lippen hiermit zu formen, werden zwei Behandlungsarten unterschieden: Lippenkonturierung und Lippenvolumen. Die Wirkdauer beträgt zirka sechs Monate.

Für die **Lippenkonturierung** werden ▶ Filler entlang des Lippenrandes, dort wo die Lippenfarbe von rot nach weiß übergeht, injiziert (▶ Injektion). Durch die Verstärkung der Lippenkontur können oftmals auch die kleinen Lippenfältchen rund um den Mund gemildert werden. Ergänzend zum Lippenrand können für eine harmonische Lippenform auch die Philtrumrücken (Hautrücken in der Lippenmitte zwischen Oberlippe und Nase, „Lippenherzchen") betont werden.

Um **Lippenvolumen** zu erzeugen, werden Filler in den mittleren Teil der Ober- und/oder Unterlippe, in das Lippenrot, injiziert. Normalerweise hat die Unterlippe ein größeres Volumen als die Oberlippe. Daher ist eine Behandlung des roten Bereichs der Unterlippe in den meisten Fällen nicht erforderlich. Oft erbringt erst die Kombination einzelner Behandlungsschritte das gewünschte Aussehen.

Während der Behandlung der Lippen wünschen die meisten Menschen eine leichte örtliche Betäubung (▶ Lokalanästhesie). Nach der Behandlung der Lippen können in diesem Bereich selten leichte Rötungen oder Schwellungen auftreten. Die Schwellung kann ungefähr eine Woche anhalten, und die Lippen können während dieser Zeit evtl. etwas ungleichmäßig aussehen. Diese Begleiterscheinungen sind nur vorübergehend und klingen von selbst ab.

Lipödem

Fettgewebeverteilungsstörung und Fettgewebevermehrung, von den Fußknöcheln bis zum Becken möglich, häufig druckschmerzhaft. Die ▶ Differenzialdiagnose zum ▶ Lymphödem ist nicht immer einfach zu stellen. Es gibt auch kombinierte Formen. Typisch für das Lipödem sind das symmetrische Vorkommen an beiden Beinen und die nicht geschwollenen Füße. Das Lipödem kann mit Schmerzen und Missempfindungen einhergehen. Zur Therapie erfolgen u. a. Lymphdrainagen sowie das Tragen von ▶Kompressionsstrümpfen. Seit kurzem ist für schwerwiegende Fälle auch die operative ▶ Liposuktion zu einer Kassenleistung geworden.

Lipom

(Fettknubbel). Harmloser, gut verschieblicher Knoten des Unterhautfettgewebes; bei einem Patienten oft an mehreren Stellen vorkommend, manchmal auch in Familien gehäuft auftretend. Falls ein oder mehrere Lipome störend oder schmerzhaft sind, ist die operative Entfernung durch z. B. ▶ Inzision, vorsichtiges und großflächiges Ablösen des Knotens in der Unterhaut und Ausdrücken möglich. Die Hoffnungen, bei Patienten, die durchaus 50–100 Lipome aufweisen, ohne Operation auszukommen, ruhen auf der sog. ▶ Fettwegspritze. Bislang ist diese aber noch nicht für die gezielte Entfernung von Körperfett zugelassen. Es gibt aber eine Vielzahl von Berichten über Therapieerfolge.

Liposomen

Liposomen sind winzige Kügelchen aus bestimmten Fetten, die einen sich in ihrem Innern befindlichen Wirkstoff gezielt an seinen Zielort transportieren können, z. B. in die tiefen Haarstrukturen. Dies kann z. B. bedeutsam sein für alle Hauterkrankungen, die mit den Haarstrukturen und den daran befindlichen Drüsen (▶ Schweißdrüsen, ▶ Talgdrüsen) assoziiert sind, z. B. ▶ Akne.

Liposuktion

(Fettabsaugung). In Bauch-, Po- und Oberschenkelbereich werden zu Beginn der Behandlung bis zu mehrere Liter eines Gemisches aus Kochsalzlösung und Betäubungsmittel über entsprechende Pumpen an kleinen Einstichstellen in die Unterhaut (▶ Subkutis) gespritzt (▶ Tumeszenz). Nach entsprechend langer Einwirkzeit der Flüssigkeit haben sich viele Fettzellen von ihrer Umgebung getrennt und lassen sich dann anschließend mit großen Kanülen durch die vorhandenen Einstichstellen absaugen. Je nach Methode werden die Fettzellen noch zusätzlich durch Ultraschall oder elektrische Impulse („lipopulsing") zerstört oder durch vibrierende, rüttelnde Kanülen gelockert. Der gesamte Eingriff kann durchaus 3–4 h dauern. Die maximale Fettmenge, die einigermaßen gefahrlos abgesaugt werden kann, beträgt 2–3 kg, d. h., dass nur eine Körperformung/-modellierung stattfinden kann und die Methode kein Ersatz für eine Diät bei starkem Übergewicht darstellt.

Geeignet ist die Methode z. B. auch für durch Training nicht wegzubekommendes sog. Depotfett an Oberarmen, Knien, Knöcheln, Hals und Kinn (Doppelkinn). Durch eine gewollte Verletzung der Haut von der Unterseite her kommt es zu einer nicht sichtbaren inneren Narbenbildung, die dann zu einem Straffungseffekt der sichtbaren Haut führt. Das Fettabsaugen ist eine der Methoden mit den meisten Kunstfehlerprozessen. Neben den typischen Risiken einer Operation - wie Narbenbildung, Nerven- und Gefäßverletzungen oder Darmverletzungen – besteht das ästhetische Hauptrisiko in einer sog. Übersaugung, d. h. es bilden sich Dellen an Stellen, an denen zu viel Fett abgesaugt wurde. Dies ist nachträglich, wenn überhaupt, nur sehr schwer zu korrigieren. Der Vorteil der Methode besteht darin, dass – im Gegensatz zu einer Diät, bei der die Zahl der Fettzellen sich i. d. R. nicht verringert, sondern sich die Fettzellen nur verkleinern – die abgesaugten Fettzellen definitiv verschwinden und nicht mehr nachwachsen. Einen schwerpunktmäßig medizinischen Einsatz findet die Liposuktion vermehrt bei der Therapie von schmerzhaften Formen des ▶ Lipödems.

▶ Fettwegspritze, ▶ Dermotonie.

Abb. 3 Lippenrandangiom
der Unterlippe bei einer
23-jährigen Frau

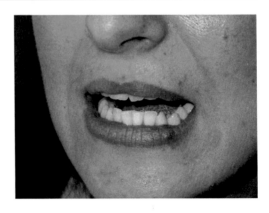

Abb. 4 Dieselbe Patientin
wie in Abb. 3, hier nach
Behandlung mit dem
gepulsten ▶ Farbstoff-Laser

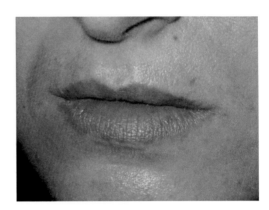

Lippenrandangiome

(„Venous lake"). Gutartige, bläulich-rote Blutschwämmchen, meist an der Unterlippe (Abb. 3 und 4), oft kosmetisch störend. Ein gutes therapeutisches Ergebnis
ist durch Lasertherapie (▶ Farbstoff-Laser) oder ▶ Verödung möglich.

Lokalanästhesie

(Örtliche Betäubung – der Haut – vor einem schmerzhaften Eingriff: ▶
Exzision, ▶ PE, ▶ Laser-Therapie oder Ähnliches). Die Lokalanästhesie erfolgt
i. d. R. mittels einer Betäubungsspritze mit einer sehr feinen Nadel (Kanüle).
In die richtige Hautschicht gespritzt, wirkt die Betäubung bereits nach wenigen
Sekunden. Deutlich länger benötigt eine sog. Leitungsanästhesie, um zu wirken.
Hierbei erfolgt das Einspritzen (▶ Injektion) an einem von der eigentlichen
Operationsstelle entfernten Ort, an dem die das entsprechende Hautareal ver-
sorgenden Nerven betäubt werden. Die Betäubung breitet sich dann im Verlauf

mehrerer Minuten bis zur eigentlichen Operationsstelle aus. Diese sog. Oberst-Leitungsanästhesie wird z. B. bei Eingriffen an Finger- und Zehenkuppen bzw. bei Nageloperationen durchgeführt, da Spritzen in die Endglieder von Zehen und Fingern extrem schmerzhaft sein können. Auch bei der schmerzhaften Behandlung von Oberlippenfalten mittels ▶ Hyaluronsäure erfolgt eine Nervenblockade durch Spritzen in die Mundschleimhaut oberhalb der sichtbaren Zähne. Andere Möglichkeiten der örtlichen Betäubung stellen das Auftragen einer Betäubungscreme etwa 20–120 min vor einem nicht allzu schmerzhaften Eingriff (z. B. ▶ Lasertherapie, ▶ Erbium-YAG-Laser) oder die Verwendung eines Betäubungssprays im Mund-, Genital- und Analschleimhautbereich dar.

▶ Tumeszenz.

Lokalbehandlung, dermatologische

Im Rahmen der örtlichen (lokalen) Behandlung von Hauterkrankungen greift der Hautarzt auf diverse ▶ Pasten, ▶ Salben, ▶ Cremes, ▶ Gele, ▶ Schüttelmixturen, ▶ Puder und ▶ Alkohole zurück. Es versteht sich von selbst, dass in der Dermatologie die örtliche, d. h. lokale Therapie den größten Teil der therapeutischen Möglichkeiten ausmacht, neben der Gabe von Tabletten, der Therapie mit ▶ UV-Licht, der ▶ Lasertherapie und der Behandlung mit ▶ Biologika.

Loratadin

▶ Desloratadin.

Lues

(▶ Syphilis).

Lupus erythematodes

Definition ▶ Autoimmunkrankheit, bei der Antikörper (Abwehrkörperchen des Immunsystems) gegen körpereigene Zellkerne, Blutzellen oder Organzellen gebildet werden.

Ursachen Die eigentliche Ursache der gestörten Immunregulation, die mit einer Fehlfunktion bestimmter weißer Blutkörperchen (B- und T-Lymphozyten) einhergeht, ist unbekannt. Beeinflusst wird die Erkrankung durch genetische Faktoren (angeborene Veranlagung) und durch Umweltfaktoren (insbesondere UV-Licht,

Hautreizungen, Stress). Auch die Einnahme bestimmter Medikamente kann das Krankheitsbild eines Lupus erythematodes auslösen.

Symptome Die häufigste und auch harmloseste Verlaufsform ist der chronisch diskoide Lupus erythematodes, der nur die Haut betrifft. Dabei treten insbesondere an Körperstellen, die häufig dem Sonnenlicht ausgesetzt sind (Gesicht, Kopfhaut, Dekolleté), scheibenförmige Rötungen mit schuppig-rauer Oberfläche auf. Die Herde breiten sich zum Rand hin weiter aus, während die Haut in der Mitte der Herde narbenartig dünn und weißlich wird. Juckreiz tritt nicht auf, häufig sind die Herde aber besonders berührungsempfindlich. Beim Befall der Kopfhaut können die Haarwurzeln derart geschädigt werden, dass an den betroffen Stellen keine Haare mehr nachwachsen (vernarbende ▶ Alopezie). Seltener ist die Mund- oder Genitalschleimhaut beteiligt, wobei dann kleine weißliche oder rötlich-wunde Stellen auftreten können.

In etwa 5 % der Fälle geht der chronisch diskoide in einen systemischen Lupus erythematodes über. Dieses Vollbild des Lupus erythematodes kann aber auch ohne vorausgehende Hauterscheinungen auftreten. Da verschiedene innere Organe betroffen sein können, ist der Verlauf sehr variabel.

Hauterscheinungen finden sich bei 80 % der Patienten mit systemischem Lupus erythematodes. Charakteristisch ist das symmetrisch über den Wangen und der Nase auftretende ▶ Schmetterlingserythem. Daneben können sich scheibenförmige Herde wie beim chronisch diskoiden Lupus erythematodes und kleine Geschwüre der Mundschleimhaut zeigen. Typisch ist auch eine erhöhte Lichtempfindlichkeit der Haut.

Sehr häufig sind mehrere Gelenke entzündlich geschwollen und schmerzhaft. Durch Befall von Organen wie Herz, Lunge oder Nieren kann der systemische Lupus erythematodes verschiedene innere Erkrankungen imitieren und in schweren Fällen sogar lebensbedrohlich werden. Auch eine Beteiligung des Zentralen Nervensystems ist möglich und kann sich z. B. in Kopfschmerzen, Krampfanfällen oder Depressionen äußern. In etwa 90 % der Fälle fühlen sich die Patienten allgemein müde, abgeschlagen und nicht mehr so leistungsfähig, häufig geht dies auch mit einem Gewichtsverlust einher.

Eine Sonderform des systemischen Lupus erythematodes ist der subakut kutane Lupus erythematodes, bei dem ringförmig schuppende Rötungen und schuppenflechteähnliche Hautveränderungen bevorzugt an Schultern, Brust, Armen und Gesicht auftreten. Organsymptome sind nur milde ausgeprägt. Oft bestehen ein leichter Gelenkschmerz und ein allgemeines Abgeschlagenheitsgefühl.

Diagnostik Wegweisend für die Diagnose sind die typischen Hautveränderungen. Durch die Entnahme und Untersuchung einer Gewebeprobe sowie durch bestimmte Blutuntersuchungen (u. a. Nachweis der Autoantikörper, ▶ Antikörper gegen sich selber) kann die Diagnose gesichert werden. Bei Verdacht auf einen systemischen Lupus erythematodes müssen innere Organe z. B. mittels Ultraschall, Röntgen, CT oder anderen bildgebenden Verfahren untersucht werden.

Therapie Die Therapie richtet sich individuell nach Art und Ausmaß des Krankheitsverlaufs. Bei allen Formen bildet der konsequente ▶ Lichtschutz (meiden intensiver Sonnenbestrahlung, entsprechende Kleidung, Sonnenschutzmittel mit Lichtschutzfaktor 50+) eine sehr wichtige Therapiegrundlage.

Die Hautveränderungen des chronisch diskoiden und des subakut kutanen Lupus erythematodes können mit ▶ kortisonhaltigen Salben behandelt werden. Bei ausgedehnten Befunden werden auch innerliche Medikamente, wie die Antimalariamittel Hydroxychloroquin („durch COVID-19 allgemein bekannt geworden") und Chloroquin und/oder ▶ Kortisontabletten, eingesetzt. Diese Medikamente sowie sog. Antirheumatika, wie Azetylsalizylsäure (z. B. Aspirin), werden auch beim systemischen Lupus erythematodes eingesetzt, wenn kein oder nur ein milder Organbefall vorliegt. In schweren Fällen mit Befall lebenswichtiger Organe wird Kortison sehr hoch dosiert und/oder Immunsuppressiva (z. B. Methotrexat, Azathioprin oder Cyclophosphamid) angewendet. Aufgrund der allgemeinen Schwächung des Immunsystems können diese Medikamente schwerere Nebenwirkungen haben. Seit 2011 steht ein monoklonaler Antikörper – Belimumab – für die Behandlung der systemischen Form eines Lupus erythematodes zur Verfügung. Das Medikament verhindert gezielt die Herstellung der Autoantikörper in den B-Lymphozyten und stellt eine nebenwirkungsärmere Alternative gegenüber Immunsuppressiva dar.

Lupus vulgaris

Tuberkulose der Haut.

Lyme-Borreliose

▶ Borreliose.

Lymphangiom

Meist im Säuglingsalter auftretende gutartige Lymphgefäßgeschwulst; erinnert mit den vielen kleinen unter der Hautoberfläche liegenden gelblichen bis blutigroten Bläschen an „Froschlaich"; gelegentlich spontane Rückbildung, ansonsten belassen und abwarten, ▶ Kryotherapie, ▶ Lasertherapie oder ▶ Exzision.
▶ Lymphgefäße.

Lymphangitis

Im Volksmund „Blutvergiftung" genannt; meist bakterielle Entzündung von ▶ Lymphgefäßen im Anschluss an eine auch sehr kleine Verletzung auftretend. Typischerweise sieht man an Armen oder Beinen einen roten Strang, der sich in Richtung Rumpf ausbreitet. Die Behandlung erfolgt mittels ▶ Antibiotika und Ruhigstellung.

Lymphatische Leukämie

Sonderform des weißen Blutzellkrebses.

Lymphbahnen

Oberbegriff für alle Körperwege, in denen Lymphe fließt.

Lymphe

Gewebewasser; wässrig-klare bis hellgelbe Flüssigkeit, die in den Lymphbahnen und ▶ Lymphgefäßen fließt. Die Lymphe dient der Zell- und Gewebeernährung und dem Transport von weißen Blutkörperchen (▶Lymphozyten) von ihren Bildungsorten in das Blut (▶ Vene).

Lymphgefäße

Die Lymphgefäße sind für den Abtransport des Gewebewassers (▶ Lymphe) zum Herzen verantwortlich.

Lymphgefäßerkrankung

Erkrankungen der ▶ Lymphgefäße, die i. d. R. ein ▶ Lymphödem zur Folge haben. Möglich sind z. B. zu stark erweiterte, verengte, verletzte oder von Geburt an erst gar nicht angelegte Lymphbahnen.

Lymphödem

Lymphödeme sind Erkrankungen, die durch eine Beeinträchtigung der ▶
Lymphgefäße hervorgerufen werden. Die Lymphgefäße sind für den Abtransport
des Gewebewassers zum Herzen verantwortlich. Ihre Schädigung führt daher zu
einer ausgeprägten Wasseransammlung im Unterhautgewebe, die mit einer starken
Schwellung der betroffenen Körperzonen, meist Arm oder Bein, einhergeht. Bei
sehr lange bestehenden Lymphödemen sieht man zusätzliche Veränderungen,
wie Vergröberung der Haut, warzenartige Gestaltung der Hautoberfläche und
bräunliche Verfärbungen sowie scharfe Querfalten der Haut. Ein Spätstadium
unbehandelter Verläufe stellt das „Elefantenbein" (▶ Elephantiasis) dar, welches
es unbedingt zu verhindern gilt.

Akute Lymphödeme treten häufiger als Begleiterscheinung verschiedener
Erkrankungen auf und bilden sich in der Regel nach Behandlung der Grunderkrankung zurück. Chronische Lymphödeme beruhen nicht auf einer vorübergehenden Beeinträchtigung der Lymphgefäße. Meist liegt ein entzündlicher oder
durch eine Operation bedingter, nicht aufzuhebender Verschluss der Lymphbahnen
vor. Häufig sieht man daher Lymphödeme nach wiederholten Entzündungen der
Lymphgefäße (z. B. durch ▶ Erysipele = Wundrosen, siehe Abb. 2 in Kap. E)
oder der Lymphknoten, nach operativer Entfernung von Lymphknoten oder nach
Strahlentherapie im Rahmen einer Tumortherapie. Lymphödeme können nicht nur
durch Infekte entstehen, sie sind auch ein Risikofaktor für weitere Infekte in den
befallenen Körperabschnitten. Daher ist eine sorgfältige Pflege der Haut mit Überprüfung der Haut auf kleine Wunden und aufgeweichte Bezirke (Keimeintritts-
pforten), z. B. Fußpilz der Zehenzwischenräume, erforderlich.

Die wichtigste therapeutische Maßnahme besteht in dem Versuch, die Wasseransammlung in der Unterhaut soweit wie möglich zu vermindern. Dies erfolgt
durch eine manuelle bzw. maschinelle Lymphdrainage, evtl. kombiniert mit
einer medikamentösen Entwässerungsbehandlung. Die Lymphdrainage wird
ergänzt durch eine Kompressionsbehandlung mit Anlage von fachmännischen
Wickelverbänden, um das Drainageergebnis zu erhalten und zu verbessern. Insbesondere Patienten mit Lymphödemen der Beine sollten in einer genauen
Bein- und Fußhygiene geschult werden, um die Häufigkeit von ▶ Wundrosen zu
vermindern. Krankengymnastische Fuß- bzw. Finger- und Handübungen können
die durch das Lymphödem verminderte Gelenkbeweglichkeit wiederherstellen.
Zum Abschluss der Behandlung erfolgt die Versorgung mit ▶ Kompressionsstrümpfen bzw. Strumpfhosen oder Handschuhen der angemessenen Druckklasse
(III oder IV), um die erreichte Verminderung des Ödems aufrechtzuerhalten.

Lymphogranuloma inguinale

Geschlechtskrankheit durch Ansteckung im Ausland (Ostasien, Ostafrika). Es kommt zu einer extrem starken Schwellung der Lymphknoten in der Leiste mit ▶ Abszessbildung. Erreger sind sog. Chlamydien. Es ist eine frühzeitige Antibiotikatherapie erforderlich. Bei Frauen droht Unfruchtbarkeit bei nicht rechtzeitiger Behandlung.

Lymphom

Oberbegriff für sowohl gutartige als auch bösartige Erkrankungen im Zusammenhang mit ▶ Lymphozyten. An der Haut ist das bekannteste Lymphom die ▶ Mycosis fungoides.

Lymphozyten

Weiße Blutkörperchen mit rundem Kern und wichtigen Abwehrfunktionen im Immunsystem.

M

Madentherapie

Behandlung chronischer Wunden mit steril aufgezogenen Schmeißfliegenlarven. Die Ursprünge dieser Methode, die eine Renaissance erlebt hat, gehen auf die Ureinwohner Australiens und die Mayas zurück. Die Larven lösen abgestorbenes (nekrotisches) Gewebe auf, wirken keimabtötend (antibiotisch) und fördern das Wachstum tieferer Wundschichten. Die Methode wird z. B. bei offenen Beinen (▶ Ulcus cruris) eingesetzt. Es können sowohl kriechende Maden als auch, um den „Ekelfaktor" zu verringern, in Spezialbeutelchen abgepackte Maden verwendet werden.

Malignes Melanom

(Schwarzer Hautkrebs; Abb. 1 und 2, Abb. 4 in Kap. K).

© Der/die Autor(en), exklusiv lizenziert durch Springer-Verlag GmbH, DE, ein Teil von Springer Nature 2021
B. Kardorff, *Gesunde Haut,* https://doi.org/10.1007/978-3-662-63160-7_13

Abb. 1 Malignes Melanom
(schwarzer Hautkrebs)
am Bein einer 35-jährigen
Patientin

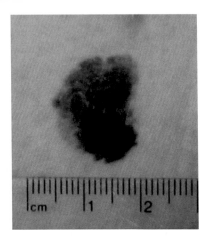

Abb. 2 Noduläres malignes
Melanom = knotiger
schwarzer Hautkrebs am
Rücken

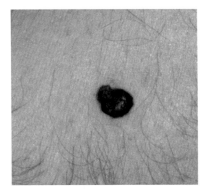

Definition Das maligne Melanom ist ein bösartiger Tumor der pigmentbildenden Zellen (▶ Melanozyten), der sich auf zuvor unauffälliger Haut oder auch aus vorbestehenden Muttermalen entwickeln kann.

Die Häufigkeit des malignen Melanoms nimmt weltweit insbesondere bei der hellhäutigen Bevölkerung stetig zu. In Deutschland waren Anfang der 1970er Jahre 3 von 100.000 Einwohnern betroffen; heute liegt die Häufigkeit bereits 8-fach höher, und zwar bei 25 von 100.000. Besonders häufig kommt das maligne Melanom bei der hellhäutigen Bevölkerung in Australien und Neuseeland (ursprünglich englische Einwanderer) vor, am seltensten sind Schwarzafrikaner betroffen.

Die meisten Melanome treten zwischen dem 20. und 70. Lebensjahr auf, am häufigsten im Alter zwischen 30 und 60 Jahren. Melanome im Kindesalter sind sehr selten. Eine Sonderform, das Lentigo-maligna-Melanom, betrifft besonders sehr alte Menschen.

Ursachen Wie bei vielen Krebserkrankungen, spielen auch bei der Entstehung des malignen Melanoms genetische, also angeborene Faktoren im Zusammenhang mit äußeren Risikofaktoren eine Rolle. Das Risiko, ein Melanom zu entwickeln, ist für hellhäutige Menschen deutlich höher als für dunkelhäutige. Große, seit der Geburt bestehende Muttermale erhöhen das Melanomrisiko. Ebenfalls steigt das Risiko mit der Anzahl der Pigmentmale (Naevi), die sich während des Lebens entwickeln. Auch eine Störung des Immunsystems, wie z. B. bei AIDS, kann das Auftreten eines malignen Melanoms begünstigen. Der wichtigste äußere Faktor ist – wie bei vielen anderen Hautkrebsarten auch – das ▶ UV-Licht, das sowohl im natürlichen Sonnenlicht als auch im künstlichen Licht des Solariums enthalten ist. Als Folge der UV-Exposition entstehen in der DNS (Erbmaterial) der Pigmentzellen genetische Mutationen; diese sind heutzutage das Ziel mancher revolutionärer Therapien für das fortgeschrittene Melanom (▶ Immuntherapie). Insbesondere Sonnenbrände in der Kindheit und wiederholte intensive Sonnenbäder im Urlaub oder im Solarium erhöhen das Risiko. Aber auch die Gesamtmenge an UV-Licht, die die Haut im Laufe des Lebens abbekommt, spielt eine wichtige Rolle als Auslösefaktor.

Symptome Melanome sind meist dunkelbraune bis schwarze, aber auch mehrfarbige, häufig sehr unregelmäßig begrenzte, selten auch farblose Hautveränderungen. Zu 90 % tritt das Melanom zuerst an der Haut auf, aber es gibt auch Melanome an der Aderhaut des Auges oder an den Schleimhäuten.

Aufgrund der Symptome können vier Melanomtypen unterschieden werden, wobei es allerdings auch Melanome gibt, die sich nicht eindeutig einordnen lassen.

Superfiziell spreitendes malignes Melanom: Dieser häufigste Typ des malignen Melanoms kann recht unterschiedliche Erscheinungsformen annehmen. Es handelt sich um einen unsymmetrischen, d. h. unregelmäßig begrenzten Fleck, der sich aber meist scharf von der umgebenden Haut absetzt. Die Farbe ist ungleichmäßig bräunlich bis schwarz, aber auch rötliche oder weißliche Stellen können vorkommen. Zunächst wächst diese Hautveränderung in die Breite, später dann auch in die Höhe, sodass knotige Areale auftreten können.

Noduläres malignes Melanom (s. Abb. 2): Das noduläre maligne Melanom zeigt sich als kleine, glatte, schwarze, halbkugelförmige Erhebung auf der Haut und ist durch ein rasches Wachstumsverhalten gekennzeichnet.

Akrolentiginöses malignes Melanom: Dieser Melanomtyp zeichnet sich durch die Lokalisation an den Handflächen oder Fußsohlen bzw. Fingern oder Zehen aus. Wenn ein Melanom im Bereich der Nagelwachstumszone lokalisiert ist, kann sich dieses als braun-schwarzer Strich in der Nagelplatte bemerkbar machen.

Lentigo-maligna-Melanom: Diese überwiegend bei alten Menschen auftretende Form findet sich fast ausschließlich an Körperstellen, die im Laufe des Lebens häufig dem Sonnenlicht ausgesetzt sind. So ist meist das Gesicht betroffen. Das Lentigo-maligna-Melanom besteht aus einem unregelmäßigen, dunkelbraunen bis schwarzen Fleck, der einen Durchmesser von einigen Zentimetern erreichen kann.

Diagnostik Beim Auftreten verdächtiger Hautveränderungen sollte möglichst bald ein Dermatologe (Hautspezialist) aufgesucht werden, denn nur dieser hat aufgrund seiner vieljährigen Erfahrungen und speziellen Ausbildung die notwendigen Kenntnisse, mit hoher Sicherheit gutartige von bösartigen Hautveränderungen zu unterscheiden. Eine einfache Faustregel für Patienten zur Erkennung eines malignen Melanoms gibt es nicht. Durch den zunehmenden Einsatz der bildgebenden diagnostischen Verfahren beim Hautarzt, wie der sequenziellen ▶ computergestützten Videoauflichtmikroskopie, können Melanome zunehmend früher entdeckt werden. Bei unklaren Veränderungen gibt die schmerzfreie und unblutige histologische Untersuchung mittels ▶ konfokaler Laserscanmikroskopie (siehe Abb. 4 in Kap. K) an der lebenden Haut des Patienten eine größtmögliche Sicherheit, ob überhaupt operiert werden muss, oder ob bei einer OP bereits ein Sicherheitsabstand mit eingeplant werden sollte, um Folgeeingriffe zu vermeiden.

Therapie Die Behandlung besteht in dem vollständigen Herausschneiden (▶ Exzision) der verdächtigen Hautveränderung. Anhand der feingeweblichen Veränderungen kann der ▶ Dermatohistopathologe mikroskopisch die Verdachtsdiagnose bestätigen und die für den weiteren Behandlungs- und Erkrankungsverlauf (Prognose) wichtigen Aussagen darüber treffen, wie tief der Hautkrebs bereits in die Haut oder auch das darunter gelegene Gewebe eingedrungen ist. Von diesen Angaben hängt z. B. ab, ob noch weitere Haut der Umgebung zur Sicherheit entfernt werden muss und wie intensiv und häufig Durchuntersuchungen des Patienten erfolgen müssen, um Tochtergeschwülste (Metastasen) zu entdecken.

Tochtergeschwülste entstehen, wenn Melanomzellen über die Lymphabflussbahnen oder über das Blut verschleppt werden und sich an anderen Stellen im Körper absiedeln und weiter vermehren. Davon können die in der Nähe des Melanoms gelegen Lymphknoten, aber auch entfernter gelegen Organe – wie z. B. Lunge, Leber, Knochen, Gehirn und wiederum die Haut – betroffen sein. Das Vorgehen beim Vorliegen solcher Metastasen ist individuell sehr unterschiedlich. Eingesetzt werden operative Verfahren, Strahlentherapie ▶ und Chemotherapie. Auch ▶ Immuntherapien (z. B. mit Interferonen, ▶ Checkpoint-Inhibitoren,…), bei denen die körpereigene Abwehr gegenüber Tumorzellen verbessert werden soll, sind für die Behandlung des malignen Melanoms einsetzbar. Bei all diesen Verfahren muss das Risiko des Auftretens von Nebenwirkungen im Verhältnis zum möglichen Nutzen genau abgewogen werden.

Ganz wichtig ist die Tatsache, dass ein früh entdeckter Hautkrebs mit einer geringen Eindringtiefe allein durch das Herausschneiden geheilt sein kann! Je tiefer der Hautkrebs eingedrungen ist, desto schlechter werden die Langzeitüberlebenschancen für den Patienten. Deswegen sind dermatologische Hautkrebsfrüherkennungsuntersuchungen (▶ Hautkrebsvorsorge) so immens wichtig und werden von allen gesetzlichen Krankenkassen ab 35 Jahren (manche sinnvollerweise auch ab 18 Jahren) vergütet.

▶ Computergestützte Videoauflichtmikroskopie, ▶ Auflichtmikroskopie, ▶ konfokale Laserscanmikroskopie, ▶ Immuntherapie.

Mallorca-Akne

Akneartiges Krankheitsbild. Durch ▶ UV- (Sonnen-)Licht ausgelöst, treten kleine rote Knötchen (▶ Papeln) an belichteten, talgdrüsenreichen Körperstellen – wie Oberarme, Gesicht, Brust – auf, die den normalen Aknepickeln sehr ähnlich sind. Meist spielen ölhaltige Sonnenschutzmittel und Kosmetika eine zusätzliche Rolle. ▶ Akne, ▶ Kosmetikakne.

Manuelle Aknebehandlung

Bei der manuellen Aknebehandlung durch eine medizinische Kosmetikerin können externe kosmetische Produkte aufgetragen werden, eine Aknemassage angewandt werden, Heißluftbehandlungen, feuchte Kompressen, Dampf und kleine Einstiche zur Entfernung des Inhalts der Hautstellen sowie eine Behandlung der Pusteln erfolgen. Außerdem können spezielle Gesichtsmasken angewendet werden. Durch die Behandlung werden u. a. Verhornungsstörungen im Talgdrüsenausführungsgang beseitigt, die einen Auslöser der Akne und somit weiterer Hauterscheinungen wie Eiterpusteln, Knoten und letztlich Narben darstellen. ▶ Komedo, ▶ Akne.

Marisken, Marisquen

Marisken sind zumeist weiche, teils knotige, hautfarbene Hautfalten an der Analöffnung. Sie sind häufig, harmlos und verursachen in der Regel keine Beschwerden. Sie können die Folge entzündlicher Prozesse sein. Sie entstehen u. a. nach Schwangerschaft und nach ▶ Analvenenthrombosen. Sie müssen nicht unbedingt behandelt werden. Bei Unsauberkeitsgefühl, wenn sie die Analhygiene erschweren, bei Störung des ästhetischen Empfindens oder bei psychischen Beschwerden können sie durch Herausschneiden (▶ Exzision) oder durch ▶ Elektrochirurgie und ▶ Lasertherapie entfernt werden. Sie werden häufig auch fälschlich als äußerliche ▶ Hämorrhoiden bezeichnet.

Maschinelles Lernen (Machine Learning)

Maschinelles Lernen beschreibt die Generierung von Wissen durch ein künstliches System wie einen Computer. Dem Computersystem werden in einer Lernphase Beispiele „vorgelegt", die er dann aufgrund der vorliegenden Trainingsdaten durch eine Erkennung von Mustern und Gesetzmäßigkeiten verallgemeinern kann. Der Computer erlangt somit Wissen aus Erfahrung und kann dadurch auch unbekannte Daten beurteilen und Lösungen finden (im Gegensatz zu den bereits bekannten Fragen bei der Führerscheinprüfung). Dies wird in der Dermatologie im Rahmen der Musteranalyse von Pigmentmalen zur Früherkennung von Hautkrebs durch Systeme mit künstlicher Intelligenz (KI) eingesetzt; oder z. B. auch in der Radiologie zur Erkennung von Auffälligkeiten in der bildgebenden Diagnostik (Röntgen, CT, MRT, PET, etc.…). Oberbegriff: Automatisierte Diagnoseverfahren.

Eine Sonderform des maschinellen Lernens stellt das „Deep Learning" dar, welches auf künstlichen neuronalen Netzen aufbaut und somit den Lern- und Entscheidungsprozess des Menschen imitiert. Hierbei werden die zu analysierenden Daten in mehreren Schichten strukturiert und miteinander verknüpft, was ein selbstständiges Lernen und eine (scheinbare) Intelligenz und Entscheidungsfindung ermöglicht. Fehlentscheidungen sind aber durchaus möglich. Mit Deep Learning ist ein entscheidender Durchbruch auf dem Weg zur tatsächlichen ▶ Künstlichen Intelligenz gelungen.

▶ Computergestützte Videodermatoskopie.

Masern

Durch Tröpfcheninfektion mit Masernviren übertragbare, hochansteckende Kinderkrankheit. Die Basisreproduktionszahl (R-Wert) liegt bei 12–18. Eine infizierte Person könnte also 12–18 Andere anstecken. Die Zeit zwischen Ansteckung und Ausbruch der Krankheit (▶ Inkubationszeit) beträgt 10–14 Tage. Die Krankheit beginnt für 3–5 Tage mit uncharakteristischen Beschwerden und Unwohlsein wie bei einem grippalen Infekt (mit u. a. Fieber, Halsschmerzen, laufender Nase, brennenden Augen, Husten), bevor sich der typische rot-braune Ausschlag vom Gesicht aus auf den gesamten Körper ausbreitet. Es verbleibt eine lebenslange Immunität. Seit 2020 besteht eine Impfpflicht, da es gefährliche Verläufe mit Gehirnentzündungen und Todesfällen geben kann.

Mastozytome

Rötlich-braune Hautverdickungen bei Kleinkindern, die durch Reibung dicker und sogar blasig werden. Nach 1–2 Jahren verschwinden diese Knötchen i. d. R. wieder. Sie bestehen aus Ansammlungen von sog. ▶ Mastzellen, die eine große Menge von dem körpereigenen „Juckreizhormon" ▶ Histamin enthalten.

Mastzellen

Zellen des Immunsystems, die das „Allergiehormon" und „Juckreizhormon" ▶ Histamin freisetzen können.

Melanin

Brauner Hautfarbstoff; wird von den ▶ Melanozyten produziert.

Melanom

(s. Abb. 1 und 2). ▶ Malignes Melanom.

Melanoma in situ

Frühstadium eines ▶ malignen Melanoms in den oberen Zelllagen der Haut (▶ Epidermis), von wo aus es noch nicht streuen kann (▶ Metastase). Therapie: ▶ Exzision, bevor es ▶ invasiv wachsen kann.
▶ Lentigo maligna, ▶ Präkanzerose.

Melanozyten

Zellen, die das ▶ Melanin, den braunen Farbstoff der Haut, produzieren.

Melasma

(▶ Chloasma).

Merkelzellkarzinom

Ein sehr seltener aber extrem bösartiger Hauttumor. Er zeigt sich z. B. in Form eines ungewöhnlichen roten kugeligen Knötchens an der Haut. Die Therapie besteht in einer weiträumigen ▶ Exzision. Auch die Lymphknoten der Umgebung (Wächterlymphknoten) werden entfernt und ▶ histologisch untersucht. Bei ▶ Metastasierung können ▶ Chemotherapie oder ▶ Checkpointinhibitoren zum Einsatz kommen.

Mesotherapie

Die Mesotherapie gibt es mittlerweile seit mehr als 65 Jahren. Sie wurde in Frankreich entwickelt und wird dort auch an Universitäten gelehrt. Mit dünnen, sehr kurzen Nadeln werden Medikamente und Wirkstoffe (auch pflanzliche Präparate und/oder Vitamine) in die Haut in den zu behandelnden Bezirk injiziert. Hierdurch entsteht in der Haut ein Wirkstoffdepot. Die Wirkstoffe werden kontinuierlich über einen längeren Zeitraum in die Umgebung abgegeben. Bei der Mesotherapie werden Effekte der Arzneitherapie, Akupunktur, Neuraltherapie und Reflexzonenprinzipien miteinander kombiniert. Im ursprünglichen Sinn werden somit über die Haut tiefer liegende Gewebestrukturen und Organe therapiert (z. B. Schmerzen, Organfunktionsstörungen). Der ursprüngliche Begriff Mesotherapie für ein hauptsächlich medizinisches Verfahren wurde insbesondere im deutschsprachigen Raum in den letzten Jahren aufgeweicht und v. a. für kosmetische Verfahren wie Hautverjüngung und Haartherapie verwendet. Bei dieser Interpretation fehlt der ursprüngliche Aspekt der Mesotherapie, dass Wirkstoffe über das Hautdepot an einem von der Haut entfernten Ort wirken. In der Haut bewirkt das Verfahren eine Steigerung der Durchblutung und Sauerstoffversorgung des Bindegewebes, mit ▶ Anti-Aging-Effekten. Die Mesotherapie hilft nicht nur gegen Zeichen der Hautalterung, sondern stimuliert auch das Haarwachstum.

Metastase

Tochtergeschwulst. Entsteht durch Streuung (Metastasierung) oder Absiedelung von bösartigen Tumorzellen in von der Ausgangsstelle entfernten Geweben (wie Leber, Darm, Lymphknoten, Gehirn, Lunge, Knochen, Haut). Stellt ein fortgeschrittenes Stadium einer Krebserkrankung mit verschlechterten Heilungschancen dar (s. Abb. 3). Bei den Hauttumoren haben z. B. ▶ Melanome und ▶ Merkelzellkarzinome ein hohes Metastasierungsrisiko, ▶ Spinaliome metastasieren nur selten und bei ▶ Basaliomen ist es die absolute Ausnahme.

Abb. 3 Hautmetastasen im seitlichen Bereich der rechten Brust bei einer 78-jährigen Patientin mit Brustkrebs

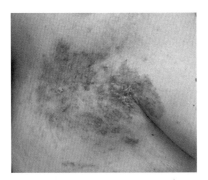

Methotrexat (MTX)

ist ein Gegenspieler der Folsäure (Vitamin B$_9$) und wird als Chemotherapeutikum in der Krebstherapie zur Verhinderung des raschen Zellwachstums sowie in viel niedrigeren Dosierungen bei der Behandlung z. B. der ▶ Psoriasis und ▶ Psoriasisarthritis als ▶ Systemtherapeutikum einmal pro Woche eingesetzt. An einem oder mehreren der anderen Tage wird zur Vermeidung von Blutbildveränderungen Folsäure gegeben. Regelmäßige Blutkontrollen sind erforderlich.

Metronidazol

gehört zu der Gruppe der Antibiotika. Innerlich eingenommen wirkt es gegen verschiedene Magen- und Darmkeime sowie gegen einzellige tierische Krankheitserreger (Protozoen). Zur Behandlung der Hautkrankheiten ▶ Rosacea und ▶ periorale Dermatitis wird Metronidazol fast nur äußerlich in Form von ▶ Gel, Lotion oder ▶ Creme eingesetzt. Hierbei macht man sich, ähnlich wie beim niedrigdosierten ▶ Doxycyclin, nicht die antibiotische, sondern eine entzündungshemmende Wirkung zunutze.

Microneedling

Das Microneedling führt zu einer Neubildung (Induktion) von Kollagen und durch sozusagen mechanische Einwirkungen zu einer u. a. Verbesserung des oberflächlichen Hautreliefs, Verbesserung entstellender und schmerzhafter Vernarbungen, Linderung entstellender Pigmentstörungen und Förderung der Hautregeneration auch krankhaft geschädigter Haut. Ein Microneedler ist mit vielen kleinen Nadeln besetzt. Je nach Behandlungsgebiet und Einsatz variiert die Nadellänge von 0,2–2,5 mm. Durch die Rollbewegung oder auch durch viele kleine Mini-Einstiche mit einem elektrischen Needler werden der Haut zahlreiche Mikroverletzungen zugefügt, die über den Heilungsprozess und Produktion frischen ▶ Kollagens zu einer Erneuerung des Hautbildes führen. Dies kann sogar schwer erkrankte Haut unter den Hautbildern von ▶ Aknenarben, Verbrennungsnarben, atrophen und hypertrophen Narben, Pigmentstörungen, Dehnungsstreifen, krankhaften Wachstumsstreifen, Schwangerschaftsstreifen, ▶ Cellulite bessern und im ästhetischen Bereich auch kleine Falten reduzieren. Bei bestimmten Behandlungsfeldern wird vor der Behandlung eine Betäubungssalbe aufgetragen. Die Behandlung kann aber trotzdem unangenehm oder teilweise auch etwas schmerzhaft sein. Anzumerken ist, dass sich das vollständige Ergebnis frühestens nach drei Monaten und manchmal mehreren Behandlungen zeigt.

Mikrochirurgische Venenexhairese

Sehr elegante Methode zur Entfernung von Krampfadern und deren Seitenästen
(Abb. 4 und 5) mit ausgezeichnetem kosmetischem Ergebnis bei Operation durch
einen geübten Phlebochirurgen (Venenoperateur, häufig ein Dermatologe). Nach
örtlicher Betäubung erfolgt eine nur wenige Millimeter breite Inzision (Einschnitt)
über einer Krampfader. Über dieses winzige Loch wird mit einem Spezialhäk-

Abb. 4 Rechtes Bein eines
49-jährigen Mannes mit
starken Krampfadern

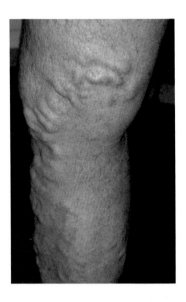

Abb. 5 Derselbe
Patient wie in Abb. 4,
hier nach ambulanter
mikrochirurgischer
Venenexhairese in der Praxis

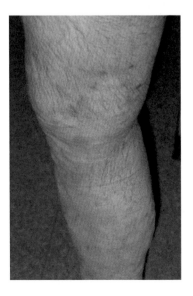

chen das kranke Gefäß entfernt. Da Venen im blutleeren Zustand nur hauchdünne Schläuche darstellen, ist die Entfernung durch ein so winziges Loch problemlos möglich. Dieser Eingriff ist bei einzeln stehenden, medizinisch und auch kosmetisch störenden Krampfadern sehr effektiv, erspart aber ggf. nicht ein sog. ▶ Venenstripping oder zumindest die Operation einer defekten Venenklappe in der Leiste oder in der Kniekehle, wenn sich die Notwendigkeit dafür im Rahmen einer gründlichen Venenuntersuchung ergibt.

▶ Venenoperation, ▶ Varikosis, ▶ Lasertherapie von Krampfadern.

Milben

Milben sind parasitäre (▶ Parasitenbefall) Spinnentiere. Unter den vielen Milbenarten – wie z. B. Räudemilben, Erntemilben, Nahrungsmittelmilben oder Rattenmilben – sind für den dermatologischen Patienten die Krätzmilbe (▶ Krätze) und die Hausstaubmilbe von überragender Bedeutung. Allergien speziell auf den Kot der Hausstaubmilbe sind sehr häufig und führen zu Beschwerden wie ständigem Naselaufen und Augentränen oder auch zu Asthmaanfällen, z. B. in staubigen Wohnungen oder in Schlafzimmern mit Teppichboden und vielen „Staubfängern".

▶ Hausstaubmilbenallergie.

Milchsäure

(Acidum lacticum, „lactic acid"). Milchsäure zählt, wie die Fruchtsäuren, zu den sog. AHA (α-Hydroxysäuren, „alpha hydroxy acid"). Diese werden in Dermatologie und Kosmetologie seit Jahren zur Behandlung von ▶ Akne und Verhornungsstörungen (▶ Keratosis pilaris) sowie zur Verbesserung des Hautbildes eingesetzt. In Abhängigkeit von ihrer Konzentration und ihrem ▶ pH-Wert sind sie hornhautauflösend (keratolytisch) wirksam. Zu hoch konzentriert (>10 %) kann Milchsäure jedoch hautreizend und ätzend sein. In niedrigen Konzentrationen und bei pH-Werten um 5 führt sie zu einer verstärkten Befeuchtung (Hydratation) der Hornschicht und fördert die Hautglättung, ohne die Haut zu reizen. Milchsäure ist ein natürlicher Bestandteil des Wasser-Fett-Films (Hydrolipidfilm, Schutzschicht) der Haut und wirkt auf natürliche Weise hornlösend und gegen Mitesser (komedolytisch, ▶ Komedonen, ▶ Akne). Zudem zählt Milchsäure, wie z. B. auch ▶ Harnstoff, zu den ▶ natürlichen Feuchthaltefaktoren („natural moisturizing factors", NMF) der Haut, die die Wasserbindungsfähigkeit der Hornschicht steigern.

Milchschorf

Unter „Milchschorf" versteht man eine Schorfentwicklung auf der Kopfhaut bei Neugeborenen und Säuglingen. Milchschorf kann ein Zeichen für eine ► Disposition zur Entwicklung einer ► Neurodermitis sein. Er kann aber auch unabhängig von dieser Erkrankung auftreten. Er trägt seinen Namen, weil er aussieht wie verbrannte Milch. Mit Milchallergien hat er nichts zu tun. Milchschorf kann vorsichtig nach Einwirken von Hautöl oder Olivenöl durch sanftes Auskämmen nach und nach entfernt werden. Dies ist aber medizinisch meist nicht zwingend notwendig.

Miliaria

(Schweißfrieseln, Hitzepickel, Hitzepöckchen). Entstehen durch starkes Schwitzen und Verlegung der Schweißdrüsenausführungsgänge an der Haut, v. a. in den Tropen oder durch sehr anliegende (synthetische) Kleidung. Es erscheinen entweder wasserhelle, leicht platzende Bläschen oder juckende, rote Punkte. Bei Bedarf erfolgt eine austrocknende Behandlung.

Milie

Die Milie wird auch „Hirsekorn" genannt. Milien sind stecknadelkopfgroße, weißliche, kugelige, erhabene ► Zysten (kleine ► Atherome). Sie treten besonders häufig im Gesicht auf und sind dann kosmetisch störend. Milien können sehr gut mit dem ► Erbium-YAG-Laser entfernt werden. Mit einem etwas größeren Narbenbildungsrisiko ist jedoch auch weiterhin die Entfernung durch Anritzen der Oberfläche und vorsichtiges Ausdrücken mit einem Milien- oder ► Komedonenquetscher möglich. Milien können spontan oder nach kleinen Verletzungen, nach Entzündungen oder nach Verbrennungen auftreten.

Mimische Falten

(Mimikfalten). Je nachdem, welcher Gesichtsmuskel gerade angespannt wird, können mit dem Gesicht u. a. die Stimmungen „Freude", „Erstaunen", „Wut" oder „Ärger" ausgedrückt werden. Die für diese Gefühlsausdrücke verantwortlichen Muskelgruppen nennt man „mimische Muskulatur". Die mimischen Muskeln sind fest mit der Gesichtshaut verbunden. Kommt es zur Anspannung der mimischen Muskulatur, entsteht eine sichtbare Falte. Zum Beispiel vermitteln die sog. ► Zornesfalten (Glabellafalten; siehe Abb. 1 in Kap. Z) zwischen den Augenbrauen den Eindruck des Unmuts. Diese sind für den sog. „bösen Blick" verantwortlich. Oftmals ist aber diese Falte nur die Folge großer Konzentration oder von Lichtempfindlichkeit, Kurzsichtigkeit oder Anspannung, z. B. bei der Bildschirmarbeit oder beim Autofahren. Durch das wiederholte Anspannen der Gesichtsmuskulatur kommt es nun über die Jahre zu einer dauerhaften Vertiefung der Gesichtsfalten; die Falten bleiben dann auch bei fehlender Anspannung bestehen, weil sie sich sozusagen tief in die Haut eingegraben haben.

▶ Faltenbehandlung, ▶ Filler, ▶ Botulinumtoxin.

Minor-Schweißtest

(Abb. 6). Hauttest zur Bestimmung der Ausprägung einer ▶ Hyperhidrosis (vermehrte Schweiß-, Schwitzneigung). In stark schwitzenden Bezirken entsteht aufgrund einer chemischen Reaktion zwischen Schweiß und den aufgetragenen Testsubstanzen eine tiefblaue Färbung. Neben der Intensität des Schwitzens kann so auch vor einer operativen Schweißdrüsenentfernung oder vor einer Behandlung mit ▶ Botulinumtoxin das vermehrt schwitzende Areal genau eingegrenzt werden.

▶ Anti-Schweiß-Therapie, ▶ Jod-Stärke-Test.

Minoxidil

Minoxidil ist der wirksame Bestandteil eines Präparates, das zur örtlichen Behandlung des ▶ Haarausfalls (▶ androgenetische Alopezie der Frau und des Mannes) in allen Ländern der Europäischen Union zugelassen ist. Dieses äußerlich anzuwendende Haarwuchsmittel ist sowohl bei der Behandlung des Haarausfalls bei Männern als auch bei Frauen wirksam. Die Anwendung der minoxidilhaltigen Präparate (Lösung oder Schaum) fördert das Haarwachstum, indem die miniaturisierten Haarfollikel zur erneuten Ausbildung eines Haares stimuliert werden und die Dauer der Wachstumsphase des Haarzyklus (▶ Haarausfall) verlängert wird. Minoxidil stimuliert die Bildung eines bestimmten

Abb. 6 Starke Reaktion im Minor-Schweißtest bei einer jungen Frau mit ausgeprägter ▶ Hyperhidrosis der Achseln vor erfolgreicher Therapie mit ▶ Botulinumtoxin

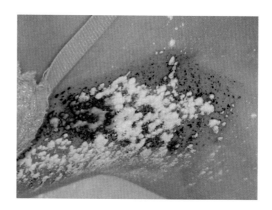

Wachstumsfaktors an der Basis der Haarwurzel, sodass die Haarwurzelzellen zu einer verstärkten Teilungsaktivität angeregt werden. Dadurch wird die Ausbildung von pigmentierten Haaren stimuliert und das Haarwachstum aufrechterhalten.

In klinischen Studien mit Minoxidil wurde nach einer Behandlungsdauer von vier Monaten ein Haarzuwachs zwischen 23 % und 35 % nachgewiesen. Außerdem konnte belegt werden, dass die Anzahl der ausgefallenen Haare bei 80 % der Behandelten im Verlauf der Behandlung deutlich abnahm. Um das Behandlungsergebnis zu erhalten, muss Minoxidil kontinuierlich angewendet werden. In einer Langzeitstudie ließ sich zeigen, dass die Wirkung auf das Haarwachstum auch nach einer 5-jährigen Behandlungsdauer noch deutlich messbar ist. Das Präparat greift nicht in den Hormonhaushalt ein und wird i. Allg. gut vertragen. Vereinzelt tritt Juckreiz an der Kopfhaut bei Unverträglichkeit gegenüber einem Konservierungsstoff in der Lösung auf. Bei Patient/innen mit sehr niedrigem Blutdruck gibt es selten Kreislaufprobleme und bei meist unsachgemäßer, übermäßiger Anwendung kann auch unerwünschter Haarwuchs z. B. im Wangenbereich auftreten.

Mogamulizumab

CCR4-Antikörper zur Behandlung von ▶Lymphomen der Haut. ▶ Biologicals, ▶ Mycosis fungoides.

„Moisturizer"

Als „Moisturizer" bezeichnet man Substanzen, die in der Lage sind, Wasser zu binden, sodass dieses der Haut nicht durch Verdunstung entzogen werden kann.
▶ Hautpflege, ▶ Natürliche Feuchthaltefaktoren.

Mollusca contagiosa

Mollusca contagiosa, auch Schwimmbadwarzen oder aufgrund ihrer Form Dellwarzen genannt, sind ansteckende Viruswarzen, die sich insbesondere bei Kindern mit empfindlicher Haut (▶ Atopie, ▶ Neurodermitisneigung), aber auch bei sensiblen Erwachsenen (s. Abb. 7) durch Fremdansteckung und nachfolgend Selbstansteckung rasch am Körper ausbreiten können. Besonders verdächtig als Quellen der Ansteckung sind die namensgebenden Schwimmbäder, Hautkontakt zu Betroffenen, nicht desinfizierte Planschbecken, Badewannen, etc.…

Die Erreger der Mollusca contagiosa sind, im Gegensatz zu ▶ Verrucae vulgares (vulgäre Warzen) und ▶ Feigwarzen, nicht ▶ Papillomviren, sondern eine Art von Pockenviren.

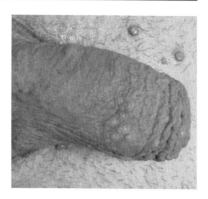

Abb. 7 Dellwarzen, Mollusca contagiosa in der Genitalregion eines hautsensiblen 41-jährigen Patienten

Oftmals heilen die Mollusken spontan wieder von alleine ab, werden häufig sogar gar nicht bemerkt. Manche Dellwarzen verschwinden auch durch das Auftragen von z. B. austrocknenden Lotionen, wobei sich häufig aber ein Ekzem der umgebenden empfindlichen Haut verschlechtern kann.

Wenn die Mollusca längere Zeit bestehen, erhöhte Ansteckungsgefahr für das Umfeld (z. B. Geschwisterkinder, Schwimmkurs) besteht, eine ▶ Neurodermitis (Atopisches Ekzem) mit Gefahr der massiven Ausbreitung der Viren hinzukommt oder sich die Warzen trotz örtlicher Lotionbehandlung immer weiter ausbreiten, muss über eine aktive Entfernung nachgedacht werden.

Hierbei hat sich seit vielen Jahren die Behandlung mit dem gepulsten ▶ Farbstoff-Laser als sehr schmerzarme, elegante, rasche und auch Narben vermeidende Therapie bewährt.

Bei Bedarf nach Einwirken einer Betäubungscreme werden die einzelnen Warzen mit dem hellen Laserlicht „geblitzt". Dabei tragen Patienten, behandelnde Ärzte und anwesende Elternteile spezielle Lichtschutzbrillen. Die einzelnen Laserimpulse sind mit 0,45 ms bis 1,5 ms nur winzig kurz, die Behandlung erfolgt also unglaublich rasch. Wie Erfahrungen und statistische Untersuchungen zeigen, liegt die Erfolgsquote einer einzelnen Sitzung bei ca. 90 %. D. h., dass neun von zehn der mit dem Farbstofflaser behandelten Warzen im Durchschnitt bereits nach einer Sitzung normalerweise völlig narbenfrei verschwinden. Meist sind selbst bei zahlreichen Dellwarzen nur zwei Behandlungssitzungen notwendig. Mehrere Sitzungen sind erforderlich, wenn es wiederholt zu Neuansteckungen kommt oder noch Warzen versteckt in der Haut „geschlummert" haben, die sich erst zu einem späteren Zeitpunkt als Mollusca zu erkennen geben.

Typisch für den zu erwartenden Behandlungserfolg ist eine fast sofortige Blauverfärbung der behandelten Schwimmbadwarzen, die aufgrund des Platzens der die Warzen versorgenden Blutgefäße entsteht und nach 1–2 Wochen wieder verschwindet.

Diese Methode ist für betroffene Patienten/Kinder und deren Eltern meist deutlich angenehmer und unkomplizierter als das oftmals schmerzhaftere und mit einem höheren Narbenrisiko einhergehende Wegkratzen mit dem scharfen Löffel, Vereisungen mit Stickstoff (▶ Kryotherapie) oder das Ausquetschen mit der Pinzette.

▶ Farbstoff-Laser, ▶ Warzen, ▶ Viruswarzen.

Mongolenfleck

Der Mongolenfleck ist ein sog. „blaues" Muttermal. Er stellt sich als eine unscharf begrenzte, graublaue Verfärbung der Haut über Kreuzbein, Gesäß und Rücken dar. Bei Neugeborenen von Asiaten ist zu 90–100 % ein solcher Fleck zu beobachten, der sich bis zur Pubertät langsam zurückbildet. Bei weißrassigen (kaukasischen) Neugeborenen sieht man einen Mongolenfleck nur selten; auch bei ihnen bildet er sich i. d. R. über Jahre langsam zurück.

Mononukleose, infektiöse

(„Kissing disease": durch häufige Schleimhautkontakte – Küssen – besonders häufig bei Studenten vorkommend; Pfeiffer-Drüsenfieber). Viruskrankheit, die mit hohem Fieber, allgemeiner Lymphknotenschwellung und häufig vorübergehenden Leber- und Milzschwellungen einhergeht. Ein krankheitsbedingter Ausschlag kommt relativ selten vor; häufiger ist aber ein Arzneimittelausschlag (▶ Arzneimittelexanthem) nach 8–10 Tagen, der auftritt, wenn die Erkrankung einen bakteriellen Infekt vortäuscht und mit bestimmten penicillinartigen ▶ Antibiotika (Amoxicillin) behandelt wurde.

Morbus

Lateinisch für „Krankheit". Dahinter wird meist ein Eigenname – entweder des Entdeckers, des ersten Patienten, des Erstbeschreibers der Krankheitssymptome oder auch der Stadt, in der die Erkrankung das erste Mal beschrieben wurde – angefügt.

Morbus Bowen

(Abb. 8). Oberflächlicher, in der ▶ Epidermis gelegener Hautkrebs, entstanden z. B. aufgrund länger andauernder Arsenzufuhr (früher: Arsentherapie bei ▶ Psoriasis, Winzer), nach übermäßigem Konsum von ▶ ultraviolettem (UV-) Licht oder nach chronischen ▶ Infektionen mit ▶ Papillomviren. Ein Übergang in ▶ Spinaliome ist möglich. Eine Auswahl von Therapiemöglichkeiten besteht in: Herausschneiden (▶ Exzision), ▶ Lasertherapie (▶ Erbium-YAG-Laser), ▶ Kryotherapie, ▶ Cremetherapie und ▶ photodynamischer Therapie.

Abb. 8 Morbus Bowen am Unterschenkel. Unter Salbentherapie nicht abheilende, schuppende und tastbare Rötungen. Kann leicht mit einer ▶ Psoriasis verwechselt werden

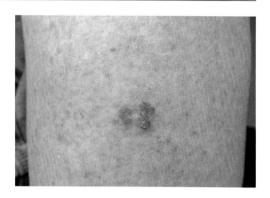

Morbus Fox-Fordyce

Verstopfung der Ausführungsgänge der ▶ Schweißdrüsen, meist in den ▶ Achselhöhlen, durch Hornhautpfröpfe bei jungen Frauen. Geht mit verringertem Schwitzen und oftmals starkem Juckreiz sowie ▶ Entzündungen einher. Therapieversuche in Form verschiedener Schälbehandlungen, z. B. mit ▶ Vitamin-A-Säure oder ▶ Lasertherapie (▶ Erbium-YAG-Laser), sowie Hormonbehandlungen verlaufen oftmals unbefriedigend. Eine spontane Besserung tritt meist erst mit den Wechseljahren ein.

Morbus Hodgkin

(Lymphogranulomatose). ▶ Lymphom, das seinen Ausgang von den Lymphknoten nimmt.

Morbus Osler

Vererbbare Erkrankung, bei der krankhafte Blutgefäßerweiterungen an Haut, Schleimhäuten und inneren Organen (z. B. Leber, Lunge) entstehen. Erstes ▶ Symptom ist meist wiederholtes, schwer zu stoppendes Nasenbluten bereits im Kindesalter. Eine regelmäßige Anwendung von weicher Nasensalbe kann in der Folge vorbeugend wirken. Die sich später entwickelnden ▶ blutschwammartigen ▶ Teleangiektasien an Haut und Organen können immer wieder zu überraschenden Blutungen führen. Die Behandlung kann mit verschiedenen Gefäßlasern erfolgen, die in der Lage sind, gezielt Blutgefäße zu verschließen (▶ Laser, ▶ Farbstofflaser, ▶ Neodym-YAG-Laser). Es gibt sehr engagierte und wissenschaftlich immer aktuell informierte M. Osler-Selbsthilfegruppen für Betroffene.

Morbus Recklinghausen

(▶ Neurofibromatose).

Morphea (Morphäa)

(Zirkumskripte Sklerodermie). ▶ Sklerodermie.

Mosaikwarze

Als „Mosaikwarzen" bezeichnet man ▶ Dornwarzen an den Fußsohlen, die sich massiv flächig ausgebreitet haben. Der Patient ist, je nach Lokalisation (Stelle) der ▶ Warzen, in seinem Gehvermögen stark eingeschränkt.
▶ Papillomvirus.

MTX

▶ Methotrexat.

Mukoide Dorsalzyste, Mukoidzyste

Leicht druckschmerzhaftes, glasig erscheinendes, derbes, gutartiges Knötchen an den Streckseiten von Fingern oder Zehen. Beim Aufschneiden entleert sich eine gallertartige Flüssigkeit. Eine Verbindung zum Gelenk ist möglich. Durch Druck der Flüssigkeit auf die Nagelwachstumszone kann es zu Fehlbildungen der (meist Finger-) Nägel kommen. Die Therapie erfolgt häufig mittels ▶ Laser (▶ Erbium-YAG-Laser) in Kombination mit einer ▶ Exzision und dem Ziel, die Verbindung zum Gelenkspalt zu unterbinden. Die Möglichkeit des Wiederauftretens (Rezidiv) ist hoch. Wenn unkomplizierte Therapieversuche nicht zum Erfolg führen, ist ggf. eine handchirurgische Operation angezeigt.
▶ Zyste, ▶ Ganglion.

Muttermal

▶ Nävus.

Mycosis fungoides (MF)

Häufigstes ▶ Lymphom der Haut; sehr langsam, über viele Jahre bis Jahrzehnte verlaufende Erkrankung, die unterschiedliche Stadien aufweist. Die Therapie kann, je nach Verlauf und Erkrankungsstadium, von der einfachen Behandlung mit entzündungshemmenden Salben oder Lichtbestrahlungen bis zur Gabe innerlicher Medikamente, Röntgenbestrahlungen (▶ Röntgenweichstrahltherapie), Chemotherapie oder ▶ Biologika (Brentuximab, ▶ Mogamulizumab) reichen. Der Verlauf ist für den einzelnen Patienten nicht vorhersagbar.

Mykologe

Pilzspezialist (hat nichts mit einem großen Erfahrungsschatz beim Biertrinken zu tun), Pilzheilkundler. Jeder ▶ Dermatologe ist aufgrund seiner langjährigen, hochspezialisierten Facharztausbildung in vielen Bereichen – zu denen auch Anzüchtung, Untersuchung und Bestimmung von Hautpilzen gehören – auch gleichzeitig Mykologe.
  ▶ Mykologie, ▶ Hautpilz, ▶ Fußpilz.

Mykologie

Lehre von den Pilzerkrankungen.
  ▶ Mykologe, ▶ Hautpilz, ▶ Fußpilz.

Mykose

▶ Pilzerkrankung, ▶ Hautpilz.

N

Nagelpilzlaser: Beim Nagelpilz oder auch Onychomykose handelt es sich um eine Infektion von Finger- oder Zehennägeln mit einem ansteckenden Pilz; meist ist ein sogenannter Dermatophyt (▶ Hautpilz, ▶ Fußpilz) verantwortlich, manchmal Hefepilze, seltener auch Schimmelpilze. Bei den wissenschaftlich untersuchten Verfahren zur Therapie der Onychomykose mit dem Laser kann man grob zwei Vorgehensweisen unterscheiden: 1. Laserabtragung der sichtbar betroffenen Nagelanteile mit Zerstörung eines Großteils des infizierten Nagels oder 2. Lasertherapie der gesamten befallenen Nägel ohne Zerstörung der Nagelsubstanz, aber mit gezielter Wachstumshemmung der Erreger. Bei dieser Behandlungsmethode durchdringt das kohärente, energiereiche Licht eines ▶ Neodym- YAG-Lasers den Nagel, der dadurch bis knapp unterhalb der Schmerzgrenze erhitzt wird. Die Hitze erreicht Temperaturen, bei denen die Erreger absterben oder zumindest in ihrem Wachstum blockiert werden, bei denen es aber nicht zu Schäden an der Nagelplatte und der umgebenden Haut kommt…

Nadelelektroepilation

▶ Haarentfernung, traditionell.
  ▶ Epilation, ▶ Laserepilation.

Abb. 1 Dysplastischer
Naevus mit unregelmäßiger,
unsymmetrischer Struktur.
▶ Dermatoskopische
Aufnahme mittels ▶
Computergestützter
Videoauflichtmikroskopie

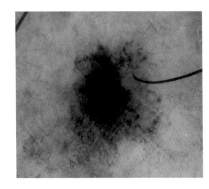

Abb. 2 Unauffälliger
Naevus mit symmetrischer
Struktur im Unterschied zu
Abb. 1. Siehe auch Abb. 3 in
Kap. K

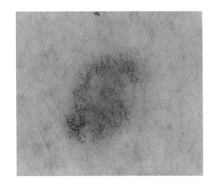

Naevus

Eine allgemein akzeptierte Definition des Naevusbegriffs ist bisher nicht gelungen.
Umgangssprachlich spricht man von „Muttermal" oder „Leberfleck". Für den
Laien stellen sich viele Hautveränderungen – wie ▶ seborrhoische Keratosen, ▶
Fibrome, ▶ Viruswarzen, vielleicht auch schon ▶ Hautkrebs – als Muttermale
dar. Dies macht deutlich, wie wichtig die Beurteilung der Hautveränderung durch
den Fachmann, sprich den Hautarzt, ist.
▶ Dermatoskop.

Naevus, dysplastisch

Atypisches Muttermal, das eine Abweichung seiner Struktur vom normalen Bild
zeigt, einem Melanom ähnelt, allerdings noch gutartig ist, aber ein erhöhtes Risiko
zur bösartigen Entartung aufweist. (s. Abb. 1 und 2, siehe Abb. 1).

Naevus flammeus

(▶ Feuermal; siehe Abb. 1 in Kap. F).
▶ Farbstoff-Laser.

Naevus spilus

(▶ Kiebitzei-Naevus).

Nagel, eingewachsen

(▶ Unguis incarnatus). Sehr schmerzhaft, meist an den Großzehnägeln vorkommend; resultiert aus zu engem Schuhwerk oder im Rahmen der individuellen Nagelpflege zu rund geschnittenen Nägeln, die beim Nachwachsen seitlich „in das Fleisch" einwachsen und dort bei jedem Schritt Schmerzen verursachen können. Als Reaktion auf den krankhaften Reiz des Gewebes durch den eingewachsenen Nagel kommt es zur Bildung von überschüssigem Wundheilungsgewebe („wildes Fleisch"), welches wie ein kleiner, roter, nässender Fleischknubbel aussieht und häufig eitert (siehe Abb. 2 und 3 in Kap. U, ▶ Granuloma pyogenicum). Im Frühstadium des Einwachsens kann es oft noch ohne operativen Eingriff gelingen, den eingewachsenen Nagel durch das konsequente Unterpolstern mit etwas Watte anzuheben und wieder in die richtige Wachstumsrichtung zu bringen. Eine Alternative stellt das Anbringen einer Nagelspange dar. Höchste Vorsicht ist bei Patienten mit Diabetes (Zuckerkrankheit) geboten, da jede Entzündung im Fußbereich zur ▶ diabetischen Gangrän werden kann.

Nageldystrophie

Unter „Nageldystrophie" versteht man eine Zerstörung des Nagels, deren Ursachen mannigfalt sein können. Schwere Pilzinfektionen, schwere Verletzungen, schwere Ekzeme der Fingerendglieder, ▶ Nagelpsoriasis, ▶ Lichen ruber, angeborene Nagelwachstumsstörungen etc. können zu Nageldystrophien führen. Sie sind schwierig bis kaum behandelbar. Meist kann man dem Patienten nur Pflegetipps an die Hand geben. Mit lauwarmen Olivenölbädern der Fingernägel und mit speziellen Nagelkosmetika aus der Apotheke, wie Nagellösungen oder Nagelpflaster, können leichte Verbesserungen des Nagelwachstums erzielt werden.

Nagelhämatom

Nach Verletzung (oft auch unbemerkt) entstandener Bluterguss unter einem (meist Großzehen-) Nagel; anfangs oft sehr schmerzhaft; schnelle Entlastung durch Herauslassen des frischen Blutes durch kleine Bohrlöcher (elegant mit dem ▶ Erbium-YAG-Laser) möglich. Der verletzte Nagel löst sich oftmals ab. Bei nicht bemerkter Verletzung muss die blauschwarze Verfärbung von einem ▶ malignen Melanom des Zehs durch einen Dermatologen abgegrenzt werden.
▶ Hämatom.

Nagelpilz

(Onychomykose; Abb. 3).

Definition Befall von Nägeln – meist Zehennägeln, seltener Fingernägeln – mit Pilzen.

Erreger, Vorkommen Der häufigste Erreger ist der Dermatophyt (▶ DHS-System, ▶ Fußpilz) Trichophyton rubrum (fast 85 % aller Nagelpilze). Bevorzugt befallen werden vorgeschädigte Nägel, z. B. von Sportlern oder Diabetikern (siehe Abb. 3 in Kap. D), Nägel an schlecht durchbluteten Füßen (z. B. Raucher), Nägel von häufigen Schwimmbad- und Saunabesuchern sowie von schlecht gepflegten Menschen und Menschen mit chronischem ▶ Fußpilz (Pilzerkrankung der Haut der Füße). Die Onychomykosen breiten sich in den Industrienationen immer stärker aus. Nagelpilzinfektionen sind auf der ganzen Welt weit verbreitet. Schätzungsweise 20 % der Menschen zwischen 40 und 60 Jahren sind davon betroffen. Öffentliche Einrichtungen – wie Schwimmbäder, Fitnessräume und auch Hotelteppiche – bieten ideale Bedingungen für die Ausbreitung von Pilzinfektionen.

Abb. 3 Nagelpilz (Onychomykose) bei einer 27-jährigen Raucherin an sämtlichen Zehennägeln des linken Fußes bei beginnender Durchblutungsstörung

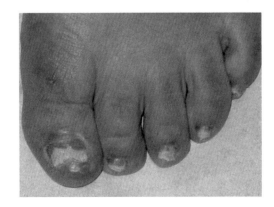

Symptome und Verlauf Ein Nagelpilz äußert sich anfangs u. a. in einer zunehmenden Gelb- oder auch Weißverfärbung, dann in zunehmender Verdickung und schließlich auch krümeliger Veränderung der Nägel bis hin zur möglichen Spaltung. Der Nagelpilz gilt heutzutage vielfach eher als kosmetisches denn als medizinisch relevantes Problem. Er ist schmerzfrei, geht entgegen der weit verbreiteten Ansicht nicht in die Blutbahn über und verursacht keine Organschäden und ist somit für die Lebensdauer des Betroffenen nicht entscheidend, aber häufig für die Lebensqualität. Durch ein Überwachsen des Nagelpilzes auf die Zehenzwischenräume kann es durch dort entstehende kleine Einrisse zu Eintrittspforten für Bakterien (▶ Erysipel; siehe Abb. 2 in Kap. E) kommen.

Erscheinungsformen Der pilzkundige Hautarzt unterscheidet zwischen verschiedenen Typen des Nagelpilzes: Bei der am häufigsten vorkommenden Onychomykose dringt der Erreger unterhalb des freien Randes der Nagelplatte in das Nagelorgan ein. Voraussetzungen sind das Vorhandensein eines entsprechenden Erregerreservoirs (in der Regel aus einem bestehenden ▶ Fußpilz der Zehenzwischenräume heraus) und das Vorliegen einer Miniverletzung, die es den Pilzen ermöglicht, die schützende Hautbarriere zu überwinden. Bei dem seltensten Typ dringt der Erreger an der Unterseite des Nagelwalls zwischen dem Nagelhäutchen und der Nageloberfläche ein und wandert dann zur Matrix (Nagelwachstumszone) weiter. Bei der weißen oberflächlichen Onychomykose wird eine vorgeschädigte Oberfläche der Nagelplatte mit Pilzen befallen. Da die Nagelplatte aber aus sehr festem ▶ Keratin (Horn) besteht, findet nur ein geringgradiges Eindringen (Penetration) der Pilze mit oberflächlicher Weißfärbung der Nagelplatte statt. Der Candidanagelpilz (Hefenagelpilz) entwickelt sich meist auf dem Boden einer chronischen ▶ Paronychie (Nagelfalzentzündung). Der Nagelbefall kann aus allen Richtungen erfolgen.

Therapie Die Behandlung erfolgt nach genauer Abwägung der gesundheitlichen und beruflichen Situation des Patienten, nach dem Grad der Belastung durch den Nagelpilz und nach dem Stadium des Nagelbefalls mit äußerlichen Gelen, Lacken (z. B. ▶ Ciclopirox) oder Salben zum Auflösen der Nägel, in chronischen und hartnäckigen Fällen mit innerlichen Medikamenten (▶ Antimykotika, ▶ Terbinafin), mittels ▶ Nagelpilzlaser (▶ Neodym-YAG-Laser, ▶ Erbium-YAG-Laser) oder auch gar nicht. Ein wichtiger Aspekt ist auch die Verhinderung einer Wiederansteckung durch im direkten Patientenumfeld befindliche Erreger in Form von Sporen, wie sie sich gern z. B. in Sportschuhen aufhalten. Eine sehr wirksame Methode ist die Pilzdekontamination der Schuhe mittels Ciclopiroxpuder oder auch mittels pilzabtötendem Desinfektionsspray (etwa einmal pro Woche). Ein weiterer wichtiger Aspekt ist die Verhinderung der Wiederansteckung mit dem Pilz durch die eigenen Socken. Hierzu empfiehlt sich die regelmäßige Anwendung eines ▶ fungiziden (pilzabtötenden) Feinwaschmittels für die Hand- und Maschinenwäsche von Strümpfen, die nicht mit mindestens 60 °C gewaschen werden können!

Nagelpilzlaser

Beim Nagelpilz oder auch Onychomykose handelt es sich um eine Infektion von Finger- oder Zehennägeln mit einem ansteckenden Pilz; meist ist ein sogenannter Dermatophyt (▶ Hautpilz, ▶ Fußpilz) verantwortlich, manchmal Hefepilze, seltener auch Schimmelpilze. Die bisherigen Therapiemöglichkeiten zeichnen sich zum Teil durch Unwirksamkeit, extrem lange Behandlungsdauer oder auch durch mögliche Nebenwirkungen bei Tablettengabe aus. Viele Patienten behandeln ihre befallenen Nägel über Jahre erfolglos mit Lacken oder haben Sorgen vor den Nebenwirkungen einer Systemtherapie mit ▶ Antimykotika von innen heraus. Oder aber, es bestehen gesundheitliche Einschränkungen und Vorerkrankungen oder auch Wechselwirkungen mit anderen Medikamenten, die eine innere Behandlung mit Antipilztabletten in voller Dosierung unmöglich machen.

Bei den wissenschaftlich untersuchten Verfahren zur Therapie der Onychomykose mit dem Laser kann man grob zwei Vorgehensweisen unterscheiden: 1. Laserabtragung der sichtbar betroffenen Nagelanteile mit Zerstörung eines Großteils des infizierten Nagels oder 2. Lasertherapie der gesamten befallenen Nägel ohne Zerstörung der Nagelsubstanz, aber mit gezielter Wachstumshemmung der Erreger.

zu 1.: Unter örtlicher Betäubung und nach Markierung der befallenen Nagelareale werden diese mit dem Erbium-YAG-Laser schichtweise abgetragen. Nach Abheilung der dabei entstandenen kleinen Wunden am Nagelbett, z. B. mit Jodsalbe, kann der dann von den großen Pilzmengen befreite Nagel unter unterstützender Behandlung mit einem Antipilz-Nagellack oder einer niedrig dosierten Tablettengabe wieder gesund nachwachsen.

zu 2.: Bei dieser Behandlungsmethode durchdringt das kohärente, energiereiche Licht eines ▶ Neodym-YAG-Lasers den Nagel, der dadurch bis knapp unterhalb der Schmerzgrenze erhitzt wird. Die Hitze erreicht Temperaturen, bei denen die Erreger absterben oder zumindest in ihrem Wachstum blockiert werden, bei denen es aber nicht zu Schäden an der Nagelplatte und der umgebenden Haut kommt. Patienten ohne Gefühl an den Füßen, z. B. aufgrund einer ▶ diabetischen Polyneuropathie sind nur mit Vorsicht oder gar nicht zu behandeln, da sie keine Rückmeldung über den Grad der erreichten Hitze am behandelten Zeh geben können. Eine Vorbereitung auf diese Therapie besteht in einem Abschleifen der Nägel und somit in einer Verdünnung der Nagelplatte, um die Wirkung der Laserstrahlen zu optimieren. Häufig ist die Neodym-YAG-Lasertherapie als Monotherapie (alleinige Therapie) ausreichend wirksam, was gerade bei Einnahme anderer Medikamente oder Vorerkrankungen hilfreich ist. Eine begleitende Antipilznagellacktherapie wirkt unterstützend. In hartnäckigen Fällen kann zusätzlich eine ganz gering dosierte Tablettengabe den Therapieerfolg als Kombinationstherapie sichern. Hierbei kann man aber durch die gute Wirkung des Nagellasers die Medikamentendosierung auf 1/3 bis 1/7 der normalen Dosierung absenken und die Verträglichkeit auch bei Einnahme anderer Medikamente sicherstellen.

Kritik: Auch mit der Lasertherapie der Onychomykose kann man die langsame Wachstumsgeschwindigkeit der Zehennägel von ca. 1 mm pro Monat nicht beschleunigen. Man hat aber die gute Chance, eine bislang erfolglose Therapie mittels ▶ Laser auf die Erfolgsspur zu setzen. Bis ein Großzehnagel komplett und gesund wieder nachgewachsen ist, dauert es auch bei erfolgreicher Behandlung mindestens ein Jahr.

Manchmal findet man Berichte, aus denen hervorgeht, dass die nicht verletzende Nagellasertherapie (nach 2.) lediglich ein einziges Mal für einen guten Behandlungserfolg durchgeführt werden muss. Dies ist eher kritisch zu sehen. Erfahrungsgemäß sind mehrere Sitzungen in ca. monatlichen Abständen notwendig.

Die bestehende Nagelform als solche kann durch beide Methoden in der Regel nicht beeinflusst werden.

Nagelpsoriasis

(s. Abb. 4, siehe Abb. 10 in Kap. P ▶ Psoriasis; sehr schwer zu behandelnde Veränderungen von Finger- oder Zehennägeln im Rahmen einer Schuppenflechte. Typisch für die Psoriasis sind sog. „Ölflecken" der Nägel; ebenfalls typisch, aber auch bei anderen Erkrankungen auftretend, sind „Tüpfelnägel" (kleine Grübchen im Nagel, ▶ Psoriasis). Behandlungsversuche werden z. B. mit ▶ kortisonhaltigen Lösungen und Lotionen, äußerlichem Auftragen von Vitamin-D-Präparaten und durch gezielte UV-B-Punktbestrahlungen unternommen. Eine relativ effektive Weiterentwicklung dieser UV-B-Punktbestrahlung stellt in Bezug auf die Nagelpsoriasis die Bestrahlung mit dem 308-nm- ▶ Excimer-Laser dar, dessen langwellige UV-B-Strahlung tiefer und intensiver in den Bereich der Nagelwachstumszone eindringen kann. Auch bei Therapien mit innerlich wirkenden Medikamenten wie ▶ Fumarsäure oder ▶ Biologika wird über Besserungen der Nägel berichtet.

▶ Nageldystrophie.

Abb. 4 Nagelpsoriasis der Fingernägel mit den typischen „Tüpfelnägeln" und „Ölflecken"

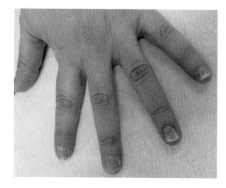

Nagelumlauf

▶ Paronychie, ▶ Panaritium.

Nahrungsmittelallergie

Eine Nahrungsmittelallergie kann sich nach Nahrungsmittelgenuss durch Nessel-fieber (▶ Urtikaria), ▶ anaphylaktischen Schock, ▶ Asthma allergicum, Koliken (Darmkrämpfe), Übelkeit, Erbrechen, Blähungen, Durchfall, ▶ Vaskulitis, Migräne, Zungenbrennen (▶ Glossodynie) etc. äußern. Auch die ▶ Neurodermitis kann durch eine Nahrungsmittelallergie verschlechtert werden. Wichtig bei der Diagnostik von Nahrungsmittelallergien ist die ausführliche ▶ Anamnese. Der Patient kann auch ein Tagebuch über die genossenen Nahrungs-mittel führen. Es folgen dann Hauttests. Man führt zum einen ▶ Pricktests mit standardisierten Allergenextrakten (Eiweiße, Nahrungsmittel, Gewürze, Konservierungsstoffe) durch, zum anderen kann man auch direkt das verdächtige Nahrungsmittel „pricken". Man „pickt" zuerst mit einem „Spezialpicker" z. B. in die verdächtige Frucht und dann in die Haut, sodass der Originalsaft der Frucht in die Haut eingebracht wird. Zu jedem Nahrungsmittelpricktest gehört auch eine Blutabnahme, denn auch im Blut können durch bestimmte Untersuchungen Nahrungsmittelallergien festgestellt werden (▶ RAST). Ein weiterer Test ist der sog. ▶ Provokationstest. Provokationstests werden i. d. R. im Krankenhaus unter notfallmedizinischer Kontrolle durchgeführt. Der Patient isst dann unter kontrollierten Bedingungen das verdächtige Nahrungsmittel.

Zu beachten ist auch das Phänomen der sog. ▶ Kreuzallergie. Ein Pollen-allergiker auf Birke und Hasel kann in der Regel keine Haselnüsse, Walnüsse, Stein- und Kernobst (Äpfel, Birnen, Pfirsiche, Kirschen, Kiwis) essen, ohne dass es im Hals kratzt oder juckt oder dass die Zunge brennt. Das Sommerkraut Beifuß ist kreuzallergen zu Gewürzen und Kräutern (Anis, Basilikum, Dill, Hülsen-früchte, Kümmel, Paprika, Pfeffer, Sellerie etc.). Die Kreuzallergie erklärt sich durch ähnliche Eiweißstrukturen zwischen z. B. der Birkenpolle und der Frucht Apfel (siehe Abb. 5 in Kap. P).

Die Therapie der Nahrungsmittelallergie besteht natürlich in der Vermeidung des auslösenden Nahrungsmittels. Auch eine Beratung durch eine Diätassistentin ist angezeigt, um verdeckte auslösende ▶ Allergene zu besprechen. Sind Patienten hinsichtlich eines ▶ anaphylaktischen Schocks nach Genuss eines bestimmten Nahrungsmittels gefährdet, werden sie vom Arzt mit einem Arzneimittelset für den Notfall versorgt. ▶ Antihistaminika können im Bedarfsfall verabreicht werden.

▶ Allergie, ▶ Orales Allergiesyndrom, ▶ Anti-IgE-Antikörper.

Narben

(siehe Abb. 1 in Kap. K). Bleibende Hautveränderungen nach tieferen Verletzungen der Haut, die die mittlere ▶ Hautschicht (▶ Dermis) geschädigt haben. Das Gewebe kann vom Körper nur unvollkommen ersetzt werden. Narben weisen eine geringere mechanische Belastbarkeit auf als die gesunde Haut. In ihnen fehlen auch wichtige Hautstrukturen, wie Haare, Schweiß- und Talgdrüsen.

Anfangs sind Narben rot-bläulich, mit der Zeit werden sie weißlich. Optimal ist eine Narbe im Hautniveau, es gibt jedoch auch eingesunkene (atrophe) Narben (z. B. nach Windpocken) oder wulstige Narben (▶ hypertrophe Narbe, ▶ Keloid). Im wissenschaftlichen Bereich der Narbenforschung finden derzeit viele Untersuchungen statt, die in den nächsten Jahren einen Durchbruch in der Verhinderung von Narbenbildung überhaupt sowie in der Entstehung wulstiger Narben erwarten lassen. Man hat herausgefunden, dass tierische (also auch menschliche) Lebewesen in frühen Entwicklungsstadien jede Verletzung 100 %ig reparieren können, ohne dass es zur Narbenbildung kommt. Diese Erkenntnisse sollen in Zukunft auch auf den erwachsenen Menschen übertragen werden.

Es gibt verschiedene Typen von Narben. Heilt eine Wunde schlecht, weil zu wenige neue Bindegewebefasern gebildet werden, entsteht eine geschrumpfte oder fachmännisch: „atrophe" Narbe. Kommt es im Gegenteil zu einer überschießenden Neubildung von minderwertigem Bindegewebe, erhält man eine ▶ hypertrophe Narbe. Wuchern solche hypertrophen Narben weiter, spricht man von ▶ Keloiden. Es gibt auch überschießende Narben, sog. Spontankeloide, denen keine erkennbare Verletzung vorausgegangen ist. Trichternarben sind eingezogene Narben, wie man sie nach schwerer ▶ Akne oder nach ▶ Furunkeln findet.

▶ Narbenspezifikum, ▶ Lasertherapie, ▶ Microneedling, ▶ Farbstofflaser, ▶ Fraktionierte Lasertherapie.

Narbenspezifikum

Mittel zum äußerlichen Auftragen bei auffälligen oder die Bewegungen störenden älteren Narben sowie bei frischen Narben nach Unfällen, Verbrennungen oder Verbrühungen, Verätzungen oder Operationen. Eine bewährte Wirkstoffkombination stellt eine Gel-Spezialmischung aus Zwiebelextrakt, Heparin und ▶ Allantoin dar, da sich die Substanzen gegenseitig in ihrer Wirkung ergänzen. Die wasserlösliche Grundlage des ▶ Gels, welches mehrfach täglich sanft in die Narben einmassiert wird, fördert das Eindringen der Wirkstoffe in die tiefen Hautschichten der Narbe, ohne Spuren auf der Haut oder der Kleidung zu hinterlassen.

▶ Salbengrundlage, ▶ Lasertherapie, ▶ Microneedling, ▶ Farbstofflaser, ▶ Fraktionierte Lasertherapie, ▶ Keloid, ▶ hypertrophe Narbe.

Nasenformung, operativ

Der Eingriff erfolgt i. d. R. während einer ein- bis zwei-stündigen Vollnarkose. Nasenhöcker (Höckernasen) werden durch das Abtragen von überschüssigem Knorpel und ggf. feines Abmeißeln des verformten Knochengerüsts korrigiert. Breite Nasen (Breitnasen) können durch Entfernung von Teilen der Nasenflügel verschmälert werden. Bei schief geformten Nasen (Schiefnasen) werden erst Knochen- und Knorpelmasse verändert, anschließend wird die Nase zurechtgerückt. Zu kleine Nasen werden unter Zuhilfenahme von zu kleinen „Sandwiches" zusammengerolltem körpereigenem Knorpel aufgebaut und modelliert. Nach der Operation kann zunächst nur durch den Mund geatmet werden. Großflächige ▶ Hämatome und ▶ Ödeme (Schwellungen) finden sich für gut zwei Wochen nahezu im gesamten Gesicht. Oftmals muss auch eine Nasenschiene aus Gips für etwa zwei Wochen getragen werden. Bis sich die endgültige Nasenform ausgebildet hat, kann es durchaus ein halbes Jahr dauern. Die operativen Risiken beinhalten eine Instabilität, Gefühlsstörungen der Nase (z. B. taube Nasenspitze), nicht zufriedenstellende Form sowie innere Verwachsungen, die revidiert (nachoperiert) werden müssen.

Natürliche Feuchthaltefaktoren

(„Natural moisturizing factors", NMF). Dieses Schlagwort ist fast jedem aus der Werbung bekannt. Gemeint sind damit Substanzen, die Feuchtigkeit in der Haut binden und speichern können. Die wichtigste Substanz für die Geschmeidigkeit der Haut ist Wasser. Ohne natürliche Feuchthaltefaktoren würde dieses Wasser schnell verdunsten; die Haut würde trocken und rissig werden und erkranken (▶ Austrocknungsekzem). Die Haut erhält ihre Feuchtigkeit durch Wasser aus tieferen Schichten und durch den Schweiß. Das Wasser kann durch verschiedene Faktoren, wie z. B. fehlende Feuchthaltesubstanzen oder extreme Lufttrockenheit, vermehrt nach außen abgegeben werden. Dabei sind Stellen wie das Gesicht oder die Hände, die i. d. R. ungeschützt den Witterungsbedingungen ausgesetzt sind, meist generell von einem erhöhten Wasserverlust betroffen.

Die natürlichen Feuchthaltefaktoren sind körpereigene Substanzen, die Wasser in der Hornschicht festhalten. Sie stammen aus Schweiß, Talgdrüsenfetten sowie aus Substanzen aus dem Verhornungsprozess der Haut. Zu den wichtigsten NMF gehören u. a. ▶ Harnstoff (Urea, Carbamid), ▶ Milchsäure, ▶ Glyzerin und ▶ Hyaluronsäure (siehe Abb. 14 in Kap. H). Als Feuchthaltesubstanzen in Kosmetika werden die NMF auch ▶ „moisturizer" genannt. Die von außen zugeführten „moisturizer" haben dabei die Aufgabe, Feuchtigkeit in der Haut zu binden und damit festzuhalten.

▶ Hautfunktionsanalyse, ▶ Altershaut.

„Natural moisturizing factors" (NMF)

▶ Natürliche Feuchthaltefaktoren.

Nekrose

Abgestorbenes Gewebe, häufig im Spätstadium der ▶ AVK. Das tote Gewebe muss i. d. R. entfernt werden, um dem darunter gelegenen gesunden Gewebe die Möglichkeit zur Regeneration zu geben (siehe Abb. 3 in Kap. D).
▶ Gangrän.

Neodym-YAG-Laser

(Nd:YAG-Laser). Vielseitig einsetzbarer ▶ Laser, der mit verschiedenen Wellenlängen (532, 1064, 1320 nm) für verschiedene Aufgaben eingesetzt werden kann (▶ Neodym-YAG-Laser, frequenzverdoppelt). Einsatzgebiete sind z. B. Gefäßveränderungen, verschiedenfarbige ▶ Tätowierungen (rot, schwarz, blau, braun, gelb), ▶ „Subsurfacing" oder ▶ Hypertrichose (▶ Laser-Epilation) und Nagelpilz (▶ Nagelpilzlaser). Bei großen ▶ Hämangiomen (Blutgefäßgeschwulste; siehe Abb. 1 in Kap. H) kann der Laser über eine durch die Haut in die Tiefe eingeführte Faser gezielt die überschüssigen Blutgefäße zerstören.

Neodym-YAG-Laser, frequenzverdoppelt

(KTP-Laser). Medizinischer ▶ Laser zur Behandlung rötlicher Blutgefäßveränderungen. Das grüne Licht des frequenzverdoppelten Neodym-YAG-Lasers (Wellenlänge: 532 nm) wird relativ stark von dem roten Blutfarbstoff Hämoglobin absorbiert. Dieser Laser eignet sich daher besonders gut zur Behandlung oberflächlicher Blutgefäßveränderungen, die sich bis zu wenige Millimeter unter der Haut befinden. Insbesondere ist dieser Laser zur Behandlung folgender Veränderungen geeignet: ▶ Teleangiektasien (kleinste Blutgefäßerweiterungen im Gesicht und am Oberkörper), ▶ Couperose, ▶ Lippenrandangiome („venous lakes"), ▶ „Spider naevi" (Spinnenmale), ▶ senile Angiome (rote Altersflecken, Rubinflecken).

Die Neodym-YAG-Laser-Therapie erfordert normalerweise keine örtliche Betäubung. Patienten spüren während der Behandlung den auftreffenden Laserstrahl jeweils als leichtes Stechen an der Haut, wie bei einem kleinen Nadelpiekser. Es ist jedoch auch die örtliche Betäubung mithilfe einer lokalanästhesierenden Creme ohne Verengung der zu behandelnden Blutgefäße (▶ Lokalanästhesie, örtliche Betäubung) möglich, die vor dem Eingriff auf die betreffende Körperstelle aufgebracht und mit einem (Spezial)-Pflaster bedeckt wird. Nach der Behandlung bemerkt man eine weißliche, manchmal auch bräunliche Verfärbung der behandelten Blutgefäßveränderungen. In den ersten Tagen nach der Behandlung bilden sich kleine Krusten, die sich in den darauffolgenden Tagen von allein ablösen. Sonnenschutz ist sinnvoll. Der Therapieerfolg kann erst nach etwa 4–8 Wochen beurteilt werden. In der Regel kommt es nach ein- bis mehrmaliger Neodym-YAG-Laser-Behandlung zu einem Abheilen der behandelten Hautveränderungen mit einem sehr guten kosmetischen Ergebnis ohne sichtbare Narben.

▶ Farbstoff-Laser, ▶ Neodym-YAG-Laser.

Nesselfieber

▶ Urtikaria.

Nesselsucht

▶ Urtikaria.

Neurodermitis

(Atopische Dermatitis, endogenes Ekzem, Neurodermitis constitutionalis atopica).

Definition Die Neurodermitis ist eine sehr häufige chronische Hauterkrankung, die durch Juckreiz, Trockenheit der Haut und wiederholt auftretende ▶ Ekzeme an typischen Körperstellen gekennzeichnet ist. In Deutschland sind etwa 5–15 % der Bevölkerung betroffen.

Ursachen Die Krankheit entsteht auf der Grundlage einer angeborenen Veranlagung für die sog. atopischen Erkrankungen (Neurodermitis, Heuschnupfen – ▶ Rhinitis allergica -, allergisches Asthma – ▶ Asthma allergicum), die bei etwa 40 % der Bevölkerung vorliegt (▶ Atopie). In Kombination mit besonderen Auslösern führt diese angeborene Neigung zum Ausbruch der Erkrankung. Zu diesen Auslösern gehören u. a. Stress (▶ Neurodermitisnotfallkoffer), Hautreizungen, ▶ Allergene, unverträgliche Nahrungsmittel, Infektionen sowie Klimafaktoren (▶ Klimatherapie).

Symptome Das Erscheinungsbild der Neurodermitis kann sehr unterschiedlich sein. Typischerweise treten stark juckende ▶ Ekzeme in den Gelenkbeugen (Ellenbeugen, Kniekehlen) auf (Abb. 5; siehe Abb. 4 in Kap. B), aber auch Gesicht, Hals (Abb. 6), Dekolleté, Hände und Füße sind nicht selten betroffen.

Abb. 5 Beugenekzem der
Kniekehle bei einer jungen
Frau mit Neurodermitis

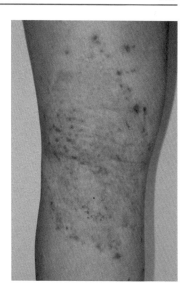

Abb. 6 Hals eines jungen
Mädchens mit Rötung,
Schuppung, Kratzspuren,
Verdickung der Haut und ▶
Lichenifikation

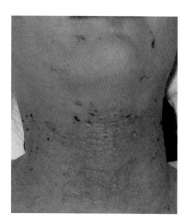

Prinzipiell kann die Hauterkrankung den gesamten Körper befallen (▶ Erythrodermie; Abb. 7 und 8). An betroffenen Stellen ist die Haut gerötet und entzündlich verdickt. Oft zeigt sich eine feine, trockene Schuppung, aber auch kleine
Wasserbläschen bis hin zu stark nässenden Hautentzündungen können das Bild
der Neurodermitis prägen. Häufig kommt es zur Ausbildung kleiner Knötchen, die
aufgrund des quälenden Juckreizes aufgekratzt werden und dann bluten können.
Die nicht von den Ekzemherden betroffene Haut ist sehr trocken und kann auch
ohne das Vorhandensein sichtbarer Hautveränderungen jucken.

Diagnose Die Diagnose einer Neurodermitis stellt der Hautarzt meist aufgrund
der typischen Hautveränderungen in den unterschiedlichen Lebensaltern, auf-

Abb. 7 Nässende ▶
Neurodermitis am gesamten
Körper eines Säuglings

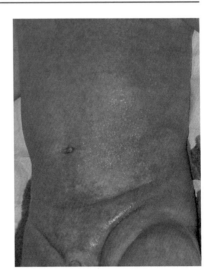

Abb. 8 Dasselbe Kind wie
in Abb. 7, hier nach Therapie

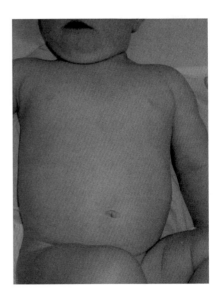

grund der typischen Beschwerden (Juckreiz, trockene Haut) und aufgrund der
Krankengeschichte (▶ Anamnese). Die Diagnose „Neurodermitis" ermöglicht an
sich überhaupt keine Aussage über Schweregrad und Verlauf der Hauterkrankung.
Auch winzig kleine ▶ Ekzemherde können an typischer Stelle bereits als „Neuro-
dermitis" bezeichnet werden. In Zweifelsfällen ermittelt der Hautarzt gelegentlich
einen Punktwert anhand der angegebenen Beschwerden des Patienten und seines
Hautzustands, der über die Wahrscheinlichkeit des Vorliegens einer Neurodermitis
Auskunft gibt (▶ Atopie-Score). Da die genannten atopischen (▶ Atopie)

Erkrankungen ▶ Asthma allergicum und ▶ Rhinoconjunctivitis allergica häufig mit der Neurodermitis einhergehen, werden oftmals entsprechende ▶ Allergietests durchgeführt.

Verlauf Am häufigsten tritt die Neurodermitis im frühen Kindesalter auf, dann oftmals besonders stark ausgeprägt. Bei Säuglingen kann die Haut besonders im Gesicht und an den Außenseiten der Arme und Beine, seltener auch am Körperstamm (s. Abb. 7 und 8) stark entzündlich gerötet sein und nässen. Häufig bilden sich auch gelbliche Krusten. Ein früher Hinweis auf eine Neigung zur Neurodermitis kann das Auftreten von den auch als ▶ „Milchschorf" bezeichneten Krusten an der Kopfhaut des Säuglings sein. Mit zunehmendem Kindesalter wechselt dann das Erscheinungsbild meist auf den typischen Gelenkbeugenbefall, wobei es zu einer Verdickung und Vergröberung der Hautstruktur an den betroffenen Stellen kommt (▶ Lichenifikation). Nach jahrelangem Verlauf verschwindet die Neurodermitis häufig im Schulalter, meist jedoch vor dem Eintritt in das Erwachsenenalter. Die Erkrankung kann noch in jedem Lebensalter auftreten oder über Jahrzehnte – teils von erscheinungsfreien Phasen durchbrochen – bestehen bleiben. Die empfindliche, trockene Haut und die Neigung, während oder nach körperlichen oder psychischen Stresssituationen Ekzeme auszubilden (Neurodermitisveranlagung), bleibt unabhängig vom Verlauf ein Leben lang bestehen (▶ Keratosis pilaris).

Therapie Aufgrund der angeborenen (genetisch bedingten) Überempfindlichkeit der Haut ist eine regelrechte Heilung der Neurodermitis (-Veranlagung) bisher nicht möglich. Das therapeutische Vorgehen sollte sowohl der individuellen Situation als auch dem Schweregrad der Hauterkrankung angemessen sein. Die wichtigste therapeutische Maßnahme, auch ohne das Vorliegen akuter ekzematöser Hautveränderungen, ist die Durchführung einer konsequenten ▶ Hautpflege (▶ Hautmodell nach Kardorff und Schnelle-Parker, ▶ Neurodermitisschulung), die sowohl die Verwendung von fettenden und ▶ harnstoffhaltigen Pflegemitteln als auch die Meidung irritierender und austrocknender Hautreinigungsmittel (▶ Hautreinigung) einschließt (siehe Abb. 3 und 4 in Kap. H). Im Winter sind oftmals fettere Salbengrundlagen erforderlich als im Sommer.

Leichtgradige Ekzemherde sind gut durch die kurzzeitige Anwendung von schwachen bis mittelstarken ▶ kortisonhaltigen Salben mit anschließendem Übergang auf z. B. schieferölhaltige oder gerbstoffhaltige Salben sowie auch durch die Therapie mit ▶ Calcineurininhibitoren (s. unten) in den Griff zu bekommen. Bei mittelstark ausgeprägten, mit massivem Juckreiz einhergehenden Ekzemherden empfiehlt sich oft zusätzlich die Gabe von tagsüber nicht müde machenden und zur Nacht ggf. müde machenden ▶ Antihistaminika. Für Kinder eignen sich sog. Neurodermitis-Overalls mit Fäustlingen, um unbewusstes nächtliches Kratzen zu verhindern.

Das Stillen über einen Zeitraum von 4–6 Monaten gilt als gute „Allergievorbeugung". Ansonsten empfiehlt sich die Gabe von hypoallergener Milch bei Säuglingen mit einer in der Familie vorkommenden ▶ Disposition für die Entwicklung einer Neurodermitis.

Die Durchführung einer ▶ Lichttherapie mit UV-A- und/oder UV-B-Strahlen, evtl. auch in Kombination mit vorangehenden Solebädern (▶ Balneo-Photo-Therapie), ist eine ausgezeichnete weitere Therapiemöglichkeit, die praktisch einen Teil der klimatischen Verhältnisse eines die Haut meist bessernden Sommerurlaubs (Meer, Sonne) simuliert. Einen erfolgversprechenden Therapieansatz bei akuten Ekzemschüben stellt die ▶ UV-A$_1$-Hochdosisbestrahlungstherapie (langwelliges UV-A-Licht) dar. Bei extrem hartnäckigen Hand- und Fußekzemen sowie Kopfekzemen kann die Behandlung mit dem ▶ Excimer-Laser (308 nm) verblüffende Therapieerfolge erzielen.

Effiziente und nebenwirkungsarme Arzneimittel in der Behandlung der Neurodermitis sind auch Salben bzw. Cremes mit den ▶ Calcineurininhibitoren ▶ Tacrolimus oder ▶ Pimecrolimus. Diese Wirkstoffe beeinflussen ganz gezielt bestimmte Zellen, die am Entzündungsgeschehen in der Haut beteiligt sind.

Bei besonders schweren Verlaufsformen, die ambulant nicht erfolgreich behandelbar sind, ist ein stationärer Aufenthalt angezeigt, während dessen medikamentöse Behandlungen eingeleitet und Bestrahlungen intensiviert werden können. Seit 2017 steht auch ein ▶ Biological (▶ Dupilumab) für die Behandlung der mittelschweren bis schweren Neurodermitis bei Erwachsenen zur Verfügung. Seit 2019 wurde die Zulassung auch auf Kinder ab zwölf Jahren erweitert. Die Substanz wird vom Patienten selbst unter der Haut in regelmäßigen Abständen injiziert und zeigt bisher eine hervorragende entzündungshemmende Wirkung bei insgesamt guter Verträglichkeit. Seit 2020 ist der ▶ Januskinasen-Inhibitor ▶ Baricitinib als Tablette zugelassen. Geplant ist auch der Einsatz des Antikörpers gegen ▶ Interleukin-13 ▶ Tralokinumab.

Begleitend zu den genannten Therapiemaßnahmen kann eine psychologische Betreuung helfen, die Neurodermitis unter Kontrolle zu bringen bzw. zu halten. Hierbei bieten sich Maßnahmen zur Stressminimierung, zur Steigerung des Selbstwertgefühls und zur Unterbrechung des Teufelskreises von Juckreiz und Kratzen (z. B. autogenes Training, Gruppensport, „Juckreizmanagement", progressive Muskelrelaxation) an. Aber auch Interventionen in Bezug auf das häufig durch die Erkrankung eines Angehörigen/Kindes stark beeinträchtigte, die Neurodermitis in den Mittelpunkt stellende Familienleben können den Krankheitsverlauf positiv beeinflussen.

Nach weitgehender Abheilung der Hautveränderungen sollten mögliche individuelle Auslösefaktoren ermittelt und ausgeschlossen werden. Hierzu dienen ▶ Epikutantestungen und ▶ Pricktestungen, ggf. auch ▶ Suchdiät und psychologische Diagnostik. ▶ **Wichtig:** Diätetische Maßnahmen müssen individuell zugeschnitten sein; es gibt keine sinnvolle Pauschaldiät für Neurodermitiker. Die Diätempfehlungen sollten sich streng an den Ergebnissen der allergologischen Diagnostik oder den Ergebnissen einer Suchdiät mit wiederholter Bestätigung eines eine Unverträglichkeitsreaktion auslösenden Nahrungsmittels orientieren. Die Diät sollte den Patienten auf keinen Fall mehr belasten als die Erkrankung selbst! Insbesondere Kindergarten- und Schulkinder werden durch rigorose Diätvorschriften rasch zu sozialen Außenseitern abgestempelt. Mangelernährung kann fatale Folgen haben. Unter den relativ selten relevanten Allergenen stellen Kuhmilch, Ei, Nüsse, Soja und Fisch die häufigsten dar. Säurehaltige Nahrungsmittel, wie Zitrusfrüchte und Fruchtsäfte, können auch ohne das Vorliegen einer Allergie die Neurodermitis verschlechtern und sollten in größeren Mengen vermieden werden. Positiv wirkt sich dagegen oftmals, v. a. bei Kindern, eine Nahrungsergänzung mit γ-Linolensäure aus.

Ein Klimawechsel (▶ Klimatherapie) durch Kuraufenthalte, z. B. im Hochgebirge oder an der Nordsee, erbringt oft eine rasche Besserung der Hautveränderungen innerhalb weniger Tage, auch ohne intensive zusätzliche Therapie. Dieser Effekt wird u. a. auf den verminderten Gehalt der Luft an Inhalationsallergenen (u. a. Pollen) zurückgeführt. Jedoch treten die Hautveränderungen ebenso häufig bald nach der Rückkehr zu Hause oder bereits schon auf der Heimfahrt wieder auf. Aus dieser Erkenntnis heraus ist das Konzept einer ganzheitlichen wohnortnahen Neurodermitistherapie geboren worden, welches inmitten eines städtischen Ballungsgebiets, in dieser Form bislang leider einzigartig, bereits 1996 in Duisburg (Rhein-Klinik St. Joseph) an der Grenze zwischen Niederrhein und Ruhrgebiet verwirklicht worden ist. Neben den standardtherapeutischen Verfahren, wie das genannte Erlernen einer konsequenten stadienadaptierten ▶ Hautpflege bereits im frühesten Kindesalter sowie Ermittlung und Vermeidung möglicher Auslösefaktoren, kommt hierbei der Aufrechterhaltung des Kontakts zum psychosozialen Umfeld des Patienten (Eltern, Freunde, Lebenspartner, Arbeitskollegen) im heimischen Klima eine entscheidende Bedeutung zu.

Die Möglichkeit der nur wohnortnah realisierbaren Einbindung von Familienangehörigen in die medizinische (u. a. konsequente Hautpflege, erkrankungsstadienadaptierte Salbentherapie, allergenarmes Kochen) und psychologische (Familiengespräche, Partnergespräche) Therapie stellt einen entscheidenden Ansatz bei dem Versuch der langfristigen Stabilisierung der Hauterkrankung durch Verringerung von u. a. psychischen Triggerfaktoren dar. Durch die enge Verknüpfung von niedergelassenen Haut- und Kinderärzten, Kliniken, dem wohnortnahen dermatologischen Rehabilitationszentrum sowie ortsansässigen Therapeuten und Institutionen (z. B. Psychotherapeuten, Familienberatungsstellen oder auch Arbeitsämter) ist eine Therapie des einzelnen Patienten unter Berücksichtigung der meist durch die Hauterkrankung stark in Mitleidenschaft gezogenen familiären Strukturen nach einem schlüssigen, einheitlichen und ganzheitlichen Konzept möglich. Die Schaffung flächendeckender ambulanter wohnortnaher Rehhabilitationszentren, die unter der Leitung auch niedergelassener dermatologischer Fachärzte stehen können, ist aufgrund des großen Erfolgs und schlüssigen Konzepts der ▶ „Wohnortnahen Dermatologischen Rehabilitation" weiterhin geplant.

Einen weiteren Ansatz für die bessere Versorgung von an Neurodermitis leidenden Kindern und Jugendlichen stellt das in den Jahren 2000–2003 erfolgreich durchgeführte Modellprojekt ▶ „Neurodermitisschulung" dar. Verschiedene Vereinigungen, wie der ▶ „Deutsche Neurodermitis Bund" oder der ▶ DWDR, bemühen sich ebenfalls – sowohl von Patientenseite als auch von Ärzte-/Therapeutenseite – um eine bessere Betreuung Betroffener.

Neurodermitisnotfallkoffer

„Erste-Hilfe-Kästchen" für kleine und große Patienten mit ▶ Neurodermitis, um mit jeder „Phase" (individueller Grad des Juckreizes und der ▶ Ekzeme) der Hautkrankheit, zu Hause wie auch unterwegs, direkt umgehen zu können.

Inhalt des Koffers:

Phase I: Körperpflegelotion, die jeder Patient ohnehin zur ▶ Haupflege im täglichen Gebrauch hat; Handtuch, nicht im Trockner getrocknet und ohne Weichspüler gewaschen – zum Reiben der Haut, wenn sie juckt, als sinnvolle Alternative zu Fingernägeln oder Gegenständen, die Kratzspuren und Narben (!) hinterlassen.

Phase II: Kortisonfreie Creme für evtl. Hautverschlechterungen (z. B. schieferölhaltige Creme, ▶ Pimecrolimus, ▶ Tacrolimus oder hochprozentige ▶ Harnstoff – Urea-Creme); „cool-pads", die es gegen Beulen etc. in jedem Haushalt gibt – **Achtung:** nur mit Schutzhülle oder -tuch auflegen, niemals direkter Hautkontakt (wegen Erfrierungsgefahr); Schwarzteebeutel zum Zubereiten von Schwarzteeaufschlägen (starken schwarzen Tee kochen, im Kühlschrank kalt werden lassen, Baumwolläppchen eintauchen und auf die entzündete, juckende, rote, gereizte, geschwollene, auch nässende Haut legen); Mullkompressen, Waschlappen, Baumwolltaschentücher oder Papiertaschentücher für die genannten kalten Schwarzteekompressen.

Phase III: Vom Hautarzt für den Bedarfsfall (Notfall) verschriebene ▶ kortisonhaltige Salbe für schnelle Hilfe und Linderung; vom Hautarzt verordnete ▶ Antihistaminika (Antiallergika) als Saft oder Tabletten, aber bitte nicht als Gel (v. a. Antihistaminika der älteren Generation nehmen sehr gut den Juckreiz, machen etwas müde und lassen meist eine ungestörte Nachtruhe ohne Kratzattacken zu!).

Zusätzliche **Standardausrüstung für jede Phase:** Entspannungs-Hörbücher (z. B. mit Fantasiereisegeschichten zum Abschalten oder mit Muskelrelaxationsübungen nach Jacobson); Lieblingshörspiele, Musik (nach Möglichkeit beruhigende, nicht durchblutungsfördernde und aufheizende, aber individuell geschätzte Musik); andere „Medien": Bilderbuch, Lieblingsbuch, Tablet mit entspannenden Filmen.

Neurodermitisschulung

Unter „Neurodermitisschulung" versteht man erst einmal die Schulung von Betroffenen und ggf. auch ihren Angehörigen (speziell wenn es sich um Kinder handelt) im Umgang mit der chronischen Hauterkrankung ▶ Neurodermitis, die im günstigsten Fall nur wenige Monate oder Jahre anhält, im ungünstigsten Fall die Patienten aber ein ganzes Leben lang begleitet. Elemente der Neurodermitisschulung sind z. B. Fragen des täglichen Lebens, Aufklärung über die Notwendigkeit konsequenter Hautpflege (▶ Hautmodell nach Kardorff und Schnelle-Parker), Hautschutzmaßnahmen, Umgang mit Stress, Beeinflussungsfaktoren, Verhalten bei schweren Juckreizattacken (▶ Neurodermitisnotfallkoffer), Besprechen von Partnerschaftsproblematiken, mögliche Problemfelder in Schule oder Bekanntenkreis, medizinische Inhalte wie Aufbau und Funktion der Haut, Hinweise zur Ernährung und genaue Erläuterung der verschiedenen, auf den Einzelfall abgestimmten Therapiemöglichkeiten. Bei der Neurodermitisschulung von kleineren Kindern muss man sich meist verschiedener Hilfsmittel zur Veranschaulichung der Problematik bedienen, wie z. B. dem ▶ Hautmodell nach Kardorff und Schnelle-Parker (siehe Abb. 3 und 4 in Kap. H).

Es gibt Elternschulungskurse, an denen Eltern betroffener Kinder i. d. R. zwischen 0 und 7 Jahren teilnehmen. Je nach Schulungszentrum gibt es auch Kurse für ältere Kinder und Jugendliche. Die meisten Krankenkassen beteiligen sich an den Kosten der sehr sinnvollen Schulungen. Die Teilnahme ist gerade für die häufig stark verunsicherten Eltern absolut empfehlenswert. Aber auch die Kinder selber profitieren sehr davon. Das nahe gelegenste Schulungszentrum findet man auf der Homepage der ▶ AGNES (www.neurodermitisschulung.de).

Eine offizielle Bedeutung hat der Begriff „Neurodermitisschulung" seit dem Jahre 2000 durch einen bundesweiten Modellversuch erhalten. Das Modellprojekt griff u. a. die Idee der seit 1996 praktizierten ▶ Wohnortnahen Dermatologischen Rehabilitation auf, dass eine effektive Schulung und erfolgreiche Behandlung einer chronischen Hautkrankheit nach Möglichkeit in dem Umfeld erfolgen sollte, in dem die Patienten den größten Teil ihres Lebens verbringen, da nur dort und nicht in einer Kurklinik mit Urlaubsatmosphäre (▶ Klimatherapie) fernab von Familie und Freunden, Probleme im heimischen Umfeld und heimatlichen Klima gelöst werden können. Ein Konzept zur bundesweiten Umsetzung der ▶ Wohnortnahen Dermatologischen Rehabilitation auch in kleineren ambulanten Therapiezentren ist bereits im Jahr 2003 von der Bundesarbeitsgemeinschaft für Rehabilitation (BAR) verabschiedet worden.

Neurofibromatose

(Morbus Recklinghausen). Erbkrankheit, die v. a. mit schmerzlosen, weichen „Knubbeln" (sog. Neurofibromen) an der Haut einhergeht. Zusätzlich können auch Störungen des Knochenbaus und andere Hautveränderungen, wie ▶ Café-au-lait-Flecken, bestehen. Unterschiedlichen Aussagen zufolge soll der berühmt gewordene Elefantenmensch an einer sehr entstellenden Form der Neurofibromatose gelitten haben. Stark störende Neurofibrome können herausgeschnitten werden, größere Mengen sind in spezialisierten Zentren und Praxen auch einer Lasertherapie (▶ Erbium-YAG-Laser) zugänglich.

Neurosyphilis (Neurolues)

▶ Spätsyphilis.

Nickel

Nickel ist ein silbrig-weißes Metall und war früher allerorts vertreten: im Kochgeschirr, in Jeansknöpfen, in Brillengestellen, in Mode-, Silber- und Goldschmuck, im Geld, in diversen Nahrungsmitteln.

Viele Menschen entwickeln im Laufe ihres Lebens eine ▶ Kontaktdermatitis auf Nickel (siehe Abb. 6 in Kap. K). Nickelallergien sind die häufigsten Kontaktallergien in Mitteleuropa überhaupt. Typisch ist das Entstehen von Ekzemen an den Stellen des Körpers, an denen das Metall Kontakt zur Haut hat: an den Ohrläppchen oder an den Fingern beim Tragen von unechtem Schmuck oder beim Tragen von echtem Schmuck, der noch Nickelanteile enthält, und am Bauch, wenn der Jeansknopf oder ein ▶ „Piercing" mit Nickelanteilen Kontakt zur Haut hat. Bei längerem und sehr intensivem Kontakt mit Nickel muss das Ekzem nicht mehr auf den Ort der Einwirkung begrenzt bleiben, es kann in die gesunde Umgebung und in kontaktferne Regionen streuen. Dieses Phänomen bezeichnet man als „hämatogene" sprich über den Blutweg durch Zellen des Immunsystems weiter gestreute Nickelallergie.

Zur Verringerung des Vorkommens einer Nickelallergie ist im Jahre 2000 in der europäischen Union gesetzlich geregelt worden, dass Metalle, die eine längere Zeit mit der Haut in Kontakt kommen (Ohrstecker, Piercings, Armbanduhrgehäuse, Halsketten, Brillengestelle oder Reißverschlüsse), weniger vernickelt werden dürfen. Eine tolerierbare tägliche Aufnahmemenge von Nickel durch Nahrungsmittel ist auch festgelegt worden. Wenn man um seine Nickelallergie weiß, wird man versuchen, auslösende Dinge zu vermeiden. Problematisch wird es für diejenigen Personen, die auch beruflich ständigen Kontakt zu Nickel haben, wie Kassierer mit dem Kontakt zum Euro und Köche mit dem Kontakt zu nickelhaltigen Töpfen und Nahrungsmitteln. Die Verwendung von Nickel bei der Herstellung von Münzen wurde auf die 1- und 2-Euro-Münze begrenzt. Hierbei wird versucht, durch die Verwendung einer hochwertigen Legierung, das Nickelallergie-Risiko weiter zu reduzieren. Die anderen Münzen (1, 2 und 5 Cent) werden aus Stahl mit einer Kupferauflage hergestellt.

Es soll nicht unerwähnt bleiben, dass viele Lebensmittel als Spurenelement ebenfalls Nickel enthalten: Hülsenfrüchte, diverse Gemüse, grüner Salat, Vollkornprodukte, Backzutaten – wie Trockenhefe und Backpulver -, Nüsse, Kakao, Schokolade, diverse Obstsorten, Tee und einige Käsesorten. Daher ist es wichtig, sich über den Nickelgehalt in Lebensmitteln zu informieren.

Nickel kann auch durch die Nahrungszubereitung in Metalltöpfen, durch Wasser aus der Leitung oder durch Nahrung aus Konserven in das Essen gelangen. Auch Zigarettenrauch enthält Nickel. Sehr empfindliche Nickelallergiker sollten versuchen, Lebensmittel mit mehr als 50 µg Nickel pro 100 g nur in Maßen zu genießen, da der Genuss dieser Nahrungsmittel zur Verstärkung bestehender Hautsymptome und des Weiteren zu Verstimmungen im Magen- und Darmtrakt führen kann.

Nikotinsäureamidtest

Hauttest zur Ermittlung einer evtl. bestehenden Überempfindlichkeit der Haut; wird manchmal im Rahmen von ▶ Allergietests mitgetestet, um eine Aussage über die Hautempfindlichkeit des Patienten, z. B. gegenüber Spül- oder Putzmitteln, oder andere Hautbelastungen zu erhalten.

Nissen

Die befruchteten weiblichen Kopf-, Kleider- oder Filzläuse kleben die sog. Nissen, je nach Spezialisierung („Vorliebe"), an Kopfhaare, Schamhaare oder die Nähte der Kleider. In den Nissen befinden sich die Eier. Man kann sie mit dem bloßen Auge gut sehen. Sie sehen aus wie weiße, festhaftende Schuppen im Haar. Man kann die Nissen aber im Gegensatz zu den Schuppen nicht von den Haaren abstreifen. Sie bleiben an den Haaren kleben. In den Nissen, die als „Wohnhüllen" dienen, reifen die Läuse zur Geschlechtsreife heran.

▶ Läusebefall, ▶ Filzläuse, ▶ Kleiderläuse, ▶ Kopfläuse.

NMF

(„Natural moisturizing factors", ▶ natürliche Feuchthaltefaktoren).

Noxen

Gifte, schädliche Substanzen, Schadstoffe.

O

Beispielstichwort

Ohrlöcher, gerissen oder eingerissen: Durch langjähriges Tragen von Ohrringen, zu schweren Ohrringen, stark spannenden und dehnenden Piercings (Tunnel-Piercing) oder auch durch versehentlichen Zug oder Verletzungen kann es zum Einriss der Ohrläppchen und zum Ausreißen von Ohrlöchern kommen. Manchmal werden die aus kosmetischen Gründen gestochenen Ohrlöcher mit der Zeit auch zu weit und wirken wie ausgeleiert. Hin und wieder ist der jahrelange Dehnungsreiz auch so stark, dass sich durch den permanenten Zug die Ohrläppchen deutlich vergrößert haben, was zu einem ähnlichen Bild wie ein kleines Elefantenohr führt. Durch eine dermatochirurgische Operation können unter örtlicher Betäubung die Teile ausgerissener Ohrlöcher wieder aneinandergefügt und vernäht werden. Überschüssige Haut wird dabei z. B. mittels Skalpell oder Laser entfernt. Die Fäden verbleiben ca. 6–10 Tage in der Haut des Ohrläppchens.

Oberst-Leitungsanästhesie

▶ Lokalanästhesie.

OCT

▶ Optische Cohärenztomographie (OCT) zur Untersuchung der Haut.

© Der/die Autor(en), exklusiv lizenziert durch Springer-Verlag GmbH, DE, ein Teil von Springer Nature 2021
B. Kardorff, *Gesunde Haut*, https://doi.org/10.1007/978-3-662-63160-7_15

Ödem

Gewebewassersucht; schmerzlose Schwellung durch Ansammlung einer wässrigen Flüssigkeit in den Gewebespalten.
▶ Lymphödem.

Ödem, angioneurotisches

(Angioödem, Quincke-Ödem). Plötzliches Auftreten von Schwellungen der Haut oder Schleimhaut, die so ausgeprägt sein können, dass sie fast groteske Ausmaße annehmen können (Donald-Duck-artige Lippenform, Boxerauge). Im Bereich der Atemwegsschleimhäute können die angioneurotischen Ödeme sogar Beschwerden von Luftnot bis zur Erstickung verursachen. Die häufigsten Körperstellen, an denen diese Ödeme (Schwellungen) auftreten, sind u. a.: Lippen, Augenlider, Genitalien, Hände, Füße, Zunge und Rachen. In der Regel stellt das angioneurotische Ödem eine Sonderform der ▶ Urtikaria dar. Oft liegt eine Allergie oder eine Medikamentennebenwirkung vor, z. B. auf ACE-Blutdrucksenker. Hiervon unterschieden werden muss das vererbte (heriditäre) oder erworbene Angioödem, bei dem ein bestimmter Blutbestandteil fehlt, in zu geringer Menge vorhanden ist oder fehlerhaft funktioniert (sog. C_1-Esterase-Inhibitor). Manchmal findet man in der Familiengeschichte dieser Patienten Hinweise auf einen unerwarteten Erstickungstod von Vorfahren.

Örtliche Betäubung

(▶ Lokalanästhesie).

Östrogen

Weibliches Geschlechtshormon.

Ohrlöcher, gerissen oder eingerissen

Durch langjähriges Tragen von Ohrringen, zu schweren Ohrringen, stark spannenden und dehnenden Piercings (Tunnel-Piercing) oder auch durch versehentlichen Zug oder Verletzungen kann es zum Einriss der Ohrläppchen und zum Ausreißen von Ohrlöchern kommen. Manchmal werden die aus kosmetischen Gründen gestochenen Ohrlöcher mit der Zeit auch zu weit und wirken wie ausgeleiert. Hin und wieder ist der jahrelange Dehnungsreiz auch so stark, dass sich durch den permanenten Zug die Ohrläppchen deutlich vergrößert haben, was zu einem ähnlichen Bild wie ein kleines Elefantenohr führt.

Durch eine dermatochirurgische Operation können unter örtlicher Betäubung die Teile ausgerissener Ohrlöcher wieder aneinandergefügt und vernäht werden. Überschüssige Haut wird dabei z. B. mittels Skalpell oder Laser entfernt. Die Fäden verbleiben ca. 6–10 Tage in der Haut des Ohrläppchens.

Meist sieht man an den wiederhergestellten Ohrläppchen die winzigen Narben kaum noch, oder sie wirken wie kleine natürliche Fältchen. Je stärker die Verletzung des Ohrläppchens ist und je dünner die verbleibenden Hautlappen sind, desto schwieriger ist die Rekonstruktion.

Manche Patient/innen, die danach noch nicht mit dem Ohrlochstechen abgeschlossen haben, lassen sich nach erfolgter Operation nach 3–6 Wochen erneut Ohrlöcher piercen.

Oligozoospermie

Wenn sich im Rahmen einer Untersuchung des männlichen Samens (▶ Spermiogramm) herausstellt, dass sich pro Milliliter Samenflüssigkeit < 20 Mio. Spermien (Samenzellen) befinden, spricht man von Oligozoospermie, also von einer zu geringen Samenkonzentration. Mit einer verminderten Samenkonzentration ist die Zeugungsfähigkeit des Mannes auf natürlichem Weg durch Geschlechtsverkehr eingeschränkt (aber nicht unmöglich).

Omalizumab

▶ Anti-IgE-Antikörper.

Onychomykose

(siehe Abb. 3 in Kap. N). ▶ Nagelpilz, ▶ Nagelpilzlaser.

Optische Biopsie

▶ Konfokale Laserscanmikroskopie (KLSM, RCM) (s. Abb. 1).

Abb. 1 Pigmentiertes Basalzellkarzinom von der Schläfe in der ▶ optischen Biopsie. Man sieht Tumornester mit randständigen (palisadenartig) angeordneten Zellen und dunkle Spaltbildungen (clefting) um die Tumorhaufen, die wohl einer Schleimbildung (Muzin) entsprechen. Dazwischen Bindegewebsstränge. Bildgröße 1 mm x 1 mm, mit dem VivaScope 1500 diagnostiziert

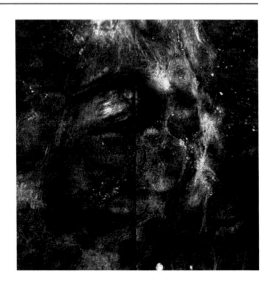

Optische Cohärenztomographie (OCT) zur Untersuchung der Haut

Es gibt unzählige gutartige und eine Reihe bösartiger Hauterkrankungen, die sich häufig von der Oberfläche bis in die tiefen Hautschichten fortsetzen und dann zum Teil in andere Organe metastasieren (streuen). Eine Hautkrebsart ist z. B. das ▶ Basalzellkarzinom (Weißer Hautkrebs), das nur sehr selten metastasiert, aber dennoch als bösartig bezeichnet wird. Andere, häufige und sehr gefährliche Krebsarten sind das ▶ Plattenepithelkarzinom, welches aus der Epithelzellschicht der Epidermis entspringt, sowie das maligne ▶ Melanom (schwarzer Hautkrebs), das seinen Ursprung in den Pigmentzellen der Haut (Melanozyten) hat. Ein Verfahren als Hilfestellung bei der Beurteilung verschiedener Hauterkrankungen ist die optische Kohärenztomographie (OCT). Dies ist ein Verfahren zur Schichtendarstellung der Haut, welches, ähnlich des Ultraschallprinzips, mit der Reflektion bestimmter Lichtstrahlen arbeitet (s. Abb. 2). Mit dieser Methode können Größe und Ausdehnung tumoröser Veränderungen insbesondere des ▶ Basalzellkarzinoms beurteilt werden. Die OCT findet neben der Dermatologie auch in der Augenheilkunde, zur Darstellung der Netzhaut Anwendung. Die OCT-Methode kann dem behandelnden Dermatologen eine genauere Information über die Tiefe und Ausbreitung eines Hautkrebses, insbesondere eines Basalzellkarzinoms geben. Hierdurch kann evtl. auf Probebiopsien zur Diagnosestellung verzichtet werden und häufig auch eine Nachexzision aufgrund einer zu klein gewählten Erstoperation vermieden werden. Bei Hautkrebs-verdächtigen Veränderungen kann durch eine reine Blickdiagnose die Ausbreitung innerhalb der Haut nicht exakt bestimmt werden. Hier hilft zur Operationsplanung ein technisches Verfahren wie die OCT.

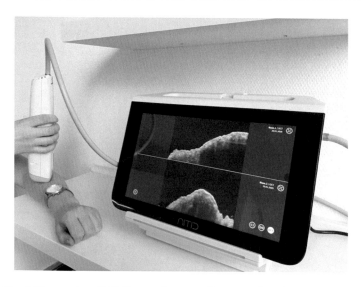

Abb. 2 Durchführung einer OCT-Untersuchung am Unterarm einer 27-jährigen Patientin. Die Untersuchung ermöglicht die Messung der Eindringtiefe und Ausdehnung einer verdächtigen Hautveränderung

Die Möglichkeiten zur präzisen Diagnostik einer Hautkrankheit mit der OCT sind derzeit noch sehr eingeschränkt. Hierzu empfiehlt sich die ebenfalls unblutige und schmerzfreie diagnostische Methode ▶ Konfokale Laserscanmikroskopie, bei der die Bildauflösung im Millionstel-Meter-Bereich, also auf Zellniveau vorliegt und somit eine feingewebliche, histologische Untersuchung ermöglicht wird.

Orales Allergiesyndrom (OAS)

Allergische Reaktion auf verschiedene Nahrungsmittel, wie Nüsse, Karotten, Sellerie, Äpfel oder rohe Gemüsesorten; tritt v. a. bei Menschen mit einer Birken-pollen- ▶ Allergie auf. Das OAS äußert sich in einem pelzigen Gefühl im Mund unmittelbar nach Verzehr des verantwortlichen Nahrungsmittels. In der weiteren Folge kann es sogar zu Lippen- und Zungenschwellungen, Heiserkeit, Schluck-beschwerden und Atemnot kommen. Dies ist dann eine sehr gefährliche Situation, die i. d. R. das unverzügliche Aufsuchen eines Krankenhauses zur Folge haben sollte. Bei bereits bekannten, wiederholt aufgetretenen Beschwerden führen die meisten Patienten aber auch ein sog. Notfallset zur sofortigen Eigenbehandlung mit sich.

▶ Rhinitis allergica, ▶ Nahrungsmittelallergie.

P

© Der/die Autor(en), exklusiv lizenziert durch Springer-Verlag GmbH, DE, ein Teil
von Springer Nature 2021
B. Kardorff, *Gesunde Haut,* https://doi.org/10.1007/978-3-662-63160-7_16

273

Beispielstichwort

PCR-Pilzdiagnostik: PCR heißt Polymerase-Kettenreaktion (polymerase chain reaction). Sie ist ein enzymabhängiges Verfahren zur Vervielfältigung bestimmter Gensequenzen innerhalb eines vorliegenden Erbgutes. Durch diese sensitive Methode können auch kleinste Erregermengen sicher nachgewiesen werden, wodurch falsch-negative Ergebnisse (es wird kein Erreger nachgewiesen, obwohl kleine Mengen in dem betroffenen Gewebe vorliegen) vermieden werden. Jedoch zeigt die hochempfindliche PCR auch totes, nicht mehr aktives genetisches Pilzmaterial, welches für einen Patienten nicht mehr krankheitserregend ist. Eine Kombination der klassischen Nachweismethode mittels Pilzkultur und der PCR-Pilzdiagnostik ist daher sinnvoll, um eine zielgerichtete Therapie beginnen zu können…

Panaritium

▶ Paronychie.

Papel

Bis erbsengroßes, meist rotes Hautknötchen (z. B. siehe Abb. 5 in Kap. R). Eine Papel kann, muss aber nicht jucken.

Papillomvirus

Papillomviren (beim Menschen HPV = Humane Papillomviren) sind die Erreger folgender ▶ Warzen: ▶ Flachwarzen, ▶ vulgäre Warzen (siehe Abb. 1 und 2 in Kap. V), ▶ Dornwarzen (Fußsohlenwarzen) und ▶ Feigwarzen. Bestimmte Untergruppen der Papillomviren können Krebs auslösen. Eine Infektion im Genital- und Analbereich mit Feigwarzen muss unbedingt saniert werden, da nach Jahren oder Jahrzehnten an der Stelle der Infektion durch diese bestimmten Papillomviren Gebärmutterhals- oder Darmkrebs ausgelöst werden kann. Auch die Entstehung von Peniskarzinomen (s. Abb. 1) durch HPV wird diskutiert.

▶ Viruswarzen, ▶ Verrucae vulgares, ▶ Mollusca contagiosa.

Parapsoriasis

Unter diesem Namen werden eine Reihe verschiedener Hautkrankheiten zusammengefasst, die wie die ▶ Psoriasis (Schuppenflechte) mit rötlich schuppenden Hautveränderungen einhergehen, aber überhaupt nicht mit der Schuppenflechte in Beziehung stehend. In dieser Gruppe gibt es völlig unterschiedliche Erkrankungsverläufe, die von einer spontanen Abheilung bis hin zum Übergang in eine ▶ Mycosis fungoides reichen können.

Parasitenbefall

Unter „Parasiten" versteht man Lebewesen, auch als „Mitesser" oder „Schmarotzer" bezeichnet, die auf Kosten anderer Organismen leben. Die für den Menschen wichtigen bakteriellen Parasiten erfüllen z. B. im Darm wichtige Aufgaben. Ungewollte Parasiten sind im Bereich der Hautkrankheiten z. B. ▶ Kopfläuse, Krätzmilben (▶ Skabies) oder Würmer.

Abb. 1 Peniskarzinom bei einem 83-jährigen Patienten, im Rahmen des ▶ Hautkrebsscreenings entdeckt. Möglicher Auslöser: Papillomviren (HPV)

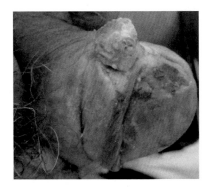

Paronychie

Unter „Paronychie" versteht man eine Entzündung der Nagelfalz, meist durch Bakterien, seltener durch Viren oder Pilze. Man unterscheidet eine akute und eine chronische Paronychie. Die akute Entzündung der Nagelfalz wird meist durch Bakterien ausgelöst. Selten sind aber auch Viren, wie das ▶ Herpes-simplex-Virus, die Ursache. Das in der Aknetherapie eingesetzte ▶ Isotretinoin kann ebenfalls zu einer akuten Paronychie führen. Die Patienten leiden bei einer bakteriellen Infektion der Nagelfalz unter einer schmerzhaften Schwellung, evtl. entleert sich Eiter. Bei einer Infektion mit Herpesviren schießen Bläschen auf der Haut auf. Die Behandlung besteht im Entfernen des Eiters, sofern vorhanden. Ansonsten ist eine örtliche Behandlung mit antientzündlichen Salben oder Fingerbädern angebracht. Je nach Ausprägung müssen Tabletten gegen Bakterien (▶ Antibiotika) oder Viren verabreicht werden.

Von einer chronischen Paronychie sind meist Personen, die ständig mit den Händen in kaltem Wasser arbeiten – wie Hausfrauen, Reinigungspersonal und Kellner –, betroffen. Oft besteht ein chronischer Hefepilzinfekt, seltener eine chronische bakterielle ▶ Infektion. Überwiegend sind Daumen und Zeigefinger betroffen. Die Nagelfalz ist geschwollen und es kann sich Eiter entleeren. Das Nagelhäutchen kann sich zurückziehen, sodass permanent Keime und Fremdmaterial eindringen können und die chronische Entzündung entsteht. Damit die chronische Paronychie abheilt, muss der Kontakt zu Nässe und Kälte strikt ausgeschaltet werden. Folgende Maßnahmen sind zu beachten: Tragen von Baumwollhandschuhen unter Gummihandschuhen bei Arbeiten in Nässe, Tragen von feinen Vinylhandschuhen bei Gemüseputzen und Früchteschälen, kein Hautkontakt zu Putzmitteln, keine Nagellacke während der Abheilungsphase, kein Zurückstreifen des Nagelhäutchens, bei kaltem und windigem Wetter Handschuhe tragen, Hände mit milden Seifen und lauwarmem Wasser reinigen. Der Arzt verordnet, wie bei der akuten Paronychie, eine antientzündliche und antimikrobielle äußerliche oder innerliche Therapie.

▶ Haar- und Nageltherapeutika.

PASI- („Psoriasis-area-and-severity-index") Score

Durch die Untersuchung der kompletten Haut eines Schuppenflechtepatienten kann der Hautarzt anhand einer speziellen Tabelle einen Punktwert ermitteln, der mit demjenigen anderer Patienten vergleichbar ist und Aussagen über Ausprägung (Fläche, „area") und Schweregrad („severity") der Schuppenflechte (▶ Psoriasis) ermöglicht. Einbezogen in den Punktwert werden die befallene Körperfläche, die Ausprägung der Schuppung, der Grad der Rötung sowie die Dicke der krankhaft veränderten Haut. Anhand dieser Punktwertermittlung können z. B. Therapieerfolge nach Rehabilitationsmaßnahmen oder durch neue Therapieverfahren messbar und vergleichbar gemacht werden.

Paste

Salben-Pulver-Mischung von teigartiger Beschaffenheit; Gemisch aus Öl in einem Feststoff wie Puder. Pasten haften, trocknen, kühlen und decken die Haut ab.

Patchtest

(▶ Epikutantest).

PAUVA-Therapie

Die Kombination der Einnahme der Aminosäure Phenylalanin mit nachfolgender UV-A-Bestrahlung; wird – ähnlich wie auch die ▶ PUVA-Therapie und die ▶ KUVA-Therapie – zur Behandlung der ▶ Vitiligo eingesetzt.

PCR-Pilzdiagnostik

PCR heißt Polymerase-Kettenreaktion (**p**olymerase **c**hain **r**eaction). Sie ist ein enzymabhängiges Verfahren zur Vervielfältigung bestimmter Gensequenzen innerhalb eines vorliegenden Erbgutes. Diese Methode macht man sich zunutze für den erregerspezifischen Pilznachnachweis, d. h. dass die Erreger von Hautpilzinfektionen gezielt auf Basis ihres Erbgutes bestimmt und unterschieden werden können. Weiterer Vorteil der Pilzdiagnostik mittels PCR im Vergleich zur klassischen Pilzdiagnostik (▶ Pilzkultur) ist, dass i. d. R. innerhalb weniger Tage ein Ergebnis vorliegt und somit zeitnah die entsprechende Therapie begonnen werden kann. Durch diese sensitive Methode können auch kleinste Erregermengen sicher nachgewiesen werden, wodurch falsch-negative Ergebnisse (es wird kein Erreger nachgewiesen, obwohl kleine Mengen in dem betroffenen Gewebe vorliegen) vermieden werden. Jedoch zeigt die hochempfindliche PCR auch totes, nicht mehr aktives genetisches Pilzmaterial, welches für einen Patienten nicht mehr krankheitserregend ist.

Eine Kombination der klassischen Nachweismethode mittels Pilzkultur und der PCR-Pilzdiagnostik ist daher sinnvoll, um eine zielgerichtete Therapie beginnen zu können. Allgemein bekannt geworden ist die PCR-Methode durch den Nachweis von Corona-Viren sowie in Krimiserien durch die Identifizierung des genetischen Materials eines Täters auch noch nach Jahren. Auch das Vorkommen anderer Viren (z. B. ▶ HPV) lässt sich anhand kleinster Gewebemengen mittels PCR nachweisen.

▶ Pilzkultur.

PDT

▶ Photodynamische Therapie.

PE

(Probenentnahme). Entnahme einer Hautgewebeprobe zur feingeweblichen Untersuchung (▶ Histologie) für die Diagnosesicherung, häufig mithilfe einer kleinen Stanze unter örtlicher Betäubung.
▶ Exzision, ▶ Optische Biopsie, ▶ Konfokale Laserscanmikroskopie.

Pedikulosis

Läusebefall.
▶ Kopfläuse, ▶ Kleiderläuse, ▶ Filzläuse.

Peeling

Dieser Begriff bezeichnet allgemein das Abschleifen oder Entfernen der äußeren Hautschichten. Man unterscheidet zum einen das mechanische Peeling mit Rubbelcremes, die sich sandig anfühlen und für die Gesichtswäsche zur Behandlung von Mitessern (▶ Komedo) verwendet werden, vom chemischen („Chemical") Peeling, welches mit ätzenden Substanzen, meist ▶ Fruchtsäuren (Glykolsäure), ▶ Trichloressigsäure, durchgeführt wird. Hierbei wird noch die Eindringtiefe des Peelings zwischen oberflächlich, mitteltief und tief unterschieden. Allgemein gilt, dass der erzielte Hautverjüngungseffekt und die Wirkung gegen Narben umso besser sein kann, je tiefer das Peeling im Rahmen der „erlaubten" Hautgrenzen durchgeführt wird. Je tiefer jedoch das Peeling durchgeführt wird, desto länger sind auch die beruflichen oder gesellschaftlichen Ausfallzeiten durch die lange Wundheilungszeit sowie das Nebenwirkungsrisiko in Form von Narbenbildung und Pigmentverteilungsstörungen.

Ein sanftes, in der Konzentration der Säuren langsam ansteigendes oberflächliches bis später mitteltiefes Fruchtsäurepeeling, über einen Zeitraum von mehreren Monaten in etwa 14-tägigen Abständen durchgeführt, erbringt gute bis sehr gute Ergebnisse und wird von den Patientinnen und Patienten gern berufsbegleitend durchgeführt (aufgrund der geringen Nebenwirkungen und der nur relativ kurz anhaltenden Hautrötung). Geeignete Hautbilder für ein ▶ „Chemical Peeling" sind z. B. ▶ Acne vulgaris, flache Aknenarben, hormonell bedingte Pigmentstörungen im Gesicht (▶ Chloasma), „Knibbelakne" junger Frauen, ▶

Altersflecken, grobporige orangenschalenartige Gesichtshaut, kleine Fältchen, Zeichen der Hautalterung, schlaffer und müder Gesichtsausdruck u. a.

Pemphigoid

▶ Autoimmunkrankheit der Haut, bei der sich im Verlauf relativ pralle und feste Blasen bilden. Der Beginn der Erkrankung verläuft häufig uncharakteristisch, z. B. mit stark juckenden, roten Flecken, die unter einer Salbentherapie nicht wie erwartet abheilen. Nach auslösenden Medikamenten oder inneren Erkrankungen (auch Tumorleiden) sollte gesucht werden.

Pemphigus

(Abb. 2). Schwere blasenbildende ▶ Autoimmunkrankheit von Haut und Schleimhäuten, bei der körpereigene Abwehrkörper gegen Bestandteile der eigenen Oberhaut (▶ Epidermis) „kämpfen". Es bilden sich schlaffe, leicht verletzliche Blasen auf ansonsten unauffälliger Haut, die z. B. auch bewusst durch einfaches Verschieben der Haut hervorgerufen werden können (umgangssprachlich „Blasensucht"). Die Erkrankung erfordert eine lange, lebensnotwendige hochdosierte Kortisontherapie und/oder eine Behandlung mit das Immunsystem schwächenden Medikamenten (Immunsuppressiva). Auch das Anti-Lepra-Mittel Dapson wird eingesetzt wie auch ▶ Rituximab-Infusionen bis hin zum Blutaustausch.

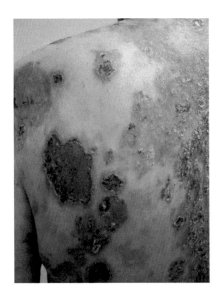

Abb. 2 Pemphigus-Erkrankung eines 62-jährigen Patienten, die den ganzen Körper, das Gesicht und die Kopfhaut befallen hat. Im Bild zu sehen ist ein Ausschnitt vom Rücken mit durch ablösende Blasen entstandenen Wunden und Krustenbildung

Periorale Dermatitis

Bei der perioralen Dermatitis handelt es sich um eine Hauterkrankung, die durch ▶ Papeln und ▶ Pusteln auf gerötetem Grund im Gesicht gekennzeichnet ist. Meist bleibt ein schmaler Saum um den Mund herum ausgespart. Der Begriff „perioral" ist lediglich beschreibend und bedeutet soviel wie „um den Mund herum"; ▶ „Dermatitis" bezeichnet eine Hautentzündung. Vor allem Frauen jüngeren und mittleren Alters sind betroffen. Die periorale Dermatitis ist eine sehr häufige Hauterkrankung.

Die Ursachen sind letztlich nicht geklärt. Diskutiert werden als Auslösefaktoren: übermäßige Hautpflege, zu fettige Gesichtscremes, Stress und Umweltfaktoren allgemein. Manchmal entsteht die Erkrankung auch nach Daueranwendung von ▶ Kortisoncremes im Gesicht. Zu den ersten Patientinnen, bei denen die periorale Dermatitis festgestellt wurde, gehörten sehr viele Flugbegleiterinnen; daher erhielt die Erkrankung auch den Namen „Stewardessenkrankheit". Man führte die Ursache der Krankheit ursprünglich auf übermäßiges Schminken zurück, da zu besagtem Zeitpunkt im vergangenen Jahrhundert die Stewardessen zu den Frauen gehörten, die sich aus beruflichen Gründen am häufigsten regelmäßig schminken mussten.

Die Therapie besteht in einer Umstellung der Hautpflege auf weitgehend fettfreie, rein feuchtigkeitsspendende Produkte, dem Verzicht auf fast alle Kosmetika und der örtlichen Behandlung mit entzündungshemmenden, zum Teil auch ▶ antibiotikahaltigen Cremes (▶ Metronidazol). In schwereren Fällen muss auch innerlich ein Antibiotikum eingenommen werden, dessen Effekt hierbei jedoch nicht auf der keimabtötenden Funktion, sondern auf einer allgemein entzündungshemmenden Wirkung basiert.

Perlèche

(Faulecke, Cheilitis angularis). Entzündung der Haut der Mundwinkel, manchmal schmerzhaft, manchmal juckend; kann mit Rötung, Nässen und Einrissen (▶ Rhagaden) einhergehen. Mögliche Ursachen sind eine Hefepilzinfektion (▶ Candidose, ▶ Abstrich), häufiges Belecken mit der Zunge (▶ Lip-Leck-Ekzem), ▶ eine Kontaktdermatitis oder auch Mundtrockenheit; gehäuft bei Menschen mit ▶ Diabetes auftretend.

Pfeiffersches Drüsenfieber

(▶ Mononukleose, infektiöse).

Pflastertest

(▶ Epikutantest).

Phenol-Peeling

Tiefes chemisches ▶ Peeling, welches bis in die ▶ Lederhaut wirkt. Hervorragende Resultate bei der ▶ Faltenbehandlung, Behandlung von ▶ Aknenarben und auch ▶ Präkanzerosen sind möglich. Die Therapie erfolgt meist in einer Art Kurznarkose unter EKG-Kontrolle. Das anschließende Wundmanagement und die längere Ausfallzeit (▶ Downtime) der Patienten sind zu beachten.

Phimose

Verengung der Vorhaut des männlichen Gliedes, sodass die Vorhaut nicht über die Eichel zurückgezogen werden kann; sehr häufig bei Kleinkindern bis zum dritten Lebensjahr vorkommend. Bis zur Pubertät kommt es bei den meisten Jungs nach und nach zu einer meist spontanen Rückbildung der Phimose. Besteht die Vorhautverengung oder -verklebung weiter, ist über die Notwendigkeit einer Beschneidung (▶ Circumcisio) nachzudenken, v. a. wenn es zu wiederholten Entzündungen oder aber auch zu Problemen bei (nächtlichen) Erektionen oder beim Geschlechtsverkehr kommt. Des Weiteren kommt es unter der Vorhaut zu einer permanenten Ansammlung von abgestorbenen Zellen und Schmutz, die kleine käsige und bröcklige Klümpchen bilden und einen unangenehmen Geruch annehmen können (Smegma). Durch die auf diese Weise entstehende dauerhafte Gewebereizung wird die gehäufte Entstehung von Peniskarzinomen (Hautkrebs des männlichen Gliedes, siehe Abb. 1 in Kap. P) erklärt bzw. diskutiert, auch neben einer ▶ Papillomvirus (HPV) Mitverursachung. Phimosen können auch nach Verletzungen oder Erkrankungen der Vorhaut, wie dem ▶ Lichen sclerosus, entstehen. Vor einer tatsächlichen Beschneidung werden zur Behebung der Vorhautverklebung- und Verengung jedoch noch verschiedene nicht-operative Therapieversuche durchgeführt, z. B. mit speziellen ▶ kortisonhaltigen Salben oder durch immer wieder sanftes Zurückschieben der Vorhaut mit Olivenöl.

Phlebitis

Venenentzündung ganz allgemein; tritt z. B. im Rahmen der sog. ▶ Thrombophlebitis durch mit Blutklümpchen verstopfte oberflächliche Adern an den Beinen auf, kann aber auch nach ▶ Injektionen (Einspritzen) von Medikamenten in die Adern am Arm, durch Verweilkanülen oder durch Blutentnahmen entstehen. Sogar erwünscht ist das Entstehen einer leichten Phlebitis durch das eingespritzte Mittel bei der ▶ Verödung von Krampfadern, in deren Folge sich die behandelte Ader verschließt und vom Körper dann abgebaut wird.

Phlebochirurg

Bislang nicht offizielle Bezeichnung für einen Arzt, der speziell für die operative Behandlung (z. B. ▶ Mikrochirurgie, ▶ Lasertherapie von Krampfadern oder ▶ Venenstripping) von Venenleiden ausgebildet wurde.

Phlebographie

Gefäßdarstellung der ▶ Venen durch Gabe von Kontrastmittel in die Venen. Auf diese Weise kann das Venensystem der Beine und seltener auch der Arme z. B. auf das Vorliegen einer ▶ Thrombose oder eines ▶ postthrombotischen Syndroms vom Radiologen (Röntgenarzt) beurteilt werden. Auch vor einer Krampfaderoperation (▶ Venenoperation) wird gelegentlich eine Phlebographie durchgeführt, wenn sich z. B. die ▶ Duplexsonographie als nicht aussagekräftig genug erweist oder kein entsprechendes Gerät vorhanden ist.

Phlebologe

Zusatzbezeichnung für einen Arzt, der besonders auf die Diagnostik und Therapie von Venenleiden spezialisiert ist und dafür speziell ausgebildet wurde.

Phlebologie

Lehre von den ▶ Venen und Venenerkrankungen.
  ▶ Chronisch-venöse Insuffizienz.

Phlegmone

Flächenhafte, sich ausbreitende Entzündung der Haut und der Unterhautschichten, durch Bakterien verursacht. Es bildet sich Eiter, der meist operativ entfernt werden muss. Es handelt sich um ein sehr gefährliches Krankheitsbild. Eine Phlegmone kann auch nach geringen Verletzungen auftreten. Die Erkrankung muss oft stationär (im Krankenhaus) behandelt werden und erfordert den Einsatz von Antibiotika.

Photodynamische Therapie (PDT) und Diagnostik

Diagnose- und Therapieverfahren zur Erkennung und Behandlung von ▶ aktinischen Keratosen, auch auf größeren Flächen genannt ▶ Feldkanzerisierung, ▶ Morbus Bowen, flachen ▶ Basaliomen und sehr oberflächlichen ▶ Spinaliomen. Man macht sich hierbei die besonders hohe Anreicherung bestimmter fluoreszierender Wirkstoffe in den schnell wachsenden Zellen von ▶ Hautkrebs und Hautkrebsvorstufen zunutze. Bei der ▶ Diagnostik leuchten die kranken Hautstellen bei Bestrahlung mit bestimmtem Licht intensiv, sodass sie gut erkannt und abgegrenzt werden können. Bei der Behandlung werden diese kranken Zellen durch die Lichtaktivierung zerstört. Es kommt zur Bildung von ▶ Nekrosen und Krusten, die nach einigen Tagen abfallen. Der Vorteil der Methode besteht in der Erzielung sehr guter kosmetischer Ergebnisse. Als nachteilig erweist sich die begrenzte Eindringtiefe, sodass nur oberflächliche Veränderungen (bis 1-3 mm Eindringtiefe) erfolgreich behandelt werden können. Nicht abheilende Hautveränderungen müssen ggf. dann doch noch herausgeschnitten (▶ Exzision) werden. Mögliche Nebenwirkungen sind: Krusten, die nach ziemlich genau zehn Tagen abfallen, vorübergehende Gefühlsstörungen und sonnenbrandähnliche Schmerzen.

Behandlungsablauf: Zuerst werden die verdächtigen Areale untersucht und das Bestrahlungsfeld festgelegt. Meist sind Regionen im Gesicht und an der Kopfhaut betroffen, aber auch Regionen am Stamm – insbesondere der Dekolletébereich, an Händen, Armen und Beinen können behandelt werden. Zu Beginn der Behandlung werden verhornte Stellen leicht abgeschabt oder mit einem Laser verdampft (▶ Erbium-YAG-Laser) oder mit einem ▶ Fraxel-Laser (▶ fraktionierte Lasertherapie) zur besseren Wirkstoffaufnahme perforiert (laser assisted drug delivery). Dann wird eine Spezialcreme aufgetragen, die ca. für 3 h unter Lichtabschluss einwirkt und deren Wirkstoff die Tumorzellen durch Anreicherung von Protoporphyrin IX für Licht besonders empfindlich macht. Anschließend erfolgt eine Bestrahlung, meist mit einer Spezial-Rotlichtlampe, mit speziellen Tageslichtlampen oder im Sommer auch mit hellem Tageslicht (Daylight PDT), die die Krebszellen gezielt zerstört. Die Bestrahlung mit Rotlicht dauert meist einige Minuten, bis zu ca. 45 min. Die Wirkung nimmt der Patient als brennendes Gefühl war. Dieses kann man gut mit einem speziellen Bestrahlungsschema moderner Lampen, mit Kühlung oder mit örtlicher Betäubung auf ein absolut erträgliches Maß reduzieren.

Neben der Behandlung von bereits bestehendem weißem Hautkrebs oder seiner Vorstufen, kann die Therapie alleine oder auch in Kombination mit anderen Methoden zur Erzielung einer sicht- und tastbaren „Hautverjüngung" (Photochemorejuvenation) eingesetzt werden (▶ Power-PDT).

Die Photodynamische Therapie (PDT) hat sich in den vergangenen Jahren als Therapie der Wahl für einzeln stehende und flächenhaft verteilte ▶ aktinische Keratosen (AK) etabliert (▶ Feldkanzerisierung). Auch bei flachen ▶ Basaliomen und beim ▶ Morbus Bowen gibt es gute Erfolge.

Die Behandlung eines berufsbedingten weißen Hautkrebses wird neuerdings sogar von den Berufsgenossenschaften übernommen (▶ Berufskrankheit 5103).

Im Übergangsbereich von Medizin zu Ästhetik wird die PDT auch zunehmend in Kombination mit anderen Verfahren wie dem ▶ Microneedling zur Beseitigung von Lichtschäden und zur sicht- und tastbaren Hautverjüngung (Rejuvenation) eingesetzt.

Einschränkungen und Nebenwirkungen der Methode: Keine oder nur eingeschränkte Wirksamkeit bei Tumoren, die tiefer oder dicker als 2-3 mm sind. Manche Basaliomsorten (sklerodermiformes Basaliom) sprechen gar nicht auf die Therapie an.

Brennendes Gefühl während der Therapie, Krusten, kleine Verletzungen und offene Stellen und seltener auch Eiterpusteln in den Tagen nach der Behandlung können auftreten.

Manchmal ist eine zweiten Sitzung für dasselbe Areal erforderlich.

▶ Rezidive oder ein Nicht-Ansprechen auf die Therapie sind möglich.

Im Gegensatz zu einer Operation fehlende Sicherung durch ▶ Histologie, ob die behandelten Areale tatsächlich komplett (in toto) beseitigt wurden. Dann bietet sich eine ▶ optische Biopsie mittels ▶ Konfokaler Laserscanmikroskopie an.

▶ Power-PDT

Photochemorejuvenation

▶ Photodynamische Therapie (PDT), ▶ Power-PDT.

Photorejuvenation

„(Haut-)Verjüngung" durch Licht. Die ▶ IPL-Technologie wird auch zur Gewebestraffung und Hauttexturverbesserung eingesetzt. Ein Teil der eingestrahlten Lichtenergie wird vom ▶ kollagenen Stütz- oder Bindegewebe aufgenommen. Die Bindegewebezellen erfahren durch diese Wärmeenergie eine Stimulation zu neuer Kollagenproduktion. Tatsächlich kann in alters- und sonnenlichtgeschädigter, faltiger Haut (medizinisch „Elastose" genannt) die Entstehung von neuen kollagenen Bündeln beobachtet werden. Dieses Phänomen lässt sich mikroskopisch dokumentieren. Die Verbesserung ist objektiv mit bloßem Auge oder auf Photos anfangs schwer festzustellen. Subjektiv allerdings geben die Patienten oftmals an, eine weniger schlaffe und gestraffte Haut zu haben. Das Erzielen dieser Effekte in Kombination mit der Behandlung altersbedingter Gefäßerweiterungen (▶ Teleangiektasien) und Pigmentflecken (▶ Altersflecken) im Gesicht wird „Photoskinrejuvenation" genannt.

▶ Altershaut, ▶ Hautalterung, ▶ „Subsurfacing", ▶ Photodynamische Therapie, ▶ Power-PDT.

Photo-Sole-Therapie

(▶ Balneo-Photo-Therapie).

Phototherapie

(▶ Lichttherapie).

Phototoxische Kontaktdermatitis

Hautentzündung, die durch die Kombination aus Hautkontakt mit z. B. bestimmten Pflanzen (z. B. Efeu), Medikamenten (Abb. 3), Kosmetika und Parfüms und zusätzlicher Sonnenbestrahlung entsteht. Manche der genannten Stoffe machen die Haut extrem lichtempfindlich, sodass eine Art starker Sonnenbrand an den Kontaktstellen entstehen kann. Für einige Stoffe und Pflanzen ist diese Reaktion bekannt, aber oftmals reagieren betroffene Menschen individuell unterschiedlich, und die schuldige Substanz kann nicht ermittelt werden. Eine spezielle diagnostische Methode ist der ▶ Epikutantest mit zusätzlicher UV-Licht-Bestrahlung, genannt „Photopatchtest".
▶ Kontaktdermatitis, ▶ Ekzem, ▶ Wiesengräserdermatitis.

Abb. 3 Phototoxische Kontaktdermatitis im Gesicht mit Nässen, Rötung und starker Schwellung (▶ Ödem) nach Einnahme von Johanniskraut und Aufenthalt in der Sonne

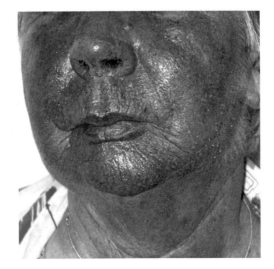

pH-Wert

Zahl zwischen 0 und 14, die anzeigt, wie sauer oder alkalisch (chemisch das Gegenteil von sauer) eine Flüssigkeit ist. Ein pH-Wert von 7 zeigt Neutralität an und entspricht dem pH-Wert von Wasser. Der auf der Haut gemessene pH-Wert beträgt etwa 5,5 und liegt damit im sauren Bereich. Man spricht hier vom „natürlichen Säureschutzmantel der Haut". Der Zustand des Säureschutzmantels bzw. des Hydrolipidfilms (Wasser- und Fettfilm) und der epidermalen Barrierefunktion (▶ Epidermis) ist für die Empfindlichkeit der Haut von großer Bedeutung. Eine wichtige Funktion des Säureschutzmantels ist das Neutralisationsvermögen gegenüber Laugen. Indirekt bietet der saure pH-Wert Schutz vor krankheitserregenden Keimen und ist auch für eine intakte Barrierefunktion der Haut mitverantwortlich.

▶ Achselhöhlen, ▶ Empfindliche Haut, ▶ Haut, ▶ Hautschichten, ▶ Deodoranzien.

Picolaser

Ein spezieller Picosekundenlaser zur Tattoo-Entfernung. Der Vorteil, gegenüber eines ▶ Rubin-Lasers (q(uality)-switched, gütegeschaltet), ist die Behandlung und Entfernung von farbigen Tattoos. Hauptunterschied ist der kürzere Impuls von 750 Billionstel Sekunden im Vergleich zu einem ▶ Rubin-Laser und ▶ Neodym-YAG-Laser-frequenzverdoppelt. Der sehr hohe Energieimpuls, innerhalb sehr kurzer Zeit, führt dazu, dass mehr Farbpigmente zersprengt werden. Als Beispiel kann man sich einen Felsen, der die Farbpigmente des Tattoos darstellt, vorstellen: wird dieser mit der herkömmlichen Q-Switched-Technik zu Gesteinsbrocken zerkleinert, schafft es die Picosekundentechnik, ihn zu Sand zerfallen zu lassen.

„Piercing"

Anbringen von Schmuckstücken an der Haut nach Erzeugung eines Lochs in der intakten und vormals gesunden Haut zur Befestigung. „Piercings" im Bereich der Ohren (Ohrringe) und im Bereich der Nase (Nasenflügel oder Nasenscheidewand) und des Bauchnabels scheinen eine breite gesellschaftliche Anerkennung zu haben, obwohl hierbei bewusst Defekte in das gesunde und größte Organ des Menschen, die ▶ Haut, gesetzt werden. Nach der Philosophie z. B. der altchinesischen Heilkunde (▶ Akupunktur) werden als Orte für „Piercings" oftmals für das Gleichgewicht und die Heilung verschiedener Krankheiten wichtige Akupunkturpunkte gewählt und zerstört. „Piercings" in anderen Körperregionen – wie Augenbrauen, Zunge, Brustwarzen und Genitalbereich – sind auch gesellschaftlich sehr umstritten und sollen sicherlich bestimmte Lebenseinstellungen und Zugehörigkeiten ausdrücken sowie oftmals für Aufmerksamkeit sorgen.

Als sog. Erstschmuck nach dem „piercen" wird heute meist für das erste halbe Jahr Titan, manchmal auch Teflon gewählt, um einer ▶ Nickel-▶ Allergie vorzubeugen. So genannter Chirurgenstahl ist i. d. R. nickelhaltig. Risiken beim „piercen" bestehen u. a. in dem Auftreten von ▶ Infektionen und ▶ Allergien oder im Wachsen von wildem Fleisch (▶ Granuloma pyogenicum!). In letzter Zeit häufen sich Berichte über das Auftreten folgenreicher Brustwarzen- ▶ Abszesse auch noch viele Wochen nach dem „piercen".

▶ „Branding", ▶ „Cutting", ▶ „Tongue Splitting", ▶„Implanting".

Pigmentstörung

Entzündungen, Wärme, Verletzungen, Lichtschäden, Hormone, Duftstoffe, Pflanzen und Kombinationen dieser Einflüsse können zu vorübergehenden oder bleibenden Pigmentstörungen führen. Unter „Pigmentstörungen" versteht man ▶ Hypo-, ▶ De- und ▶ Hyperpigmentierungen.

Pili incarnati oder recurvati

▶ Pseudofollikulitis.

Pilzerkrankungen

▶ Hautpilz, ▶ Nagelpilz, ▶ Fußpilz, ▶ Candidose.

Pilzkultur

Wenn der Hautarzt den Verdacht auf das Vorliegen einer Pilzinfektion der Haut, der Schleimhaut oder der Nägel hat oder auch das Vorliegen einer Pilzinfektion so sicher wie möglich ausschließen möchte, entnimmt er einen Abstrich mit einem Watteträger oder kratzt von der befallenen Haut oder dem Nagel Schuppen oder Nagelmaterial ab. Dieses Untersuchungsmaterial wird dann von den mykologisch versierten Hautärzten (▶ Mykologe) zum einen als Rohmaterial unter dem Mikroskop nach verschiedenen Bearbeitungsschritten und Färbungen untersucht, zum anderen wird das Untersuchungsmaterial auf eine Kulturplatte (Agarplatte) aufgebracht, die einem evtl. vorhandenen Pilz optimale Wachstumsbedingungen bietet (Abb. 4). Das Wachstum auf der Kulturplatte kann, je nach Pilzsorte, zwischen einem Tag und mehreren Wochen dauern. Eine relative Gewissheit hat der Hautarzt jedoch meist nach etwa drei Wochen, sodass für diesen Zeitraum häufig die Wiedereinbestellung zur Kontrolluntersuchung in der Praxis erfolgt. Die Untersuchung bietet aber nur eine etwa 70 %ige, in Kombination mit der

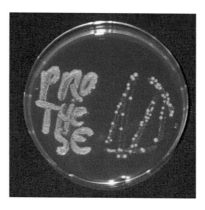

Abb. 4 Ergebnis des Abstrichs von der Zahnprothese einer 83-jährigen Dame mit Soor (▶ Candidose der Mundhöhle). Es zeigen sich Tausende von Hefepilzkolonien, die eine Woche nach Entnahme zu einem Schriftzug zusammengewachsen sind. Auf dem Abstrich von der Zunge *(rechts)* kann man gut einzelne Pilzkolonien erkennen

mikroskopischen Untersuchung eine bis zu 90 %ige Sicherheit. Nicht jeder Pilz wächst tatsächlich auf dem Nährmedium an. Zur genauen Identifizierung der Pilzsorte können weitere Spezialkulturen angelegt werden. Die Kombination mit der ▶ PCR-Methode bietet die höchste Aussagekraft und diagnostische Sicherheit. Im Gegensatz zur PCR zeigt die Pilzkultur an, ob es sich noch um einen aktiven, lebenden Pilz handelt.

▶ PCR Pilzdiagnostik.

Pimecrolimus

Pimecrolimus ist ein ▶ Calcineurininhibitor und der Wirkstoff einer nicht-steroidalen (= ▶ kortisonfreien) Creme, die von Wiener Forschern entwickelt und im Jahre 2002 erstmals für Patienten zugelassen wurde. Bei den Calcineurininhibitoren handelte es sich um die erste wirkliche Neuerung unter den äußerlich anzuwendenden Therapeutika (Behandlungsmittel) zur Behandlung der Neurodermitis seit der Einführung von ▶ Kortison in den 1950er Jahren. Dies kommt v. a. Patienten und Eltern von Patienten entgegen, die Sorge vor dem Einsatz von ▶ kortisonhaltigen Salben haben. Pimecrolimus wurde in klinischen Untersuchungen zur Zulassung des Medikaments erfolgreich bei Kleinkindern ab einem Alter von drei Monaten und an besonders empfindlichen Hautpartien, wie Gesicht und Hautfalten, getestet, dort wo ▶ Kortikosteroide (▶ Kortison) für eine längere Anwendung nicht empfehlenswert und mit möglichen Nebenwirkungen belastet sind.

Das für Patienten unangenehmste ▶ Symptom der Neurodermitis ist der Juckreiz. Dieser lässt durch Pimecrolimus innerhalb von drei Behandlungstagen deutlich nach. Außerdem reduziert Pimecrolimus Rötung und Schwellung der Haut, sodass leichte bis mittelschwere Ekzemschübe ohne den Einsatz äußerlicher Kortikosteroide behandelt werden können. Die Wirkung von Pimecrolimus ist auf die Haut begrenzt und wirkt dort speziell auf die Zellen (T-Zellen), die über Botenstoffe (▶ Zytokine) für die Entstehung von Rötung, Schwellung und Juckreiz verantwortlich sind. Bisher ist dies eine der wenigen kortisonfreien Cremes, die den beschwerdefreien Zeitraum verlängert und neue Ekzemschübe verhindert, was in klinischen Studien belegt wurde.

Die Verträglichkeit gilt als gut, die Hauptnebenwirkung besteht in einem bei manchen Patienten anfangs auftretendem brennenden Gefühl an der Haut. Mit Langzeitnebenwirkungen, wie sie z. B. nach Einführung der Kortisone aufgetreten waren, ist nach den bisherigen Studien nicht zu rechnen. In einigen Ländern ist Pimecrolimus für die Behandlung der leichten und mittelschweren Neurodermitis ab einem Lebensalter von drei Monaten zugelassen, in Deutschland für die Behandlung von Kindern, die älter sind als zwei Jahre. Aufgrund der gezielten Wirkung von Pimecrolimus war auch die Entwicklung von Pimecrolimustabletten zur innerlichen Behandlung der ▶ Psoriasis und auch der Neurodermitis im Gespräch.

▶ Neurodermitis, ▶ Atopisches Ekzem, ▶ Atopie, ▶ Calcineurininhibitoren, ▶ Tacrolimus.

Pityriasis alba

▶ Hypopigmentierung.

Pityriasis rosea

(Röschenflechte). Hauterkrankung, die zwar „wild" aussehen kann, aber völlig harmlos ist. Die Ursache ist unbekannt. Diskutiert wird ein Zusammenhang mit infektiösen Erkrankungen, insbesondere durch humane Herpesviren Subtyp 6 und 7 (HHV-6/-7). Selten findet man ein gleichzeitiges Auftreten innerhalb einer Familie oder im Bekanntenkreis. Die Röschenflechte beginnt meist mit einer einzelnen ovalen, rötlichen, schuppenden, selten juckenden Hautveränderung, dem sog. Mutterplaque. Etwa eine bis zwei Wochen später kommt es dann zu einer streuenden Ausbreitung dieser Hautveränderungen auf fast die gesamte Haut (das Gesicht bleibt verschont!). Etwa drei Wochen lang kann die Anzahl der Flecken zunehmen, dann kommt es zu einem langsamen Verschwinden in einem Zeitraum von bis zu sechs Wochen. In der Regel besteht kein oder nur milder Juckreiz. Eine definitiv wirkungsvolle Therapie gibt es nicht. Das Auftragen entzündungshemmender Salben oder auch UV-Licht-Bestrahlungen können zu einer etwas schnelleren Abheilung führen. Manchmal kann die Röschenflechte mit einer ▶ Syphilis (siehe Abb. 8 in Kap. S) verwechselt werden. Bei Unklarheiten gibt eine spezielle Blutuntersuchung Sicherheit über die Diagnose.

Pityriasis rubra pilaris

Sehr selten auftretende Verhornungsstörung der Haut, die mit kleinen verhornten Knötchen sowie Rötung und Schuppung von Handflächen und Fußsohlen einhergeht (palmoplantare Hyperkeratose), aber auch zu einer Entzündung der gesamten Haut (▶ Erythrodermie) führen kann (siehe Abb. 5 in Kap. E). Spätestens dann wird die Erkrankung i. d. R. krankenhauspflichtig. Weitere typische Charakteristika sind Inseln von nichtbefallener Haut zwischen den Herden („nappes claires").

Pityriasis versicolor

(Kleieflechte, Kleiepilzflechte). Sehr häufige Pilzerkrankung der obersten, oberflächlichen Hautschichten. Es finden sich v. a. an Rücken und Brust etwa centstückgroße, teilweise auch flächig ineinander übergehende, leicht schuppende Flecken der Haut, die entweder heller (fast weiß) oder dunkler (braun) als die normale Haut sind. Man geht davon aus, dass sich der verantwortliche Hefepilz (Malassezia furfur; auch: Pityrosporon ovale oder orbiculare, Pityrosporum) bei den meisten Menschen auch im Normalzustand auf der Haut befindet, aber dass er sich bei besonders günstigen Wachstumsbedingungen – wie Feuchtigkeit, vermehrtes Schwitzen, Tragen enger Synthetikkleidung, Zuckerkrankheit (Diabetes), Hormonumstellung (Schwangerschaft), schlechte hygienischen Bedingungen etc. – explosionsartig vermehrt und die oben beschriebenen nicht juckenden, nur optisch auffälligen Verfärbungen hervorruft. Die Behandlung erfolgt, je nach Ausprägung, mit speziellen gegen Pilze wirksamen Cremes oder Waschlösungen (▶ Antimykotika), die längere Zeit auf die Haut einwirken müssen. Auch wenn der Pilz bereits erfolgreich behandelt wurde, verbleiben die Flecken noch einige Wochen, bis sich die Haut regeneriert hat. Bei manchen, dafür empfindlichen Menschen kehrt der Pilz häufig wieder, sodass evtl. eine einmal wöchentliche oder einmal monatliche Erhaltungstherapie durchgeführt werden muss.

Plantarwarzen

▶ Viruswarzen, auch Dornwarzen genannt. Machen sich durch oftmals sogar schmerzhafte und gangbeeinträchtigende Verhärtungen und Verhornungen an der Fußsohle bemerkbar.
▶ Lasertherapie von Warzen.

Plasma

In der Medizin bezeichnet man als Blutplasma oder kurz Plasma genannt den Anteil des Blutes, der zuvor durch eine durchgeführte Zentrifugation von Blutzellen (wie rote Blutkörperchen, weiße Blutkörperchen und den Blutplättchen) getrennt worden ist. Das Blutplasma zeichnet sich durch die Trennung der Blutzellen als eine klare gelbliche Flüssigkeit aus, welche zu über 90 % aus Wasser und einem Gemisch aus Nährstoffen, Eiweißstoffen, Hormonen und Mineralien besteht.

Plasma ist physikalisch betrachtet neben fest, flüssig und gasförmig der vierte Aggregatszustand. Somit bezeichnet man in der Physik Plasma als ein Teilchengemisch bestehend aus Ionen (elektrisch geladene Teilchen) und freien Elektronen (negativ geladene Teilchen). Dadurch enthält das Plasma freie Ladungsträger. Je nach Dichte der Teilchen und der Temperatur können sich Plasmen wie Gase, aber auch völlig anders verhalten. Diese energiereichen Ionen im Plasma macht man sich in der Medizin zunutze. Unter anderem findet es Verwendung zur Desinfektion und Sterilisation von Medizinprodukten, zur Beeinflussung von Wundheilung (▶ Plasmatherapie zur Wundheilung), Bekämpfung von Krebszellen und zur schonenden Gewebeabtragung. In der Dermatologie kann man mit dem ▶ Plasmagenerator – PlexR® z. B. ohne operativen Schnitt überschüssige Haut im Bereich der Augenoberlider schonend entfernen. ▶ Schlupflider, ▶ Blepharoplastik.

Plasmagel

Dient als ▶ Filler zur Faltenunterspritzung und wird unmittelbar vor der Behandlung aus dem eigenen Blut des Patienten gewonnen. Dadurch lässt es sich auch in größerer Menge herstellen. Es bewirkt einen Volumenaufbau. Als Langzeiteffekt wird eine Neusynthese von ▶ kollagenen Fasern im Bindegewebe der Haut durch das enthaltene Fibrinogen (Blutgerinnungsfaktor, Vorstufe von Fibrin) vermutet. Aufgrund des relativ zeitaufwändigen Aufbearbeitungsprozesses mit Erwärmung und Abkühlung des Materials in verschiedenen Graden, scheint die ansonsten natürliche und kostengünstige Methode im laufenden Praxisbetrieb aus großen Dermapraxen zu verschwinden.

Plasmagenerator – PlexR®

Die sog. Plasmageneratoren zur Erzeugung von ▶ Plasma ermöglichen eine Plasmabehandlung an der Haut, die hoch wirksam, nur minimal ▶ invasiv und insgesamt sehr sicher ist. Z. B. erzeugt die PlexR®-Technologie ein atmosphärisches Plasma (Ionenwolke), das eine präzise Gewebeabtragung durch Verdampfung (korrekt „Sublimation") ermöglicht. Das darunterliegende und angrenzende Gewebe wird dabei durch die fehlende Wärmeausbreitung geschont. Das PlexR Plasma entfaltet aber auch gleichzeitig eine heilende und gewebestraffende

Wirkung, die für eine schnelle und narbenfreie Abheilung sorgt, die Elastizität der Haut wird verbessert, und eine flächige Straffung ermöglicht. Zudem wirkt ▶ Plasma auch antibakteriell. Die Präzision dieser Therapie ist sehr gut und ermöglicht meist hervorragende Ergebnisse mit kurzer Heildauer.

Im Prinzip können fast alle unerwünschten gutartigen Hautunebenheiten nach vorheriger zweifelsfreier hautärztlicher Diagnose mit dem PlexR® behandelt werden wie ▶ Alterswarzen, Altersflecken, definitiv gutartige hautfarbene Muttermale, Fettablagerungen um die Augen (sog. „Xanthelasmen", siehe Abb. 1 in Kap. X), Viruswarzen, Tätowierungen, schlecht gestochenes Permanent-Make-up und ▶ Fibrome. Narben können abgeflacht werden und gerade bei Aknenarben im Gesicht zeigt sich eine deutliche Befundbesserung schon nach wenigen Sitzungen. Besonders geeignet ist der Plasmagenerator zur Faltenglättung und Hautstraffung bei lichtgeschädigter Haut durch die fraktionierte Plasmatherapie (analog zur ▶ fraktionierten Lasertherapie). Meistens wird eine ästhetische Einheit des Gesichtes wie Mundregion, Augenregion (Oberlidstraffung ohne Skalpell, ▶ Blepharoplastik), Wangen etc. behandelt. Diese zeigt sich nach der Abheilung mit deutlich gemilderten Falten und Fältchen. Oftmals wird sogar eine völlige Faltenreduktion erreicht.

Die Behandlung beginnt bei größeren Arealen mit dem Auftragen einer Betäubungscreme oder mit einer lokalen Betäubungsspritze bei kleineren Hautveränderungen. Auch das Plasma selber kann durch das Setzen ringförmiger Punkte eine Betäubung der Haut hervorrufen. Zur Faltenbehandlung werden mit dem PlexR® 500μm (Mikrometer) kleine Spots in einem bestimmten Muster erzeugt, um eine Straffungsreaktion auszulösen und dadurch die Elastizität zu verbessern. Zwischen der Spitze des Gerätes und der Haut entsteht bei der Behandlung ein jeweils kurz aufleuchtender Plasmabogen (Lichtbogen). Durch die Behandlung entstehen einzelne kleine, trockene punktuelle Schorfstellen. Die Krusten benötigen 5–7 Tage um abzufallen, können und sollten mit Make-up abgedeckt werden. Anschließend sind für 2–3 Wochen leichte Rötungen sichtbar. Es sind keine Blutungen aber (nur selten stark ausgeprägte) Schwellungen zu erwarten.

Bei der ▶ Blepharoplastik (Lidstraffung, ▶ Schlupflider) können Schwellungen mit unterschiedlicher Ausprägung für 1–3 Tage auftreten. Um hier ein optimales Ergebnis zu erreichen, sind meistens mehrere Sitzungen notwendig. Je leichter die Behandlungsintensität ist, desto mehr Sitzungen sind notwendig. Die Anzahl der Sitzungen hängt auch von der Schwere der Befundausprägung, sowie vom Alter des Patienten ab. Üblicherweise sind zwei bis vier Sitzungen ausreichend, idealerweise im Abstand von vier Wochen.

Plasmatherapie zur Wundheilung

Physikalisch ist Plasma ein Gemisch aus geladenen Teilchen, freien Elektronen und auch neutralen Molekülen. Zur Therapie chronischer und infizierter Wunden hat sich die Plasmatherapie mit kaltem Plasma bewährt. Sie aktiviert die Wundheilung und wirkt antimikrobiell breit gegen Keime, auch gegen ansonsten ▶ Antibiotika

– resistente (multiresistente) Keime. Die Mikrozirkulation (Durchblutung) der Wunde wird erhöht und die Wundheilung beschleunigt. Das „kalte" Plasma bildet sich zwischen dem Behandlungsaufsatz des Plasmatherapiegerätes und der Haut, wobei die Umgebungsluft (Sauerstoff, Stickstoff, Kohlendioxid) ionisiert wird. Die schmerzfreie Behandlung dauert pro Stelle ca. 90 s. Der Patient merkt nur ein leichtes, eher angenehmes Kribbeln auf der Haut.
▶ Plasmagenerator – PlexR®.

Plattenepithelkarzinom

Im Fachgebiet der Hautkrankheiten (Dermatologie) handelt es sich bei dem sog. ▶ Spinaliom um ein Plattenepithelkarzinom. Ansonsten können Plattenepithelkarzinome auch noch an vielen anderen Organen im Körper entstehen.
▶ Berufskrankheit 5103, ▶ Keratoakanthom.

Plazebo, Placebo

(Scheinmedikament). Es handelt sich um ein wirkstofffreies, sozusagen leeres Medikament, welches vom Originalmedikament optisch nicht zu unterscheiden ist. Plazebos werden häufig in Medikamentenstudien und Untersuchungen zur Wirksamkeit einer Methode eingesetzt, um im Vergleich zum Originalmedikament beurteilen zu können, wie groß der Anteil der psychologischen Wirkung durch die Tabletteneinnahme allein am Therapieerfolg ist. Ein häufig genannter Wert besagt, dass 30 % der Therapieerfolge auf einen Plazeboeffekt zurückzuführen sind.

Pneumonie

Lungenentzündung. Eine Form davon ist die Pneumokokken-Pneumonie gegen die es eine Impfung gibt.

Pollenallergie

(Heuschnupfen, Pollinosis, ▶ Rhinitis allergica, ▶ Rhinoconjunctivitis allergica).

Pollenflugkalender

Anhand eines Pollenflugkalenders können Pollenallergiker (▶ Rhinitis allergica) orientierend oder im Internet und bei passenden Apps aktuell tagesgenau erkennen, in welchen Monaten und an welchen Tagen es in einer bestimmten

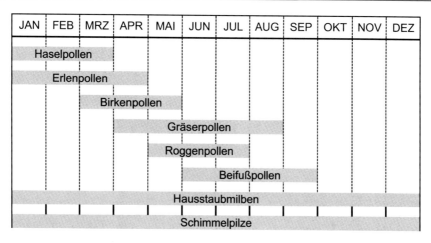

Abb. 5 Pollenflugkalender

Region erfahrungsgemäß zu starkem Pollenflug kommt bzw. in welchen Monaten die verschiedenen Kräuter, Bäume, Sträucher und Gräser blühen. Anhand der Ergebnisse eines Allergietests (▶ Pricktest) kann der Allergiker ersehen, wann und wo mit stärkeren allergischen Beschwerden zu rechnen sein wird. Ein kleines Beispiel für einen Pollenflugkalender mit den häufigsten Allergenen zeigt Abb. 5.

Pollengehalt der Luft

Pollen sind Blütenstaub von Windbestäubern. Es sind die männlichen Sporen der Samenpflanzen, die durch die Luft zu anderen Blüten transportiert werden und diese befruchten. Sie lösen die ▶ Rhinoconjunctivitis allergica und auch das ▶ Asthma allergicum aus. Meteorologische (Wetter-)Faktoren beeinflussen direkt und indirekt den Pollenflug und damit das Beschwerdebild der genannten Atemwegserkrankungen. Wind, Regen, Temperatur, Luftfeuchtigkeit und Tageszeit bestimmen die Pollenfreisetzung und den Pollentransport. Die Windverwehung der Pollen kann mehrere 100 km betragen, die Flughöhe bis zu 4000 m erreichen. Zur Auslösung der klinischen Symptome reichen bei einem Sensibilisierten 5–50 Pollenkörner aus! Roggen allein produziert z. B. mit einer einzigen Ähre 4,2 Mio. Pollenkörner.

▶ Allergie, ▶ Pollenflugkalender.

Pollinosis

(▶ Rhinitis allergica).

Polymorphe Lichtdermatose (PLD)

Mit diesem Begriff werden eine Reihe sonnenlichtbedingter Hautveränderungen bezeichnet, die im Volksmund vereinfacht „Sonnenallergie" genannt werden. Der Begriff „polymorph" bedeutet hierbei, dass unterschiedlichste Arten von Hautveränderungen (Knötchen – ▶ Papeln –, Eiterpickelchen – ▶ Pusteln –, Bläschen – ▶ Vesikel) nach den ersten Sonnenbädern an sonnenentwöhnter Haut, sprich im Frühjahr oder zu Beginn eines Sommerurlaubs, auftreten können. „Lichtdermatose" bezeichnet lediglich eine lichtbedingte Hauterkrankung. Die Hautveränderungen jucken stark und können den Betroffenen die ersten Urlaubstage recht ordentlich vermiesen. Mit zunehmender, vorsichtiger Gewöhnung an die Sonne verschwinden die Hautveränderungen nach einigen Tagen.

Wichtig zur Vermeidung der PLD sind starker Sonnenschutz durch Kleidung, Schatten, Sonnenschutzpräparate mit Lichtschutzfaktoren mit hohem UV-A-Filter sowie eine langsame Gewöhnung der Haut an die Sonne. Als weitere vorbeugende Maßnahmen ohne 100 %ige Erfolgsgarantie kann man u. a. ein ▶ Licht-„Hardening" im Vorfeld des Urlaubs durchführen, spezielle Lichtschutzgels als 2-Phasen-Präparate einsetzen oder auch versuchsweise Antiallergietabletten oder β-Karotin-Tabletten einnehmen. Kalzium scheint nur bei wenigen Personen wirklich gut zu wirken. Das Angebot von vielen weiteren Prophylaxeversuchsmöglichkeiten ist bis zur Beeinflussung der Darmflora unüberschaubar groß.

Polyneuropathie

Erkrankung von Nerven mit Verlust ihrer Funktion, z. B. Gefühlsverlust der Haut oder Unfähigkeit, das Wasser in der Harnblase zu halten (Inkontinenz). Die Polyneuropathie tritt häufig nach längerer (jahrelanger) Einwirkung schädigender Substanzen auf, wie bei Zuckerkrankheit (▶ Diabetes) oder langjährigem Alkoholmissbrauch. Insbesondere bei Diabetikern stellt sich ein Gefühlsverlust der Haut der Füße ein, durch den Verletzungen an den Füßen durch z. B. enge Schuhe, Dornen, heißes Badewasser oder Reißzwecken nicht bemerkt werden. Unbemerkte, schmerzlose Verletzungen können zum Absterben von Gewebe mit nachfolgend notwendiger Amputation z. B. ganzer Zehen führen (siehe Abb. 3 in Kap. D); eine Betäubung ist dabei aufgrund der schmerzfreien Gefühllosigkeit meist noch nicht einmal notwendig.

▶ Nekrose, ▶ Diabetische Gangrän.

Poren

Kleine Löchlein der Haut als Mündungen der Hautdrüsen, speziell der Schweiß- und Talgdrüsen.

Post-Finasterid-Syndrom (PFS)

Das PFS beschreibt eine Gruppe von Arzneimittelnebenwirkungen, die noch weit über das Ende einer Therapie mit ▶ Finasterid andauern. Dazu gehören u. a. ▶ Erektionsstörungen, Verlust der Libido (Liebeslust), Schlafstörungen, Konzentrationsprobleme und Depressionen bis hin zu Selbstmordgedanken und zum vollzogenen Suizid. Die tatsächliche Existenz dieses Syndroms ist bei Wissenschaftlern noch umstritten. Im Verhältnis zu der millionenfachen Verordnung des Haarwuchsmittels und Prostatatherapeutikums Finasterid sind die Berichte über diese schwerwiegenden Nebenwirkungen zahlenmäßig zum Glück sehr gering, stellen aber für Betroffene verständlicherweise eine Katastrophe dar. Dementsprechend wurden im Jahr 2018 Ärzte in Deutschland erstmalig durch einen sogenannten „Rote Hand Brief" vor dem Auftreten dieser möglichen, seltenen, aber schwerwiegenden Nebenwirkungen gewarnt: „Patienten sollten sich des Risikos einer sexuellen Dysfunktion (einschließlich erektiler Dysfunktion, Ejakulationsstörung und verminderter Libido) unter der Therapie mit Finasterid bewusst sein. … Patienten, die mit Finasterid behandelt werden, sollten auf vorhandene Berichte über Stimmungsänderungen (einschließlich depressiver Verstimmung, Depression und Suizidgedanken) hingewiesen werden."

Postthrombotisches Syndrom (PTS)

▶ Tiefe Beinvenenthrombose.

Postzosterische Neuralgie

Teils quälende, stechende, brennende Nervenschmerzen in Folge eines ▶ Herpes Zoster (siehe Abb. 12 in Kap. H).

Power-PDT

Stellt eine Weiterentwicklung der Photodynamischen Therapie, mit erhöhter Wirksamkeit und tieferem Eindringen des Behandlungswirkstoffs (Photosensibilisator) dar. Das zu behandelnde Areal wird mit einer ▶ fraktionierten Lasertherapie (▶ CO_2- oder ▶ Erbium-Laser) vorbehandelt und dann wird direkt in die vielen entstandenen Minilöcher das lichtsensibilisierende Gel einmassiert (laser assisted drug delivery). Gute Einsatzgebiete stellen somit die Diagnosen knotige (noduläre) ▶ Basaliome, aktinische ▶ Feldkanzerisierung und die aktinische ▶ Cheilitis dar. Neben der klassischen Rotlichbestrahlung ist das Verfahren auch mit Tageslicht als „Power-Daylight-PDT" möglich. Auch im Rahmen der Hautverjüngung (Photorejuvenation) können mit der Power-PDT bei sonnenlichtgealterter

Haut (▶ Altershaut) hervorragende Ergebnisse z. B. an Handrücken, Dekolleté oder Hals erzielt werden.

Prädilektionsstellen

Körperpartien, an denen sich Hautveränderungen bestimmter Hauterkrankungen bevorzugt entwickeln. Beispiele sind Ellenbogen und Knie bei ▶ Schuppenflechte, Gesicht, Brust und oberer Rücken bei Akne, die Beugeseiten der Handgelenke bei ▶ Knötchenflechte sowie Ellenbeugen und Kniekehlen bei ▶ Neurodermitis.

Präkanzerose

Krebsvorstufe, an der Haut z. B. die ▶ aktinische Keratose (siehe Abb. 7 in Kap. S) und an der Schleimhaut z. B. die ▶ Leukoplakie (siehe Abb. 1 in Kap. L).

Präputium

Vorhaut (i. d. R.) des männlichen Gliedes; wird bei der medizinischen (z. B. ▶ Phimose, ▶ Lichen sclerosus et atrophicus) oder bei der religiösen Beschneidung (▶ Circumcisio) entfernt. Die Vorhaut umhüllt und schützt die Eichel und lässt sich im gesunden Zustand bis über die Eichel und den Eichelkranz schmerzfrei zurückziehen.

Pricktest

(Abb. 6). Tröpfchentest; Allergietest zur Ermittlung der Auslöser einer allergischen ▶ Soforttypreaktion, z. B. bei Verdacht auf allergischen Heuschnupfen (▶ Rhinitis allergica) und allergisches ▶ Asthma oder bei juckenden Hautveränderungen, wie ▶ Nesselsucht. Bei dem Test werden die verdächtigen Allergene (wie z. B. Pollen, Gräser, Nahrungsmittel, Tierhaare) in Tröpfchenform auf die Haut (meist) des Unterarms aufgetragen und diese mit Hilfe einer Lanzette (kleine Nadel) eingeritzt. Nach etwa 20 min kann der ▶ Allergologe anhand des Vergleichs mit der Positivkontrolle (▶ Histaminquaddel = starke Testreaktion) und der Negativkontrolle (Kochsalzlösung = keine Testreaktion) die auslösenden Allergene und evtl. auch die Stärke der allergischen Überempfindlichkeit ermitteln. Parallel mit dem Pricktest erfolgt meist noch eine Blutentnahme, um die im Hauttest gefundenen oder auch nicht gefundenen, aber verdächtigten ▶ Allergene zu überprüfen. Hierbei bestimmt man die sog. Allergieantikörper, „spezifische IgE-Antikörper" genannt (▶ RAST). Nur aus der Kombination des

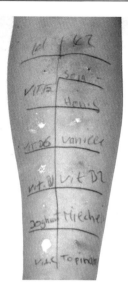

Abb. 6 Nahrungsmittelpricktest mit starker allergischer Reaktion auf Soja. Darüber findet sich die sog. Positivkontrolle auf ▶ Histamin, auf die Gesunde mit einer ▶ Quaddelbildung reagieren müssen, um einen Vergleich zu der Stärke der anderen Testreaktionen zu erhalten

vom Patienten geschilderten Beschwerdebilds und -Zeitraums (▶ Anamnese) mit den Ergebnissen von Haut- und Bluttests kann der Allergologe die exakte Diagnose stellen.
▶ Allergie.

Prognose

Vorhersage über den voraussichtlichen Verlauf und Ausgang einer Krankheit nach ärztlicher Erfahrung und wissenschaftlichen Erkenntnissen. Für einzelne Patienten kann eine Prognose immer nur unter dem Vorbehalt gestellt werden, dass sie mit ihrer Erkrankung aufgrund individueller Gegebenheiten vom Durchschnitt, auf dem die Prognose beruht, erheblich abweichen können. Das geflügelte Wort: *„Prognosen sind äußerst schwierig, vor allem wenn sie die Zukunft betreffen."* ist natürlich ein Widerspruch in sich, zeigt aber sehr gut das Dilemma einer Prognose auf.

Proktologe

Für die Behandlung von Enddarmerkrankungen (After- und Mastdarmerkrankungen) – wie z. B. ▶ Hämorrhoiden, ▶ Analvenenthrombose oder ▶ Analfissur – besonders qualifizierter Arzt. Die meisten Dermatologen, aber auch viele Chirurgen, sind gleichzeitig auch Proktologen. ▶ Lasertherapie von Hämorrhoiden.

Proktoskop

Ein Proktoskop ist ein starres, daumendickes, beleuchtetes Röhrchen zur Durchführung einer ▶ Proktoskopie. Dieses Rohr besitzt am Ende oder seitlich ein Fenster mit Spiegel. Auf diese Weise kann der Arzt während der Untersuchung die Darmwand einsehen. ▶ Hämorrhoiden fallen durch das Fenster in das Röhrchen vor. So kann dann das Verödungsmittel zur Behandlung der ▶ Hämorrhoiden in diese eingespritzt werden.

Proktoskopie

Untersuchung der letzten etwa 8–15 cm des Enddarms mit Hilfe eines meist etwas über daumendicken, beleuchteten Röhrchens (▶ Proktoskop), welches entweder zur Seite oder nach vorn eine Öffnung hat. Diese Spiegeluntersuchung gibt Aufschluss über das Vorliegen verschiedener Enddarmerkrankungen. Insbesondere können mittels einer Spritze mit langer Nadel durch die Öffnung des Proktoskops hindurch die sog. ▶ Hämorrhoiden verödet werden.

Provokationstest

Im Rahmen eines Provokationstests wird der Patient direkt mit einem vermutlich eine ▶ Allergie auslösenden Stoff konfrontiert. Er nimmt z. B. das angeschuldigte Medikament in ansteigender Dosierung (Menge) ein oder isst das angeschuldigte Nahrungsmittel etc. Der angeschuldigte Stoff kann auch auf die Schleimhäute der Nase und der Augen oder durch Einatmung in die Lungen verabreicht werden. Solche Provokationstests sind nicht ungefährlich und werden daher häufig im Krankenhaus unter „Infusionsschutz" durchgeführt, insbesondere bei Verdacht auf eine Medikamentenallergie (▶ Arzneimittelexanthem): Der Patient „hängt" hierbei, während und einige Stunden nach der Testung „am Tropfer"; über den künstlichen Zugang zum Adersystem können bei einer provozierten heftigen allergischen Reaktion unverzüglich Notfallmedikamente gespritzt werden.
▶ Urtikaria, ▶ Allergietest.

PRP-, PRF-Therapie

PRP steht für die Abkürzung der englischen Begriffe: Plättchen (Thrombozyten) reiches Plasma. PRF = Plättchen-reiches Fibrin.
Indikationen: Knitterfalten, kleine bis mitteltiefe Falten, beginnende Hautalterung, Haarausfall, Wundheilungsstörungen, nachlassende Hautelastizität, Spannkraftverlust, schlecht heilende Wunden, Wunsch nach frischerem und jugendlicherem Erscheinungsbild.

Diese auch als Vampirlift oder Dracula-Therapie in den Medien bezeichnete Methode ist ein innovatives Verfahren zur Injektion in die oberen Hautschichten. Die Grundlagen stammen aus der Regenerationsmedizin und Stammzellforschung. Es dient der optischen Hautverjüngung und der Behandlung von kleinen, mittleren und tieferen Falten. Es strafft die Haut und scheint die Kollagenproduktion zu aktivieren. PRP/PRF wird aus dem eigenen Venenblut des Patienten/der Patientin gewonnen. Gut einsetzbar ist dieses Verfahren auch bei weiblichem wie männlichem Haarausfall. Bereits fast verkümmerte Haarwurzeln können zur Regeneration und zum Nachwachsen wieder festerer und dichterer Haare stimuliert werden. Hier werden allerdings mehrere Behandlungssitzungen in einem kürzeren Intervall benötigt. Über positive Ergebnisse wird auch beim kreisrunden Haarausfall (▶ Alopecia areata) berichtet. Ebenfalls gute Erfolge hat das Verfahren bei schlecht heilenden Wunden gezeigt.

Für die PRF/PRP-Methode wird das Patientenblut in einem speziellen Verfahren aufbereitet, konzentriert und anschließend in die Haut gespritzt. Die Aufbereitung dauert ca. 30 min. Der Hautarzt ist somit in der Lage, auf sichere und effektive Art und.

Weise aus dem Blut des Patienten Thrombozyten, spezielle Wachstumsfaktoren sowie.

Stammzellen zu gewinnen, um körpereigene Selbstheilungsprozesse zu beschleunigen. Neben dem Einspritzen von PRF/PRP in die Haut (▶ Mesotherapie) gibt es auch die Möglichkeit, das plättchenreiche Plasma mittels ▶ Microneedling an seinen Bestimmungsort zu bringen. Einen möglichst langanhaltenden Effekt ergibt die dreimalige Wiederholung der Therapie in monatlichen Abständen.

Zu der Anwendung von PRP/PRF in verschiedenen Gebieten der Medizin und Zahnmedizin gibt es zahlreiche Studien.

Bei der PRP-Methode handelt es sich um ein sehr natürliches Verfahren zur Faltenbekämpfung, sichtbaren Hautverjüngung, Besserung von Haarausfall und schnelleren Wundheilung. Das Produkt wird aus dem eigenen Venenblut des Patienten gewonnen, und bis auf (je nach Anbieter) einen Wirkstoff zur Verminderung der Blutgerinnung kommt das Blut mit keinerlei Zusatzsubstanzen und Fremdsubstanzen in Berührung. Damit handelt es sich um die natürlichste mögliche Injektionstherapie zur Faltenbekämpfung.

Prurigo

Juckblattersucht; Hautkrankheit mit juckenden Knötchen der Haut, die von den Patienten meist intensiv aufgekratzt werden, was zu bleibenden Narben, aber nur zu einer kurzzeitigen Besserung des Juckreizes führt.

Pruritus

▶ Juckreiz.

Pruritus ani

Juckreiz am Darmausgang (Anus). Verschiedene Ursachen sind möglich: Bei Kindern kann eine Wurminfektion vorliegen, bei Erwachsenen ein ▶ Hämorrhoidenleiden, eine psychische Problematik (▶ psychogener Pruritus) oder auch ein ▶ Ekzem aufgrund zu starker Reinigungsaktionen und Überhygiene oder auch aufgrund mechanischer Belastungen. Der Ursache sollte möglichst z. B. durch eine Spiegelung des Enddarms auf den Grund gegangen werden.

Psammotherapie

Thermo-Sand-Therapie. Durch die wärmende Wirkung des Sandbades bei gleichzeitig guter Hautbelüftung lösen sich Muskelverspannungen. Es resultiert ein insgesamt entspannender Effekt für Körper und Seele; in der Dermatologie v. a. bei ▶ Psoriasis arthropathica eingesetzt.

Pseudoallergie

Eine Pseudoallergie kann bei Patienten zwar die äußeren ▶ Symptome einer ▶ Allergie auslösen, sie geht aber nicht die definierten Wege des Immunsystems wie eine „echte" Allergie und kann deshalb i. d. R. auch nicht im Rahmen der normalen ▶ Allergietests untersucht und herausgefunden werden. Schmerzmittel (insbesondere Aspirin und Ibuprofen), Mittel zur örtlichen Betäubung, Antibiotika, Röntgenkontrastmittel, Lebensmittel (Schokolade, Sauerkraut, Käse, Würste, Alkohol, Eiweiß, Erdbeeren etc.) und Lebensmittelinhaltsstoffe (Konservierungsstoffe, Farbstoffe, Geschmacksverstärker) können pseudoallergische Reaktionen auslösen. Als Symptome einer Pseudoallergie können z. B. Migräne, blockierte oder verstopfte Nase, Augentränen, Herzrasen, Durchfall, ▶ Exanthem (siehe Abb. 18 in Kap. A), ▶ Nesselfieber, Übelkeit, Atemnot und Schock auftreten.

Pseudofollikulitis

Entzündung der Haarbälge (▶ Follikulitis) durch immer wieder einwachsende Haare, sog. Pili (Haare) incarnati oder recurvati. In den sich entwickelnden ▶ Pusteln (▶ Eiterpöckchen) findet man im Rahmen eines ▶ Abstrichs meist keine Keime. Manchmal entwickeln sich auch kleine derbe Knötchen um die

Abb. 7 Follikulitis bzw. Pseudofollikulitis bei einer jungen Frau im Bereich der linken Leiste durch immer wieder einwachsende Haare

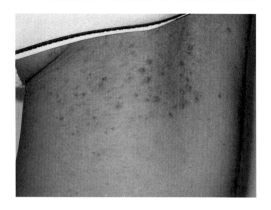

eingewachsenen Haare herum. Diese Erkrankung findet man bevorzugt im Gesichts- und Hals- sowie im Leistenbereich (Abb. 7), weiterhin an Ober- und Unterschenkeln. Einzelne eingewachsene Haare kann man mit etwas Glück mit einer feinen Pinzette oder Kanüle herausziehen. Entzünden sich die eingewachsenen Haare immer wieder, bieten sich, je nach Körperstelle und z. B. beruflichen Verpflichtungen, zwei Lösungen an, wenn äußerliche antientzündliche Cremes und Lotionen keinen Erfolg erbracht haben: Haare heraus- und länger wachsen lassen, ohne sie kurz zu rasieren, oder Entfernung der Haarwurzeln, am schonendsten und nachhaltigsten durch ▶ Laserepilation (▶ Alexandrit-Laser, ▶ Rubin-Laser-Epilation).

Psoriasis

(Schuppenflechte).

Definition Die Psoriasis ist eine chronische, schubweise verlaufende Hauterkrankung, die durch charakteristische schuppende Herde gekennzeichnet ist. Mit einer Häufigkeit von 2–3 % in der Bevölkerung zählt sie zu den häufigsten Hautkrankheiten überhaupt. Das erstmalige Auftreten einer Schuppenflechte ist in jedem Lebensalter möglich, liegt aber meist im zweiten oder dritten Lebensjahrzehnt. Männer sind geringfügig häufiger betroffen als Frauen.

Ursachen Die Krankheit entsteht auf der Grundlage einer angeborenen Veranlagung. Da die Vererbung der Psoriasis multifaktoriell erfolgt, treten nicht bei jedem Menschen, der Erbanlagen für die Schuppenflechte besitzt, sichtbare Anzeichen der Erkrankung auf. Das bedeutet, dass die Psoriasis auch bei Menschen auftreten kann, deren direkte Verwandte nicht betroffen sind. Umgekehrt gilt aber, dass das Erkrankungsrisiko umso höher ist, je mehr Blutsverwandte erkrankt sind. Beispielsweise liegt das Risiko, im Laufe des Lebens an einer Psoriasis zu erkranken, bei etwa 20–30 %, wenn ein Elternteil von der

Psoriasis betroffen ist. Sind beide Eltern betroffen, steigt das Risiko auf etwa 50–70 %.

Wenn die Veranlagung zur Schuppenflechte besteht, können vielfältige Faktoren einen Krankheitsschub auslösen bzw. den Verlauf der Erkrankung beeinflussen. Zu diesen Faktoren zählen z. B. Infektionskrankheiten, bestimmte Arzneimittel (z. B. β-Blocker), Alkohol, Stress, Schwangerschaft und Entbindung, Absetzen von Medikamenten (z. B. ▶ Kortisonpräparate) und Hautreizungen.

Die Prozesse, die bei der Psoriasis in der Haut ablaufen, sind sehr komplex und nur teilweise bekannt. Eine Fehlregulation von verschiedenen zum Immunsystem gehörenden Zellen führt zu einer Entzündungsreaktion der Haut mit überschießender Produktion und vermehrter Ablösung von Hornzellen. Die Oberhaut (▶ Haut; siehe Abb. 4 in Kap. H) erneuert sich etwa 7-mal schneller als eine nicht erkrankte Oberhaut, also in etwa vier Tagen statt in 28 Tagen. Die entstehenden Klumpen zu schnell produzierter Hornzellen sind als typische silbrige Schuppen sichtbar.

Symptome Die Psoriasis zeichnet sich durch charakteristische, scharf begrenzte, entzündlich gerötete Krankheitsherde mit einer silbrig glänzenden Schuppung aus. Das Ausmaß des Hautbefalls ist äußerst variabel und reicht von einzelnen, ganz diskreten (unauffälligen) schuppenden Herden bis zum fast vollständigen Befall der Haut. Typische Stellen, an denen die Psoriasis sehr häufig auftritt, sind Knie (Abb. 11), Ellenbogen (Abb. 8 und 9), Kopfhaut, äußere Gehörgänge, Bauchnabel, unterer Rücken und Analfalte (Gesäßfalte). Juckreiz tritt bei Psoriasis nicht unbedingt regelhaft auf (bei etwa 30 % der Erkrankten), er kann aber insbesondere an der Kopfhaut sehr quälend sein.

Beim Befall von Handinnenflächen und Fußsohlen können dicke Hornschichten (▶ Hyperkeratosen) und schmerzhafte Einrisse der Haut (▶ Rhagaden) zu einer Einschränkung der Beweglichkeit führen.

Nicht selten treten bei der Psoriasis Veränderungen der Nägel auf. Charakteristische Nagelveränderungen (Abb. 10, Abb. 4 in Kap. N) sind runde, gelblich-braune Flecke im Nagelbett (sog. „Ölflecke"), viele kleine Eindellungen der Nagelplatte („Tüpfelnägel") und/oder grobe, bröckelige Schuppenmassen unterhalb der Nagelplatte („Krümelnägel").

Abb. 8 Psoriasis (Schuppenflechte) der Ellbogen, mäßiggradig ausgeprägt

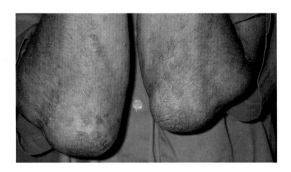

Abb. 9 Rückseite des linken Armes einer jungen Frau mit starker Schuppenflechte

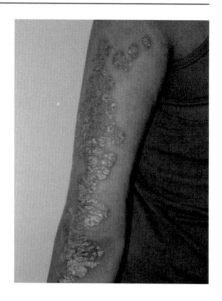

Abb. 10 Nagelbefall bei Schuppenflechte mit Verdickung und Verfärbung der Nägel; insbesondere die Veränderung am Großzehennagel nennt sich „Ölfleck"

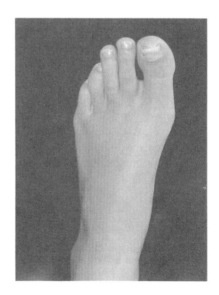

Zu den selteneren Varianten der Psoriasis zählen die Psoriasis pustulosa palmoplantaris und die Psoriasis pustulosa generalisata. Bei der oft chronischen und schwer zu behandelnden Psoriasis pustulosa palmoplantaris treten mit Eiter gefüllte Bläschen (▶ Pusteln) an Händen und Füßen auf. Bei der sehr seltenen, meist mit Fieber und starkem Krankheitsgefühl einhergehenden Psoriasis pustulosa generalisata finden sich solche Pusteln auf geröteter Haut am gesamten

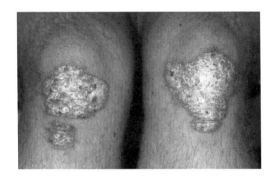

Abb. 11 Sehr starke und typische Ausprägung einer unbehandelten Psoriasis im Bereich der Knie. Dicke weiß-silbrige Schuppung auf geröteter und verdickter Haut, genannt: „erythematosquamöse Plaques"

Körper. Der eitrige Inhalt dieser Pusteln besteht aus einer Ansammlung von Entzündungszellen, enthält aber im Gegensatz zu Pusteln bei verschiedenen anderen Hauterkrankungen keine Bakterien und ist auch nicht ansteckend. Der Fachmann spricht hierbei von „sterilen" Pusteln.

Etwa 20 % der Patienten mit Psoriasis sind zusätzlich von einer entzündlichen Gelenkerkrankung betroffen. Diese sog. ▶ Psoriasisarthritis oder arthropathica kann prinzipiell jedes Gelenk befallen. Am häufigsten ist jedoch der Befall einzelner oder mehrere Fingergelenke. Bei längerem Bestehen führt dies zu einer Verdickung der Gelenke, und die Finger erhalten das Aussehen von „Wurstfingern".

Man spricht bei der Psoriasis auch von einer Systemerkrankung (auch „Psoriasis-Krankheit"), da vermehrt Begleiterkrankungen des Herz-Kreislauf-Systems, wie Bluthochdruck, Arterienverkalkung, Herzinfarkt, Schlaganfall, sowie Stoffwechselerkrankungen, wie krankhafte Fettleibigkeit, Zuckerkrankheit und Fettstoffwechselstörungen bei den Patienten auftreten. Man geht davon aus, dass die gleichen Entzündungsmechanismen, die für die Psoriasis verantwortlich sind, auch die genannten Begleiterkrankungen fördern. Eine Gefäßentzündung findet sich bei allen Psoriasispatienten.

Therapie Da die Bereitschaft der Haut, eine Psoriasis zu entwickeln, ererbt ist, gibt es keine definitive Therapie, die die Psoriasis „für immer" heilt. Durch eine konsequente Behandlung kann aber durchaus eine weitgehende Rückbildung der Krankheitssymptome erreicht werden. Eine sichere Vorbeugung eines erneuten Krankheitsschubs gibt es nicht, sodass meist lebenslang immer wieder Behandlungen erforderlich sind. Die Art der Behandlung richtet sich nach dem Ausmaß des Hautbefalls. Oft ist eine zu Hause durchführbare Salbentherapie ausreichend. Ab einem etwas stärkeren Befall stellen verschiedene Bestrahlungen (Überbegriff: „Phototherapie", ▶ Lichttherapie, ▶ PUVA-Bad) wichtige Therapieformen dar. Bei schwerem Verlauf kann die Einnahme von Tabletten erforderlich werden. Schwere Verlaufsformen oder das Nichtansprechen auf ambulante Therapieverfahren können auch Gründe für eine stationäre Aufnahme in eine Hautklinik sein. Revolutionäre Fortschritte haben neue ▶ Biologika-Therapien erzielt. Biologicals blockieren Botenstoffe, die wiederum ohne eine

Blockade die Entzündungsreaktion und die Bildung der psoriatischen Herde an der Haut begünstigen. Dadurch erreichen die meisten Patienten innerhalb weniger Wochen eine symptomfreie oder nahezu symptomfreie Haut.

Allgemeinmaßnahmen: Hautpflegemittel können die Psoriasis zwar nicht zur Abheilung bringen, aber den Verlauf günstig beeinflussen. Maßnahmen wie das tägliche Eincremen mit rückfettenden Körperlotionen und die Anwendung von Ölbädern sind wichtig, um die Haut geschmeidig zu halten und das bei der Psoriasis oft vorhandene Spannungsgefühl der Haut zu lindern.

Äußerliche Therapie: Die Grundlage der Behandlung der Psoriasis bilden abschuppende Maßnahmen. Zur Schuppenlösung werden meist Salben oder Öle, die Salizylsäure (Acidum salicylicum) in einer Konzentration zwischen 2 und 10 % enthalten, eingesetzt.

Wie bei vielen anderen Hauterkrankungen nutzt man auch bei der Psoriasis die entzündungshemmende Wirkung von ▶ Kortison bzw. kortisonverwandten Stoffen für therapeutische Zwecke. Die äußerlich anzuwenden Kortisonpräparate müssen i. d. R. ein- bis zweimal täglich aufgetragen werden. Bei richtiger Anwendung ist das Risiko von Nebenwirkungen gering, allerdings treten nach Absetzen der Präparate oft erneute Psoriasisherde auf.

Auch Vitamin-D$_3$-Abkömmlinge – wie z. B. ▶ Calcipotriol, ▶ Calcitriol oder Tacalcitol – können die Fehlregulation der Hautzellen bei Psoriasis beeinflussen. Äußerliche Mittel, die Vitamin-D$_3$-Abkömmlinge enthalten, können gelegentlich Hautreizungen verursachen. Außerdem sollten diese Mittel nicht zu großflächig angewendet werden, da sie über die Haut in das Blut aufgenommen werden und den Kalziumspiegel im Blut erhöhen können. Etwas aufwändig, aber bei korrekter Anwendung langzeitnebenwirkungsfrei und daher über viele Jahre auch großflächig anwendbar, ist die Behandlung mit Dithranol (▶ Cignolintherapie). Dabei wird ein Cignolinpräparat auf die Haut aufgetragen und nach einer bestimmten Einwirkzeit wieder abgewaschen. Bei nicht sorgfältiger Anwendung können starke, bleibende Verfärbungen an Kleidung, Handtüchern, Armaturen, Badewanne oder Dusche auftreten. Neuere Cignolinsalben setzen den Wirkstoff nur bei Hauttemperatur frei und ermöglichen dadurch eine „fleckenfreie" Behandlung. Die Salbe wird dabei nach einigen Minuten Einwirkzeit mit kühlerem Wasser (<30 °C) wieder von der Haut abgespült.

Bestrahlungen: Ein seit Jahrzehnten in der Behandlung der Psoriasis bewährtes Verfahren ist die Behandlung mit UV-Licht. Insbesondere wird UV-B-Licht eingesetzt, wobei sich gezeigt hat, dass die Schmalband-UV-B-Therapie (mit einem Emissionsmaximum bei 311 nm) einen besonders günstigen Effekt hat. Die UV-B-Therapie wird als Ganzkörper- oder Teilbestrahlung i. d. R. dreimal wöchentlich durchgeführt. Bei der ▶ Balneo-Photo-Therapie wird die Wirkung des UV-Lichts in Verbindung mit Starksolebädern genutzt und die Situation am Toten Meer imitiert. Im Rahmen der UV-B-Therapie stellt sich die 308-nm-▶ Excimer-Laser-Behandlung als derzeit effektivste Therapie für einen Körperoberflächenbefall bis 10 % dar, bei der die Psoriasisherde gezielt mit hoher Energie bestrahlt werden können, während die nicht befallene Haut vor der Einwirkung der UV-Strahlung geschützt wird (siehe Abb. 6 in Kap. E). UV-A-Licht allein hat kaum einen Effekt auf die Psoriasis, bietet aber in Zusammenwirkung mit einem Photosensibilisator (s. u.) als sog. PUVA-Therapie eine wirkungsvolle Therapieoption. Photosensibilisatoren sind Stoffe, die die Lichtempfindlichkeit der Haut erhöhen. Sie können im Rahmen einer PUVA-Therapie vor der UV-A-Bestrahlung als Tabletten eingenommen (orale oder systemische ▶ PUVA-Therapie), als Creme aufgetragen (Creme-PUVA) oder dem Badewasser zugesetzt werden (Bade-PUVA, PUVA-Bad). ▶ Balneo-Photo-Therapie.

Innerliche Therapie: Innerliche Medikamente werden bei mittelschweren bis schweren Verläufen eingesetzt. Bei den Wirkstoffen, die derzeit bei Psoriasis in Tablettenform verabreicht werden können, handelt es sich um ▶ Ciclosporin A, ▶ Methotrexat (MTX) oder ▶ Fumarsäuresalze (Fumaderm®, Skilarence®). Diesen Medikamenten ist gemeinsam, dass sie auf komplexe Weise in die Regulation des Immunsystems eingreifen und somit die bei Psoriasis ablaufende Entzündungsreaktion beeinflussen können. Aufgrund dieser komplexen Wirkung sind bei der Einnahme solcher Medikamente auch schwerere Nebenwirkungen möglich. Daher sind regelmäßige Kontrolluntersuchungen, einschließlich Blutuntersuchungen, durch den behandelnden Arzt unbedingt erforderlich.

Mit der Entwicklung neuer Medikamente – sog. ▶ Biologicals, wie z. B. ▶ Guselkumab, ▶ Ixekizumab, ▶ Etanercept, u.v.m. und auch ▶ Januskinaseninhibitoren wird versucht, die bei Psoriasis ablaufenden Immunprozesse immer gezielter zu regulieren. Es kommt im Verlauf zur raschen und deutlichen Hautbefundbesserung. Mit diesen Biologica-Therapien können auch bei bisher nicht (mehr) ausreichend behandelbaren Patienten ein guter Hautzustand und eine deutliche Verbesserung der Lebensqualität (▶ DLQI) erreicht werden.

Informationen, Wissen, Aktuelles und Hilfe für Betroffene gibt es auf der Homepage und bei den Regionalgruppen des ▶ Deutschen Psoriasis Bunds.

Psoriasisarthritis

Gelenkentzündungen bei ▶ Psoriasis, die unbehandelt zu Verkrüppelungen führen können.

Psoriasis arthropathica

Gelenkbeteiligung bei ▶ Psoriasis.

Psychogener Pruritus

Juckreiz (▶ Pruritus), der als Ursache keine Hauterkrankung, sondern eine nervliche (psychische) Belastung oder Erkrankung hat. Starker Juckreiz kann aber umgekehrt auch zu einer starken psychischen Belastung werden.
▶ Skrotum, ▶ Pruritus ani.

Puder

Feststoff zur dermatologischen ▶ Lokalbehandlung. Puder trocknet und kühlt die Haut.

Purpura

Verstreute Einblutungen der Haut im Rahmen verschiedener Blutungskrankheiten (z. B. Störungen der Funktion der weißen Blutplättchen oder der Blutgerinnung).

Purpura Schönlein-Henoch

Gefäßentzündungen bei Kindern, meist etwa 14 Tage nach einer bakteriellen Infektion mit sog. Streptokokken auftretend. Es finden sich viele Einblutungen an der Haut, v. a. der Unterschenkel; auch innere Organe können betroffen sein.

Purpura senilis

Vermehrte Neigung der Haut des älteren Menschen (Altershaut), bereits bei leichteren Berührungen mit blauen Flecken (▶ Hämatom) aufgrund brüchigerer Hautgefäße zu reagieren, v. a. an den Unterarmen.
▶ Altershaut.

Pus

(▶ Eiter).

Pustel

Mit ▶ Eiter gefülltes weißes Bläschen der Haut (typischer Pickel!).

PUVA-Bad-Therapie

▶ PUVA-Therapie, ▶ Balneo-Photo-Therapie.

PUVA-Therapie

Kombination der innerlichen Einnahme oder des äußeren Auftragens einer Substanz (Psoralen = P), die lichtempfindlich macht, mit anschließender UV-Lichttherapie (UV-A). Eingesetzt wird die PUVA-Therapie zur Behandlung verschiedener chronischer Hautkrankheiten, wie z. B. ▶ Psoriasis, ▶ Neurodermitis, ▶ Mycosis fungoides, ▶ Pityriasis rubra pilaris, ▶ Vitiligo, ▶ Alopecia areata oder auch ▶ Sklerodermie. Bei der innerlichen (oralen) PUVA-Therapie werden Psoralentabletten eine bis 3 h vor der UV-A-Bestrahlung eingenommen. Bis 12 h nach der Behandlung sind die komplette Haut sowie die Augen extrem lichtempfindlich, sodass auch eine spezielle UV-A-Lichtschutzbrille für den Rest des Tages getragen werden muss.

Weniger kompliziert, aber annähernd gleich effektiv ist die örtliche PUVA-Therapie. Hier bestehen z. B. folgende Möglichkeiten:

- **PUVA-Bad-Therapie (= Bade-PUVA):** Variante der ▶ Balneo-Photo-Therapie, präziser: Balneo-Photo-Chemotherapie; der Patient badet etwa 20 min vor der UV-A-Bestrahlung entweder mit dem ganzen Körper oder nur mit Händen und Füßen in einer Psoralenlösung.
- **Creme-PUVA-Behandlung:** etwa 1 h vor der UV-A-Bestrahlung wird eine lichtempfindlich machende Creme aufgetragen.
- **PUVA-Turban-Therapie:** mit Psoralen getränkte Baumwolltücher werden für 20 min in Form eines Turbans um die Kopfhaut gewickelt, bevor eine UV-A-Bestrahlung der Kopfhaut, z. B. bei Kopfhaut- ▶ Psoriasis, erfolgt.

Pyodermie

Eiterausschlag der Haut, der durch eitererregende Bakterien verursacht wird; im Volksmund u. a. als „Grind" bezeichnet.

Q

Beispielstichwort

Quaddeln: (Urticae). Rote, manchmal auch weiße, erhabene, gut tastbare Hautveränderungen, die i. d. R. nur max. 24 h an einer Körperstelle verbleiben. Die Hauterscheinungen erinnern an die typische Hautreaktion nach dem Kontakt mit Brennnesseln und werden von Patienten oft fälschlicherweise als ▶ „Pusteln" bezeichnet, obwohl Quaddeln keinen Eiter enthalten. Viele gleichzeitig auftretende Quaddeln bezeichnet man als „Nesselsucht" (▶ Urtikaria). Typische Quaddeln, oft auch mit streuenden Ausläufern, entstehen als positive Testergebnisse (siehe Abb. 6 in Kap. P), d. h. als Bestätigung einer Allergie im ▶ Pricktest (▶ Allergietest).

Q$_{10}$

▶ Coenzym Q$_{10}$.

Quaddeln

(Urticae). Rote, manchmal auch weiße, erhabene, gut tastbare Hautveränderungen, die i. d. R. nur max. 24 h an einer Körperstelle verbleiben. Die Hauterscheinungen erinnern an die typische Hautreaktion nach dem Kontakt mit Brennnesseln und werden von Patienten oft fälschlicherweise als ▶ „Pusteln" bezeichnet, obwohl Quaddeln keinen Eiter enthalten. Viele gleichzeitig auftretende Quaddeln bezeichnet man als „Nesselsucht" (▶ Urtikaria). Typische Quaddeln, oft auch mit streuenden Ausläufern (siehe Abb. 6 in Kap. P), entstehen als positive Testergebnisse, d. h. als Bestätigung einer Allergie im ▶ Pricktest (▶ Allergietest).
▶ Insektenstich.

Quincke-Ödem

Sonderform der ▶ Urtikaria; kann durch Schleimhautschwellungen zu Erstickungserscheinungen führen.
   ▶ Ödem, angioneurotisches.

R

RAST: Blutuntersuchung, um das Vorhandensein und den Grad einer vorliegenden allergischen Empfindlichkeit zu messen; einsetzbar bei Verdacht auf allergische ▶ Soforttypreaktionen, die durch spezifische ▶ IgEAntikörper ausgelöst werden. Die Blutentnahme erfolgt meist in Zusammenhang mit einem ▶ Pricktest im Abgleich mit den dazu passenden Beschwerden des Patienten. ▶ Allergie, ▶ Allergietest

Radikalfänger

▶ Antioxidanzien.

RAST

Blutuntersuchung, um das Vorhandensein und den Grad einer vorliegenden allergischen Empfindlichkeit zu messen; einsetzbar bei Verdacht auf allergische ▶ Soforttypreaktionen, die durch spezifische ▶ IgE-Antikörper ausgelöst werden. Die Blutentnahme erfolgt meist in Zusammenhang mit einem ▶ Pricktest im Abgleich mit den dazu passenden Beschwerden des Patienten.
▶ Allergie, ▶ Allergietest.

RCM

▶ Konfokale Laserscanmikroskopie (KLSM).

© Der/die Autor(en), exklusiv lizenziert durch Springer-Verlag GmbH, DE, ein Teil von Springer Nature 2021
B. Kardorff, *Gesunde Haut,* https://doi.org/10.1007/978-3-662-63160-7_18

Rehabilitation

Nach der ▶ WHO wird Rehabilitation bezeichnet als die Einbeziehung aller Maßnahmen, die das Ziel haben, den Einfluss von Bedingungen, die zu Einschränkung oder Benachteiligung führen, abzuschwächen und die eingeschränkten und benachteiligten Personen zu befähigen, eine soziale Integration zu erreichen. Die Rehabilitation zielt nicht nur darauf ab, eingeschränkte und benachteiligte Personen zu befähigen, sich ihrer Umwelt anzupassen, sondern auch darauf, in ihre unmittelbare Umgebung und die Gesellschaft als Ganzes einzugreifen, um ihre soziale Integration zu erleichtern; d. h. Rehabilitation muss die Gesamtheit aller Maßnahmen – medizinischer, psychotherapeutischer, schulpädagogischer, beruflicher und sozialer Art – einbeziehen, um für den Erkrankten die bestmöglichen körperlichen, seelischen und sozialen Bedingungen zu schaffen.

In Deutschland unterscheidet man in Bezug auf die Kostenträger speziell zwischen der beruflichen und der medizinischen Rehabilitation. Mögliche Kostenträger sind Krankenkassen und Rentenversicherungträger, meist für die medizinische Rehabilitation, und Berufsgenossenschaften als Träger der gesetzlichen Unfallversicherung sowie Arbeitsämter für die berufliche Rehabilitation. Speziell für Hauterkrankungen und allergische Erkrankungen wird weiterhin in wohnortferne oder ▶ „Wohnortnahe Dermatologische Rehabilitation" unterschieden. Für die meisten Patienten stellt eine Rehabilitationsmaßnahme z. B. an der Nordsee, in den Alpen oder am Toten Meer eine wohnortferne Rehabilitationsmaßnahme dar, die mit einem Klimawechsel und großer Distanz zu Familie, Freunden, Hobbys, Alltagsproblemen und Arbeitsplatz einhergeht. Die ▶ Wohnortnahe dermatologische Rehabilitation erfolgt dagegen im gewohnten heimatlichen Klima unter möglicher Aufrechterhaltung des Kontakts zum gewohnten psychosozialen Umfeld.

Reiter-Syndrom (Morbus Reiter)

Erkrankungsbild mit einer Kombination aus Harnröhrenentzündung, Bindehautentzündung des Auges (Konjunktivitis) und Gelenkentzündungen (Arthritis), welches Tage bis Wochen nach einer bakteriellen Infektion des Darmes (z. B. durch Salmonellen oder Shigellen) oder der Harnröhre (z. B. durch Chlamydien) auftreten kann. Weitere Haut- und Schleimhautveränderungen sowie eine Beteilung innerer Organe sind möglich.

Rektumprolaps

Wenn nicht nur Analschleimhaut (▶ Analprolabs) sondern Teile des Enddarms (Mastdarm, Rektum) aus dem Schließmuskel des Anus (After) hervortreten, handelt es sich um einen Rektumprolaps (s. Abb. 1). Ursache ist eine Schwäche

Abb. 1 Rektumprolaps bei einer 93-jährigen bettlägerigen Patientin mit begleitendem Analekzem

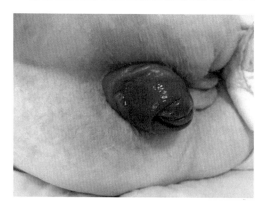

Abb. 2 ▶ Vitiligo am Unterbauch einer 20-jährigen Patientin. Bereits viele kleine ▶ Repigmentierungen nach wenigen Therapiesitzungen mit dem 308 nm ▶ Excimer-Laser

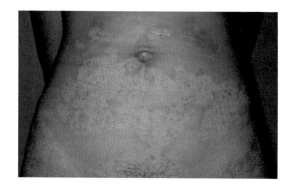

des Halteapparates des Darmes, die wiederum verschiedene Ursachen wie z. B. mehrere Entbindungen haben kann. Die Therapie beim Erwachsenen besteht meist in einer Operation, bei Bettlägerigen und nicht operablen Patienten in einer Haut- und Schleimhautpflege, da der Vorfall i. d. R. völlig schmerzfrei ist.

Repigmentierung

Wiedererlangung der normalen Hautpigmentierung (Hautfarbe) nach Pigmentverlust mit Entstehung von weißen oder insgesamt helleren Hautflecken (▶ Depigmentierung). In der Regel wird der Versuch einer Repigmentierung mittels Phototherapie (UV- ▶ Lichttherapie) unternommen; auch ▶ Calcineurininhibitoren können versucht werden. Beispiele sind: ▶ Vitiligo (Weißfleckenkrankheit, s. Abb. 2; Abb. 3 in Kap. V), weißliche Narben und weiße ▶ Schwangerschaftsstreifen.
　　▶ Excimer-Laser, ▶ PUVA-Therapie, ▶ Balneo-Photo-Therapie.

Resiquimod

Arzneistoff, der einen möglichen Nachfolger des bewährten ▶ Imiquimod darstellen kann, zur Behandlung verschiedener Hautkrebsarten und Viruserkrankungen der Haut.

Resistenz

Bei der Untersuchung einer eitrigen Wunde mithilfe eines ▶ Abstrichs werden zum einen die verantwortlichen Bakterien (Erreger) bestimmt, zum anderen werden diese auf die Empfindlichkeit gegenüber verschiedenen ▶ Antibiotika getestet. Wenn ein Bakterium gegenüber einem bestimmten Antibiotikum widerstandsfähig ist und es durch dieses Antibiotikum nicht erfolgreich behandelt werden kann, spricht man von Resistenz.

Retinoide

Hiermit wird eine Gruppe von Medikamenten bezeichnet, die aus der natürlichen Vitamin-A-Säure entwickelt wurden. Sie dienen innerlich angewendet meist der Regulation schwerer Verhornungsstörungen von Haut und Talgdrüsen, wie sie z. B. bei schwerster ▶ Akne oder ▶ Schuppenflechte vorkommen (▶ Isotretinoin, ▶ Acitretin). Äußerlich gibt es Retinoide zur Behandlung leichterer Störungen auch als Gel oder Creme (z. B. ▶ Adapalen, ▶ Trifaroten). Der Einsatz bei Schwangeren ist i. d. R. aufgrund einer Fehlbildungsgefahr untersagt.

Retinol

Internationale Bezeichnung für Vitamin A. Retinol gehört zu den fettlöslichen Vitaminen. Es ist am Sehprozess beteiligt („Augenvitamin"), hat Bedeutung für das Immunsystem und die Hautbildung und wirkt als Wachstumsfaktor. Ein Mangel zeigt sich zuerst im Auftreten von Nachtblindheit, ferner auch an Haut und Schleimhäuten: Sie trocknen aus, verhornen übermäßig und werden rissig. Da sie dadurch ihre Barrierefunktion (Schutzfunktion) nicht mehr ausüben können und Vitamin A auch im Immunsystem fehlt, steigt bei Vitamin-A-Mangel die Anfälligkeit für Infekte.

Die äußerliche Anwendung von medizinischen Pflegeprodukten mit dem Wirkstoff Retinol (Vitamin A) bzw. seinen Abkömmlingen und verwandten Stoffen erhöht Elastizität und Festigkeit der reifen Haut. Ein besonderer Vorteil von Retinol liegt in seiner hervorragenden antioxidativen Wirkung (▶ Antioxidanzien). Neben dem Verlust von Elastizität und Festigkeit sind besonders dem ▶ UV-Licht ausgesetzte Areale – wie Gesicht, Hals und Dekolletee – mit

zunehmendem Alter zusätzlich noch durch eine verminderte Regenerations- und Widerstandskraft sowie ein fahleres Hauterscheinungsbild gekennzeichnet (▶ Altershaut). Zur intensiven Pflege auch dieser Hautareale hat sich die äußerliche Anwendung von Retinol und seinen Vorstufen bewährt. Da Retinol gegenüber Licht und Luft (Sauerstoff) sehr empfindlich ist, muss es mittels spezieller Zubereitungen stabilisiert werden.
> ▶ Hautalterung.

Rezidiv

(Rückfall). Wiederauftreten einer Krankheit nach strenggenommen vollständiger Abheilung.

Rhagade

(Hautschrunde). Spaltförmiger, i. d. R. sehr schmerzhafter, narbenlos abheilender Einriss der Haut; findet man z. B. häufig bei chronischen Hand- und Fuß- ▶ Ekzemen, die mit starken ▶ Hyperkeratosen einhergehen.
> ▶ Fissur.

Rhinitis allergica

(Heuschnupfen). Allergischer Schnupfen.

Definition Überempfindlichkeitsreaktion der Nasenschleimhaut auf durch die Luft übertragene ▶ Allergene.

Ursachen Es handelt sich um eine sog. allergische ▶ Soforttypreaktion, bei der der Körper spezifische Antikörper gegen eigentlich ungefährliche Substanzen bildet. Im Falle der Rhinitis allergica werden die allergieauslösenden Substanzen (▶ Allergene) durch die Luft übertragen. Beim Kontakt einer solchen Substanz mit den Schleimhäuten der oberen Atemwege werden dort spezifische ▶ Antikörper (IgE-Antikörper) freigesetzt. Die Antikörper veranlassen dann bestimmte Zellen zur Ausschüttung von ▶ Histamin und anderen entzündungsfördernden Substanzen. Histamin wiederum bewirkt u. a. eine Erweiterung von Blutgefäßen (sichtbar als Rötung der Haut), eine Anregung der Schleimdrüsen (Schnupfen) und eine Reizung von Nerven (Juckreiz).

Am häufigsten wird die Rhinitis allergica durch eine Pollenallergie ausgelöst. Typische allergieauslösende Pollen stammen von frühblühenden Bäumen – wie Birke, Erle oder Hasel –, aber auch von Gräsern und Getreide (z. B. Roggen, Wiesenlieschgras) oder Beifuß. Beim Vorliegen einer Pollenallergie treten die Beschwerden nur saisonal in den Pollenflugzeiten auf. Wann welche Pollen gehäuft in der Luft auftreten, kann einem ▶ Pollenflugkalender oder PollenApps (siehe Abb. 5 in Kap. P) entnommen werden. Einige Patienten leiden auch unter einer ganzjährigen Form des „Heuschnupfens", was auf eine Reaktion gegenüber ganzjährig vorkommenden Partikeln in der Luft schließen lässt, wie Milbenkot der Hausstaubmilbe, Tierhaare von z. B. Katzen, Pferden oder Hunden, Schimmelpilze oder auch Latexbestandteile.

Die Neigung zu solchen Allergien ist vererbbar und wird als ▶ „Atopie" bezeichnet.

Symptome Eine Rhinitis allergica kann mit weißlich-wässrigem Ausfluss aus der Nase, verstopfter Nase, Niesattacken, aber auch mit Brennen und Juckreiz von Mund- und Rachenschleimhaut einhergehen. Häufig besteht ein allgemeines Mattigkeitsgefühl. Oft reagiert nicht nur die Schleimhaut der oberen Atemwege, sondern auch die Bindehaut der Augen auf die in der Luft enthaltenen Allergene überempfindlich, was dann als ▶ Rhinoconjunctivitis allergica bezeichnet wird.

Bei Pollenallergikern besteht häufig zusätzlich eine Unverträglichkeit gegenüber Nahrungsmitteln, wie Kernobst oder Gewürze (▶ orales Allergiesyndrom), wobei diese Nahrungsmittel außerhalb der Pollenflugzeiten meist besser vertragen werden (siehe Abb. 5 in Kap. P). Diese Form der Allergie auf miteinander verwandte, aber verschiedenartige ▶ Allergene nennt man ▶ „Kreuzallergie".

Diagnostik Zur Ermittlung der Ursache der allergischen Beschwerden sind Allergietests auf eine Soforttypreaktion (▶ Pricktest) und i. d. R. auch eine Überprüfung der gefundenen Ergebnisse durch eine Blutuntersuchung auf spezielle allergische Abwehrkörper (spezifisches IgE, ▶ RAST) erforderlich. Manchmal werden auch Tröpfchen der verdächtigten Substanz in die Nase eingeträufelt, um anhand einer Widerstandsmessung der Nasenatmung (▶ Rhinomanometrie, ▶ Provokationstest) ein ▶ Allergen zu identifizieren.

Therapie Die Therapie der Rhinitis allergica ist abhängig vom Ausmaß der Beschwerden und auch davon, seit wie vielen Jahren die Symptomatik bereits besteht. In den meisten Fällen lassen sich die allergischen Beschwerden durch spezielle Nasensprays, Augentropfen und/oder die Einnahme antiallergischer Tabletten auf ein erträgliches Maß reduzieren. Bei den in den antiallergischen Tabletten enthalten Wirkstoffen handelt es sich um sog. ▶ Antihistaminika. Diese Substanzen hemmen die Wirkung der entzündungsfördernden Substanz Histamin, die – wie oben ausgeführt – eine wesentliche Rolle bei der allergischen Reaktion spielt. In sehr schweren Fällen kann auch eine kurzfristige Einnahme von ▶ Kortisontabletten erforderlich sein. Von der früher üblichen Praxis einer sog. Saisonspritze mit Kortison in den Gesäßmuskel hat man heutzutage aus verschiedenen Gründen (z. B. Spritzenabszess, ▶ Atrophie von Haut- und Fettgewebe, unkontrollierte Wirkstofffreisetzung) weitestgehend Abstand genommen.

Die genannten Behandlungsmöglichkeiten unterdrücken zwar relativ wirkungsvoll die Symptome der Rhinitis allergica, „heilen", aber nicht die Allergie. Das bedeutet, dass nach Absetzen der Medikamente erneut Beschwerden auftreten können. In bestimmten Fällen kann es sinnvoll sein, eine ▶ Hyposensibilisierung gegenüber Allergenen durchzuführen, bei der die Überempfindlichkeit gegenüber der allergieauslösenden Substanz nach und nach abgebaut wird. Diese Behandlungsart ist derzeitig die einzige Methode, um die die überschießende Reaktion auslösenden Ursachen der Allergie zu bekämpfen (kausale Therapie). Ausgezeichnete Behandlungserfolge lassen sich oftmals auch mit ▶ Akupunktur erzielen. Hierbei beginnt man mit den ersten Sitzungen etwa zweimal pro Woche ungefähr 2–3 Wochen vor dem erwarteten Einsetzen der saisonbedingten Rhinoconjunctivitis allergica. Die sog. ▶ Anti-IgE-Antikörper, die genau die IgE-Antikörper blockieren, die allergische Beschwerden verursachen, sind für das allergische Asthma seit 2005 und seit März 2014 auch für die ▶ (chronisch spontane) Urticaria zugelassen.

▶ Asthma allergicum.

Rhinoconjunctivitis allergica

Entspricht der ▶ Rhinitis allergica mit zusätzlichem Befall der Augenbindehäute (Konjunktivitis). Hierbei kommt es zu Rötung, Juckreiz, Brennen, Tränen und Fremdkörpergefühl in den Augen.

Rhinomanometrie

Atemwegswiderstandsmessung der Nasenatmung im Rahmen eines Allergietests. Hierbei werden Tröpfchen von Lösungen verdächtiger ▶ Allergene in den Naseneingang geträufelt. Danach wird mithilfe einer Apparatur gemessen, ob die Nasenschleimhaut aufgrund einer allergischen Reaktion anschwillt und sich der Nasenatmungswiderstand erhöht.

Rhinophym

(Knollennase, Säufernase, Pfundsnase, Kartoffelnase). Im Rahmen einer sog. ▶ Rosacea (siehe Abb. 3 in Kap. C) mit ▶ Seborrhoe fast nur bei Männern auftretende knollenartige Verdickung der Nase durch Vermehrung des Bindegewebes und der Talgdrüsen. Auf einen Alkoholmissbrauch lässt die Knollennase jedoch nicht schließen. Diese sehr entstellende Fehlbildung lässt sich operativ sehr gut korrigieren. Ausgezeichnete Erfolge wurden v. a. mit der Laser-Technologie (▶ Erbium-YAG-Laser) erzielt (Abb. 3).

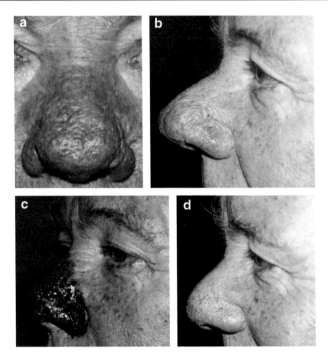

Abb. 3 a–d Rhinophym (Knollennase) von vorn (**a**) und von der Seite (**b**); vor sowie zwei Tage (**c**) und vier Wochen (**d**) nach Abtragung und Formung der Nase mit dem ▶ Erbium-YAG-Laser im St.-Barbara-Hospital in Duisburg (Dr. Heike Pabsch, Chefarzt Dr. J. Kunze). Preisträger ▶ VDL-Förderpreis

Ringelröteln

Ringelröteln werden durch ein Virus (Krankheitserreger, der noch kleiner ist als ein Bakterium) ausgelöst. Sie verlaufen komplikationslos. In der Regel befallen sie Kindergarten- und Schulkinder. Sechs bis 14 Tage nach Kontakt zu einem Erkrankten bilden sich Rötungen auf der Nase und auf den Wangen. Häufig sind auch Arme und Beine befallen. Auch dort bilden sich girlandenartige und landkartenförmige Rötungen. Nach etwa einer Woche verschwindet der Ausschlag ohne zusätzliche Begleiterscheinungen. Schwangere sollten mit erkrankten Kindern nicht in Kontakt kommen.

Ringerohr

(Abb. 4). Schädigung des Ohrknorpels mit bleibender Formveränderung durch Narbenbildung aufgrund immer wiederkehrender Verletzungen beim Ringkampf. Eine operative Korrektur durch einen plastischen Chirurgen oder Hals-Nasen-Ohren-Arzt ist oftmals nur schwer möglich.

Ritlecitinib

ein vielversprechendes kleines Molekül aus der Wirkstoffgruppe der ▶ JAK3/TEC Inhibitoren mit guten Ansätzen zur Behandlung von ▶ Alopecia areata und ▶ Vitiligo.

JAKs (▶ Januskinasen) sind Enzyme, die Informationen übermitteln, die zur Ausbildung verschiedener entzündungsfördernder Moleküle führen. Die Unterdrückung (Inhibition) dieser JAKs reduziert also das Vorhandensein mancher Entzündungsmoleküle, die Hautkrankheiten fördern können.

Bei TEC handelt es sich um Enzyme aus der Familie der Tyrosinkinasen, die Immunzellen regulieren und Einfluss auf die Produktion von ▶ Zytokinen und Entzündung haben.

▶ Biologicals, ▶ Zytokine.

Abb. 4 Deformierung des Ohrknorpels bei einem 51-jährigen, ehemalig sehr aktiven Ringer. An der äußeren Mitte der Ohrmuschel zeigt sich eine schmerzhafte Knorpelentzündung (▶ Chondrodermatitis)

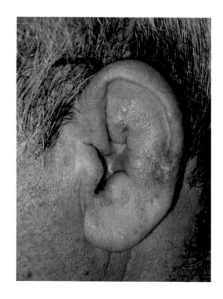

Rituximab

Antikörper gegen CD20 positive B-Lymphozyten. ▶ Biologikum. Wird gegen Lymphdrüsenkrebs (▶ Lymphome) eingesetzt, in der Dermatologie auch gegen ▶ Pemphiguserkrankungen (Blasensucht).

Röntgenweichstrahltherapie

Spezielle Form der Röntgenbestrahlung in der Dermatologie zur Behandlung von nicht operationsfähigen, aber behandlungsbedürftigen Hautveränderungen. In der Regel sind dies Hautkrebsarten (▶ Basaliom siehe Abb. 1 und 2 in Kap. B, Abb. 6 und 7 in Kap. S) beim älteren Menschen oder Vorstufen davon (▶ Präkanzerosen). Auch bei der Behandlung von Narbenwucherungen (▶ Keloid) gehört die kombinierte Röntgenweichstrahltherapie nach wie vor zu den erfolgversprechendsten Therapien. Die Behandlung mit Röntgenweichstrahlen ist völlig schmerzlos. Die Strahlenbehandlung nimmt i. Allg. 2–4 Wochen in Anspruch. Dosierung und Häufigkeit der Bestrahlung richten sich hierbei im Wesentlichen nach der Art Erkrankung.

Bei der Bestrahlung wird auch die Haut in unmittelbarer Nachbarschaft des Bestrahlungsherdes von den Strahlen durchdrungen und reagiert entsprechend. Es können Hautrötungen und Schuppung, an besonders empfindlichen Stellen gelegentlich auch Schwellung und Nässen auftreten. Die Rötung klingt nach der Strahlenbehandlung wieder ab. Die bestrahlte Haut kann später eine andere Farbe als die Umgebung aufweisen. Während einer Bestrahlungsbehandlung muss grundsätzlich eine Schwangerschaft ausgeschlossen sein bzw. vermieden werden. Nach Abschluss der Strahlenbehandlung sollten regelmäßige Kontrolluntersuchungen durchgeführt werden, um eventuelle Rezidive oder die, sehr selten mit einer mehrjährigen (10–30 Jahre) Verzögerung, auftretenden Röntgenkarzinome (Strahlenkrebs) rechtzeitig zu erkennen und behandeln zu können. Leider gibt es nur noch wenige Dermatologen, die sich den „Luxus" eines insgesamt wirtschaftlich nicht rentablen Röntgenweichstrahltherapiegeräts (▶ Dermopan) mit hohen behördlichen Auflagen zugunsten v. a. ihrer älteren Patienten leisten.

Rosacea

(Kupferfinne, Couperose).

Definition Entzündliche, sehr häufige Hauterkrankung des Gesichts, die ab dem zweiten Lebensjahrzehnt mit Schwerpunkt um das vierten Lebensjahrzehnt auftreten kann. Sie ist gekennzeichnet durch Hautrötung (▶ Erythem, ▶ Brimonidin), kleine Knötchen (▶ Papeln) und Eiterpickel (▶ Pusteln).

Häufig wird die Rosacea auch als „Erwachsenenakne" bezeichnet; im Gegensatz zur ▶ Akne treten hierbei aber keine Mitesser (▶ Komedonen) auf. Die Rosacea betrifft Frauen etwas häufiger als Männer, wobei bei Männern der Verlauf schwerer sein kann. Menschen mit einem hellen, empfindlichen Hauttyp sind besonders häufig betroffen, weswegen die Erkrankung auch als „Fluch der Kelten" bezeichnet wird.

Ursachen Die eigentliche Ursache der Rosacea ist unbekannt. Angenommen wird, dass die Neigung, eine Rosacea zu entwickeln, anlagebedingt ist und dass, wenn eine solche Veranlagung besteht, verschiedene Faktoren zum Ausbruch bzw. zur Verschlechterung der Erkrankung führen können. Erfahrungen zeigen, dass sich die Rosacea durch fast alles, was die Durchblutung der Gesichtshaut fördert, verschlechtert: heiße Getränke, Koffein, Alkohol, scharfe Gewürze, Sonnenbaden, Sonnenbank, lange Saunagänge etc. Als mögliche Förderer der Entzündungsreaktion bei Rosacea werden die ▶ Demodex-Milben diskutiert. Forschungen dazu haben gezeigt, dass tatsächlich die Dichte der Besiedlung der Haut mit der Milbe Demodex folliculorum bei Rosacea signifikant höher ist, als auf der Haut bei gesunden Menschen (siehe Abb. 2 in Kap. D).

Symptome Die Rosacea verläuft in drei Stadien, wobei die Ausprägung dieser Stadien sehr unterschiedlich sein kann. In jedem Stadium kann die Erkrankung zum Stillstand kommen, aber auch das Überspringen von Stadien ist möglich. Unabhängig von der Stärke der Hautveränderungen treten bei etwa 1/3 der Patienten mit Rosacea auch Entzündungen im Bereich der Augen auf. Wenn eine Rötung, ein Fremdkörpergefühl oder eine erhöhte Lichtempfindlichkeit der Augen vorliegen, sollte neben dem Hautarzt auch ein Augenarzt aufgesucht werden.

Vorboten der Rosacea sind flächige Rötungen (▶ Erytheme, ▶ Brimonidin) des Gesichts, seltener auch des Halses und des Dekolletés, welche durch verschiedene Reize – wie z. B. heiße Getränke, Aufregung, Hitze- oder Kälteeinfluss – ausgelöst werden können und von selbst wieder verschwinden. Die wiederholt auftretenden Gesichtsrötungen können auch schon bei Menschen unter 20 Jahren Vorkommen.

Stadium I (Rosacea teleangiectatica): Eine erstgradige Rosacea findet sich bei sehr vielen Menschen. Dieses erste Stadium ist durch flächige Rötungen der Gesichtshaut gekennzeichnet, welche nicht sofort wieder abklingen, sondern über Stunden bis Tage bestehen bleiben. Hinzu kommt das Auftreten feinster roter Äderchen (▶ Teleangiektasien, ▶ Couperose) an der Nase (siehe Abb. 3 in Kap. C) und/oder an den Wangen (siehe Abb. 4 in Kap. A). Diese Gefäßerweiterungen können im Laufe von Monaten bis Jahren zunehmen und dem Gesicht einen charakteristischen dunkelroten Ausdruck verleihen, weshalb die Rosacea im Volksmund auch „Couperose" genannt wird.

Stadium II (Rosacea papulopustulosa): Zusätzlich zu den Rötungen können v. a. im Bereich der Nase und der Wangen kleine rote Knötchen (▶ Papeln; Abb. 5) und auch Eiterpickel (▶ Pusteln) auftreten, die oft über Wochen bestehen

Abb. 5 Rosacea im Stadium
II bei einer 40-jährigen Frau
mit starker Rötung und ▶
Papeln der Wangen

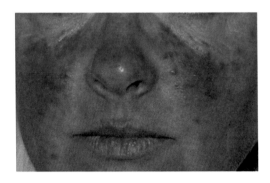

bleiben. Die Gesichtsoberfläche sieht dann durch die entzündlichen Knötchen und Pickel höckrig aus, aber bei der Abheilung bleiben fast nie Narben zurück.

Stadium III (Glandulär-hyperplastische Rosacea): Im weiteren Verlauf der Erkrankung können sich großflächige entzündliche Knoten im Gesicht entwickeln. Die Haut nimmt an Dicke zu und wird großporig. Im Bereich der Nase kann die Verdickung des Bindegewebes und der Talgdrüsen zur Ausbildung einer sog. Knollennase führen. Durch die Vergrößerung der Hautporen weist die Oberfläche der Knollennase wurmstichartig Einziehungen auf. Die Knollennase tritt fast ausschließlich bei Männern auf und wird medizinisch als ▶ „Rhinophym" (s. Abb. 3), im Volksmund oft unberechtigterweise auch als „Säufernase" bezeichnet. Auch die Haut an Kinn und Stirn kann sich dementsprechend verdicken.

Diagnostik Die Diagnose „Rosacea" kann der Hautarzt in der Regel aufgrund der ▶ Symptome stellen. In sehr seltenen Fällen ist die Entnahme einer Gewebeprobe (▶ PE) zur Sicherung der Diagnose erforderlich.

Therapie Die Behandlung gestaltet sich häufig als sehr schwierig, denn die Neigung zur Rosacea ist anlagebedingt und somit an sich nicht heilbar. Allerdings kann der Verlauf der Erkrankung durch verschiedene effektive Therapiemöglichkeiten durchaus günstig beeinflusst werden.

Allgemein sollte die äußerliche Anwendung von hautirritierenden Substanzen, wie beispielsweise reizende Seifen oder alkoholische Lösungen, vermieden werden. Zur Hautpflege sind eher leichte, nicht zu reichhaltige und nicht zu fettige Cremes zu verwenden. Es gibt einige Cremes, die speziell zur Hautpflege bei Rosacea entwickelt wurden. Da Sonnenbestrahlung die Rosacea verschlechtern kann, ist die Anwendung einer nichtfettenden Sonnencreme oder eines Sonnenschutzgels (mindestens Lichtschutzfaktor 30) im Gesicht zu empfehlen. Bezüglich der Ernährung sollte möglichst auf scharfe Gewürze verzichtet werden. Die Wirkung von Kaffee und Tee wird unterschiedlich diskutiert. Aber auch bereits geringer Alkoholkonsum kann die Rosacea verschlechtern.

Die Therapie der Rosacea richtet sich nach dem jeweiligen Schweregrad der Hautveränderungen. In den Stadien I und II, also bei flächigen Hautrötungen (▶

Brimonidin) sowie entzündlichen Knötchen und Eiterpickelchen, werden meist äußerliche Gels, Cremes oder Lotionen eingesetzt. Im Stadium II kann bei ausgeprägten Entzündungen auch eine Tabletteneinnahme erforderlich sein. Bei den Wirkstoffen, die in den äußerlich anzuwendenden Mitteln und in den Tabletten enthalten sind, handelt sich meist um bestimmte ▶ Antibiotika (z. B. ▶ Metronidazol, ▶ Doxycyclin, Minocyclin oder Erythromycin). Eigentlich werden Antibiotika bei Infektionen mit Bakterien eingesetzt; ihr Einsatz in der Therapie der Rosacea beruht aber auf einer allgemein entzündungshemmenden Wirkung der entsprechenden Wirkstoffe – denn die Rosacea ist keine Infektionskrankheit und somit auch nicht ansteckend. Seit dem Jahr 2015 ist der Wirkstoff ▶ Ivermectin als Creme für entzündliche Läsionen der Rosacea papulopustulosa zugelassen.

Da die Rosacea eine Erkrankung ist, die sich in tieferen Hautschichten abspielt, dauert es oft einige Wochen, bis die Therapie anschlägt. Ein für jeden Patienten wirksames Patentrezept gibt es leider nicht, sodass das zuerst verschriebene Mittel nicht immer direkt Wirkung zeigt und die letztendlich erfolgreiche Therapie individuell ausgetestet werden muss.

Die entzündlichen Knötchen und Eiterpickel können sich durch eine konsequente, regelmäßige Behandlung wieder komplett zurückbilden. Dagegen sind die auffälligen roten Äderchen durch eine Creme oder durch Tabletten nicht zu beeinflussen. Oft werden aber gerade diese Gefäßerweiterungen von den Patienten als sehr störend empfunden. Hier bietet die Verödung der Äderchen mit bestimmten Laser-Systemen (▶ Farbstoff-Laser, ▶ Neodym-YAG-Laser, frequenzverdoppelt) die Möglichkeit einer narbenfreien Behandlung. In der Regel sind für diese Laser-Therapie mehrere Sitzungen erforderlich.

Auch im Stadium III, beim Vorliegen einer Knollennase, helfen Cremes und Tabletten nicht weiter. Die verdickte Haut der Knollennase kann im Rahmen einer Operation mit dem Skalpell oder mit dem Laser (▶ Erbium-Laser) so abgetragen werden, dass die Nase wieder ihre ursprüngliche Form erhält (s. Abb. 3).

Ansprechpartner für Rosaceapatienten: ▶ Deutsche Rosazea Hilfe

Rosazea

▶ Rosacea.

Röschenflechte

▶ Pityriasis rosea.

Röteln

Typische Kinderkrankheit, durch Tröpfcheninfektion übertragbar. Der Erreger ist das Rötelnvirus. Die Röteln beginnen mit Vorbotenerscheinungen wie bei einem leichten grippalen Infekt mit leichtem Fieber und Schwellungen der Lymphknoten im Nacken. Danach kommt es zu einem Ausschlag, der im Gesicht beginnt und sich auf den Körper ausbreitet und aus kleinen rötlichen Knötchen, die von einem weißlichen Rand umgeben sind, besteht. Nach etwa drei Tagen blasst der Ausschlag wieder ab. Ansteckend ist der Patient bereits vor Ausbruch des Ausschlags und bis etwa eine Woche nach Erreichen des Höhepunkts des ▶ Exanthems. Eine Therapie ist i. d. R. nicht erforderlich. Gefährlich sind die Röteln in den ersten Monaten einer Schwangerschaft, da sie zu schweren Missbildungen des Kindes führen können. Bei vielen Menschen besteht ein Impfschutz.

Rubinflecken

▶ Senile Angiome.
  ▶ Farbstoff-Laser, ▶ Neodym-YAG-Laser (frequenzverdoppelt).

Rubin-Laser-Epilation

Haarentfernung mit dem Rubin-Laser. Die Methode ist geeignet, um störende Haare – z. B. im Gesichtsbereich, an Beinen, Armen, Brust und Rücken oder im Bikinibereich – zu entfernen. Ursächlich für den störenden Haarwuchs können eine erbliche Veranlagung (▶ Disposition, ▶ Hypertrichose), hormonelle Verschiebungen (Wechseljahre) oder auch eine krankhafte „Vermännlichung" bei Frauen (▶ Hirsutismus) sein. Viele Patientinnen oder Patienten suchen auch eine elegantere Alternative zur regelmäßigen Rasur der Beine, Bikinizonen- oder Körperbehaarung, die oft mit einer Austrocknung der Haut (▶ Exsikkationsekzem) oder Entzündungen (▶ Follikulitis, ▶ Pseudofollikulitis; siehe Abb. 7 in Kap. P) einhergeht.

Der Rubin-Laser bedient sich modernster Laser-Technologie, um Haare mit minimalem Schmerz sowie geringst möglichen Missempfindungen und Nebeneffekten zu entfernen. Der Laser entsendet einen kraftvollen Strahl unsichtbaren hochenergetischen Lichts, welcher harmlos und weitgehend wirkungslos die Oberhaut durchdringt, aber am Haarfollikel (Haarscheide) voll zur Wirkung kommt. Durch gezielte Absorption (Energieaufnahme) des Laserlichts am Follikel wird dieser geschädigt und verliert für lange Zeit seine Fähigkeit, Haare zu produzieren.

Der Schlüssel zur Wirksamkeit des Rubin-Lasers ist das Prinzip der thermogenetischen Selektivität (▶ IPL-Technologie). Durch sorgfältige Wahl und Einstellung von Pulslänge bzw. Pulsenergie (der Zeitraum und die Energie, mit der der Laser pro Schuss am Haarfollikel wirkt) ist das Laserlicht in der Lage, die obersten Hautschichten und die Pigmentzellschicht weitgehend ohne deren Schädigung zu durchdringen und die Region der tiefer gelegenen Haarfollikel zu erreichen. Trifft das Laserlicht auf ein pigmentiertes (dunkelfarbiges braunes oder schwarzes) Haar, wird die Energie fortgeleitet und an den Haarfollikel gebunden sowie in Hitze umgewandelt; dabei werden die Haarwurzel und das Versorgungsblutgefäß geschädigt. Als Ergebnis dieses Prozesses wird das Haarwachstum beeinträchtigt, ohne das umliegende Gewebe, Nerven, Schweißdrüsen und die Oberhaut dauerhaft zu schädigen.

Die Behandlung besteht aus einer Reihe von Laserimpulsen, welche als Kribbeln, Pieksen oder leichtes Brennen an der Behandlungsstelle empfunden werden. Viele Patientinnen beschreiben die Behandlung, „als wenn ein Gummiband auf die Haut schnippt". Die Mehrzahl der Patientinnen toleriert diese Behandlung jedoch ohne Betäubung. Es ist ggf. aber auch möglich, bei empfindlichen Patient/innen die zu behandelnden Hautstellen mit einer betäubenden Creme zu behandeln, welche 2 h vor der Behandlung aufgetragen, mit einer Plastikfolie oder einem einfachen Pflaster überklebt und erst kurz vor der Behandlung abgenommen wird. Dadurch ist eine weitgehende Schmerzfreiheit zu erreichen.

Im Anschluss an die Behandlung wird sich für etwa eine halbe bis zu etwa 2 h eine leichte Rötung einstellen, die von manchen Patienten wie ein leichter Sonnenbrand empfunden wird und dann auch für etwa einen Tag anhalten kann. Durch eine sofort im Anschluss an die Behandlung aufgetragene Creme kann eine Linderung erreicht werden. Ebenfalls kann es zu einer vorübergehenden Bildung von Krüstchen oder kleinen „blauen Flecken" kommen. Zu Hause kann die Behandlung mit einer speziellen Creme fortgeführt werden. Da der Laser die Haut so gut wie nicht schädigt, sind keine Verbände notwendig.

Der Laser zerstört die Haarfollikel im Behandlungsbereich, die sich im Zustand der Haarproduktion, der sog. Anagenphase, befinden (▶ Haarausfall). Zu jedem Zeitpunkt sind einige Haarfollikel in einem Ruhezustand (Telogenphase). Dieser betrifft, je nach Körperregion, z. B. 30 % der Haare. Diese Haarfollikel können in diesem Zustand nicht zerstört werden, sodass es nach einigen Wochen oder Monaten einer weiteren Behandlung bedarf, um diese jetzt produktiven Haarfollikel gleichfalls zu zerstören. Hierbei muss in Zusammenarbeit mit dem Arzt und in Abhängigkeit von dem Hauttyp und der behandelten Region ein Behandlungskonzept erstellt werden. Im Normalfall sind 3–5 Behandlungen im Abstand von einer bis mehreren Wochen ausreichend. Man kann im Einzelfall nicht Vorhersagen, wie lange der Zustand der Haarlosigkeit im behandelten Areal bestehen bleibt. Zumindest sind aber Zeiträume von einigen Monaten bis zu 2–3 Jahren bisher erreicht worden, und man kann davon ausgehen, dass nachwachsende Haare dünner und unauffälliger sind als die anfangs entfernten Haare und dass die Haare dauerhafter fernbleiben als bei anderen Methoden (▶ Haarentfernung traditionell). Ein Beispiel für die Wirksamkeit der Laser-Epilation an sich zeigt Abb. 4 in Kap. A,

▶ Laserepilation, ▶ Alexandrit-Laser, ▶ Dioden-Laser, ▶ IPL-Technologie.

Rubin-Laser, „q(uality)-switched" (gütegeschaltet)

Beim gütegeschalteten („quality-switched") Rubin-Laser handelt es sich um ein bereits in den 1960er Jahren in den USA entwickeltes Gerät zur Entfernung von Pigmenten (körpereigene oder von außen eingedrungenen Farbstoffen – ▶ Tätowierung). Die Laser-Strahlen einer Wellenlänge von 694 nm werden in der ungeheuer kurzen Zeit von 20–40 Nanosekunden (Milliardstelsekunden) in die Haut hineingeblitzt. Die Energie wird von den Pigmenten (Farbstoffen) absorbiert (aufgenommen). Diese pulverisieren durch den kurzen Hitzeimpuls entsprechend des Prinzips der selektiven Photothermolyse (▶ IPL-Technologie). Die übriggebliebenen Fragmente können von körpereigenen Abräumzellen aufgenommen und abtransportiert werden. Die nichtpigmentierten Zellen werden nicht geschädigt. Sehr geeignet zur Behandlung sind blaue und schwarze ▶ Tätowierungen, ▶ Altersflecken oder z. B. auch ▶ Café-au-lait-Flecken.
▶ Picolaser.

Rückfettende Bestandteile

Rückfettende Bestandteile werden bei Hautreinigungsprodukten eingesetzt und bestehen aus wichtigen Fettsäuren – wie Ölsäure, Palmitin- und Linolsäure (▶ essenzielle Fettsäuren) –, die z. B. in Soja- oder Avocadoöl enthalten sind. Diese Bestandteile entsprechen denen des natürlichen Lipidfilms (Fett- und Schutzfilm). Sie dringen besonders gut in die Hornschicht ein und gleichen reinigungsbedingte Lipidverluste der Haut aus.
▶ Hautreinigung.

Rumpfhautbasaliom

Bei einem Rumpfhautbasaliom handelt es sich um ein i. d. R. flaches ▶ Basaliom des Oberkörpers. Diese Basaliome können von ungeübten Augen auch für Ekzeme oder eine Schuppenflechte gehalten werden. Wenn der Arzt einen Verdacht auf ein Rumpfhautbasaliom hat, entnimmt er ein Stückchen Haut (▶ PE) und lässt dieses mikroskopisch (▶ Histologie) untersuchen. Die Therapie des Rumpfhaut-basalioms ist die gleiche wie diejenige eines ▶ Basalioms. Da es jedoch nicht so tief in die Haut eindringt wie knotige Basaliome, können neben dem Heraus-schneiden (▶ Exzision) auch oberflächlichere Therapiemethoden – wie ▶ Kryo-therapie, ▶ photodynamische Therapie, ▶ Erbium-YAG-Laser-Therapie oder immunmodulatorische Cremes – zur Heilung führen.

Rupatadin

ist ein ▶ Antihistaminikum, welches zur Behandlung von z. B. allergischer ▶ Rhinitis, ▶ Konjunktivitis und ▶ Urtikaria eingesetzt wird.

Russische Fäden

Benannt nach dem russischen Chirurg Dr. Marlen Sulamanidze, der die sog. blauen „Aptosfäden" entwickelt hat. Das Wort „Aptos" leitet sich von dem Wort „Ptosis" (= herunterhängen, erschlaffen) ab. Geeignet sind die Fäden zur „Auffrischung" müder Gesichtszüge mit Erschlaffungen der Haut im Mund-, Wangen- und Augenbereich. Die Behandlung erfolgt unter ▶ örtlicher Betäubung mit dem Einziehen von blauen Polypropylenfäden in die Haut, die kleine Widerhaken aufweisen, um die Position zu halten. Die „Lifting"-Fäden werden dabei bogenförmig in die Haut eingebracht und dann gestrafft: Die Haut hebt sich mit dem Faden und hält sich an den kleinen Widerhaken fest. Zusätzlich zum sichtbaren Soforteffekt bildet sich in der Heilungsphase neues Bindegewebe über den „Lifting"-Fäden, was die Haut zusätzlich strafft. Die Fäden können bei Bedarf auch wieder entfernt werden. Der behandelnde Arzt muss viel Erfahrung und Gefühl für die Symmetrie der Gesichtszüge aufweisen. ▶ Fadenlift.

S

Schwangerschaftsstreifen: (Striae distensae, Dehnungsstreifen). Meist zuerst blaurote, später weißliche Streifen verdünnter Haut, die fast mit Narben, also nicht zu reparierenden Gewebeveränderungen gleichzusetzen sind. Die sog. Schwangerschaftsstreifen entstehen häufig auch unabhängig von einer Schwangerschaft sowohl bei Mädchen wie auch bei Jungen spontan während der Pubertät, z. B. während eines starken Wachstumsschubs, bei rascher Gewichtszunahme und damit schneller Ausdehnung des Gewebes oder auch nach langer innerlicher oder äußerlicher Kortisonanwendung oder bei bestimmten Arten von Hormonstörungen. Relativ gute und meist zufriedenstellende Resultate sind mittels ▶ Microneedling erzielt worden. Bei weißen Schwangerschaftsstreifen, die deutlich heller als die umliegende Haut und dadurch sehr auffällig sind, können bei einigen Patientinnen gute Erfolge durch den Versuch einer gezielten ▶ Repigmentierung mit dem ▶ Excimer-Laser erzielt werden. Bei rötlich aussehenden Dehnungsstreifen, die mit vielen kleinen Blutgefäßen durchsetzt und daher sehr auffällig sind, kann man sehr häufig ein Abblassen und damit ein Unauffälligerwerden mit dem ▶ Farbstoff-Laser erzielen. Dies erscheint derzeit als die effektivste und für die Patient/innen zufriedenstellendste Methode.

Salbe

Gemisch aus Wasser in Öl. Unter einer Salbe versteht man eine streichfähige Arzneizubereitung, die häufig aus einem Wirkstoff und einer relativ fettigen Grundlage besteht. Die fettige Grundlage allein kann auch als „Salbe", häufig als „Basissalbe", bezeichnet werden. Im Unterschied zur ▶ Creme enthält eine Salbe deutlich weniger Wasseranteile und ist somit fettiger. Salben decken ab, wärmen

und helfen der Haut, Feuchtigkeit zu speichern. Das Wort „Salbe" wird jedoch häufig im Volksmund einfach synonym für eine streichfähige Arznei verwendet.
▶ Lokalbehandlung, dermatologische, ▶ Salbengrundlage.

Salbengrundlage

In die sog. Salbengrundlage wird der ▶ Wirkstoff vom Apotheker eingearbeitet. Die richtige Auswahl der Salbengrundlage ist genauso wichtig wie die richtige Auswahl des Wirkstoffs, um einen therapeutischen Erfolg zu erzielen. Häufige Salbengrundlagen sind z. B. Unguentum cordes, DAC-Basiscreme und Unguentum emulsificans aquosum. Dabei nimmt der Fettgehalt in dieser Aufzählung ab und der Wassergehalt zu. Unguentum cordes ist sehr fettig, Unguentum emulsificans aquosum sehr wässrig. Ist die Haut z. B. bei einem chronischen Ekzem sehr ausgetrocknet, muss eine sehr fettige Salbengrundlage, wie Unguentum cordes, gewählt werden. Hat man es z. B. mit einer akuten, nässenden ▶ Dermatitis zu tun, muss die Salbengrundlage wässrig sein. Unter einer fettigen Salbengrundlage würde es zu einem Hitzestau kommen und das akute ▶ Ekzem könnte sich sogar noch weiter verschlechtern.

Salizylsäure

Salizylsäure (von 3 % bis 20 %) wird in Salben, Cremes und Ölen eingearbeitet, um übermäßige Schuppenbildung (z. B. bei der Schuppenflechte) und Verhornungsstörungen (z. B. ▶ Schwiele) zu regulieren. Sie wirkt keratolytisch, d. h. sie löst Hornhaut bzw. Teile der oberen Hautschichten auf. Nach Abtragung und Auflösung dieser verdickten Hautschicht können nachfolgend angewendete Wirkstoffe viel besser, effektiver und tiefer in die Haut vordringen, um z. B. bei Bedarf ein ursächlich für die starke Hornhautbildung vorliegendes ▶ Ekzem zu behandeln.

Sarkoidose

(Morbus Boeck). Ausbildung von Zellknoten (▶ Granulom) in allen Organen möglich; unklare Ursache. Befallen sein können u. a. Lymphknoten, Lunge, Milz, Leber, Haut (▶ Hautsarkoidose), Augen, Speicheldrüsen und Knochen. Bei Erkrankungsverdacht ist häufig eine Klinikbehandlung mit einer intensiven Untersuchung durch Ärzte verschiedener Fachdisziplinen notwendig. Ein ▶ Erythema nodosum kann ein Hinweis auf das Bestehen einer Sarkoidose sein.

Säureschutzmantel

Schwach saure Hautschutzschicht mit einem ▶ pH-Wert zwischen 4 und 7, je nach Hautregion (durchschnittlicher pH-Wert: 5,5), welche schwerpunktmäßig durch den Schweiß entsteht und die Haut u. a. vor Krankheitserregern schützt. Durch Laugen (Seife!) kann der Säureschutzmantel angegriffen und zerstört werden.

▶ Austrocknungsekzem, ▶ Hausfrauenekzem, ▶ degenerativ-toxisches Ekzem, ▶ Exsikkationsekzem.

Schälmittel

Werden zur Behandlung der ▶ Akne eingesetzt, v. a. beim Vorhandensein vieler Mitesser. Durch Schälmittel werden oberflächliche Hautschichten und Verstopfungen der ▶ Talgdrüsen gelockert, sodass der angestaute Talg frei abfließen kann. Mechanisch geschält wird die Haut z. B. durch sich sandig anfühlende Peelingcremes zur Gesichts- und Körperwäsche. Chemisch erfolgt eine Hautschälung z. B. durch ▶ Fruchtsäurepeeling oder Vitamin-A-Säure-haltige Salben.

Schleimzyste

▶ Mukoide Dorsalzyste, ▶ Ganglion.

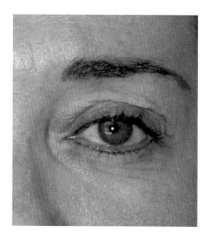

Abb. 1 Schlupflid des linken Auges bei einer Frau vor kosmetischem Eingriff am Oberlid (▶ Blepharoplastik, ▶ Plasmagenerator). Noch sind die Wimpern nicht vom Hautüberschuss verdeckt. Das Sichtfeld ist noch nicht medizinisch relevant eingeschränkt

Schlupflider

(Blepharochalasis) (Abb. 1). Charakteristisch für diese Augenlidveränderungen, die meist im mittleren und höheren Lebensalter auftreten, ist die Erschlaffung der Lidhaut der Augenoberlider und des darunter gelegenen Bindegewebes. Die normalen altersentsprechenden Veränderungen der Gesichtshaut können durch zusätzliche schädigende Einflüsse – wie beispielsweise Sonnenlicht, Schlafmangel, Alkohol und Nikotin – verstärkt worden sein (▶ Altershaut). Durch die Erschlaffung der Lidhaut ist dann die kosmetisch wichtige Lidfurche nicht mehr sichtbar und die Lidhaut hängt über die Wimpern und verdeckt diese. Neben der kosmetischen Entstellung kann auch eine medizinisch relevante Gesichtsfeldeinschränkung nach oben und zur Seite auftreten, die oftmals als sehr beeinträchtigend empfunden wird. Bei der operativen Korrektur der Schlupflider am Oberlid wird neben der überschüssigen Lidhaut stets auch die direkt unter der Haut gelegene Muskulatur und bei Bedarf auch das aus der Augenhöhle vorgetretene Fett entfernt. So kann die kosmetisch wichtige Oberlidfurche und damit die normale Lidkontur wiederhergestellt werden, und der Patient hat auch wieder „freie" Sicht. Ebenso entfällt das Schweregefühl der Oberlider. Eine neue und schonende Methode als Alternative zur klassischen Schlupflidoperation bietet die ▶ Plasmagenerator – PlexR- Methode.
  ▶ Blepharoplastik, ▶ Lidplastik.

Schmetterlingserythem

Schmetterlingsförmige Rötung von Wangen und Nase, etwa 14 Tage nach Sonnenlichtkontakt auftretend; Zeichen erhöhter Lichtempfindlichkeit bei der Autoimmunerkrankung ▶ Lupus erythematodes.

Schmucktätowierung

Unter „Schmucktätowierung" versteht man Tätowierungen zum Schmuck des eigenen Körpers, die dauerhaft bzw. ein Leben lang in der Haut verbleiben. Zurzeit zeigt sich erneut ein starker Trend für die Schmucktätowierung. Vor einigen Jahren wurden die „Tattoos" meist vornehmlich in der Pubertät oder während der Militärzeit durch Laien oder Profis in die Haut eingebracht.
  Schmucktätowierungen werden auf Wunsch des Patienten entfernt, wenn dieser sich z. B. durch eine Tätowierung sozial oder beruflich eingeschränkt oder diskriminiert fühlt, da „Tätowierte" selbst heute noch speziell von älteren Menschen in bestimmte soziale Schichten eingruppiert werden. Heutzutage werden störende Tätowierungen meist mit ▶ Lasern (▶ Rubin-Laser, ▶ Picolaser oder auch ▶ Plasmagenerator) entfernt. Die Behandlung ist – je nach Größe – kostenintensiv und eine völlig spurenlose Entfernung ist nicht immer möglich. Über

mögliche Gesundheitsstörungen durch die in die Haut eingebrachten Farbstoffe wird immer wieder diskutiert. Je nach Ort oder Land, in dem eine Tätowierung angefertigt wurde, werden z. B. auch Farbpigmente mit der Qualität von Autolacken verwendet, um besonders leuchtende und kräftige Farbeffekte zu erzielen. Wenn man bedenkt, welche Schutzmaßnahmen Autolackierer für ihre Gesundheit am Arbeitsplatz ergreifen müssen, ist die Vorstellung, evtl. solche Autolacke ein Leben lang als Fremdkörper mit sich in der Haut zu tragen, von zweifelhafter Schönheit. Wichtig ist also, sich unbedingt vor einer Tätowierung nach der nachweislichen Unbedenklichkeit der Farbstoffe zu erkundigen.

Auch Pflege und Hygiene der Tätowierinstrumente sind entscheidend für die mögliche Übertragung von Infektionskrankheiten. Viele Menschen mit Tätowierungen empfinden auch das Abblassen der Farben ihres „Tattoos" über Jahre als störend und unansehnlich. Dann bleiben als Alternativen die möglicherweise nicht spurlose Entfernung der Tätowierung oder das Übertätowieren mit einem neuen Motiv. Da sich über Jahre hinweg sowohl der Zeitgeist als auch der eigene Geschmack ändern, sollte man sich eine bleibende Tätowierung im Vorfeld sehr reiflich überlegen. Auch Menschen, die sich heutzutage ihre alten Tätowierungen mit der schamhaften Bemerkung „eine Jugendsünde" entfernen lassen möchten, waren sicherlich in jüngeren Jahren davon hoch begeistert.

Eine deutlich harmlosere Alternative als das Einbringen von Fremdkörpern in die Haut sind z. B. Klebe- „Tattoos", die in guter Qualität für einige Wochen auch sehr ansehnlich halten. Dadurch kann man z. B. bei Bedarf immer wieder mit neuen Motiven überraschen oder sich einen „Urlaubsspaß" gönnen. Bei den während eines Urlaubs in südlichen Ländern immer beliebter werdenden Henna- „Tattoos" ist es in letzter Zeit immer häufiger zu allergischen Reaktionen gekommen, da dem Henna oft ein sehr stark ▶ allergieauslösender Farbstoff, das sog. Paraphenylendiamin (PPD), beigemischt wird.

Schmutztätowierung

Schmutztätowierungen sind i. d. R. Folgen von Unfällen mit Feuerwerkskörpern, Sportverletzungen auf Ascheplätzen, Straßenunfällen und Pulverschmauchverletzungen. Sie entstehen durch das im Gegensatz zu ▶ Schmucktätowierungen ungewollte Eindringen oder Einbringen gefärbter Partikel in das Bindegewebe der Haut. Meist sind Gesicht und Arme betroffen. Die Haut sieht, je nach Schwere des ursächlichen Unfalls, stark schmutzig gesprenkelt aus. Innerhalb der ersten 72 h können Schmutzpartikel durch Ausbürsten oder oberflächliche ▶ Erbium-YAG-Laser-Abtragung (meist in kurzer Vollnarkose) relativ einfach und ohne große kosmetische Beeinträchtigung entfernt werden. Später bleibt fast nur die Möglichkeit des Herausstanzens oder der tieferen Lasertherapie (z. B. gütegeschalteter ▶ Rubin-Laser).

Abb. 2 Rote
Dehnungsstreifen an Hüfte
und Gesäß rechts bei rasch
gewachsener 16-jähriger
Patientin

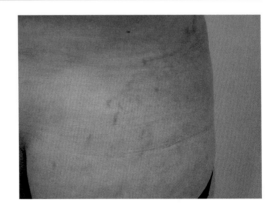

Abb. 3 Weiße
Dehnungsstreifen im Hüft-
und Gesäßbereich

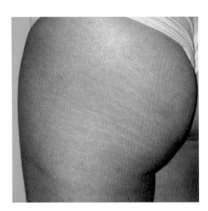

Schock, anaphylaktisch

▶ Anaphylaktischer Schock; akute allergische Reaktion mit Herz-Kreislauf-Versagen, z. B. nach Wespenstich bei hochgradiger Wespengiftallergie.
▶ Insektengiftallergie, ▶ Allergie.

Schüttelmixtur

Gemisch aus Wasser und einem Feststoff, wie Puder. Schüttelmixturen trocknen, kühlen und haften auf der Haut.

Schuppenflechte

(▶ Psoriasis; siehe Abb. 4 in Kap. B, 6 in Kap. E, Abb. 8 in Kap. P, Abb. 11 in Kap. P).

Schwangerschaftsstreifen

(Striae distensae, Dehnungsstreifen). Meist zuerst blaurote (Abb. 2), später weißliche Streifen (Abb. 3) verdünnter Haut, die fast mit Narben, also nicht zu reparierenden Gewebeveränderungen gleichzusetzen sind. Die sog. Schwangerschaftsstreifen entstehen häufig auch unabhängig von einer Schwangerschaft sowohl bei Mädchen wie auch bei Jungen spontan während der Pubertät, z. B. während eines starken Wachstumsschubs (Abb. 2), bei rascher Gewichtszunahme und damit schneller Ausdehnung des Gewebes oder auch nach langer innerlicher oder äußerlicher Kortisonanwendung bzw. bei bestimmten Arten von Hormonstörungen. Die Striae können zwar psychisch und kosmetisch sehr stark störend sein, effektive Behandlungsmethoden sind jedoch rar. Vielumworbene Cremes und Salben haben bislang häufig keinen Effekt bzw. erreichen nur das langsame Abblassen der Streifen, welches ohnehin mit der Zeit eingetreten wäre.

Relativ gute und meist zufriedenstellende Resultate sind mittels ▶ Microneedling erzielt worden. Bei weißen Schwangerschaftsstreifen, die deutlich heller als die umliegende Haut und dadurch sehr auffällig sind, können bei einigen Patientinnen gute Erfolge durch den Versuch einer gezielten ▶ Repigmentierung mit dem ▶ Excimer-Laser erzielt werden. Bei rötlich aussehenden Dehnungsstreifen, die mit vielen kleinen Blutgefäßen durchsetzt und daher sehr auffällig sind, kann man sehr häufig ein Abblassen und damit ein Unauffälligerwerden mit dem ▶ Farbstoff-Laser erzielen. Dies erscheint derzeit als die effektivste und für die Patient/innen zufriedenstellendste Methode.

Schweißdrüsen

Man unterscheidet zwei Arten von Schweißdrüsen am menschlichen Körper: Der durch bakterielle Zersetzung geruchsaktive Schweiß wird von Drüsen hauptsächlich im Bereich von Achselhöhlen und Intimbereich produziert, die mit den Haaren in enger anatomischer Verbindung stehen; die den geruchlosen wässrigen Schweiß produzierenden Drüsen sind über den ganzen Körper verteilt (2–3 Mio. an der Zahl) und finden sich besonders zahlreich an Handflächen, Fußsohlen und der Stirn.

▶ Schweißdrüsenerkrankungen, ▶ Achselhöhlen, ▶ Deodoranzien.

Schweißdrüsenabsaugung

Wer operative Risiken nicht scheut, unter starkem Achselschweiß leidet, mit örtlich aufzutragenden Anti-Schweiß-Mitteln nicht zurechtkommt und für den Injektionen in 6- bis 12-monatigen Abständen mit ▶ Botulinumtoxin zu aufwändig oder zu kostenintensiv sind, der sollte über eine operative Schweißdrüsenabsaugung nachdenken. Der Eingriff erfolgt in örtlicher Betäubung

bei vollem Bewusstsein mittels einer sog. ▶ Tumeszenzbetäubung. Hierbei
werden etwa 300–400 ml der verdünnten Betäubungsflüssigkeit in die Achselhöhlen gepumpt. Dadurch wird das Gewebe gelockert und die anschließende
Absaugung vereinfacht.

Der Eingriff läuft vergleichbar mit einer Fettabsaugung (▶ Liposuktion) ab.
Mit einer langen Kanüle mit seitlichen Öffnungen fährt der operierende Dermatologe im Achselhöhlenbereich auf und ab und saugt dabei die tiefliegenden
Schweißdrüsen ab. Oberflächliche Schweißdrüsen sollen verschont bleiben,
damit ein notwendiges Minimum an Temperaturregulation in den ▶ Achselhöhlen möglich bleibt. Nach dem Eingriff muss noch für etwa zwei Wochen ein
sog. Kompressions-(Druck-)Hemd getragen werden, damit sich entstehende
Blutergüsse und Schwellungen schneller zurückbilden. Anfänglich tastbare und
störende Verhärtungen bilden sich i. d. R. nach einigen Wochen zurück, unterstützt
z. B. durch Gymnastik und Dehnübungen. Der Erfolg der Behandlung soll dauerhaft sein. Risiken bestehen, wie bei jeder Operation, z. B. in dem seltenen Auftreten von Wundinfektionen, Nervenschädigungen, Vernarbungen und dem Gefühl
der eingeschränkten Beweglichkeit.

Schweißdrüsenerkrankungen

Zu den Schweißdrüsenerkrankungen zählen z. B. das übermäßige Schwitzen
(▶ Hyperhidrosis), die Hitzepöckchen (▶ Miliaria) durch Verlegung der
Schweißdrüsenausführungsgänge bei starkem Schwitzen und Tragen enger
Kleidung, das fehlende oder verminderte Schwitzen (▶ Anhidrosis), die Färbung
des Schweißes (▶ Chromhidrose), das Fischgeruchsyndrom (Trimethylamin-
urie) durch einen Enzymmangel, die gutartigen Schweißdrüsengeschwulste (▶
Syringome; siehe Abb. 9 in Kap. S) und die eitrigen Schweißdrüsenabszesse im
Achselhöhlen- und Leistenbereich, die aber heutzutage eher als schwerste Form
einer ▶ Akne angesehen werden.

Schweißgeruch

Der typische Schweißgeruch entsteht durch die bakterielle Zersetzung des ▶
Sekrets (hier: Schweiß) an der Hautoberfläche.
▶ Achselhöhlen, ▶ Anti-Schweiß-Therapie.

Schwiele

Schwielen treten wie Hühneraugen an mechanischen Druckstellen der Hände in
Zusammenhang mit Arbeitsgeräten, Instrumenten und Sportartikeln sowie an den
Füßen in Zusammenhang mit engem Schuhwerk, Knochenfehlstellungen (z. B.

Senk- oder Plattfuß) und punktueller Belastung auf. Die Therapie von Schwielen entspricht derjenigen von ▶ Hühneraugen.
   ▶ Hornhautschwielen.

Schwimmbadwarzen

▶ Mollusca contagiosa.

SCORAD- („Scoring-atopic-dermatitis-") Score

Anhand von Angaben des Patienten und Untersuchungsergebnissen des Arztes wird ein Punktwert ermittelt, der eine Aussage über den Schweregrad der beim Patienten bestehenden ▶ Neurodermitis ermöglicht. Anhand der Veränderung des Punktwerts des SCORAD-Scores kann man den Erfolg oder Misserfolg einer Therapie feststellen oder z. B. auch verschiedene Therapieformen bezüglich ihrer Wirksamkeit vergleichen. In den Punktwert fließen folgende Untersuchungsbefunde mit ein: Körperoberflächenbefall, Rötung, Trockenheit, Nässen, Kratzspuren, Vergröberung und Schwellung der Haut sowie als Patientenangaben die Stärke des Juckreizes und der Grad der dadurch bedingten Schlafstörung.

Scratchtest

Der Scratchtest ist ein Allergietest, der aus den gleichen Indikationen (Gründen) wie ein ▶ Pricktest durchgeführt wird. Beim Scratchtest wird die Haut strichförmig geritzt und die zu testenden Stoffe dadurch in die Haut eingebracht, um einen Kontakt zu evtl. ▶ allergieauslösenden ▶ Antikörpern in den oberen Hautschichten (▶ Haut) herzustellen. Die ▶ Allergietestvariante „Scratchtest" wird häufig bei der Testung von Originalsubstanzen angewendet, die der Patient als verdächtige Stoffe mitbringt und nicht in den industriell standardisiert vorgefertigten Testlösungen vorhanden sind (z. B. Nahrungsmittel, wie seltenere Obst- oder Gemüsesorten).

Seborrhoe

Fettige Haut durch starke Talgdrüsenproduktion. Ausprägung und Areale der fettigen Haut lassen sich durch einen apparativen Hautfunktionstest ermitteln. Hieraus lassen sich Schlussfolgerungen für eine optimale Hautpflege ziehen.
   ▶ Talg, ▶ Talgdrüsenerkrankungen, ▶ Hautfunktionsanalyse.

Seborrhoische Keratosen

(siehe Abb. 9 in Kap. A). ▶ Alterswarzen, ▶ seborrhoische Warze.

Seborrhoische Warze

(siehe Abb. 9 in Kap. A). Alterswarze, Verruca seborrhoica; trotz des unhöflichen deutschen Namens auch schon bei jüngeren Menschen (ab 25 Jahre) auftretende, absolut gutartige, meist braune, warzige Hautveränderung. In der Regel ist eine narbenfreie Entfernung aus kosmetischen Gründen, z. B. mit dem ▶ Erbium-Laser, problemlos möglich. Früher angewendete Therapieverfahren bestanden aus dem Abkratzen mit dem sog. „scharfen Löffel" oder der Vereisungstherapie (▶ Kryotherapie), die aber der heutigen Erbium-YAG-Laser-Technologie in Bezug auf Präzision und Schonung des gesunden umliegenden Gewebes deutlich unterlegen sind.

Seborrhoisches Ekzem

(Abb. 4). Auftreten von Rötung und fettig-gelblicher Schuppung in talgdrüsenreichen Gebieten des Körpers, wie Gesicht (Augenbrauen, Nase, Stirn), Brust- und Rückenmitte („vordere und hintere Schweißrinne"); kein bis mäßiger Juckreiz; kommt meist bei Männern im mittleren Lebensalter, selten auch bei Säuglingen in den ersten drei Lebensmonaten vor. Eine fettige Haut (▶ Seborrhoe) sowie die Besiedlung der Haut mit speziellen Hefepilzen (Malassezia furfur; auch: Pityrosporon ovale oder orbiculare, Pityrosporum) und eine gewisse erbliche Veranlagung scheinen Voraussetzung für das Auftreten eines seborrhoischen Ekzems zu sein. Die Therapie richtet sich dabei meist gegen den Hefepilz auf der Haut; das Ekzem hat aber eine hohe Neigung, immer wieder aufs Neue aufzutreten.
▶ Pityriasis versicolor.

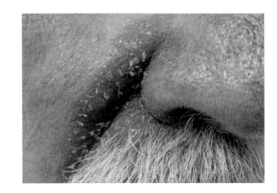

Abb. 4 Seborrhoisches Ekzem um Nase und Lippe herum (nasolabiale Region) bei einem 61-jährigen Herrn. Patienten mit chronischem seborrhoischen Ekzem sind oftmals Bartträger, auch um die wiederkehrenden Hautentzündungen etwas abzudecken

Sebostase

Trockene Haut mit geringer Talgdrüsenproduktion.
▶ Seborrhoe.

Sebum

(▶ Talg).

Secukinumab

▶ Biologikum der Klasse ▶ Interleukin-17 A-Blocker. Handelsname Cosentyx®.
▶ Psoriasis.

Sekret

Absonderungsprodukt von Drüsen des Körpers; Beispiele: Schweiß ist das Sekret der ▶ Schweißdrüsen, Talg ist das Sekret der ▶ Talgdrüsen.

Selektive Photothermolyse

Wirkweise vieler ▶ Laseranwendungen zur gezielten Entfernung verschiedenfarbiger Hautveränderungen.
▶ IPL-Technologie.

Senile Angiome

Rubinflecken; kleine, meist bis erbsengroße, gutartige Blutgefäßneubildungen, wie kleine Blutschwämmchen; gehäuft beim älteren Menschen, können aber auch schon in der Jugend auftreten; oft kosmetisch störend (siehe Abb. 9 in Kap. A, Abb. 1 in Kap. K); gutes therapeutisches Ergebnis durch Lasertherapie möglich.
▶ Farbstoff-Laser, ▶ Neodym-YAG-Laser.

Sensibilisierung

Allergische Reaktionsbereitschaft oder Empfindlichkeit gegenüber einer Substanz, Pollen, Insektengift etc. (▶ Allergie). Beispiel: Wenn jemand unter einer Nickelallergie leidet, dann sagt der Dermatologe/Allergologe, dass bei dem Patienten eine Kontaktsensibilisierung gegenüber Nickel besteht.

Sequenzielle digitale Dermatoskopie

Leitliniengerechte Verlaufsdiagnostik von Pigmentmalen und Hautveränderungen zur Früherkennung von ▶ Hautkrebs. Synonym für ▶ Computergestützte Videoauflichtmikroskopie.

Sézary-Syndrom

Sonderform eines bösartigen weißen Blutzellkrebses der Haut, der mit einer kompletten Hautrötung (▶ Erythrodermie) einhergeht.

Siccasyndrom

Zunehmende Trockenheit der Schleimhäute, speziell der Mundschleimhaut (trockener Mund) und der Bindehaut des Auges („trockenes Auge"). Diese Probleme können für sich allein auftreten, aber auch Anzeichen für eine Grunderkrankung (z. B. ▶ Autoimmunkrankheit) sein.

Sildenafil

ist ein gefäßerweiternder Arzneistoff, der zur Behandlung von ▶ Erektionsstörungen seit 1998 zugelassen ist. Die blauen, rautenförmigen Tabletten der Firma Pfizer sind unter dem Markennamen Viagra® so bekannt geworden, dass der Name Viagra in der Alltagssprache fast synonym mit der Behandlung männlicher ▶ Impotenz verwendet wird.

Es fördert eine Muskelentspannung im Schwellkörper des Penis, wodurch das Einströmen von Blut und damit die für den Geschlechtsverkehr notwendige Versteifung des Glieds entsteht. Ohne eine sexuelle Stimulation wird jedoch i. d. R. keine Erektion ausgelöst, sodass die häufig geäußerte Sorge vor Erektionen in völlig unpassenden Momenten nach „Einwurf" eher unbegründet ist. Bei gleichzeitiger Einnahme mancher blutdrucksenkender Mittel kann es als schwere Nebenwirkung zu einem massiven Blutdruckabfall kommen. Die von Anwendern am häufigsten genannte Nebenwirkung besteht in Kopfschmerzen. Die Wirkdauer von Sildenafil beträgt ca. bis zu 5 h, sodass der Zeitpunkt der Einnahme wohl überlegt sein sollte.

Skabies

(▶ Krätze). (siehe Abb. 9 in Kap. K).

Sklerodermia circumscripta

(Morphea). ▶ Sklerodermie.

Sklerodermie

Sklerodermien sind chronische Erkrankungen, bei denen es im Anschluss an eine entzündliche Phase mit Schwellneigung der Haut zu einer bindegewebigen Verhärtung der Haut (Sklerose) kommt. Diese Verhärtung kann umschrieben (zirkumskript) sein oder den gesamten Körper betreffen (systemisch).

Die zirkumskripte Sklerodermie oder Morphea ist eine relativ gutartige Hauterkrankung unbekannter Ursache. Sie beginnt mit flächiger Rötung und Schwellung an einer oder mehreren Stellen der Haut. Innerhalb dieser Herde entsteht mit der Zeit eine weißlich gefärbte Verhärtung der Haut. Die Haut ist mit dem Untergrund verbacken. Die Krankheit kommt meist von selbst zum Stillstand, kann aber auch unbegrenzt fortschreiten. Probleme entstehen durch die verbleibende Hautschädigung und mögliche Funktionsbehinderungen von Gelenken.

Die systemische Sklerodermie ist eine schwere Allgemeinerkrankung, die nicht allein auf die Haut beschränkt bleibt. Ursächlich scheint eine Fehlfunktion des Abwehrsystems mit Bekämpfung körpereigener Strukturen eine Rolle zu spielen (▶ Autoimmunkrankheit). Es kommt zur Ausbildung großflächiger Verhärtungen der Haut mit Einsteifung von Gelenken (z. B. krallenförmige Finger). Kalkeinlagerungen in die Haut sind möglich (Calcinosis cutis). An den Fingerspitzen können sich schlecht heilende Wunden der Haut ausbilden. Im Gesicht zeigt sich durch die Verhärtung eine verminderte Mimik. Die Mundöffnung ist eingeschränkt. Typischerweise ist das Zungenbändchen stark verkürzt. Im Gegensatz zur zirkumskripten Sklerodermie findet sich bei der systemischen Sklerodermie i. d. R. auch ein Befall innerer Organe. Besonders häufig sind Speiseröhre, Lungen, Nieren, Herz und Gelenke befallen. Die Schwere des Organbefalls ist maßgeblich für die ▶ Prognose der Erkrankung. Eine sichere Standardtherapie besteht für keine der beiden Erkrankungen.

Die zirkumskripte Sklerodermie zeigt Besserungen unter Bestrahlungsbehandlungen, wie der ▶ PUVA-(Bad-) oder der UV-A$_1$-Hochdosistherapie (▶ UV-A$_1$-Bestrahlung). Ebenfalls eine günstige Wirkung zeigen in der äußerlichen

Anwendung ▶ Kortisonpräparate, Vitamin D-Abkömmlinge und antientzündliche Immunmodulatoren wie ▶ Imiquimod. Methotrexat innerlich führt bei einigen Patienten ebenfalls zu guten Ergebnissen.

Bei der systemischen Sklerodermie ist oftmals eine innere Therapie zur Hemmung des Abwehrsystems unerlässlich (z. B. ▶ Biologicals). Zusätzlich sind der Einsatz von durchblutungsfördernden Medikamenten und der Schutz vor Kälte zu empfehlen (Raucherentwöhnung, Nikotinabstinenz!). Beide Formen der Sklerodermie profitieren erheblich von physiotherapeutischen Maßnahmen. Hierzu gehören u. a. krankengymnastische Übungen, Bewegungstherapien (inklusive Bewegungsbäder), Wärmeanwendungen, Ultraschall, manuelle Lymphdrainage, Bindegewebemassagen, Unterwasserdruckstrahlmassage (▶ Hydrojet), Atemgymnastik und Fangokneten, neuerdings auch biomechanischen Stimulation. Eine intensive psychologische Betreuung in Einzel- und Gruppengesprächen soll den Patienten zusätzlich helfen, die mit ihrer Krankheit aufkommenden Probleme zu bewältigen.

Sklerose

Verhärtung der Haut durch Zunahme von Bindegewebe, z. B. bei ▶ Sklerodermie, ▶ chronisch-venöser Insuffizienz und ▶ Ulcus cruris.

Sklerosierung

▶ Verödung.

Abb. 5 Kirsch- bis traubengroße, zum Teil schmerzhaft entzündete Skrotalzysten am Hodensack eines 31-jährigen Mannes vor operativer Entfernung

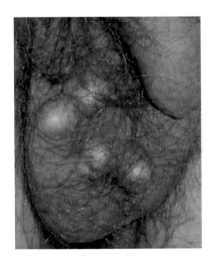

Skrotalzysten

Selten vorkommende linsen- bis tischtennisballgroße Knoten am Hodensack (Abb. 5). Manchmal entleert sich der gelb-weißliche ▶ Zysteninhalt. Ohne operative Entfernung nehmen die Zysten weiter an Größe zu. Ohne Therapie kann es zu Verkalkungen und Infektionen bzw. ▶ Abszessen kommen.
▶ Atherom.

Skrotum

(Hodensack). Häufiger Ort von Juckreiz (Skrotalekzem), z. B. bei „Überhygiene" durch zu häufiges Waschen oder auch bei Nervosität.
▶ Austrocknungsekzem.

Soforttypreaktion, allergisch

Im Gegensatz zur allergischen Spättypreaktion, die erst Stunden bis Tage nach dem Kontakt mit einem ▶ Allergen zu Beschwerden führt, reagiert der allergische Patient bei der Soforttypreaktion innerhalb von Sekunden bis Minuten. Die Beschwerden können in unterschiedlicher Ausprägung auftreten; typisch sind z. B. Juckreiz, Niesreiz, Quaddelbildung (▶ Urtikaria), Hautrötung, Unruhe, Schwindel, Atemnot, Kreislaufschwäche bis hin zum Bewusstseinsverlust und Erstickungsanfälle. Eine typische Soforttypreaktion ist der Heuschnupfen (▶ Rhinitis allergica) nach z. B. Pollenkontakt. Heftigere Reaktionen, wie oben aufgeführt, können z. B. bei ▶ Insektengiftallergikern (Bienen- und Wespengift), Nahrungsmittelallergikern (z. B. Nüsse) oder auch bei Arzneimittelallergikern (z. B. Penicillin, örtliche Betäubungsmittel) auftreten.

Der geeignete Allergietest für die Diagnose einer Soforttypallergie ist der ▶ Pricktest, kombiniert mit einer Blutentnahme zur Bestimmung der Allergieantikörper bei leichteren Beschwerden (▶ RAST). Bei stärkeren Beschwerden bis zur Luftnot ist oftmals eine Untersuchung im Krankenhaus mit einer angeschlossenen Intensivstation für den Fall einer starken Testreaktion angezeigt. Die Testung von Medikamenten erfolgt hier z. B. durch die Gabe kleiner Mengen des verdächtigen Medikaments als Bruchstück einer Tablette oder auch als Spritze. Der Patient ist dabei i. d. R. an eine Infusion angeschlossen, um ggf. direkt ein antiallergisches Mittel mit schnellem Wirkeintritt in die Blutbahn spritzen zu können.
▶ Allergie.

„Soft-lifting", russisch

▶ Russische Fäden, ▶ Fadenlift.

Sommersprossen

(Epheliden). Kleine, gelb-bräunliche Pigmentflecken, die vorwiegend bei hellhäutigen Menschen (▶ Hauttyp 1) bereits in früher Jugend v. a. im Gesicht und an
den Armen auftreten, verstärkt unter Sonneneinwirkung im Frühjahr und Sommer
und zahlenmäßig vermehrt nach Sonnenbränden. Pippi Langstrumpf wünschte
sich eine Creme zur Vermehrung ihrer Sommersprossen, heutzutage ist aber aus
individuellen kosmetischen Gründen häufig eher eine Verminderung der Sommersprossen gefragt. Recht gute Erfolge können mit dem „Chemical" ▶ -Peeling
oder auch z. B. mit der ▶ Rubin-Laser- oder ▶ Alexandrit-Laser-Therapie
erreicht werden. Bleichcremes führen oft zu Hautreizungen und können zudem ein
ungleichmäßiges Hautbild hervorrufen.

Sonnenallergie

▶ Polymorphe Lichtdermatose.

Sonnenbrand

Ein Sonnenbrand ist eine akute Entzündung der Haut mit Rötung, Schwellung,
Schmerzen und Juckreiz. Bei sehr schweren Sonnenbränden kann es auch
zur Blasenbildung (Grad 2) kommen. Noch stärkere sonnenlichtbedingte Verbrennungen mit Absterben der oberen Hautschichten und bleibender Narbenbildung sind ebenfalls möglich. Sonnenbrand wird i. d. R. durch das UV-B-Licht
ausgelöst. Aber auch UV-A-Licht kann zu Sonnenbränden führen.
     Sonnenbrände sind in jedem Fall durch entsprechende Vorsichtsmaßnahmen zu
vermeiden, da mit jedem Sonnenbrand das Hautkrebsrisiko steigt. Der (schmerzhafte) Höhepunkt eines Sonnenbrands ist i. d. R. nach 24–36 h erreicht, kann
manchmal aber auch erst nach 72 h eintreten. Neben den auftretenden brennenden
oder juckenden Schmerzen kann es auch zur Beeinträchtigung des Allgemein-
zustands und zu Schüttelfrost kommen. Daher ist bei weiterer Besonnung, z. B.
im Urlaub, höchste Vorsicht geboten. Als Sofortmaßnahmen sind Kühlung durch
kaltes Wasser, kühlende Umschläge oder Gele und reichliches Trinken angezeigt.
Bei ausgeprägten Verbrennungen setzen Hautärzte im Interesse einer zügigen
und nach Möglichkeit folgenlosen Abheilung auch gern ▶ kortisonhaltige ▶
Emulsionen sowie antientzündliche Schmerzmedikamente wie Acetylsalicyl-
säure z. B. Aspirin einmalig 1 g ein. Nach starken Sonnenbränden bleiben häufig
▶ Pigmentstörungen im Sinne von ▶ Hyperpigmentierungen oder ▶ Hypopigmentierungen zurück. Auch ein vermehrtes Auftreten von bleibenden ▶
Sommersprossen im verbrannten Bezirk ist häufig.
     ▶ Hautkrebs, ▶ Melanom, ▶ UV-Licht, ▶ UV-Index.

Soor

▶ Candidose der Mundhöhle.

Spätsyphilis (Spätlues)

Endstadium der ▶ Syphilis etwa 2–5 Jahre nach unbehandelter Infektion mit u. a. Befall des zentralen Nervensystems und gummiartigen ▶ Abszessen von Haut, Muskulatur, Knochen und Organen (Gummen).

Spermiogramm

Untersuchung des durch Masturbation (Selbstbefriedigung, Handentspannung) gewonnenen Samens eines Mannes, um Aussagen über dessen Zeugungsfähigkeit machen zu können. Unter anderem sind Aussagen über die Anzahl der Samenzellen, deren Form und Beweglichkeit sowie die Konsistenz der Samenflüssigkeit (Sperma) möglich. Diese Untersuchung führt ein sog. Androloge („Männerarzt") durch. Andrologen sind die meisten ▶ Dermatologen und Urologen.
▶ Oligozoospermie, ▶ Azoospermie, ▶ Teratozoospermie.

„Spider naevus"

▶ Spinnennaevus.

Spinaliom

(Plattenepithelkarzinom der Haut, spinozelluläres Karzinom, roter Hautkrebs; Abb. 6 und 7). Nach dem ▶ Basaliom die zweithäufigste bösartige Hautgeschwulst. Der Hauptrisikofaktor für die Entstehung eines Spinalioms ist ein lebenslang erworbener Hautschaden durch Sonnenlicht (UV-B-Strahlung). Nur 10 % der Spinaliome treten an Körperstellen auf, die keinen direkten Sonnenlichtkontakt haben, wie Zunge, weibliches oder männliches Genitale. Eine Vorstufe zum Spinaliom stellt u. a. die ▶ aktinische Keratose dar. Im weiteren Verlauf zeigt sich oftmals ein wuchernder Hautknoten, ein hartes Gewächs mit leichter Blutungsneigung oder auch eine nicht abheilende Wunde. Aus jeder verdächtigen Stelle entnimmt der Hautarzt i. d. R. eine Hautprobe (▶ PE), die beim ▶ Dermatohistopathologen mikroskopisch untersucht wird. Meist ist das Spinaliom durch das komplette Herausschneiden geheilt. Nur bei sehr großen und sehr tief wachsenden Spinaliomen der äußeren Haut besteht die Gefahr von Tochterabsiedlungen (Metastasen) in die Lymphknoten (sonographische

Abb. 6 Spinaliom (roter
Hautkrebs) des rechten Ohres
eines 60-jährigen Mannes,
der die meiste Zeit seines
Lebens in südlichen Ländern
verbracht hat

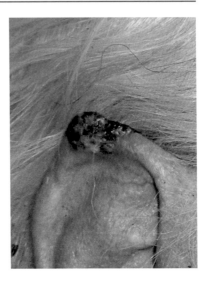

Abb. 7 Spinaliom der
Kopfhaut eines hellhäutigen
80-jährigen ehemaligen
Bauarbeiters; an der Kopfhaut
zeigen sich außerdem viele
▶ aktinische Keratosen

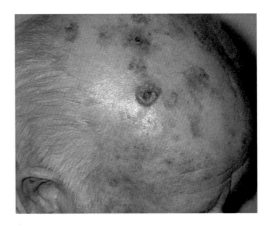

Kontrolle ab 2 mm Eindringtiefe). Ein ▶ Keratoakanthom (siehe Abb. 2 in
Kap. K) gilt als gutartigere Variante des Spinalioms mit keiner oder geringerer
Streuungstendenz. Bei älteren Menschen oder Menschen, die z. B. aufgrund
einer erhöhten Blutungsneigung nicht operiert werden können, stellt z. B. die ▶
Röntgenweichstrahlbehandlung eine nahezu gleichwertige Alternative dar.
    ▶ Berufskrankheit 5103.

Spinnennaevus

(„Spider Naevus", Spinnenmal, Spinnengewebemal). Der Spinnennaevus ist gekennzeichnet durch ein kleines Knötchen in der Mitte, von dem aus kleine Blutgefäße sternförmig oder verzweigt wie ein Spinnennetz abgehen. Der harmlose Spinnennaevus kann kosmetisch stören, besonders wenn er sich im Gesicht oder an mehreren Stellen entwickelt. Ein gutes, nahezu unsichtbares therapeutisches Ergebnis ist durch eine ▶ Lasertherapie möglich.
▶ Farbstoff-Laser, ▶ Neodym-YAG-Laser (frequenzverdoppelt).

Spinozelluläres Karzinom

▶ Spinaliom.

Spliss

(Haarspalten). Längsverlaufende Spaltung eines Haares, meist von der Spitze her durch Überstrapazierung der Haare, ▶ Haarbrüchigkeit. Splisshaarschnitt, Anti-Haarspliss-Kosmetika oder Einmassieren und Einwirken von z. B. Olivenöl über Nacht sind Behandlungsmöglichkeiten.

Stauungsekzem

▶ Ekzem der Unterschenkel aufgrund von Krampfadern.
▶ Varikosis.

Steroidakne

▶ Akne, die aufgrund einer Langzeiteinnahme von ▶ Kortisonpräparaten entstanden ist.

Steroidhormone

Spezielle Klasse von Hormonen, die aus einem gemeinsamen Grundgerüst aufgebaut sind. Zu den Steroidhormonen gehören die Geschlechtshormone, die Nebennierenrindenhormone (hierzu gehören auch die Kortikosteroide, ▶ „Kortison") und die beim Menschen keine große Rolle mehr spielenden Sexuallockstoffe Pheromone, obwohl es neuerdings vermehrt Werbung für

pheromonartige Duftstoffe gibt, die die geschlechtliche Attraktivität auch beim
Menschen vergrößern sollen.

Stirn-„Lifting"

Über einen Schnitt im Haaransatz wird die Haut bis zur Nasenwurzel vom Untergrund gelöst und gestrafft; der überschüssige Teil wird entfernt (abgeschnitten).
Dann wird die Haut vernäht. Hierdurch werden die faltige Stirnhaut gestrafft
(▶ Botulinumtoxin) und herabgesunkene Augenbrauen (Brow-Ptosis) wieder
angehoben. Risiken bestehen u. a. in einer sichtbaren Narbe bei Zurückweichen
des Haaransatzes oder in verbleibenden kahlen Stellen im Narbenbereich. Wenn
nicht zuviel erschlaffte Haut vorhanden ist, kann auch ein endoskopischer Eingriff
durch einen winzigen Schnitt erfolgen.
  ▶ Faltenbehandlung.

Stomatitis

Mundschleimhautentzündung.

Stomatitis aphthosa

Sehr starke und schmerzhafte Entzündung der Mundschleimhaut mit vielen Bläschen, kombiniert mit einem sehr schlechtem Allgemeinzustand; ausgelöst durch
den Erstkontakt mit ▶ Herpesviren, tritt aber nur bei verhältnismäßig wenigen
Menschen, meist Kindern, auf, wenn man bedenkt, dass >90 % der Menschen mit
dem Herpesvirus infiziert sind.
  ▶ Herpes simplex.

Stria

Lateinisch für einen „Streifen"; Plural: Striae.
  ▶ Striae distensae.

Striae distensae

Dehnungsstreifen.
  ▶ Schwangerschaftsstreifen (s. Abb. 2 und 3), ▶ Microneedling, ▶ Farbstoff-
laser.

Subkutis

Unterhautgewebe, Unterhautfettgewebe; unterste der drei ▶ Hautschichten, besteht aus lockerem Bindegewebe und v. a. Fettgewebe.
▶ Haut.

„Subsurfacing"

Hierbei handelt es sich um ein ▶ Laser-„Resurfacing", ohne die oberen Hautschichten zu verletzen. Die Methode soll die Spannkraft der Haut erhalten und kleine, flache Fältchen – wie ▶ Krähenfüße, Hals- und Dekolletéfältchen sowie Fältchen um den Mund herum – glätten und auch beginnenden Hängebäckchen und einem Doppelkinn entgegenwirken. Die Haut ist anschließend für etwa einen Tag gerötet. Die Therapie ist nichts für Ungeduldige. Die Verbesserungen an der Haut stellen sich nur ganz allmählich ein und sind häufig erst nach Monaten und mehreren Behandlungen sichtbar. Zum Einsatz kommen hierbei z. B. folgende Laser- und Lichtsysteme: ▶ Farbstoff-Laser, ▶ Dioden-Laser, ▶ IPL-Technologie.

Suchdiät

Diätform, bei der man alle Nahrungsmittel meidet, die für das Auftreten einer ▶ Nahrungsmittelallergie oder von ▶ Urtikaria oder auch für die Verschlechterung einer ▶ Neurodermitis verantwortlich sein können. Nach und nach ergänzt man den Speiseplan wieder um die weggelassenen Nahrungsmittel und beobachtet dabei die Reaktion des Körpers oder der Haut, um herauszufinden, welche oder ob Nahrungsmittel krankheitsverschlechternd wirken. Eine Suchdiät ist nur sinnvoll, wenn man im Allergietest keinen Auslöser für Beschwerden gefunden hat, man aber dennoch Nahrungsmittel verdächtigt.
▶ Eliminationsdiät.

SUP

(Selektive UV-B- ▶ Phototherapie). Es handelt sich um UV-B-Strahlung verschiedener Wellenlängen zwischen 290 und 320 nm, jedoch mit einem Schwerpunkt bei den gegen die ▶ Psoriasis besonders wirksamen Wellenlängen zwischen 305 und 325 nm.
▶ Excimer- Laser 308 nm, ▶ Lichttherapie.

Superinfektion

Im Bereich der Hautkrankheiten Verschlimmerung einer bestehenden Hautkrankheit durch zusätzliche Besiedlung mit Keimen (Bakterien, Viren, Pilze), was zu einer weiteren Gewebezerstörung führt.

Symptom

Krankheitssymptom; Anzeichen einer Krankheit. Beispiel: Symptome einer Neurodermitis sind z. B. Hautrötung und Juckreiz.

Syndet

(„Synthetic detergents" = synthetische Waschmittel).

Syphilis

(Lues, harter Schanker, französische Krankheit). Geschlechtskrankheit; in Deutschland im vergangenen Jahrhundert immer seltener geworden, jetzt aber wieder häufiger, z. B. in Osteuropa oder in Großstädten wie Berlin und Köln vorkommend. Die Erkrankung kann unbehandelt in mehreren Stadien über viele Jahre hinweg bis zum Befall des Nervensystems und schließlich bis zum Tod verlaufen. Durch eine Therapie mit ▶ Antibiotika (meist Penicillin) ist die Erkrankung aber vollständig aufzuhalten und in den ersten Stadien folgenlos heilbar. Im unbehandelten Krankheitsverlauf kann die Syphilis annähernd jede andere Hauterkrankung vom Erscheinungsbild her nachahmen, weswegen sie früher auch als der „Affe" unter den Hautkrankheiten bezeichnet wurde.

Die Infektion mit den Syphiliserregern kann prinzipiell an jeder Körperstelle erfolgen, meist finden sich aber die Eintrittspforten für die sexuell übertragenen Bakterien an Penis und Scheide, seltener an Darmausgang, Zunge, Lippen, Fingern oder Zehen. Die erfolgte Infektion äußert sich in einem schmerzlosen, relativ harten Geschwür an einer der genannten Eintrittsstellen. In der Folge kommt es auch zu einer Lymphknotenschwellung in der Umgebung. Da das Geschwür schmerzlos ist und somit keine Beschwerden verursacht, sich an häufig für die Patienten (unnötigerweise) peinlichen Stellen befindet sowie nach etwa sechs Wochen wieder verschwindet, wird fatalerweise in manchen Fällen kein Arzt konsultiert. Somit erfolgt auch keine Therapie und die Erkrankung kann nach einigen Wochen in das nächste Stadium übergehen, welches dann aber schwieriger zu erkennen ist, da die auftretenden Hautveränderungen auch anderen Krankheiten ähneln können (Abb. 8). Während der unbehandelten Zeit bleibt der Patient für seine Geschlechtspartner ansteckend!

Abb. 8 Ausschlag (▶
Exanthem) bei einer
18-jährigen Frau, die sich
wenige Wochen zuvor
ungeschützt und unbemerkt
mit Syphilis angesteckt
hatte; der Ausschlag kann
mit einer ▶ Pityriasis rosea
(Röschenflechte) verwechselt
werden

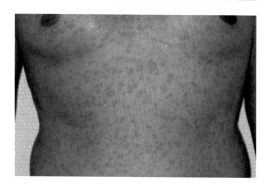

Abb. 9 Syringome: viele
kleine gutartige Knötchen
unter dem linken Auge bei
einer 55-jährigen Patientin
vor ▶ Erbium-YAG-Laser-
Therapie

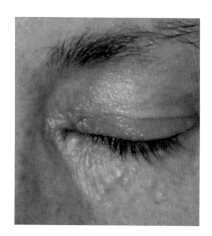

▶ Pityriasis rosea.

Syringom

(Abb. 9). Gutartige, meist nur kosmetisch störende Schweißdrüsengeschwulst,
häufig bei Frauen in einer Vielzahl im Bereich der Unterlider vorkommend. Sie
sehen wie kleine, hautfarbene bis weißliche, etwa 1–3 mm messende Knötchen
aus. Ein i. d. R. kosmetisch ausgezeichnetes Therapieergebnis lässt sich z. B.
durch eine Behandlung mit dem ▶ Erbium-YAG-Laser erzielen.
  ▶ Schweißdrüsen, ▶ Schweißdrüsenerkrankungen.

Systemtherapie, systemische Therapie

Im Unterschied zur örtlichen, lokalen oder ▶ topischen Therapie, bei der ein Wirkstoff nur am direkten Wirkort aufgetragen wird, wirkt bei der Systemtherapie das Arzneimittel über die Blutbahn oder das Lymphgefäßsystem im gesamten System Köper. Dies geschieht z. B. durch Einnahme von Tabletten und Kapseln, Spritzen in die Muskulatur oder das Fettgewebe oder durch Infusionen in die Blutbahn. Eine dritte Therapieform zwischen Systemtherapie und Lokaltherapie stellt die ▶ Mesotherapie dar.

 ▶ Biologika.

T

Tränensäcke: Unterhalb der Augen an den Unterlidern auftretende, störende, hervorgetretene Fettpolster aus der Augenhöhle, die eine Art Ausbeulung der Unterlider zur Folge haben. Der Betroffene sieht chronisch unausgeschlafen aus. Zusätzlich wird dieser Eindruck durch den oftmals grau-braunen Aspekt der Lidhaut verstärkt. Diese Vorwölbungen werden in der Umgangssprache „Tränensäcke" genannt; dies ist aber anatomisch nicht korrekt: Die eigentlichen Tränensäcke, in die die Tränenflüssigkeit abfließt, befinden sich am Übergang vom inneren Lidwinkel zur Nase. Bei der operativen Therapie ist zur Entfernung der überschüssigen Haut und des darunter gelegenen vorgetretenen Fettes ein Hautschnitt unter der Wimpernreihe notwendig. Nach der Abheilung entsteht zwangsläufig eine feine, jedoch meist kaum sichtbare Narbe. Eine neue nichtoperative Therapieoption stellt die ▶ Fettwegspritze dar.

Tacrolimus

ist ein natürlich vorkommender Stoff, der in Bodenbakterien entdeckt wurde. Er unterdrückt das Immunsystem und wurde daher in erster Linie zur Verhinderung von Abstoßungsreaktionen nach Organtransplantation eingesetzt. In Form von Salbe mit 0,03 % oder 0,1 % Wirkstoffgehalt ist Tacrolimus zur Behandlung der ▶ Neurodermitis zugelassen. Da Tacrolimus auch bei längerer Anwendung keine Hautverdünnung verursacht, wird es gerne als Alternative zu ▶ Kortisonhaltigen Salben in der örtlichen Langzeittherapie der Neurodermitis eingesetzt. Von der Wirksamkeit her ist es ungefähr so stark wie eine schwächere Kortisonsalbe. Manche Patienten spüren in den ersten Tagen der Anwendung ein leichtes Brennen auf der Haut, welches sich in der Regel von alleine wieder einstellt. Auch bei der Behandlung des Lichen sclerosus et atrophicus gibt es gute therapeutische Erfolge. Neben ▶ Pimecrolimus zählt Tacrolimus zu den ▶ Calcineurininhibitoren. Zur Langzeitkontrolle einer Neurodermitis hat sich das Schema einer proaktiven Anwendung zur Vorbeugung neuer Schübe bewährt. Hierbei wird die Salbe auch im erscheinungsfreien Zustand ein bis zweimal pro Woche auf die zur ▶ Ekzembildung neigenden Hautpartien aufgetragen.

Tadalafil

Tadalafil ist der Wirkstoff eines Medikaments, welches neben mehreren anderen Mitteln zur erfolgreichen Behandlung von ▶ Erektionsstörungen (laienhaft „Impotenz") eingesetzt wird. Wer für die Einnahme eines solchen Mittels geeignet ist, entscheidet allein der Arzt, der über den Zustand des Patienten, seine Erkrankungen und die von ihm eingenommen Medikamente genauestem informiert ist. Tadalafil ermöglicht bei geeigneten Patienten eine komplikationslose Versteifung des männlichen Gliedes (Penis) bei sexueller Erregung, das Einführen in die Partnerin und i. d. R. einen normalen Geschlechtsverkehr. Ein besonderer Vorzug von Tadalafil ist ein Wirkzeitfenster von bis zu 36 h zwischen Einnahme des Mittels und dem tatsächlichen Geschlechtsakt. Hierdurch werden weder der Patient noch das Liebespaar unter Zeitdruck gesetzt, innerhalb kurzer Zeit für sexuelle Aktivität bereit sein zu müssen, bevor die Wirkung der „Pille" wieder nachlässt. Daher wird das Mittel oft auch mit dem Schlagwort „Wochenendpille" bezeichnet.

Tätowierung

▶ Schmucktätowierung, ▶ Schmutztätowierung.

Talg

(Sebum). „Hautfett"; wird in den ▶ Talgdrüsen als ▶ Sekret produziert und hält die Haut geschmeidig und widerstandsfähig sowie das Haarkleid geschmeidig und wasserabstoßend. Bei Überproduktion dieses Fettgemisches kommt es zur fettigen Haut (▶ Seborrhoe).

Talgdrüsen

Produzieren ▶ Talg, sind meist an ein Haar angekoppelt und entleeren den produzierten Talg entlang des Haares an die Hautoberfläche. Zum Beispiel am Lippenrot oder im Genitalbereich können Talgdrüsen auch unabhängig von Haaren auftreten. Besonders reichlich kommen die Talgdrüsen im Gesicht, an den Ohrmuscheln, im Dekolleté, am oberen Rücken und seitlich an den Oberarmen vor. Diese Hautareale sind daher vergleichsweise fettreich.
   ▶ Seborrhoe, ▶ Sebostase.

Talgdrüsenhyperplasie

Unter „Talgdrüsenhyperplasie" versteht man eine Wucherung von ▶ Talgdrüsen, die harmlos ist. Sie kann einem ▶ Basaliom ähneln. Deshalb sollte im Verdachtsfall vorsichtshalber eine Hautprobe entnommen werden.

Talgdrüsenkrankheiten

Die Talgdrüsen können in ihrem Aufbau, ihrer Menge und ihrer Funktion auf verschiedene Arten gestört sein. Die häufigste Talgdrüsenerkrankung liegt bei ▶ Akne vor. Ein Talgdrüsenmuttermal mit starker Vermehrung von Talgdrüsen stellt der Naevus sebaceus dar, der sich meist an der Kopfhaut befindet und regelmäßig kontrolliert werden sollte, da er gehäuft im dritten und vierten Lebensjahrzehnt in ein ▶ Basaliom übergehen kann. Eine Vergrößerung von Talgdrüsen (▶ Talgdrüsenhyperplasie) erscheint im Gesichtsbereich als gelbliches Knötchen und kann gerade bei Menschen mit erweiterten Äderchen in diesem Bereich (▶ Couperose, ▶ Teleangiektasien) an ein ▶ Basaliom erinnern. ▶ Talgdrüsenzyste.

Talgdrüsenzyste

Dieser Begriff ist eine heutzutage nicht mehr als korrekt angesehene Bezeichnung für verschiedene Arten von ▶ Zysten an verschiedenen Körperstellen. Gemeinsam ist diesen Zysten, dass sie wie kleine Bällchen unterschiedlichster Größe unter der Haut aussehen und Hornmaterial oder Talg enthalten, was sich häufig auf Druck wie ein käsiger, übelriechender Faden an die Hautoberfläche entleert. Andere Bezeichnungen dafür lauten auch Epidermalzyste, „Grützbeutel" oder ▶ „Atherom". Vorkommen können diese Zysten an sämtlichen Köperstellen, in großer Zahl z. B. am Hodensack (Scrotalzyste), im Brustbereich und an der Kopfhaut (Trichilemmalzyste). Als Therapie bietet sich meist nur ein kleiner operativer Eingriff an, bei dem versucht werden muss, die Zystenkapsel oder -wand nach Möglichkeit vollständig zu entfernen (siehe Abb. 19 in Kap. A).

Teer

Teere werden bei der Behandlung von Hautkrankheiten (speziell Schuppenflechte und Ekzemkrankheiten) als Holzteere oder Steinkohlenteer immer seltener eingesetzt, da sie mit einer möglichen Krebsentstehung (Karzinogenität) in Zusammenhang gebracht werden. Der pechschwarze Teer wurde wohl zuletzt nur noch in sehr hartnäckigen Fällen in Hautkliniken verwendet. Meist nutzte man den farblosen, aber auch noch relativ geruchsintensiven flüssigen Teer, der in verschiedene Salbengrundlagen eingerührt werden, aber auch in medizinischen Haarwaschmitteln (Teershampoos) enthalten sein konnte. Teeren schreibt man eine entzündungshemmende Wirkung zu, vergleichbar mit einem schwachen ▶ Kortisonpräparat, ohne dass es hierbei – auch bei längerfristiger Anwendung – zu einer Hautverdünnung kommt. Des Weiteren haben Teere hautbetäubende, juckreizstillende und pilzabtötende Eigenschaften. Teerhaltige Präparate sollten nur unter ärztlicher Verlaufskontrolle angewendet werden, sofern sie noch zu beziehen sind.

Teleangiektasien

Oberflächliche Erweiterungen kleinster Blutgefäße, wie sie z. B. im Gesicht im ersten Stadium der ▶ Rosacea (▶ Couperose; siehe Abb. 3 in Kap. C), an den Beinen als ▶ Besenreiservarizen, an der Kopfhaut als Zeichen eines UV-Lichtschadens (siehe Abb. 3 in Kap. A) oder auch am Bauch (z. B. als Hinweis auf eine Lebererkrankung) vorkommen können. Vor allem im Gesicht (siehe Abb. 4 in Kap. A) sind die Teleangiektasien häufig kosmetisch störend, da sie den Eindruck von dauernder Gesichtsröte vermitteln können. Durch eine Lasertherapie (▶ Farbstoff-Laser, ▶ Neodym-YAG-Laser, frequenzverdoppelt) sind sie i. d. R. mit gutem kosmetischem Resultat zu beseitigen.

Teledermatologie

Die Teledermatologie ist ein Teilbereich des als eHealth bezeichneten Einsatzes elektronisch-digitaler Technologien im Gesundheitswesen. Dazu gehört die Telemedizin, die den Austausch medizinischer Informationen allgemein auch über größere Entfernungen ermöglicht. Bei der Teledermatologie geht es dann speziell um die Krankheiten der Haut und angrenzenden Schleimhäute. Die bisherige wissenschaftliche Datenlage bescheinigt den Möglichkeiten der Teledermatologie einen grundsätzlichen Nutzen für die Patienten. Zu beachten bleibt weiterhin, dass nicht alle Hautkrankheiten und Krankheitsverläufe anhand von zweidimensionalen Bildern diagnostiziert werden können und für viele Fragestellungen die Anwesenheit des Patienten in der Praxis und der persönliche Kontakt mit dem Dermatologen erforderlich sind. Die hautärztliche Untersuchung umfasst neben der ▶ Blickdiagnose meist auch ein Abtasten der dreidimensionalen Struktur und ein Erfühlen der Konsistenz der Hautveränderungen für eine präzise Diagnose.
▶ Videosprechstunde, ▶ Telematikinfrastruktur (TI).

Telematik

Wortneuschöpfung der 70er Jahre, die die Verbindung von **Tele**kommunikation und Infor**matik** beschreibt. ▶ Telematikinfrastruktur (TI).

Telematikinfrastruktur (TI)

Über die Telematikinfrastruktur (TI) werden alle Beteiligten im Gesundheitswesen wie Ärzte, Zahnärzte, Psychotherapeuten, Krankenhäuser, Apotheken und Krankenkassen miteinander vernetzt, um eine schnelle Kommunikation untereinander zu ermöglichen. So sind Patientendaten, Versicherungsdaten, Abrechnungsdaten und medizinische Informationen, die für die Patientenbehandlung aktuell benötigt werden, rasch verfügbar und aktualisierbar. Hierbei soll jeder Patient individuell entscheiden dürfen, welche seiner Daten in der Telematikinfrastruktur gespeichert werden und wer darauf zugreifen darf. Konkrete Anwendungen stellen die eAU (elektronische Arbeitsunfähigskeitsbescheinigung), das eRezept und der auf der elektronischen Gesundheitskarte (eGK) gespeicherte immer aktuelle Medikationsplan (eMP) dar. Im Rahmen des Notfalldatenmanagements (NFDM) können Ärzte im medizinischen Notfall wichtige Medikamente oder bekannte Diagnosen von der eGK abrufen. Auch eine elektronische Patientenakte (ePA) kann auf der eGK gespeichert werden, die dann Befunde, Diagnosen, durchgeführte Therapiemaßnahmen und Impfungen sowie Behandlungsberichte enthält. Weitere Pläne sind die Vereinfachung der grenzüberschreitenden Patientenversorgung mit Abrufbarkeit der Patientendaten in ganz Europa, wie es während der Corona-Pandemie vermehrt gewünscht wurde. Neben dem nachvollziehbaren Nutzen für die Verwaltung der Krankenkassen, aber auch für Patienten und Ärzte bei medizinischen Notfällen und einer besseren interdisziplinären Kommunikation gibt es die berechtigten Sorgen vor Datenlecks und zunehmendem Missbrauch der Gesundheitsdaten der Bürger. Ein Schlagwort dazu ist der „gläserne Patient".
▶ Teledermatologie, ▶ E-Health-Gesetz.

Telemedizin

gehört zur ▶ Telematik im Gesundheitswesen (▶ Telematikinfrastruktur [TI]). Zielsetzungen sind generell eine bessere Gesundheitsversorgung und Gesundheit der Bürger durch bessere Zugänglichkeit gesundheitlicher Informationen, auch über Ländergrenzen hinweg. Hierfür sollen immer mehr effiziente und benutzerfreundliche elektronische Gesundheitsdienste unter Mitwirkung von Fachleuten und Patienten geschaffen werden.
▶ Teledermatologie.

Tenside

Tenside sind waschaktive Substanzen, die aus einem wasserlöslichen (hydrophilen) und einem fettlöslichen (lipophilen) Anteil bestehen.
▶ Hautreinigung.

Teratozoospermie

„Teratozoospermie" bedeutet, dass man bei der Analyse des männlichen Samens (▶ Spermiogramm) nur eine geringe Anzahl funktionstüchtig aussehender Samenzellen vorfindet, was die Zeugungsfähigkeit auf „normalem Weg" durch Geschlechtsverkehr erheblich einschränken kann.

Terbinafin

Terbinafin ist ein Wirkstoff für Medikamente zum Einsatz gegen ▶ Pilzerkrankungen der Haut. Der z. B. für eine ▶ Nagelpilzinfektion verantwortliche Pilz wird von innen her effektiv abgetötet. Dieses Abtöten ist das für die Wirkung entscheidende Charakteristikum von Terbinafin, da manch andere innerliche Antimykotika nur die weitere Vermehrung des Pilzes verhindern. Der Wirkstoff ist i. d. R. gut verträglich. Normalerweise werden während der mehrmonatigen Anwendung als Sicherheitsmaßnahme Blutkontrollen durch den behandelnden Dermatologen durchgeführt. Möglicherweise bemerkte Nebenwirkungen seitens des Patienten, wie z. B. selten auftretende Geschmacksstörungen, sollten dem behandelnden Arzt unverzüglich gemeldet werden. Zum Einsatz kommt die innerliche Therapie mit Terbinafin, wenn äußerliche Therapiemaßnahmen, wie z. B. Anti-Pilz-Nagellacke, nicht zu einer Heilung führen oder wenn die infizierten Nägel vollständig vom Pilz befallen sind, sodass die Nagelwachstumszone in Mitleidenschaft gezogen wurde. Dann ist die Chance auf eine Heilung des Nagelpilzes durch äußerliche Mittel nur sehr gering. Auch beim hartnäckigen ▶ Hautpilz kommt Terbinafin zum Einsatz. Inzwischen gibt es verschiedene Behandlungsschemata, die auch bei einer niedrig dosierten (low-dose) Therapie Erfolge aufzeigen, insbesondere in Kombination mit dem Nagelpilzlaser.

Neben der Tablettenform gibt es den Wirkstoff Terbinafin auch als Creme, Gel oder Spray zur äußerlichen Anwendung bei ▶ Fußpilz oder anderen Formen des ▶ Hautpilzes.

▶ Nagelpilz, ▶ Hautpilz, ▶ Onychomykose, ▶ Antimykotikum, ▶ Nagelpilzlaser.

Therapie

Behandlung.

Thermo-Sand-Therapie

▶ Psammotherapie.

Thrombophlebitis

Definition Entzündung oberflächlicher ▶ Venen (Adern).

Ursachen Eine Thrombophlebitis kann nach kleinen Verletzungen oder auch nach längerem Abklemmen von Adern bei Menschen mit Krampfadern (▶ Varikosis), z. B. bei einer langen Busfahrt oder Haltung mit übereinandergeschlagenen Beinen, auftreten.

Symptome Es findet sich ein geröteter, schmerzhafter, überwärmter, tastbar verhärteter Strang im eigentlichen Verlauf der Ader.

Therapie Die Behandlung erfolgt meist mit speziellen Wickelverbänden, Salben, blutverdünnenden Schmerztabletten, seltener auch durch eine kleine Operation mit Entleerung des in der entzündeten Ader festsitzenden Blutpfropfens (Thrombus).

Thrombose

Verschluss von Körperadern durch Blutpfropfen; meist synonym für ▶ „tiefe Beinvenenthrombose" benutzt. Thrombosen können sich aber auch an den Armvenen, Analvenen oder an noch kleineren Adern, wie z. B. an der Netzhaut des Auges oder auch im Gehirn, finden.

Tiefe Beinvenenthrombose

Definition Verschluss einer tiefen, großen Beinvene (Ader) im Unterschenkel-, Oberschenkel- oder Beckenbereich; sehr ernstzunehmendes Krankheitsbild.

Ursachen Eine tiefe Beinvenenthrombose tritt nicht selten nach Phasen längerer Unbeweglichkeit auf, bei denen sich das Blut im Bein mangels Bewegung staut und verklumpt. Dies kann z. B. bei Erkrankungen auftreten, die zur Bettlägerigkeit oder zum längeren Tragen eines Gipses zwingen (Beinbrüche). Weitere Risikofaktoren für das Auftreten einer Thrombose sind Schwangerschaft, Operationen, manche Krebserkrankungen, angeborene Störungen der Blutgerinnung sowie die Einnahme der Anti-Baby-Pille, insbesondere in Kombination mit Rauchen.

Symptome Ein Anzeichen für eine Thrombose ist eine meist plötzlich auftretende einseitige schmerzhafte Beinschwellung. Typischerweise ist der Schmerz im Stehen stärker als im Liegen. Die Haut kann überwärmt und bläulich bis rötlich verfärbt sein (leicht zu verwechseln mit einer Wundrose – ▶ Erysipel). Eine besondere Gefahr durch die Thrombose geht von der Entstehung einer sog. Lungenembolie aus. Hierbei löst sich ein Blutpfropf aus der Thrombose und wird mit der Blutbahn in Richtung Lunge geschwemmt, wo es zum Verschluss für die Atmung wichtiger Blutgefäße der Lunge kommen kann. Daraus können Atemnot und Schmerzen im Brustkorb resultieren. Als Langzeitschaden nach Thrombose kann ein sog. ▶ postthrombotisches Syndrom entstehen. Dabei ist es durch die Thrombose zu einem nicht reparierbaren Schaden der Venenklappen eines Beines gekommen, sodass das Blut von allein nicht in ausreichendem Maße in Richtung Herz transportiert werden kann. Es entstehen dauerhafte Beinödeme (Schwellungen).

Diagnostik Zur Diagnose einer tiefen Beinvenenthrombose werden verschiedene Verfahren angewendet. Der erfahrene Venenarzt/Hautarzt/Gefäßchirurg kann sich durch spezielle Druck- und Tastuntersuchungen am Bein bereits ein sehr genaues Bild davon machen, ob der konkrete Verdacht auf das Vorliegen einer Thrombose besteht. Weitere Untersuchungsmethoden sind die Ultraschallverfahren ▶ Doppler- und ▶ Duplexsonographie sowie die Röntgenkontrastmitteldarstellung des Venensystems (Phlebographie).

Therapie Die Behandlungsweise der tiefen Beinvenenthrombose hat sich in den vergangenen Jahren erheblich gewandelt. Von der strengen, bis zu wochenlangen Bettruhe ist die Tendenz durch neue wirksame Medikamente („Antithrombosespritzen", sog. niedermolekulare Heparine) und Blutverdünner (orale Antikoagulanzien) immer mehr in Richtung vollständiges oder teilweises Aufheben der Bettruhe gegangen. Dies wird aber immer noch von Klinik zu Klinik und Arzt zu Arzt unterschiedlich gehandhabt. Eine mehrmonatige Einnahme stark blutverdünnender Medikamente (früher eher Phenprocoumon, Marcumar®), heutzutage die im Handling einfacheren modernen oralen Antikoagulanzien im Anschluss an die Akutbehandlung scheint sich auch in naher Zukunft nicht vermeiden zu lassen. In seltenen Fällen kann eine gefäßchirurgische Therapie der Thrombose mit operativer Entfernung des Blutgerinnsels notwendig sein.

Wenn bereits ein postthrombotisches Syndrom vorliegt, ist i. d. R. das dauerhafte Tragen von sehr festen ▶ Kompressionsstrümpfen (im Volksmund „Gummistrümpfe" genannt) notwendig, um mit Druck von außen den Blutrückfluss im Bein zu fördern und Hautproblemen wie dem offenen Bein (▶ Ulcus cruris) oder ▶ Ekzemen durch das gestaute Blut (Stauungsekzeme) vorzubeugen.

Tildrakizumab

▶ Biologikum. Die Wirkung basiert auf der Bindung und Inaktivierung des Zytokins ▶ Interleukin-23 (IL-23). ▶ Psoriasis. Handelsname: Illumetri®

Tinea

Allgemein für „Pilzerkrankung der Haut", wird meist synonym mit dem Wort „Mykose" verwendet.
▶ Hautpilz, ▶ Fußpilz.

Tinea corporis

Pilzerkrankung der Haut des Körpers (s. Abb. 1) als Abgrenzung zu Tinea capitis (Kopfhautpilz, siehe Abb. 8 in Kap. K), Tinea pedum (▶ Fußpilz; siehe Abb. 6 in Kap. F) und Tinea manuum (Pilz der Hände).
▶ Hautpilz, ▶ Mykose.

Tinea nigra

Dunkle, pilzbedingte Hautveränderungen an Händen und Füßen; in den Tropen vorkommend.
▶ Tinea.

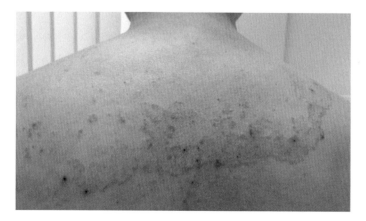

Abb. 1 Für eine ansteckende Pilzerkrankung typische girlandenartige, randbetont rötlich juckende Hautveränderungen am oberen Rücken eines 55-jährigen Mannes

TNF-α-Blocker

▶ Biologika, ▶ Tumornekrosefaktor (TNF-α), ▶ Etanercept, ▶ Adalimumab,
▶ Golimumab, ▶ Certolizumab Pegol.

Tofacitinib

ist ein entzündungshemmender Wirkstoff aus der Gruppe der Januskinase-
Inhibitoren. In Tablettenform für die Behandlung der ▶ Psoriasis-Arthritis
zugelassen. Handelsname: Xeljanz®. Vielversprechend scheint auch die
Anwendung bei ▶ Alopecia areata und ▶ Vitiligo zu sein, ggf. sogar in Cremeform zur ▶ topischen Therapie.

„Tongue Splitting"

Absichtliche Spaltung der vorderen 4–5 cm der Zunge mit dem Ziel, die beiden
Zungenenden unabhängig voneinander bewegen zu können; hohe Infektions-
gefahr; Störungen der Artikulation (Aussprache) möglich.
▶ „Branding", ▶ „Cutting", ▶ „Implanting".

topisch

Adjektiv. Topisch bedeutet örtlich, lokal oder äußerlich. Eine topische Anwendung
ist die Behandlung direkt am Ort des Krankheitsgeschehens. Somit ist sie eine örtliche oder „Lokaltherapie" im Unterschied zur ▶ Systemtherapie oder ▶ Mesotherapie. Beispiele dafür sind ▶ Cremes, ▶ Salben, Augen- und Nasentropfen
oder Gurgellösungen.

Tränensäcke

Unterhalb der Augen an den Unterlidern auftretende, störende, hervorgetretene
Fettpolster aus der Augenhöhle, die eine Art Ausbeulung der Unterlider zur Folge
haben. Der Betroffene sieht chronisch unausgeschlafen aus. Zusätzlich wird dieser
Eindruck durch den oftmals grau-braunen Aspekt der Lidhaut verstärkt. Diese Vorwölbungen werden in der Umgangssprache „Tränensäcke" genannt; dies ist aber
anatomisch nicht korrekt: Die eigentlichen Tränensäcke, in die die Tränenflüssigkeit abfließt, befinden sich am Übergang vom inneren Lidwinkel zur Nase.

Bei der operativen Therapie ist zur Entfernung der überschüssigen Haut und
des darunter gelegenen vorgetretenen Fettes ein Hautschnitt unter der Wimpernreihe notwendig. Nach der Abheilung entsteht zwangsläufig eine feine, jedoch

meist kaum sichtbare Narbe. Hauptrisiko hierbei ist das Entstehen eines sog. Trief-auges. Durch die neue Laser-Technik ist auch eine weitere Operationsmethode möglich geworden, die Laser-Lidplastik: Statt durch einen äußeren Hautschnitt wird das Fett durch die Bindehaut direkt unterhalb des Augapfels von innen entfernt. Äußerlich sichtbare Narben werden vermieden. Nach der Fettentfernung kann anschließend die Lidhaut von außen mit z. B. dem Erbium-YAG-Laser gestrafft werden. Dieser Vorgang wird als ▶ „Laser-Resurfacing" bezeichnet. Je nach Art und Umfang der Veränderungen können die beschriebenen Operationen wahlweise in örtlicher Betäubung oder in Vollnarkose bzw. stationär oder ambulant erfolgen. Eine neue nichtoperative Therapieoption stellt die ▶ Fettweg-spritze dar.
▶ Blepharoplastik, ▶ Lidplastik.

Tralokinumab

ein (humaner monoklonaler) Antikörper, der an ▶ Interleukin-13 bindet und zur Behandlung der mittelschweren bis schweren ▶ atopischen Dermatitis künftig eingesetzt wird.

Trichloressigsäure (TCA)-Peeling

chemisches (chemical) ▶ Peeling mittels Trichloressigsäure, welches in Konzentrationen von 10–20 % ein eher oberflächliches und bei 35–75 % ein mitteltiefes bis tiefes Abschälen der Haut bewirkt. Sollte nur von spezialisierten Dermatologen angewendet werden. Während der Behandlung kommt es zum sogenannten „Frosting", einer Weißverfärbung der behandelten Hautareale. Die Patienten haben für mehrere Tage nach intensiver Behandlung dunkelbraune Krusten (im Gesicht), die nach und nach von alleine Abblättern. Wird u. a. eingesetzt bei ▶ Akne und ▶ Aknenarben, ▶ Narben, ▶ Pigmentstörungen, grobporiger Haut, ▶ Altershaut, Hautverjüngung, ▶ Anti-Aging, ▶ Chloasma, ▶ Faltenbehandlung.

Trichogramm

Präzise Haarwurzeluntersuchung, um einen Hinweis auf Art und mögliche Ursache eines Haarausfalls (▶ Effluvium, ▶ Alopezie) zu erhalten. Für ein genaues Untersuchungsergebnis ist es erforderlich, dass die Haare 4–5 Tage vor dem Untersuchungstermin nicht gewaschen werden. Dann erfolgt das abrupte Ausziehen von etwa 50–100 Haaren mithilfe einer gummiverkleideten, rutschfesten Klemme. Die dadurch gewonnenen Haarwurzeln werden daraufhin mikroskopisch auf Schäden und mengenmäßige Verteilung der unterschiedlichen

Wachstumsphasen (▶ Haarausfall) untersucht. Anhand der Wurzeln kann u. a. die Relation zwischen ausfallenden und nachwachsenden Haaren bestimmt werden. Die Diagnostik des Haarausfalls wird häufig durch Untersuchung bestimmter Blutwerte (u. a. Blutbild, Eisenwert, Eisenspeicherwert, Schilddrüsenhormone) ergänzt. Eine neue, ▶ „Trichoscan" genannte Methode erspart den Patientinnen und Patienten zum einen das leicht schmerzhafte Haareziehen sowie die 4–5 Tage lang ungewaschenen Haare.

Trichomonasinfektion

Vor allem bei Geschlechtsverkehr übertragene Infektion mit einzelligen Lebewesen, den Trichomonaden. Es bestehen Brennen und Juckreiz sowie durch zusätzliche bakterielle Fehlbesiedlung übelriechender („wie verdorbener Fisch"), schaumiger Ausfluss. Bei der Untersuchung eines Abstrichs unter dem Mikroskop kann der ▶ Venerologe mit etwas „Glück" die sich ruckartig und zappelnd bewegenden Einzeller entdecken.

TrichoScan, Trichoscale

Computergestützte ▶ Trichogrammmethode zur Ermittlung des Verhältnisses nachwachsender zu ausfallenden Haaren. Durch diese neue Methode werden die 4- bis 5-tägige haarwäschefreie Zeit (und somit die peinliche Befragung von Arbeitskollegen wegen der fettigen Haare) und das leicht schmerzhafte Ausziehen von (2-mal) 50–100 Haaren umgangen. Dafür müssen jedoch eines bis zwei kleine, unauffällige Areale der Kopfhaut rasiert werden. In diesen Arealen wird durch eine Computerkamera nach ca. zwei Tagen das Haarwachstum analysiert, um der Ursache von Haarausfall auf den Grund zu gehen und ggf. sogar krankhaften ▶ Haarausfall ausschließen zu können.

Trichotillomanie

Ausreißen der eigenen Kopf- oder Körperhaare als Angewohnheit (Tic) oder um sich selbst zu schaden (Autoaggression), manchmal auch in Kombination mit dem Verzehr der eigenen Haare (Trichophagie). Es entstehen für andere Haarerkrankungen untypische kahle Stellen. Eine Aufklärung der Eltern und ggf. eine Vorstellung beim Psychologen oder Psychiater sind notwendig. Durch Kurzschneiden der Haare ist die reine Angewohnheit oftmals zu unterbrechen.
▶ Haarausfall.

Trifaroten

▶ Retinoid der vierten Generation zur äußerlichen Behandlung der ▶ Akne.

Tripper

▶ Gonorrhö.

Trombidiose

(▶ Erntekrätze).

Tumeszenz-Lokalanästhesie

Wurde ursprünglich zur Vereinfachung von Fettabsaugungen eingeführt. Große Mengen stark verdünnten Betäubungsmittels werden oft mittels mehrerer Kanülen unter die Haut in das Unterhautfettgewebe wie eine Infusion eingespritzt. Die Haut wirkt dadurch stark geschwollen. Daher leitet sich auch der Begriff aus dem Lateinischen ab. Haut und Fettgewebe können damit großflächig betäubt werden.
▶ Lokalanästhesie, ▶ Lasertherapie von Krampfadern.

Tumor

Dieser Begriff bezeichnet allgemein eine Schwellung oder Anschwellung („Geschwulst") von Körpergewebe. Umgangssprachlich wird der Begriff „Tumor" immer direkt mit einem Krebsleiden in Verbindung gebracht, weshalb sich viele Patienten erschrecken, wenn ein Arzt den Begriff „Tumor" benutzt. Dieses Wort beinhaltet keinerlei Wertung, ob es sich um eine gutartige oder bösartige Veränderung handelt. Bösartige oder halbbösartige Tumoren in der Dermatologie sind z. B. das ▶ Melanom, das ▶ Basaliom oder auch das ▶ Spinaliom. Gutartige dermatologische Tumore sind z. B. ein ▶ Fibrom, ▶ Abszess oder ein ▶ Ödem.

Tumornekrosefaktor (TNF-α)

ist ein Botenstoff (▶ Zytokin) des Abwehrsystems, welcher an nahezu allen Entzündungsreaktionen (Symptome: Überwärmung, Schwellung, Rötung und Schmerz) mitwirkt. TNF wird zum größten Teil von den Fresszellen (Makrophagen) des Immunsystems ausgeschüttet. Er regelt die Aktivität der Immunzellen, sorgt für die namensgebende Abtötung von Krebszellen, den Zelltod

(Apoptose), ist beteiligt an der Differenzierung und Vermehrung von Zellen, hat Einfluss auf die Produktion weiterer ▶ Zytokine, verursacht Fieber, Krankheits-gefühl, krankhafte Gewichtsabnahme, u.v.m. TNF-α-Blocker sind ▶ Biologika einer frühen Generation, die als Antikörper die Wirkung von TNF an den Andock-stellen der Zielzellen blockieren. Damit werden die TNF-Wirkungen unterdrückt und z. B. Rheumaerkrankungen und ▶ Psoriasis eindrucksvoll gebessert.

Tunnel-Piercing

▶ Ohrlöcher, gerissen oder eingerissen.

U

Beispielstichwort

Urtikaria, Urticaria: Definition: Die Urtikaria ist eine Erkrankung, die durch das Auftreten meist juckender ▶ Quaddeln an der Haut gekennzeichnet ist. Die Hauterscheinungen erinnern an die typische Hautreaktion nach dem Kontakt mit Brennnesseln. Ursachen: Die Quaddeln entstehen durch eine vermehrte Durchlässigkeit der Blutgefäße mit dem daraus folgenden Austritt von Flüssigkeit und weiteren Blutbestandteilen in die Haut. Die Ursachen für diese besondere Hautreaktion sind vielgestaltig. Sie kann u. a. durch physikalische Reize (z. B. Reibung, Druck, Kälte, Wärme, Licht), Infektionen oder allergische (▶ Allergie) und pseudoallergische (▶ Pseudoallergie) Reaktionen (z. B. auf Schmerzmittel, Nahrungsmittelzusätze) hervorgerufen werden. Die Behandlung v. a. der chronischen Formen gestaltet sich schwierig, da die Ursache der Nesselsucht nur bei etwa 50–60 % der Erkrankungen aufgedeckt werden kann. Symptome: Das Ausmaß der Quaddelbildung kann von einzelnen Quaddeln bis zum Befall des gesamten Körpers variieren. In der Regel bilden sich die Quaddeln innerhalb von einer halben bis 3 h, maximal jedoch nach 24 h wieder zurück, um dann nach unterschiedlich langer Pause (Stunden bis Wochen oder Monate) evtl. erneut aufzutreten…

Ulcus cruris

(s. Abb. 1). „Offenes Bein".
▶ Ulkus.

© Der/die Autor(en), exklusiv lizenziert durch Springer-Verlag GmbH, DE, ein Teil von Springer Nature 2021
B. Kardorff, *Gesunde Haut,* https://doi.org/10.1007/978-3-662-63160-7_21

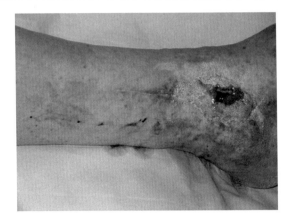

Abb. 1 Ulkus (Geschwür) am Außenknöchel aufgrund eines Venenleidens. Der umgebende Hautrand ist zum Schutz mit Zinkpaste bedeckt. Eine das Ulkus mitverursachende Krampfader ist mit Kugelschreiber markiert und frisch verödet worden

Ulcus molle

(Weicher Schanker). Geschlechtskrankheit mit hauptsächlichem Vorkommen in den Tropen oder in großen Hafenstädten. Im Gegensatz zum harten Schanker (▶ Syphilis) bilden sich bei dieser bakteriellen Infektionskrankheit (Erreger Hämophilus ducreyi) schmerzhafte ▶ Ulzerationen (▶ Geschwüre) an den Geschlechtsteilen von Mann und Frau, die zudem noch von eitrigen Lymphknotenschwellungen begleitet werden. Die Therapie erfolgt mit ▶ Antibiotika.

Ulkus

(▶ Geschwür; Abb. 1). Durch z. B. Verletzung der Haut entstandene chronische, schlecht heilende Wunde; sehr häufig. Ein ▶ Ulcus cruris entsteht meist bei Krampfaderleiden. Häufig infolge einer kleinen Verletzung entwickelt sich eine an Größe zunehmende Wunde in einem Hautareal, welches aufgrund eines Krampfaderleidens schlecht mit sauerstoffreichem Blut versorgt wird (Innenknöchel, Außenknöchel). Andere Ursachen für ein „offenes Bein" stellen eine eingeschränkte Durchblutung bei arterieller Verschlusskrankheit (▶ AVK) oder Nervenschädigungen, z. B. durch Zuckerkrankheit oder Alkoholmissbrauch, dar.

 ▶ Madentherapie, ▶ Chronisch-venöse Insuffizienz, ▶ Varikosis, ▶ Tiefe Beinvenenthrombose, ▶ Postthrombotisches Syndrom.

Ultraviolettes Licht

Das Sonnenlicht setzt sich aus verschiedenen Strahlungsarten zusammen, die jeweils unterschiedliche Wellenlängen besitzen. Die Wellenlänge wird in Nanometern (nm) gemessen. Ein Nanometer entspricht einem Milliardstelmeter. Dabei gilt der Grundsatz: Je kürzer die Wellenlänge, desto energiereicher und auch risikoreicher ist die Strahlung. Ultraviolettes Licht besteht aus elektromagnetischer Strahlung, die sich im kurzwelligen Bereich an das sichtbare Licht (400–800 nm) anschließt und sich unterteilt in: UV-C-Strahlung (240–290 nm), UV-B-Strahlung (290–320 nm) und UV-A-Strahlung (320–400 nm). Die durch die Sonne verursachte Rötung (Sonnenbrand) wird vorwiegend durch UV-B-Strahlung verursacht. Sie tritt wenige Stunden nach der Besonnung auf, erreicht ihren Höhepunkt etwa 12–24 hs später und nimmt dann wieder ab. Danach ist die Haut durch die Aktivierung bestimmter Hautzellen (▶ Melanozyten) gebräunt. UV-B-Licht ist energiereicher als UV-A-Licht, dringt jedoch nicht so tief in die Haut ein. UV-B-Licht reizt die Bindehaut und die Hornhaut des Auges. Bei intensiver Bestrahlung ist es höchstwahrscheinlich mitverantwortlich für die Entstehung des ▶ Hautkrebses.

Eine Rötung durch UV-A-Strahlung tritt nur bei hohen Dosen ein. Sie zeigt sich etwa 2 h nach der Besonnung. Durch starke UV-A-Bestrahlung entwickelt sich eine Sofortbräunung, die relativ rasch wieder verschwindet. Nach mehreren Stunden tritt eine verzögerte Spätbräunung ein, die über mehrere Wochen bis Monate bestehen bleiben kann. Die UV-A-Langzeitwirkung auf eine mögliche Hautkrebsentstehung bei starker und häufiger Wiederholung ist bisher noch nicht ausreichend erforscht. Die UV-A-Strahlung dringt tief in die Lederhaut ein. In diesem Bereich befinden sich die Fasern, die für die Elastizität der Haut verantwortlich sind. Diese werden von der UV-A-Strahlung angegriffen, was zur Beschleunigung von Faltenbildung und ▶ Hautalterung führt.

UV-C-Strahlung ist stark krebsauslösend und kommt auf der Erde durch den Schutz der Ozonschicht eigentlich nicht vor. Die Erdatmosphäre filtert Wellenlängen <290 nm ab. Durch das Ozonloch können nun aber stellenweise auch hochgefährliche UV-C-Strahlen die Erde erreichen. Durch die „Corona-Krise" 2020/21 ist UV-C-Strahlung aber auch überraschend in den Alltag eingekehrt und zwar als Strahlungsdesinfektion zur Erreichung virus- und keimfreier Räume. Dieses apparative Hygieneverfahren soll insbesondere eingesetzt werden, wenn keine Menschen anwesend sind, was nach der Vorbemerkung auch als sinnvoll erscheint.

Aus jahrzehntelanger Beobachtung und Studien weiß man, das sich UV-Licht bei vielen Hauterkrankungen positiv auswirkt, UV-B-Licht z. B. auf ▶ Schuppenflechte und ▶ Vitiligo, UV-A-Licht z. B. auf die ▶ Neurodermitis. Dies macht man sich im Rahmen der UV- ▶ Lichttherapie zunutze (▶ Excimer-Laser 308 nm).

UV-A- und UV-B-Licht führen nach Jahren zu Lichtschäden der Haut. Sie sind höchstwahrscheinlich beide für die Entstehung von ▶ malignen Melanomen, ▶ Basaliomen, ▶ Spinaliomen und ▶ aktinischen Keratosen verantwortlich. Zudem kommt es zur Faltenbildung der Haut und zu Pigmentstörungen (▶ Hautalterung). Kommerziell betriebene Sonnenbänke produzieren fast nur UV-A-Strahlung, die aber auch krebserzeugend und hautalternd wirken kann, was zu einer Altersbeschränkung ab 18 Jahren geführt hat.

▶ Hautalterung, ▶ UV-A$_1$-Bestrahlung, ▶ Excimer-Laser 308 nm ▶ Lichttherapie.

Ulzeration

(s. Abb. 1). Tiefe Wunde der Haut; heilt meist nur langsam ab und hinterlässt auf jeden Fall eine Narbe.
▶ Geschwür, ▶ Ulkus.

Umlauf

▶ Eiteransammlung, halbmondförmig um den Nagelwall.
▶ Paronychie.

Umweltmedizin

Die Umweltmedizin beschäftigt sich mit möglichen schadhaften Umwelteinflüssen auf die Menschen. Klar abgegrenzt von der Umweltmedizin wird die Arbeitsmedizin, bei der mögliche Schädigungen am Arbeitsplatz untersucht werden. Die früher einmal von den meisten Krankenkassen geförderte Umweltmedizinvereinbarung, an der sich u. a. viele Dermatologen und Allergologen beteiligten, ließ Hinweise auf mögliche gesundheitsbeeinträchtigende Schadstoffe im direkten häuslichen Umfeld des Patienten untersuchen. Durch einen ausführlichen Fragebogen wurde vorab geklärt, ob beklagte Beschwerden möglicherweise durch etwas Schädliches in der eigenen Wohnung ausgelöst werden konnten. Daraufhin erfolgten z. B. allergologische Testungen, um den Verdacht zu erhärten oder zu verwerfen; ggf. erfolgte dann noch ärztlicherseits eine Wohnungsbesichtigung. Bei eventuellen Auffälligkeiten kamen schließlich noch Mitarbeiter eines umweltmedizinischen Messlabors, um Proben zu entnehmen, die man auch heute buchen kann, aber auf eigene Patientenkosten. Falls sich der Verdacht auf einen Zusammenhang zwischen Beschwerden und gefundenen Messwerten bestätigt, werden entsprechende einzuleitende Maßnahmen besprochen. Gerichtliche Konsequenzen waren aus der Umweltmedizinvereinbarung vollständig ausgenommen, da hierbei ausschließlich die Gesundheit des Patienten zur Debatte stand und z. B. Mietstreitigkeiten den sinnvollen Rahmen gesprengt hätten.

Unguis incarnatus

(Eingewachsener Nagel). Meist an den Großzehen auftretend, mit Einwachsen des Nagels in die seitliche Nagelfalz. Ursachen sind meist das Rundschneiden der Zehennägel bis in die Ecken (statt die Zehnägel im Randbereich gerade zu schneiden), zu enges Schuhwerk (!) oder Verletzungen (Fußball, Tanzen). Im Anfangsstadium bestehen noch keine ▶ Entzündungszeichen, sondern nur Druckschmerzhaftigkeit. Hier kann noch versucht werden, durch das Unter-

Abb. 2 Schmerzhaft
eingewachsener
Großzehennagel am rechten
Fuß mit Ausbildung von
wildem Fleisch

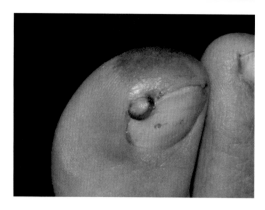

Abb. 3 Ausgeprägter
Befund mit wildem Fleisch
(▶ Granuloma pyogenicum)
an der Innen- und Außenseite
des linken Großzehs

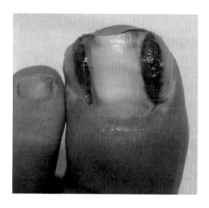

schieben von z. B. Wattekügelchen im eingewachsenen Randbereich den Nagel
anzuheben und wie über eine Schiene herauswachsen zu lassen oder eine Nagel-
spange einzusetzen. Später kommt es zur Bildung von wildem Fleisch (Abb. 2;
▶ Granulom, ▶ Granuloma pyogenicum) und evtl. zusätzlicher Infektion mit
Bakterien (Abb. 3). Dann müssen der Fuß evtl. ruhiggestellt und gebadet, ▶ Antibiotika innerlich oder äußerlich verabreicht und das wilde Fleisch evtl. operativ
(▶ Exzision) oder durch ▶ Lasertherapie (▶ Farbstofflaser) entfernt werden. Die
Verschmälerung des Nagels bis zur Wurzel durch eine operative Behandlung, sog.
Emmert-Plastik, kann als letzte Maßnahme eine Beschwerdefreiheit erzielen. In
der ersten Zeit ist das Risiko eines Wiederauftretens der Beschwerden (Rezidiv)
sehr häufig. Die Therapie ist oft sehr langwierig.

Unverträglichkeitsreaktionen

Sowohl auf Medikamente als auch auf Nahrungsmittel und andere Stoffe können Unverträglichkeitsreaktionen, z. B. in Form eines Hautausschlags, auftreten. Im Unterschied zur allergischen Reaktion bildet das Immunsystem des Körper hierbei aber keine nachweisbaren Abwehrkörper (▶ Antikörper) oder Abwehrzellen. Die Unverträglichkeitsreaktionen sind auch nicht immer reproduzierbar, sodass eine Diagnosestellung und das Auffinden des verursachenden Auslösers oftmals schwierig sind. Eine typische Unverträglichkeitsreaktion – im Gegensatz zur Allergie – ist z. B. der bei ▶ Neurodermitispatienten oftmals auftretende Juckreiz, evtl. auch mit roten Hautveränderungen (▶ Ekzemen) nach Verzehr von Zitrusfrüchten, wie z. B. Orangen.
▶ Nahrungsmittelallergie, ▶ Suchdiät, ▶ Eliminationsdiät.

Urea

▶ Harnstoff, Carbamid.

Urethritis

Entzündung der Harnröhre, entweder durch Keime oder auch durch mechanische Irritationen, wie z. B. häufiges Quetschen der männlichen Eichel, oder als Folgeerkrankung nach einer Infektion (▶ Reiter-Syndrom). Die bekannteste Form der Harnröhrenentzündung stellt der Tripper (▶ Gonorrhö) dar.

Urticae

▶ Quaddeln.

Urtikaria, Urticaria

Definition Die Urtikaria ist eine Erkrankung, die durch das Auftreten meist juckender ▶ Quaddeln an der Haut gekennzeichnet ist. Die Hauterscheinungen erinnern an die typische Hautreaktion nach dem Kontakt mit Brennnesseln.

Ursachen Die Quaddeln entstehen durch eine vermehrte Durchlässigkeit der Blutgefäße mit dem daraus folgenden Austritt von Flüssigkeit und weiteren Blutbestandteilen in die Haut. Die Ursachen für diese besondere Hautreaktion sind vielgestaltig. Sie kann u. a. durch physikalische Reize (z. B. Reibung, Druck, Kälte, Wärme, Licht), Infektionen oder allergische (▶ Allergie) und pseudoallergische (▶ Pseudoallergie) Reaktionen (z. B. auf Schmerzmittel, Nahrungs-mittelzusätze) hervorgerufen werden. Die Behandlung v. a. der chronischen Formen gestaltet sich schwierig, insbesondere da die Ursache der Nesselsucht nur bei etwa 50–60 % der Erkrankungen aufgedeckt werden kann.

Symptome Das Ausmaß der Quaddelbildung kann von einzelnen Quaddeln bis zum Befall des gesamten Körpers variieren. In der Regel bilden sich die Quaddeln innerhalb von einer halben bis 3 h, maximal jedoch nach 24 h wieder zurück, um dann nach unterschiedlich langer Pause (Stunden bis Wochen oder Monate) evtl. erneut aufzutreten. Die Rückbildung und das Neuauftreten von Quaddeln können sich auch derart überschneiden, dass ständig irgendwo am Körper Quaddeln zu finden sind. Meist gehen die Quaddeln mit einem intensiven Juckreiz einher, der besonders abends und nachts sowie bei Erwärmung verstärkt wird. Durch die Überschneidung mehrerer Quaddeln können auch flächige oder girlandenförmige Hautveränderungen entstehen.

Eine Sonderform, das sog. ▶ Quincke-Ödem, zeichnet sich durch tiefliegende, ausgedehnte Schwellungen, v. a. im Gesichts- und Schleimhautbereich (u. a. Hals- und Kehlkopfschwellung) aus. Im Gegensatz zu den Quaddeln heilen diese auch „Angioödeme" genannten Schwellungen langsamer ab. Sie können bis zu 72 h bestehen bleiben.

Nach dem Krankheitsverlauf werden zwei Formen unterschieden: akute Urtikaria (Krankheitsverlauf kürzer als sechs Wochen, meist eine bis zwei Wochen) und chronische Urtikaria (Krankheitsverlauf länger als sechs Wochen).

Therapie Erstes Behandlungsprinzip ist der Versuch der Aufdeckung der Krank-heitsursachen (▶ Allergietests, ▶ Pricktests, Laboruntersuchungen, ▶ Suchdiät, physikalische Testungen) und darauffolgend die Ausschaltung der ursächlichen Faktoren. Da dies, wie oben erwähnt, in vielen Fällen nicht möglich ist, bleibt oftmals nur die Unterdrückung der Symptome als einzige Therapiemöglichkeit. Die vermehrte Durchlässigkeit der Blutgefäße beruht im Wesentlichen auf einer vermehrten Freisetzung der körpereigenen Substanz ▶ Histamin. Daher werden bei der Behandlung der Urtikaria Substanzen eingesetzt, welche die Wirkung von Histamin hemmen. Diese sog. ▶ Antihistaminika können in Form von Tabletten oder als Saft über längere Zeit eingenommen werden. Bestimmte Präparate haben eine ausgeprägt müde machende (Neben-) Wirkung und können daher gezielt dann angewendet werden, wenn aufgrund des Juckreizes nächtliche Schlafstörungen bestehen. Zur äußerlichen Behandlung können zusätzlich juckreizstillende Cremes oder Lotionen verwendet werden. Bei einer ausgeprägten akuten Urtikaria kann die kurzfristige Einnahme von Kortisontabletten erforderlich sein. Für die chronisch spontane Urtikaria ist, bei fehlender Besserung durch hochdosierte Antihistaminika, seit dem Jahr 2014 eine zusätzliche Therapie mit einem sog. ▶ Anti-IgE-Antikörper zugelassen.

Manche Testungen, wie z. B. ▶ Provokationstestungen von Medikamenten, erfordern eine besondere Überwachung und Nachbeobachtung des Patienten;

daher kann in bestimmten Fällen auch die stationäre Aufnahme in eine (Haut-) Klinik sinnvoll sein.

Da der Erkrankung eine krankhafte Gefäßreaktion zugrunde liegt, werden z. B. in Rehabilitationskliniken Abhärtungsbehandlungen mit kalten Duschen und Bädern bzw. kalt-warmen Wechselbädern, kombiniert mit einer leichten körperlichen Belastung (z. B. als Gruppengymnastik), durchgeführt. Eine gezielte psychologische Betreuung mit Einführung in verschiedene Entspannungstechniken kann zu einem adäquaten Umgang mit chronischem Juckreiz und/ oder akuten Juckreizattacken hinführen (▶„Wohnortnahe Dermatologische Rehabilitation").

▶ Nahrungsmittelallergie.

Ustekinumab

▶ Biologikum der Klasse ▶ Interleukin-12- und Interleukin-23-Blocker. Handelsname Stelara®. ▶ Psoriasis.

UV-A$_1$-Bestrahlung

Bei UV-A$_1$-Licht handelt es sich um langwelliges ▶ UV-Licht mit einer Wellenlänge von 340-380 nm. Eine Hochdosisbestrahlung mit UV-A$_1$ Licht kommt v. a. bei schweren ▶ Neurodermitisformen zum Einsatz und scheint hierbei genauso effektiv zu sein wie eine ▶ Kortisonbehandlung. Bei verschiedenen weiteren schweren Hauterkrankungen, wie z. B. ▶ Mycosis fungoides oder ▶ Morphea (▶ Sklerodermie), gibt es ebenfalls Berichte über gute Erfahrungen bezüglich der Wirksamkeit. UV-Licht-Experten gehen davon aus, dass bei einer dosiert eingesetzten UV-A$_1$-Bestrahlung keine relevanten Langzeitschäden eintreten dürften.

▶ UV-Licht, ▶ Lichttherapie.

UV-Index

Der UV-Index gibt den zu erwartenden Höchstwert eines Tages der zu ▶ Sonnenbrand führenden UV-Strahlung in Bodennähe an. Je höher der UV-Index ist, desto größer ist die Sonnenbrandgefahr. Somit hilft der UV-Index bei der Tagesplanung, welche Intensität des Sonnenschutzes für sich selber und die Familie sinnvoll ist. Werte zwischen 1 und 2 zeigen eine niedrige UV-Belastung an und bedeuten das keine Schutzmaßnahmen erforderlich sind. Werte von 3–5 gelten als mittleres Risiko, 6–7 als hohe Belastung und Werte > 11 gelten als extrem. In Deutschland werden im Sommerwerte von 8–9 erreicht, im Gebirge sogar um die 11. Die möglichen Schutzmaßnahmen umfassen zum Beispiel das Aufhalten im Schatten, das komplette Fernbleiben aus der Mittagssonne, das Tragen UV-dichter Kleidung, Hüte und Sonnenbrillen und das Auftragen eines entsprechenden ▶ Lichtschutzfaktors. Die aktuellen UV-Indexwerte findet man bei fast allen gängigen Wetter-Apps.

UV-Licht

($\blacktriangleright$ Ultraviolettes Licht, künstliches Sonnenlicht). Beim Hautarzt als $\blacktriangleright$ UV-A$_1$, UV-A- und UV-B-Strahlen zur Behandlung von meist juckenden Hautkrankheiten eingesetzt. Spezialvarianten der UV-B-Bestrahlung sind die sog. $\blacktriangleright$ SUP- und die 311-nm-Bestrahlung wie auch die $\blacktriangleright$ Excimer-Laser-Bestrahlung mit einer Wellenlänge von 308 nm.

$\blacktriangleright$ Lichttherapie.

V

Verödung: Einspritzen einer sozusagen verklebenden Flüssigkeit in krankhaft erweiterte Blutgefäße, wie Krampfadern (▶ Varizen, ▶ Besenreiser) oder ▶ Hämorrhoiden, um den Blutfluss zu normalisieren und die Durchblutung der krankhaft erweiterten Blutgefäße zu stoppen. Die verödeten, d. h. verschlossenen Gefäße werden dann von körpereigenen Abwehrzellen als unnütz erkannt und abgebaut; sie verschwinden somit. Das Verödungsmittel, welches in eine Ader gespritzt wird, verursacht dort eine örtliche Entzündung, die zu einem Verschluss der Vene führt. Als Folge kann es auch zu einer Entzündung des umliegenden Gewebes kommen, z. B. zu Rötung und Schmerzhaftigkeit der Haut, in seltenen Fällen zu einer unbeabsichtigt starken Venenentzündung und Ausdehnung des verödeten Areals. Es können gelegentlich braune Verfärbungen auf der Haut zurückbleiben.

Varikosis

(Krampfaderleiden, Erkrankung der Venen; siehe Abb. 3 in Kap. B, Abb. 2 in Kap. E).

Definition Varizen (Krampfadern) sind sichtbare Erweiterungen oberflächlicher Abschnitte der für den Blutrückfluss aus den Beinen verantwortlichen Adern (▶ Venen).

Ursachen Eine Varikosis entwickelt sich aufgrund einer Gewebeschwäche der Venenwände und der Venenklappen. Eigentlich haben die Venenklappen eine Ventilfunktion: Sie sollen das Blut nur in Richtung Herz fließen lassen und verhindern, dass Blut zurück in das Bein läuft und sich dort anstaut. Bei der Varikosis liegt eine Überdehnung der Venenwände mit mangelndem Verschluss der Venenklappen vor. Die Venen mitsamt Klappen sind sozusagen „ausgeleiert" (siehe Abb. 3 in Kap. B, Abb. 4 in Kap. M). Risikofaktoren sind Venenleiden in der Familie, eine überwiegend stehende oder sitzende Tätigkeit, Übergewicht und Schwangerschaft.

Symptome Varizen sind als unregelmäßig geschlängelt verlaufende Adern mit bis zu daumendicken sackartigen Erweiterungen am Unter- und/oder Oberschenkel sichtbar. Der aus der gestörten Funktion der Venenklappen resultierende Blutstau kann sich als Schweregefühl der Beine bemerkbar machen. Daneben kann aus dem gestörten Blutrückfluss auch eine juckende Entzündung der Haut resultieren, die als „Stauungsekzem" bezeichnet wird. Eine langjährig bestehende Störung des venösen Blutrückflusses kann zu einer sog. „chronisch-venösen Insuffizienz" (CVI) führen. Wenn im Bereich des Innenknöchels eines Krampfaderbeins eine Blauverfärbungen durch viele kleine Adern entstanden ist, spricht man vom ersten Stadium der CVI. Das zweite Stadium beinhaltet eine Verhärtung der Haut mit Weiß- und Braunverfärbungen, meist an der Innenseite des Unterschenkels. Eine Spätfolge der Blutstauung im Bein durch das Krampfaderleiden kann das offene Bein (▶ Ulcus cruris; siehe Abb. 1 in Kap. U) als drittes Stadium der CVI darstellen.

Therapie Im Gegensatz zu ▶ Besenreisern ist die Varikosis größerer Venen behandlungsbedürftig, da sonst schlimmstenfalls ein offenes Bein entstehen kann. Die Behandlung richtet sich nach Art und Ausmaß der Varizen und muss individuell festgelegt werden. Behandlungsmethoden sind u. a. das Tragen von ▶ Kompressionsstrümpfen, wobei durch Druck von außen der Blutrückfluss im Bein gefördert wird, die Verödung (▶ Sklerosierung), bei der die Varizen mit einer verklebenden Flüssigkeit behandelt und anschließend vom Körper abgebaut werden, oder die ▶ Venenoperation, bei der die Stammvenen (▶ Venenstripping) oder einzelne Seitenäste (▶ mikrochirurgische Venenexhairese) chirurgisch entfernt werden. Seit einigen Jahren wird als Alternative zur klassischen Venenstripping-Operation eine schonende Methode mittels ▶ Lasertherapie von Krampfadern angeboten. Der ▶ Phlebochirurg schiebt dabei, in örtlicher Betäubung, einen dünnen Draht durch die Krampfader und verödet diese von innen durch die Hitze der Lasersonde. Für diese Methode ist es von Vorteil, dass die Ader einen geradlinigen Verlauf anbietet, somit kann der Arzt sehr elegant die Lasersonde durch die Ader schieben.

Vampir-Lift

▶ PRP-, PRF-Therapie.

Varizellen

(▶ Windpocken). Ansteckende Kinderkrankheit. Bei einer Reaktivierung der im Körper verbleibenden Viren tritt beim Erwachsenen eine ▶ Gürtelrose auf.

Varizen

(siehe Abb. 3 in Kap. B, Abb.2 in Kap. E, Abb.4 in Kap. M) Krampfadern.

Vaskulitis

Eine Vaskulitis ist eine Gefäßentzündung, die mannigfaltige Ursachen haben kann. Vaskulitiden werden im Rahmen von Grunderkrankungen, bakteriellen Entzündungen, Virusinfektionen, ▶ Autoimmunkrankheiten, Krebserkrankungen, rheumatischen Erkrankungen, Arzneimittelgaben etc. beobachtet. Die Patienten leiden bei Beteiligung der Haut an Einblutungen in die Haut, evtl. auch an Hautgeschwüren (▶ Ulkus). Aber nicht nur die kleinen Blutgefäße der Haut sind in Mitleidenschaft gezogen, sondern auch die kleinen Blutgefäße innerer Organe, wie des Darmes und der Nieren. Dieser Umstand führt zu Darmkoliken und Blut im Urin. Gelenkbeschwerden sind ebenfalls häufig. Des Weiteren können Augen, Lungen, Herz und Nervensystem betroffen sein. Alle diese Organe müssen, je nach vorliegender Vaskulitis, untersucht und ständig kontrolliert werden. Falls ein Auslöser bekannt wird, so muss dieser vermieden und evtl. behandelt werden. Ansonsten kommen ▶ Kortisonpräparate und andere das körpereigene Abwehrsystem unterdrückende (immunsuppressive) Medikamente zum Einsatz.

VDL

(„Vereinigung für Ästhetische Dermatologie und Lasermedizin e. V."). Der VDL sind hauptsächlich Dermatologen angeschlossen sowie Ärzte anderer Fachgruppen, die Experten auf dem Gebiet der medizinischen Lasertherapie an der Haut und der ästhetischen (kosmetischen) Medizin sind. Die Aufnahmekriterien in die VDL erfordern eine langjährige Erfahrung mit verschiedenen Lasersystemen. Der Qualitätsstandard wird durch regelmäßige Fortbildungen und Qualitätszirkel sehr hoch gehalten. Führende Mitglieder der Vereinigung für ästhetische Dermatologie und Lasermedizin testen regelmäßig neuartige Lasersysteme (▶ Excimer-Laser, ▶ Alexandrit-Laser) sowie neue kosmetologische Verfahren (▶ BRAVA) und Produkte auf ihre Wirksamkeit und auf mögliche Nebenwirkungen, um optimale Ergebnisse im Rahmen der Laser- und der kosmetischen Medizin erzielen zu können. Die VDL ist neben der ▶ DDL die größte dermatologische Laservereinigung von Ärzten in Deutschland. Der erstmalig im Jahre 2000 durch die Dermatologen Kardorff und Dorittke ausgeschriebene VDL-Förderpreis war lange Zeit der bedeutendste deutsche Preis zur Förderung neuer Erkenntnisse und Verfahren im Bereich der Lasermedizin und der kosmetischen Medizin (siehe Abb. 3 in Kap. R).

Venen

Blutadern, die das Blut zum Herz zurücktransportieren. In der Regel ist das Venenblut auf dem Rückweg zum Herz sauerstoffarm, auch „venös" genannt. Eine Ausnahme stellt das Blut dar, welches von der Lunge (Pulmo) zum Herz zurückfließt. Dieses wird in der Lunge mit Sauerstoff (O_2) angereichert und ist somit sauerstoffreich.

Venenexhairese

▶ Mikrochirurgische Venenexhairese.
    ▶ Venenstripping, ▶ Varikosis, ▶ chronisch-venöse Insuffizienz, ▶ Venenoperation.

Venenoperation

Unter einer Venenoperation versteht man die operative Therapie eines Krampfaderleidens (▶ Varikosis) im Gegensatz zur konservativen Therapie durch das Tragen von ▶ Kompressionsstrümpfen oder durch eine Sklerosierungsbehandlung (▶ Verödung). Grob unterscheidet man bei den Venenoperationen, ob die großen Stammvenen mit Unterbindung ihrer Zuflüsse in Leiste oder Kniekehle operiert werden, ob diese im Rahmen eines „Strippings" (▶ Venenstripping) gezogen werden oder ob einzelne Seitenäste (▶ mikrochirurgische Venenexhairese) entfernt werden (siehe Abb.3 in Kap. B, Abb. 4 in Kap. M). Die Operationen können, je nach Ausmaß, stationär oder ambulant sowie in Vollnarkose, mit Rückenmarkanästhesie oder unter örtlicher Betäubung erfolgen. Aus Sorge vor z. B. Wundinfektionen oder anderen Komplikationen nach einem größeren Eingriff entscheiden sich heutzutage noch viele Patienten für einen kurztägigen stationären Aufenthalt bei der größeren Operation von Adern in Leiste oder Kniekehle („Crossektomie" genannt) mit gleichzeitigem ▶ Venenstripping. Laut neueren Vergleichsuntersuchungen konnte sich die ▶ Lasertherapie von Krampfadern, als schonende Alternativmethode genauso gut etablieren wie die klassische Variante mittels Venenstripping.

Venenstripping

Übersetzt heißt der Begriff nur „Rausziehen einer (Krampf-)Ader". Bei der häufigsten Art des Venenstrippings wird über einen Hautschnitt in der Leistenbeuge ein flexibler Draht in das rumpfnahe Ende der sog. Rosenkranzvene (V. saphena magna) eingeführt und durch die ► Vene vorgeschoben, bis der Draht unterhalb des Knies an der Innenseite tastbar wird. Hier setzt man einen erneuten kleinen Hautschnitt, knotet die Ader an dem Draht fest und zieht („strippt") die Krampfader samt Draht sorgfältig, schonend und vorsichtig über die gesamte Länge aus dem Bein. Dabei reißen einige kleinere Verbindungsvenen ab, was zu einer kurzzeitigen Einblutung in das Gewebe führt; die offenen Enden verschließen sich aber durch den anschließenden Wickeldruckverband in kürzester Zeit.

Bei der hier beschriebenen Operationsmethode verbleiben am Bein des Patienten nur zwei Narben – eine unauffällige in der Leistenbeuge und eine sehr kleine unterhalb des Knies. Der entstehende Bluterguss (► Hämatom) im Verlauf der gezogenen Ader löst sich innerhalb einiger Wochen auf. Die beschriebene Methode wird von hautärztlichen ► Phlebochirurgen bevorzugt. Chirurgen und Gefäßchirurgen setzen oftmals deutlich mehr Schnitte (bis zu 30) pro Bein, da sie jede einzelne Verbindungsvene sorgfältig aufsuchen und mit einem Faden unterbinden. Dadurch bleibt den Patienten ein großer Bluterguss oftmals erspart, aber die vielen kleinen Narben verbleiben im Gegensatz zum ► Hämatom für die „Ewigkeit".

► Varikosis, ► chronisch-venöse Insuffizienz, ► Venenoperation.

Venerologe

Bezeichnung eines Arztes, der in der Erkennung und Behandlung von Geschlechtskrankheiten ausgebildet wurde; trifft auf jeden Arzt für Haut- und Geschlechtskrankheiten zu.

Venerologie

Lehre von den Geschlechtskrankheiten, abgeleitet von „Venus", der römischen Liebesgöttin; nicht zu verwechseln mit der Lehre von den Venenleiden, der ► Phlebologie.

Verbrennung

Hitzebedingte Schädigung von ► Haut oder Schleimhaut; Einteilung in vier Schweregrade:

– **Grad I:** schmerzhafte Schädigung der Oberhaut (▶ Epidermis) mit Rötung und Schwellung; heilt folgenlos ab;
– **Grad II:** tiefere, schmerzhafte Schädigung der Oberhaut mit Blasenbildung; Bildung von Krusten durch Einreißen der Blasendecke; i. d. R. narbenlose Abheilung, manchmal leichte ▶ Pigmentstörung;
– **Grad III:** Zerstörung von ▶ Epidermis, ▶ Dermis sowie Hautanhangsgebilden (z. B. Haare, Schweißdrüsen, Hautnerven), manchmal auch von Fettgewebe, Muskeln und Knochen; durch die Nervenzerstörung oftmals schmerzloses Areal; Bildung von ▶ Nekrosen und ▶ Ulzera; stark verzögerte Heilung unter Hinterlassung von Verbrennungsnarben;
– **Grad IV:** Verkohlung; Zerstörung aller Hautschichten und tieferer Strukturen (s. o.), meist ebenfalls schmerzlos (s. Grad III); langwieriger, schwieriger Heilungsprozess mit bleibenden Defekten.

Erstmaßnahme: sofortiges Kühlen, z. B. unter fließendem Wasser; Weiterbehandlung beim Arzt. Bei Verbrennungen von > 10 % der Körperoberfläche ist ein Klinikaufenthalt erforderlich.
    ▶ „Branding".

Verödung

Einspritzen einer sozusagen verklebenden Flüssigkeit in krankhaft erweiterte Blutgefäße, wie Krampfadern (▶ Varizen, ▶ Besenreiser) oder ▶ Hämorrhoiden, um den Blutfluss zu normalisieren und die Durchblutung der krankhaft erweiterten Blutgefäße zu stoppen (siehe Abb. 1 in Kap. U). Die verödeten, d. h. verschlossenen Gefäße werden dann von körpereigenen Abwehrzellen als unnütz erkannt und abgebaut; sie verschwinden somit. Das Verödungsmittel, welches in eine Ader gespritzt wird, verursacht dort eine örtliche Entzündung, die zu einem Verschluss der Vene führt. Als Folge kann es auch zu einer Entzündung des umliegenden Gewebes kommen, z. B. zu Rötung und Schmerzhaftigkeit der Haut, in seltenen Fällen zu einer unbeabsichtigt starken Venenentzündung und Ausdehnung des verödeten Areals. Es können gelegentlich braune Verfärbungen auf der Haut zurückbleiben. Die Entzündung der Haut kann in extrem seltenen Fällen eine vorübergehende offene Wunde zur Folge haben. Die Verödung gilt auch heutzutage noch als die in den meisten Fällen beste Methode, z. B. zur Beseitigung von ▶ Besenreisern (s. Abb.3 in Kap. B). Jede neue (Laser- oder Strom-)Methode muss sich an dem Erfolg einer Verödungsbehandlung messen lassen. Bei der Schaumsklerosierung (Schaumverödung) wird das Verödungsmittel sozusagen mit Luft aufgeschäumt und wirkt stärker als das rein flüssige Mittel mit dem Wirkstoff Polidocanol.
    ▶ Varikosis.

Verrucae vulgares

▶ Viruswarzen, gewöhnliche Warzen (Abb. 1 und 2) sind ansteckend, z. B. in Schwimmbädern, Duschräumen oder bei (längerem) Hautkontakt; Erreger: ▶ Papillomvirus. Viruswarzen können als kleine Knötchen mit rauer Oberfläche bis sogar zu großen rauen Flächen im Prinzip an der gesamten Haut, jedoch mit Schwerpunkt an Händen und Füßen, auftreten. Sie kommen gehäuft bei Kindern, seltener bei Erwachsenen, häufig bei Menschen mit empfindlicher, trockener Haut und leichter Ekzemneigung vor. Im Bereich der Fußsohlen sind sie beim Auftreten schmerzhaft, werden dann auch „Dornwarzen" genannt.

Die Behandlung gestaltet sich häufig sehr schwierig, da die Warzen eine große Neigung zum Wiederauftreten haben. Möglich sind z. B. hautauflösende oder virushemmende Tinkturen, die mechanische Entfernung, weichmachende Hühneraugenpflaster, eine Vereisungstherapie (▶ Kryotherapie), das Wegbrennen mit dem elektrischen Messer, ▶ WIRA, ▶ PDT oder auch eine schonende Laserbehandlung

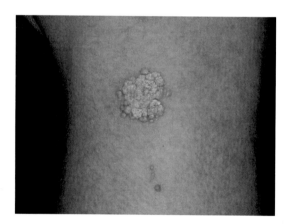

Abb. 1 Warzenbeet, bestehend aus hunderten von Einzelwarzen am Knie eines 15-jährigen Jungen; in der Umgebung finden sich zusätzlich einige einzelnstehende Warzen

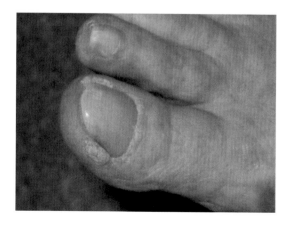

Abb. 2 Warzenbeete rund um den leicht pilzbefallenen Großzehennagel (▶ Nagelpilz) bei einer rauchenden älteren Patientin mit beeinträchtigtem Immunsystem

(z. B. ▶ Farbstoff-Laser). Alte Hausmittel – wie „Besprechen", nächtliche Fried-
hofsbesuche, Einreiben mit Schneckensaft u.v.m. – zeigten sicherlich in Einzelfällen
aufgrund der hohen Selbstheilungsrate bei Warzen (manchmal sogar von heute auf
morgen) Erfolge. Man führt dies auf eine psychologische Stimulation des Immunsystems zurück, die zu einer Abstoßung der Fremdkörper (Viren) führt.
  ▶ Flachwarzen.

Videosprechstunde

Die Videosprechstunde ermöglicht die Konsultation eines Arztes online oder off-
line über größere Entfernungen. Einen Aufschwung erlebte dieses Verfahren in
Zeiten der Corona-Pandemie, um das sog. „social distancing" zu ermöglichen,
▶ COVID-19-Patienten zu behandeln oder Patienten zu helfen, die aufgrund
der schwierigen Infektionslage eher von Arztbesuchen Abstand nehmen wollten.
Auch die Ausstellung eines elektronischen Rezepts (E-Rezept) ist möglich.
Nicht alle Probleme können ohne den oftmals zwingend notwendigen direkten
Arzt- Patienten-Kontakt gelöst werden. Aber für dringende Anfragen, weite Ent-
fernungen zur nächsten Hautarztpraxis, bei Immobilität oder für eine rasche und
notfallmäßige Einschätzung einer Hautveränderung- oder erkrankung, kann die
Videosprechstunde eine Hilfe sein.
  ▶ Teledermatologie, ▶ Telematikinfrastruktur.

Virusexanthem

Unter einem Virusexanthem versteht man ein „Ausblühen" der Haut und der
angrenzenden Schleimhäute durch eine Virus- ▶ Infektion, z. B. mit ▶ Masern-,
▶ Röteln- oder ▶ Windpockenviren, um die häufigsten zu nennen. Oft kann man
aufgrund des „Ausschlags" der Haut auf eines der drei genannten Viren schließen.
  Beim Masernvirus entstehen eher flache, rote Flecken auf der Haut, die auch
zusammen fließen können. Bevor die Haut ausblüht, sieht man an der Mundschleimhaut der Wangen ein ▶ Enanthem. Man erkennt punktförmige, rein
weiße, nicht wegwischbare Flecken mit rotem Hof an der Wangenschleimhaut, am
Gaumen, an den Rachenmandeln und am Zäpfchen. Der „Ausschlag" an der Haut
beginnt im Gesicht und hinter den Ohren, dann wird der Hals befallen und nachfolgend der Oberkörper sowie Arme und Beine.
  Beim Rötelnexanthem werden eher kleine, erhabene, rote Punkte gesehen.
Das Rötelnexanthem beginnt im Gesicht. Dort breitet es sich wie ein Schmetter-
ling über Wangen und Nase aus. Schnell sind auch der Oberkörper und die Beine
befallen.
  Beim Windpockenexanthem zeigt sich ein buntes Bild an der Haut. Man sieht
ein Nebeneinander von roten, erhabenen Punkten, Bläschen, Pusteln und auf-
gekratzten Stellen. Die gesamte Haut von Kopf bis Fuß ist betroffen.

Es ist interessant, dass vom Patienten eingenommene Medikamente das Masern- und das Rötelnexanthem im Rahmen des Arzneiexanthems an der Haut nachahmen können. Dann kann man allerdings nicht wie bei den Virusexanthemen vom Exanthem auf das auslösende Medikament schließen. Vom reinen Aussehen ist ein ▶ Virusexanthem häufig nicht von einem Arzneiexanthem (siehe Abb. 18 in Kap. A) zu unterscheiden. Ferner gibt es außer den genannten drei häufigsten Virussorten noch unzählige seltenere Verursacher von Virusexanthemen, die nicht anhand der Hautveränderungen und auch nur selten durch einen Bluttest erkannt werden können.

▶ Exanthem.

Viruswarzen

Überbegriff für ansteckende (z. B. Schwimmbäder, Duschräume, Hautkontakt) Warzen, die durch sog. Viren (Mikrolebewesen, die noch viel kleiner sind als Bakterien) hervorgerufen werden.

▶ Verrucae vulgares, ▶ Mollusca contagiosa, ▶ Lasertherapie von Warzen.

Vitamin A

▶ Retinol.

Vitamin-A-Säure

Abkömmlinge der Vitamin-A-Säure tragen mit zur Regulierung von Verhornungs-störungen von Haut und Talgdrüsen bei und werden innerlich als Tabletten bei schwerster Schuppenflechte, Handekzemen (▶ Alitretinoin) oder Akne (▶ Isotretinoin) eingesetzt. Äußerlich haben sie eine schälende und leicht irritierende Wirkung an der Haut und dienen z. B. der Behandlung von Mitessern bei ▶ Akne. Auch viele Anti-Falten-Cremes haben Vitamin-A-Säure als Inhaltsstoff.

▶ Peeling, ▶ Schälmittel, ▶ Keratosis pilaris.

Vitamin E

Vitamin E ist ein fettlösliches Vitamin, das die Festigkeit von Zellhüllen (Zell-membranen) sichert und die Alterung der Zellen hinauszögert. Im normalen All-tag kommt es zum regelmäßigen Kontakt mit ▶ UV-Licht und zum Kontakt mit Umweltschadstoffen (z. B. Ozon, Smog); dabei entstehen kleinste zellschädigende Teilchen in der Haut, sog. ▶ freie Radikale. Die Zellhüllen (Membranen) werden durch den Einbau von Vitamin E vor den zerstörerischen Wirkungen der freien Radikale geschützt. Vitamin E in Pflegeprodukten beugt daher umweltbedingter vorzeitiger Hautalterung vor.

▶ Empfindliche Haut, ▶ Altershaut, ▶ Hautalterung, ▶ Coenzym Q$_{10}$.

Vitiligo

(Weißfleckenkrankheit, „Michael-Jackson-Krankheit"; Abb. 3). Die Vitiligo ist eine häufige, manchmal auch familiär (vererbt) vorkommende Erkrankung, die sich durch den Verlust der natürlichen Bräunung (Pigmentierung) der Haut auszeichnet. Man sieht scharf umschriebene, weiße Flecke, anfangs linsengroß, später – durch Verschmelzung – in bizarren Formen. Am häufigsten befallen sind Kopf, Nacken, Hals, Achselfalten, Handrücken, Brustwarzen, Nabel und Anogenitalgegend. Die Veränderungen verursachen keine Schmerzen und nur selten Juckreiz. Die Haare in den befallenen Bereichen können ebenfalls einen Verlust der Färbung aufweisen, also weiß sein, oder aber keinerlei Veränderungen gegenüber der Norm zeigen. Schleimhäute sind nie von der Erkrankung betroffen.

Es gibt verschiedene Einteilungen der Vitiligo, die sich z. B. auf das rasche Ausbreiten (progrediente Vitiligo) im Gegensatz zur stabilen, sich nicht weiter entwickelnden Ausbreitung beziehen. Oder auch eine Einteilung nach drei Verteilungsmustern: *Segmentale* Vitiligo, Beginn in der Kindheit, mit symmetrischen weißen Flecken der Haut in ▶ Dermatomen. *Fokale* Vitiligo mit einseitigen unsymmetrischen Depigmentierungen. Und die mit 80 % häufigste *generalisierte* Vitiligo, die rascher verläuft und oft auch parallel mit anderen Autoimmunkrankheiten (z. B. Schilddrüsenerkrankung Hashimoto) auftritt.

Direkte Ursache der weißlichen Verfärbung der Haut ist der Untergang der ▶ Melanozyten – derjenigen Zellen, die das Melanin, den braunen Farbstoff der Haut, produzieren. Die tiefere Ursache dieser Störung ist bisher nicht bekannt. Man vermutet eine Fehlfunktion des menschlichen Abwehrsystems, die zu einer

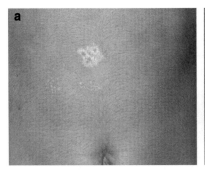
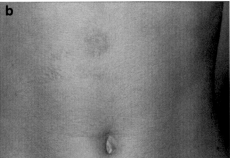

Abb. 3a, b Depigmentierte (farblose) Haut am Bauch vor (**a**) und nach (**b**) Repigmentierung durch gezielte ▶ Lichttherapie mit dem ▶ Excimer-Laser 308 nm

Vernichtung der Melanozyten führt (▶ Autoimmunkrankheit). Andere Theorien vermuten eine Produktion von die ▶ Melanozyten schädigenden Stoffen, entweder durch Nervenzellen oder durch die Melanozyten selbst (giftige Abfallprodukte bei der Herstellung des Melanins).

In einzelnen Fällen kann die Vitiligo mit weiteren Krankheiten, meist Stoffwechselstörungen, einhergehen. Relativ häufig (bis zu 30 %) finden sich Erkrankungen der Schilddrüse, wie Schilddrüsenüber- und -unterfunktion oder Schilddrüsen- ▶ Autoimmunkrankheiten.

Die Therapie der Vitiligo gestaltet sich ausgesprochen schwierig, da keine ursächliche Therapie möglich ist und die Krankheit nur selten eine spontane Besserungstendenz zeigt. Die innerliche Einnahme von β-Karotin kann eine gelblich-orange Verfärbung der Haut bewirken, die besonders bei Befall der Hände und Füße eine kosmetische Besserung bewirkt. Ebenfalls rein kosmetisch wirkt die Anwendung von ▶ Camouflage (wasserfeste, im Farbton anpassbare, medizinisch konzipiertes Make-up, das mit etwas Übung vorzügliche Ergebnisse erbringt). Der äußerliche Einsatz von ▶ Kortisonpräparaten oder ▶ Calcineurininhibitoren vermag nur eine unsichere Besserung bei kleinen Herden zu erzielen.

Weitere Therapieversuche bestehen in Bestrahlungsbehandlungen mit UV-A-Licht nach Einnahme oder äußerlicher Anwendung von Stoffen, die die Haut vermehrt lichtempfindlich machen. Sie sollen ein Auswandern der Melanozyten aus den unbefallenen Hautbereichen in die befallene Haut bewirken. Diese Therapien können einen Bräunungseffekt auf die Vitiligoherde von bis zu etwa 80 % erzielen. Die in Kombination mit der Bestrahlung verwendeten Stoffe sind 8-Methoxypsoralen (▶ PUVA-Therapie), Khellin (▶ KUVA) und Phenylalanin (▶ PAUVA). Nur bei sehr großflächigen Vitiligoherden (Depigmentierung) wird eine künstliche Entfärbung der unbefallenen Hautbereiche durchgeführt.

Als erfolgversprechendste Lichttherapie wird die Behandlung mit dem 308-nm-▶ Excimer-Laser (s. Abb. 3) angesehen. Durch die Lasertechnologie kann das spezielle UV-B-Licht besonders tief in die Haut eindringen und in der Tiefe der Haarfollikel verbliebene ▶ Melanozyten zum Wachstum anregen. Besondere Vorteile der ▶ Excimer-Laser-Therapie gegenüber den anderen ▶ Lichttherapien sind die gezielte, aber hochintensive Bestrahlung nur der weißen, depigmentierten Haut unter Schonung der gesunden Haut (evtl. reduziertes Hautkrebsrisiko) sowie die schnelle Erkenntnis, ob ein Patient auf die Behandlung anspricht: Bei der 308-nm-Excimer-Laser-Therapie wissen Arzt und Patient bereits nach wenigen Wochen, ob es zur ▶ Repigmentierung kommt. Bei z. B. PUVA- und KUVA-Therapie behandelt man mindestens 6 Monate, bis man evtl. erst den ersten Erfolg sehen kann. In dieser Zeit bräunt aufgrund der Ganzkörperbestrahlung die gesunde Haut sehr stark, und der Kontrast zur weißen Vitiligohaut wird immer stärker und für jeden Außenstehenden ersichtlich. Des Weiteren wird über Erfolge durch Zellverpflanzungen (▶ Melanozytentransplantation, auch in Kombination mit dem ▶ Excimer-Laser), Hautanzüchtungen und operative Maßnahmen berichtet. Viele Forschungsgruppen sind derzeit sehr aktiv. In Erprobung mit bereits guten ersten Studienergebnissen befinden sich ▶ Januskinasen-Inhibitoren wie ▶ Tofacitinib oder ► Ritlecitinib. Auch eine Ruxolitinib-Creme steht möglicherweise kurz vor einer Zulassung.

Ansprechpartner für Vitiligopatienten: ► Deutscher Vitiligo Verein.

VivaScope

► Konfokale Laserscanmikroskopie, ► Histologie, ► optisch Biopsie.

W

Beispielstichwort

„Wohnortnahe Dermatologische Rehabilitation": Unter „Wohnortnaher Dermatologischer Rehabilitation" versteht man die ▶ Rehabilitation von Patienten mit chronischen Hautkrankheiten im heimatlichen Klima unter Beibehaltung des Kontakts zu ihrem psychosozialen Umfeld. Die „Wohnortnahe Rehabilitation" steht im Kontrast zur traditionellen, wohnortfernen Rehabilitation, z. B. an der Nordsee oder im Gebirge, bei der sich der hautkranke Patient i. d. R. fernab von seiner Familie und seinem Freundeskreis für mehrere Wochen in einem anderen als seinem gewohnten, alltäglichen Klima (▶ Klimatherapie) befindet. Aus der sehr häufigen Beobachtung heraus, dass bereits schon auf der Rückfahrt vom wohnortfernen Kurort bzw. kurz nach der Rückkehr in das heimatliche Klima und in das häusliche Umfeld eine erneute Verschlechterung des Hautzustands der Patient/innen (meist mit ▶ Psoriasis = Schuppenflechte oder atopischem Ekzem = ▶ Neurodermitis) eintritt, ist die Idee der „Wohnortnahen Dermatologischen Rehabilitation" geboren worden. Im Ruhrgebiet wurde diese Idee bereits im Januar 1996 mit der Gründung des ersten „Deutschen Zentrums für Dermatologische und Allergologische Rehabilitation" inmitten eines städtischen Ballungsgebiets – Rhein-Klinik St. Joseph in Duisburg – durch Dr. J. Kunze und Dr. B. Kardorff in die Tat umgesetzt. Verschiedene Fernsehdokumentationen (u. a. Hobbythek) haben in den vergangenen Jahren über dieses bislang deutschlandweit einzigartige Modellprojekt für chronisch hautkranke Patienten berichtet.

Wanderröte

(Erythema chronicum migrans; siehe Abb. 3 in Kap. E).
▶ Borreliose.

Wanze

Wanzen kommen in Europa nur noch selten vor. Sie sind oval, flügellos und 1–105 mm lang. Die Übertragung erfolgt nicht von Mensch zu Mensch. Wanzen wandern aus benachbarten Wohnungen oder Häusern ein, die evtl. leer stehen. Auch durch den Erwerb alter Möbel kann man sich Wanzen ins Haus holen. In den letzten Jahren findet man durch vermehrte Reisetätigkeiten im Rahmen der Globalisierung auch wieder Wanzen in heimischen Hotels, sozusagen als blinde Passagiere und ungewolltes Reisemitbringsel im Koffer eingeschleppt. Häufig werden die Patienten im Urlaub gebissen. Ein Jahr lang kann eine Wanze ohne Blutmahlzeit überleben. Wanzen sind lichtscheu und verkriechen sich tagsüber in dunklen Ritzen, wie unter Tapeten, in Möbeln, in Bilderrahmen und in Bettstellen. Nachts werden sie dann aktiv und kriechen an den Wänden in Richtung Zimmerdecke, um sich auf den schlafenden Mensch herabfallen zu lassen. Sie können die Körperwärme des Menschen orten. Der Biss der Wanze erfolgt meist auf unbedeckten Körperteilen. Die Nahrungsaufnahme dauert einige Minuten. Dabei beißt die Wanze mehrmals zu, sodass „Wanzenstraßen" entstehen. Das beim Biss übertragene Speicheldrüsensekret erzeugt Juckreiz und Quaddeln. Die Vernichtung der Wanzen in den Räumen erfolgt durch Insektizide. Die juckenden Bissstellen werden mit juckreizstillenden Cremes behandelt.

Warze

Der Hautarzt versteht unter „Warzen" eigentlich nur die ▶ Viruswarzen (siehe Abb. 1 und 2 in Kap. V).Von Patienten werden aber auch ▶ Fibrome, ▶ Muttermale, ▶ Altersflecken und ▶ Lichtwarzen als „Warzen" bezeichnet.
▶ Lasertherapie von Warzen.

Weißfleckenkrankheit

(▶ Vitiligo; siehe Abb.3 in Kap. V).

WHO

(„World Health Organization"). Weltgesundheitsorganisation mit Sitz in Genf.

Wiesengräserdermatitis
Die Wiesengräserdermatitis tritt vorwiegend im Frühsommer und Herbst auf. Durch Kontakt zu bestimmten Pflanzen (z. B. Herkulesstaude, Riesenbärenklau, Feigenbaum, Bergamotte) und anschließender Besonnung kommt es an den betroffenen Stellen zu Hautveränderungen, die einem Sonnenbrand ähneln.

Es können sogar Blasen entstehen. Schützen kann man sich im Prinzip nur durch bedeckende Kleidung oder das Meiden der genannten Pflanzen.
▶ Phototoxische Kontaktdermatitis.

Wikiderm

Ein als Lexikon aufgebautes, sich ständig erweiterndes Online-Informationsportal für Hautärzte in der Aus- und Weiterbildung.

Windeldermatitis

Die Windeldermatitis ist eine Entzündung der Haut im Windelbereich von Säuglingen und Kleinkindern. Stuhl und Urin schädigen die Haut in diesem Bereich. Pflegefehler, Infekte, die Einnahme von Antibiotika sowie Durchfälle können zu dieser juckenden und schmerzhaften Hauterkrankung führen. Auf der geschädigten Haut breiten sich Hefepilze aus; es entsteht eine ▶ Candidose. Vorbeugen kann man durch häufiges Windelwechseln und durch Ausschaltung von Ernährungs- und Pflegefehlern. Baumwollwindeln bringen wohl keine Vorteile gegenüber den moderneren Einmalwindeln auf Zellulosebasis.
▶ Intertrigo.

Windpocken

Windpocken gehören zu den hochansteckenden Kinderkrankheiten und werden durch ein Virus (Varizella-Zoster-Virus) ausgelöst. Die Übertragung erfolgt „über den Wind" durch Tröpfchen beim Sprechen und Schmierinfektion. Über mehrere Tage schießen Knötchen und Bläschen an der Haut am gesamten Körper und an den Schleimhäuten (z. B. im Mund) auf. Die Erkrankung ist mit starkem Juckreiz verbunden. Die Bläschen heilen in der Regel narbenlos ab, wenn sie sich nicht entzünden.

Es darf unter keinen Umständen gekratzt werden, da ansonsten die Gefahr der Bildung schüsselförmiger bleibender Windpockennarben besteht. Die kindlichen Patienten sind meist nach kurzer Zeit bis auf den quälenden Juckreiz nicht stark beeinträchtigt. Dementsprechend besteht die Therapie in der Gabe von Medikamenten gegen den Juckreiz und zum schnelleren Eintrocknen der Bläschen. Erst bei Erwachsenen auftretende Windpocken können über Tage zu einer sehr starken Störung des Allgemeinbefindens mit Symptomen eines schweren grippalen Infekts neben den Hautveränderungen führen. Hier kann auch die innerliche Gabe virushemmender Mittel erwogen werden. Kleinkinder werden i. d. R. 2 × mit einem Lebendimpfstoff gegen Windpocken geimpft.

Die Viren verbleiben nach Abheilung im Körper und können im Laufe des Lebens an einem Hautteilstück (halbseitiges Segment, ▶ Dermatom) entlang

einer Nervenbahn wieder aktiviert werden. Dann besteht das Erkrankungsbild der
▶ Gürtelrose.

WIRA

Akronym für „wassergefiltertes Infrarotlicht". Hierbei handelt es sich um eine
von der Universität Jena eingeführte Behandlungsmethode zur schmerzfreien
Warzenbehandlung. Bislang liegt eine Studie an 80 Patienten mit Viruswarzen
an Händen oder Füßen vor, die maximal über neun Wochen behandelt wurden.
Eine Bestrahlungssitzung dauert etwa 20 min und muss zumindest in der ersten
Woche dreimal durchgeführt werden. Das langwellige und gekühlte Infrarot-
licht soll tief in die Haut bis zur „Wurzel" der Warze vordringen und dort eine
Tiefenerwärmung bewirken. Diese aktiviert das Immunsystem mit seinen
T-Lymphozyten, die dann die humanen ▶ Papillomviren (HPV) verletzungsfrei
zerstören sollen.
　▶ Warzen, ▶ Verrucae vulgares.

Wirkstoff

Der Wirkstoff ist der für die Behandlung entscheidende Inhaltsstoff eines Medikaments. Viele Tabletten enthalten z. B. identische Wirkstoffe, haben aber andere
Markennamen, weil sie von verschiedenen Herstellern produziert werden können
(Generika), sobald der Patentschutz oder der Vermarktungsschutz des Original-
präparats abgelaufen ist. In der Dermatologie bezieht sich der Begriff „Wirkstoff" häufig auf den entscheidenden Inhaltsstoff einer angerührten Salbe. Die
vom Hautarzt auf einem Rezept verordneten Wirkstoffe werden vom Apotheker in
die ebenfalls vom Arzt verordneten „Träger" eingearbeitet. Mit „Träger" sind die
Grundlagen – wie Salben, Cremes, Gele etc. – gemeint. Der Wirkstoff kann z. B.
▶ Kortison, ▶ Salizylsäure oder ▶ Harnstoff sein.
　▶ Lokalbehandlung, dermatologische.

„Wohnortnahe Dermatologische Rehabilitation"

Unter „Wohnortnaher Dermatologischer Rehabilitation" versteht man die
▶ Rehabilitation von Patienten mit chronischen Hautkrankheiten im heimatlichen
Klima unter Beibehaltung des Kontakts zu ihrem psychosozialen Umfeld. Die
„Wohnortnahe Rehabilitation" steht im Kontrast zur traditionellen, wohnortfernen
Rehabilitation, z. B. an der Nordsee oder im Gebirge, bei der sich der hautkranke
Patient i. d. R. fernab von seiner Familie und seinem Freundeskreis für mehrere
Wochen in einem anderen als seinem gewohnten, alltäglichen Klima (▶ Klima-
therapie) befindet.

Aus der sehr häufigen Beobachtung heraus, dass bereits schon auf der Rückfahrt vom wohnortfernen Kurort bzw. kurz nach der Rückkehr in das heimatliche Klima und in das häusliche Umfeld eine erneute Verschlechterung des Hautzustands der Patient/innen (meist mit ▶ Psoriasis = Schuppenflechte oder atopischem Ekzem = ▶ Neurodermitis) eintritt, ist die Idee der „Wohnortnahen Dermatologischen Rehabilitation" geboren worden. Im Ruhrgebiet wurde diese Idee bereits im Januar 1996 mit der Gründung des ersten „Deutschen Zentrums für Dermatologische und Allergologische Rehabilitation" inmitten eines städtischen Ballungsgebiets – Rhein-Klinik St. Joseph in Duisburg – durch Dr. J. Kunze und Dr. B. Kardorff in die Tat umgesetzt. Verschiedene Fernsehdokumentationen (u. a. Hobbythek) haben in den vergangenen Jahren über dieses bislang deutschlandweit einzigartige Modellprojekt für chronisch hautkranke Patienten berichtet.

Wundheilung

Umfasst die Vorgänge zur Reparatur und zum Wiederaufbau zerstörten Gewebes. Ziel einer Operationsnaht ist die sog. primäre Wundheilung, die nach wenigen Tagen abgeschlossen ist, das kosmetisch beste Ergebnis erbringt und bis auf eine schmale Narbe annähernd dem Urzustand gleicht. Bei klaffenden oder nicht genähten tieferen Wunden kommt es zur sekundären Wundheilung. Die Wunde wächst langsam von unten nach oben zu und füllt sich nach und nach mit neuem Gewebe (Granulationsgewebe), bis sich eine ausgedehnte narbige Hautplatte über den Defekt zieht.

Wundmyiasis

Im Gegensatz zur ▶ Madentherapie ungewollte Besiedlung von chronischen Wunden durch Fliegenlarven, i. d. R. bei Obdachlosen vorkommend. Fliegen legen Eier in chronische Wunden, und die sich entwickelten Larven finden gute Ernährungs- und Entwicklungsbedingungen. Vorteil für den mit Fliegenlarven Befallenen ist eine gute Wundreinigung durch die Maden. Da diese aber nicht, wie bei der gezielten ▶ Madentherapie, steril gezüchtet wurden, besteht zumindest anfangs auch ein erhöhtes Wundinfektionsrisiko.
▶ Ulkus.

Wundrose

(▶ Erysipel).

X

Xanthelasma: Gelbliche Knötchen im Bereich der Augenlider werden Xanthelasmen genannt. Dabei handelt es sich um ungefährliche Ablagerungen von Immunzellen (Makrophagen) und Cholesterin im Bindegewebe, die sich als scharf umrandete Hautwucherungen darstellen. Xanthelasmen können Hinweis auf eine Fettstoffwechselstörung bieten, sodass auch eine Blutuntersuchung und Abklärung beim Hausarzt erfolgen sollte. Sie können prinzipiell an allen Bereichen des Körpers auftreten. Außerhalb des Augenbereiches werden diese Knötchen allerdings Xanthome genannt. Typischerweise bilden sich Xanthelasmen am inneren Augenwinkel und treten beidseitig auf. Für viele Patienten stellen Xanthelasmen neben der medizinischen Relevanz häufig auch ein ästhetisches Problem dar. Es gibt unterschiedliche Möglichkeiten, diese entfernen zu lassen…

Xanthelasma

(Abb. 1). Gelbliche Knötchen im Bereich der Augenlider werden Xanthelasmen genannt. Dabei handelt es sich um ungefährliche Ablagerungen von Immunzellen (Makrophagen) und Cholesterin im Bindegewebe, die sich als scharf umrandete Hautwucherungen darstellen. Xanthelasmen können Hinweis auf eine Fettstoffwechselstörung bieten, sodass auch eine Blutuntersuchung und Abklärung beim Hausarzt erfolgen sollte. Sie können prinzipiell an allen Bereichen des Körpers auftreten. Außerhalb des Augenbereiches werden diese Knötchen allerdings Xanthome genannt. Typischerweise bilden sich Xanthelasmen am inneren Augenwinkel und treten beidseitig auf. Für viele Patienten stellen Xanthelasmen neben der medizinischen Relevanz häufig auch ein ästhetisches Problem dar. Es gibt unterschiedliche Möglichkeiten, diese entfernen zu lassen. Eine Methode ist die chirurgische Behandlung. Heutzutage häufiger erfolgt jedoch, in Abhängigkeit von

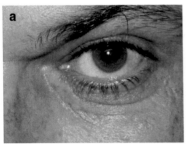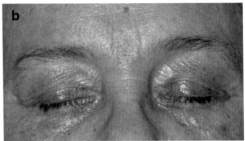

Abb. 1 a Xanthelasma (Fettablagerung) am linken Unterlid; auf der der Nase zugewandten Seite des Unterlids sieht man gelbliche Knötchen und Streifen. **b** Xanthelasmata beider Oberlidinnenseiten

der Größe der Xanthelasmata, entweder eine Feinstabtragung mit dem ▶ Erbium-YAG-Laser oder auch eine Behandlung mit dem ▶ Neodym-YAG-Laser oder ▶ Farbstofflaser.

Bei der chirurgischen Entfernung erhält der Patient eine lokale Betäubung und das Xanthelasma wird mithilfe eines kleinen Hautschnittes entfernt. Anschließend sollte die Wunde sauber gehalten werden, um Entzündungen zu vermeiden. Die Laserbehandlung kann in Abhängigkeit vom Befund und vom Patienten manchmal auch ohne Betäubungsspritze erfolgen. Eine Narbenbildung ist möglich. Falls eine Narbe entsteht, ist diese jedoch meist deutlich unauffälliger als das Xanthelasma.

Z

Zytokine sind Eiweißstoffe (Proteine), die das Wachstum, die Vermehrung und die Differenzierung von Körperzellen regulieren. Sie werden u. a. von Zellen des körpereigenen Abwehrsystems gebildet, wie z. B. von Makrophagen, B-Lymphozyten, T-Lymphozyten, natürlichen Killerzellen und auch Fibroblasten. Dazu gehören auch die sog. Wachstumsfaktoren. Zytokine, die für Entzündungsprozesse und das Immunsystem mitverantwortlich und somit in der Entstehung und Behandlung vieler Hautkrankheiten wichtig sind, sind u. a. Interferone, ▶ Interleukine und ▶ Tumornekrosefaktoren (TNF).

Zecken

Zecken sind große Milben. Sie leben in Bäumen, an Sträuchern und in Gräsern. Sie ernähren sich durch Blutsaugen an ihren Wirten, einer Vielzahl von Säugetieren – wie Nagetiere, Nutztiere, Haustiere, aber auch dem Menschen – und Vögeln. Beim zufälligen Streifen der Wirte am Blattwerk klammert sich die Zecke an der Haut fest und wandert auf dieser entlang, bis sie einen geeigneten Stichplatz gefunden hat. Dann bohrt sie sich mit ihren Mundwerkzeugen in die Haut und verbleibt dort, bis die Nahrungsaufnahme abgeschlossen ist. Dies kann bis zu einer Woche dauern. Beim Saugakt nimmt die Zecke so große Mengen an Blut auf, dass sie sich massiv aufbläht. In der Regel wird der Stich nicht bemerkt, da der Speichel der Zecke ein hautbetäubendes Mittel enthält. Nach dem Saugakt, der bei den bei uns vorherrschenden Ixodes ricinus-Zecken durchschnittlich mehrere, bis zu 24 h andauert, zieht die Zecke die Mundwerkzeuge wieder aus der Haut zurück und fällt vom Wirt ab. Sie kann mehrere Monate von dieser Mahlzeit leben. Volkstümlich wird das Wort Zeckenbiss sehr häufig verwendet. Wissenschaftlich richtig ist jedoch „Zeckenstich".

© Der/die Autor(en), exklusiv lizenziert durch Springer-Verlag GmbH, DE, ein Teil von Springer Nature 2021
B. Kardorff, *Gesunde Haut,* https://doi.org/10.1007/978-3-662-63160-7_25

Man unterscheidet zwei Familien von Zecken: die Ixodes mit einem harten Chitinpanzer und die Argasides mit einem weichen Chitinpanzer. In unseren Breiten finden sich zumeist Zecken der Familie Ixodes, insbesondere Ixodes ricinus („Holzbock"). Die Ixodiden sind die hauptsächlichen Überträger von Infektionserkrankungen. Zecken sind sog. „Vektoren" („Trägerraketen") für andere Infektionserreger. Diese können dann beim gestochenen Menschen z. B. die sog. ▶ Borreliose oder die ▶ FSME auslösen. Zecken, die ihre Blutmahlzeit nicht vollständig abgeschlossen haben und sich an einen anderen Wirt heften, übertragen Borrelien deutlich schneller. Eine frühzeitige Entdeckung und Entfernung der Zecke ist somit besonders wichtig.

Vorgeschlagene Methoden zur Zeckenentfernung gibt es wie Sand am Meer. Die derzeit am häufigsten empfohlene Methode ist das Herausziehen mit einer feinen Pinzette, und zwar so dicht wie möglich an der Einstichstelle direkt an den Stichwerkzeugen. Eine aktuell propagierte Methode ist die Zeckenentfernung mittels eines flach auf der Haut aufgesetzten Schnittes durch einen Einmalrasierer mit anschließender sofortiger Desinfektion. Verbleibende Teile der Beißwerkzeuge und des Zements fallen hierbei entweder von selbst ab oder können mit einer Kanüle oder der Spitze einer feinen Schere entfernt werden. Meist werden Zecken jedoch mit speziellen Zeckenzangen herausgedreht. Das simple Herausziehen der Zecke resultiert meist im Abreißen des Kopfes, da die Mundwerkzeuge Widerhaken aufweisen. Die Verwendung von Öl oder Klebstoff, um die Zecke zu ersticken, muss ebenfalls unterbleiben, da die Zecke dabei im Todeskampf in die Haut erbrechen kann und somit die gefährlichen Infektionserreger an den Menschen abgegeben werden.
▶ Borrelien.

Zinkpaste

Relativ feste, streichfähige Arzneizubereitung, die einen hohen Zinkgehalt aufweist und v. a. zum Wundschutz eingesetzt wird. Auch in der Umgebung chronisch nässender Wunden (▶ Ulcus cruris, ▶ Intertrigo) bewährt sich Zinkpaste durch ihre feuchtigkeitsaufnehmenden Eigenschaften und schützt die gesunde Haut vor Aufweichung.

Zornesfalte

Bezeichnung für Falten und Furchen im Bereich von und oberhalb der Nasenwurzel. Sie entstehen zum einen durch „zorniges Schauen", häufiger aber durch Zusammenkneifen der Augen bei Lichtempfindlichkeit, hoher Konzentration beim Lesen ohne Brille bei Kurzsichtigen oder aufgrund eines eindrucksvollen Minenspiels (Abb. 1) über Jahre hinweg. Für diejenigen, die die Zornesfalte stört, steht mit der ▶ Injektion von ▶ Botulinumtoxin, bei tiefer Furche auch in Kombination mit einem ▶ Filler, eine ausgezeichnete Therapieoption zur Verfügung, die über einen Zeitraum von Monaten oftmals sogar wieder zu einer kompletten Glättung der Haut führt.

Abb. 1 Beginnende Zornesfalten bei einer 25-jährigen Frau, hier im Bild durch gezielte Anspannung verstärkt

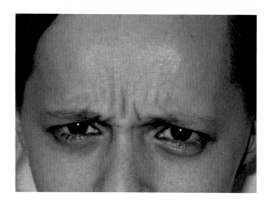

Zoster

▶ Herpes Zoster. (siehe Abb. 12 in Kap. H).

Zyste

Der Begriff „Zyste" bezeichnet eine sackartige Geschwulst, die einen dick- oder dünnflüssige Inhalt enthält, der von einer Kapsel umhüllt ist (siehe Abb. 19 in Kap. A). Im Bereich der Hautkrankheiten werden Zysten häufig auch als ▶ „Talgdrüsenzysten", ▶ „Atherome", „Hodenzysten" (siehe Abb. 5 in Kap. S), „Epidermalzysten" oder „Trichilemmalzysten" bezeichnet. Eine nicht krankhafte Zyste stellt nach korrekter anatomischer Bezeichnung auch die Harnblase dar, die ja als flüssigen Inhalt den Urin enthält.

▶ Mukoide Dorsalzyste, ▶ Ganglion.

Zytokine

sind Eiweißstoffe (Proteine), die das Wachstum, die Vermehrung und die Differenzierung von Körperzellen regulieren. Sie werden u. a. von Zellen des körpereigenen Abwehrsystems gebildet, wie z. B. von Makrophagen, B-Lymphozyten, T-Lymphozyten, natürlichen Killerzellen und auch Fibroblasten. Dazu gehören auch die sog. Wachstumsfaktoren. Zytokine, die für Entzündungsprozesse und das Immunsystem mitverantwortlich und somit in der Entstehung und Behandlung vieler Hautkrankheiten wichtig sind, sind u. a. Interferone, ▶ Interleukine und ▶ Tumornekrosefaktoren (TNF).

Zytokinsturm

Der Zytokinsturm ist eine massiv überschießende Reaktion des Immunsystems (körpereigene Abwehr). Hierbei kommt es zu einer übermäßigen Freisetzung von ▶ Zytokinen, die Entzündungen fördern. Weiße Blutkörperchen (Leukozyten) werden wie in einem Teufelskreis immer weiter aktiviert, sodass der Entzündungsprozess nicht mehr wie üblich von alleine stoppen kann. Mögliche Anzeichen sind Fieber, Schwellungen, Rötungen, Schlappheit, ▶ Thrombosen, Luftnot bis zum Organversagen. Ein Zytokinsturm kann durch verschiedene Ursachen ausgelöst werden, wie durch spezielle Immuntherapien oder auch Infektionserkrankungen wie Grippe oder COVID-19, was dann zu einem schweren Krankheitsverlauf führt.

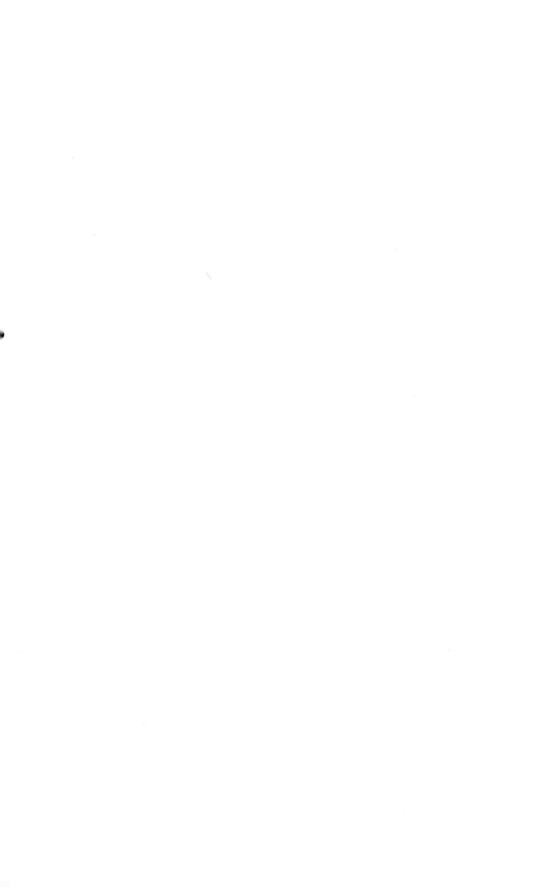

Printed in the United States
by Baker & Taylor Publisher Services